普外科常见病临床诊疗方案与护理技术

张　祁　吴科敏　主编

中国纺织出版社有限公司

图书在版编目（CIP）数据

普外科常见病临床诊疗方案与护理技术／张祁，吴科敏主编.--北京：中国纺织出版社有限公司，2021.9
ISBN 978-7-5180-8701-3

Ⅰ.①普… Ⅱ.①张…②吴… Ⅲ.①外科—常见病—诊疗②外科—常见病—护理 Ⅳ.①R6②R473.6

中国版本图书馆CIP数据核字（2021）第138561号

责任编辑：樊雅莉　　责任校对：高　涵　　责任印制：王艳丽

中国纺织出版社有限公司出版发行
地址：北京市朝阳区百子湾东里A407号楼　邮政编码：100124
销售电话：010—67004422　传真：010—87155801
http://www.c-textilep. com
中国纺织出版社天猫旗舰店
官方微博 http://weibo.com/2119887771
三河市宏盛印务有限公司印刷　各地新华书店经销
2021年9月第1版第1次印刷
开本：787×1092　1/16　印张：24.25
字数：551千字　定价：98.00元

主编简介

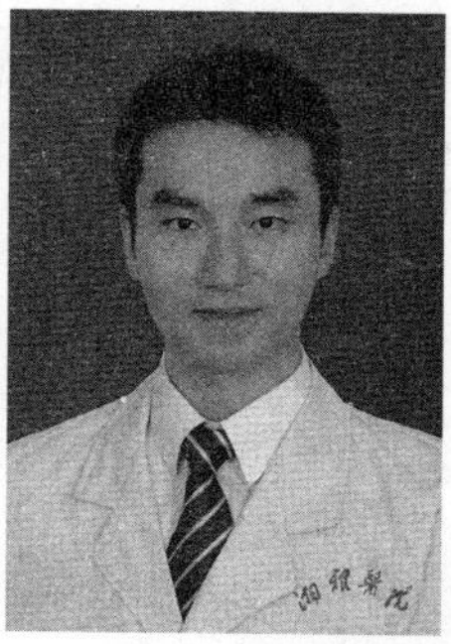

张祁，男，1983年出生，毕业于中南大学湘雅医院普通外科专业，医学博士学位。

现任中国医师协会内镜微创保胆专业委员会委员、湖南省抗癌协会胆道肿瘤分会委员、中国非公立医疗机构协会胆石病专业委员会委员；中南大学湘雅医院普通外科、国家卫健委肝胆肠外科研究中心主治医师。从事普通外科临床、科研、教学工作10余年，对普通外科各种常见病、多发病的诊断与治疗有丰富的经验，对肝胆疾病的治疗有着独到见解，尤擅长肝胆良恶性肿瘤、胆管胆囊结石、肝胆管畸形等疾病的诊断与综合治疗，以及肝胆肿瘤、肝内外胆道结石、胆道畸形等疾病的微创治疗。具有丰富的临床教学经验，擅长专科医师培训、住院医师培训等临床教学工作。主持或参与国家及省级自然科学基金4项，发表国内外高影响期刊论文10余篇，荣获国家发明专利1项。

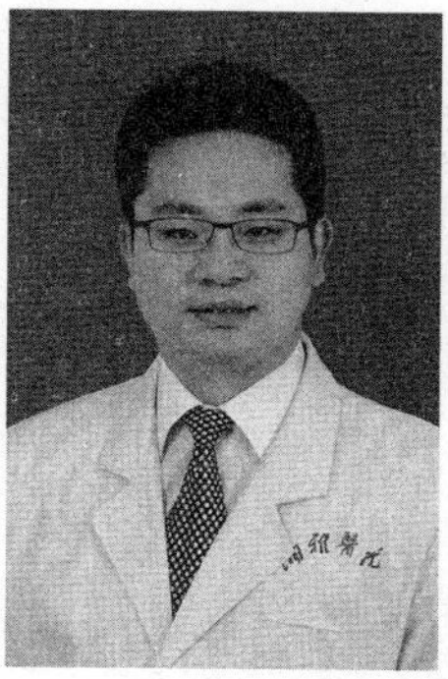

吴科敏，男，1986年出生，毕业于中南大学湘雅医院普通外科专业，医学博士学位。

现任国际血管联盟（IUA）青年委员；中国微循环学会周围血管疾病专业委员会血管压力学组委员；《中国普通外科杂志》中青年编委；中南大学湘雅医院普通外科主治医师。从事普通外科临床工作10余年。近年来，一直致力于普通外科疾病相关课题的研究。临床上，对普通外科各种常见病、多发病的诊断与治疗有丰富经验，对周围血管疾病的治疗有着独到见解，擅长血管外科疾病的诊治，尤其是主动脉疾病、下肢动脉疾病的诊治和静脉相关疾病的诊断治疗及预防。曾荣获湖南省自然科学三等奖，中南大学医疗新技术成果二等奖，在国家级核心期刊发表相关论文10余篇，主编专著1部，参编著作3部。

编 委 会

主　　编

张　祁　中南大学湘雅医院
吴科敏　中南大学湘雅医院

副主编

郭　雄　中南大学湘雅医院
何　欣　中南大学湘雅医院

编　　委（以姓氏拼音为序）

陈　璜　中南大学湘雅医院
郭　雄　中南大学湘雅医院
何　欣　中南大学湘雅医院
胡勇军　中南大学湘雅二医院
刘阳琪　中南大学湘雅医院
罗　盘　岳阳市第一人民医院
舒金勇　岳阳市第一人民医院
童　艳　中南大学湘雅医院
吴科敏　中南大学湘雅医院
肖　云　中南大学湘雅医院
张　祁　中南大学湘雅医院

前　言

普外科是医学的重要组成部分，它的范畴是在整个医学的历史发展中形成，并且不断更新变化的。随着医学模式的转变和传统医学观念的更新，普外科的许多诊疗方法、原则和手术技巧等都发生了日新月异的变化。为了在广大临床医师中普及和更新外科疾病诊断和治疗知识，满足外科相关专业人员的临床需要，特编写此书。

本书从临床实用的角度出发，主要对普外科各种常见病、多发病的诊断与治疗进行详细论述，并且介绍了普外科疾病护理的相关知识。全书结构严谨、重点突出、层次分明、内容新颖、专业性强，是一本实用性很强的专业书籍，适合普外科医护人员阅读参考。

由于编写时间有限，加之经验不足，书中难免有疏漏之处，敬请广大读者多多批评指正，以期再版时修订完善。

编者

2021 年 6 月

目　录

第一章　甲状腺疾病

第一节　甲状腺肿

一、单纯弥散性甲状腺肿

单纯弥散性甲状腺肿主要是指非毒性甲状腺肿，包括自身免疫及炎症引起的甲状腺肿、地方性甲状腺肿和散发性甲状腺肿。

（一）常见病因

1.碘缺乏

环境性缺碘是引起单纯性甲状腺肿的主要因素。外源性碘供给的充足是维持正常甲状腺功能的必要条件，在生理条件下，碘进入甲状腺，在甲状腺过氧化物酶的作用下氧化为活性碘，然后碘化甲状腺球蛋白的酪氨酸残基，经过后分子内耦联生成有生物活性的三碘甲状腺原氨酸（T_3）和四碘甲状腺酪氨酸（T_4），最后甲状腺球蛋白裂解释放和分泌出 T_3、T_4。正常情况下，碘平衡由营养源维持，成人每天需要 100～300 μg，鱼和海产品是高碘食物，牛奶、鸡蛋、肉中碘含量很少，而大多数水果和蔬菜中几乎不含碘，高原、山区土壤中的碘盐被冲洗丢失，以至饮水和食物中含碘量不足，因此我国多山地区的居民患此病的居民较多，因此又称为“地方性甲状腺肿”。由于碘的摄入不足，无法合成足够量的甲状腺素，便反馈性地引起垂体 TSH 分泌增高并刺激甲状腺增生和代偿性增大。初期因缺碘时间较短，增生扩张的滤泡较为均匀性地散布在腺体各部，形成弥散性甲状腺肿，随着缺碘时间延长，病变继续发展，扩张的滤泡聚集成多个大小不等的结节，形成结节性甲状腺肿，有的结节因血液供应不良发生退行性变时，还可引起囊肿或纤维化、钙化等改变。

2.致甲状腺肿物质

除了碘缺乏以外，环境和食物中的一些物质也可以引起地方性甲状腺肿。

3.高碘

由于经常摄入超过生理需要量的碘可以导致高碘性甲状腺肿，根据流行病学的特点，可以分为散发性和地方性两大类。

根据高碘摄入的途径，地方性高碘性甲状腺肿可以分为食物性及水源性两类。

散发性高碘甲状腺肿大多为应用含碘的药物引起，如服用碘化钾合剂、结膜下注射碘化钠、碘化油造影或者饮用浓度过高的碘消毒饮水等。

发病机制：大多数学者认为高碘甲状腺肿的发病机制主要是由于碘阻断效应，又称为Wolf-Chaikoff效应。无论是正常人或是各种甲状腺疾病患者，给予较大剂量的无机碘或有机碘时，可以阻止碘离子进入甲状腺组织，这种现象称为碘阻断。目前多数学者认为是碘抑制了甲状腺内过氧化酶的活性，从而影响到甲状腺合成过程酶的活化、酪氨酸的活化及碘的有机化过程。对过氧化酶的作用方式，有学者认为甲状腺内过氧化酶蛋白质的游离部分有2个活性基的酶，这个酶在 H_2O_2 作用下失去2个电子变成复合物Ⅰ。复合物Ⅰ的一个活性基与 I^-（碘离子）结合并将 I^- 氧化为I（碘原子）。这个带有碘原子的复合物称为复合物Ⅱ。复合物Ⅱ的另一个活性基再与活化的酪氨酸结合即形成MIT（一碘酪氨酸），并重新释放出游离的过氧化物酶。这就是碘的活化、酪氨酸活化与碘的有机化过程。当机体进入过多碘时，过氧化物酶形成复合物Ⅱ后，碘同时占据了过氧化物酶原来用于催化酪氨酸的活性基，变成了I（碘原子），因而I（碘原子）与原有的 I^- 结合氧化为 I_2，使I（碘原子）与酪氨酸的结合无法完成（即碘的有机化），不能形成MIT或DIT（生物活性碘），进而使 T_3、T_4 的合成减少，反馈地使垂体前叶分泌更多的促甲状腺激素（TSH），促使甲状腺增生与肥大，形成甲状腺肿。另外，碘还抑制甲状腺激素的释放能力，因为甲状腺激素释放时，甲状腺球蛋白中的二硫键（—S—S—）要先在还原型谷胱甘肽酶的作用下还原成巯基（SH），才能被溶酶体的酶水解，然后释放出甲状腺素。产生还原型谷胱甘肽需要谷胱甘肽还原酶，而碘对该酶有抑制作用。因而抑制了甲状腺素的释放，与上述同理，引起甲状腺肿大并可产生甲状腺功能减低。

碘阻断效应常是暂时的，而且机体可以逐步适应，这种现象称为碘阻断脱逸。这就是大多数人大剂量服碘剂后并不发生高碘性甲状腺肿的原因。

多数学者认为高碘甲状腺肿，即阻断效应容易发生甲状腺本身有异常的患者，如甲状腺功能亢进、桥本甲状腺炎，甲状腺功能亢进的同时具有长效甲状腺刺激素（LATS）、抗甲状腺球蛋白抗体、抗微粒体抗体、甲状腺刺激抗体或甲状腺抑制抗体同时存在时，自身免疫性甲状腺炎、有隐形甲状腺激素合成障碍、甲状腺功能亢进患者用 ^{131}I 或手术治疗后等，因机体对碘阻断常失去适应能力，易导致高碘甲状腺肿。

4.细菌感染

饮用被大肠埃希菌污染的水可以引起地方性甲状腺肿。

5.微量元素缺乏

锌、硒等微量元素的缺乏可诱发单纯性甲状腺肿。

6.生理因素

有些青春发育期、妊娠期或者绝经期的妇女，由于对甲状腺素的生理需要量暂时性升高，也可发生轻度弥散性甲状腺肿，称为生理性甲状腺肿。

单纯性甲状腺肿的病因可分为3类：①甲状腺素原料缺乏（碘缺乏）。②甲状腺素需要量增加。③甲状腺素合成和分泌障碍。

（二）临床表现

1.甲状腺肿大或颈部肿块

单纯性甲状腺肿女性患者多见，甲状腺肿大是单纯性甲状腺肿特征性的临床表现，患者常诉颈部变粗或者衣领发紧，甲状腺功能和基础代谢率除了结节性甲状腺肿可以继发甲状腺功能亢进外，大多正常。甲状腺位于颈前部，易于向外生长，有时可以向下发展进入胸骨后。因此，甲状腺不同程度的肿大和肿大结节对周围器官引起压迫症状是本病的主要临床表现。

甲状腺不同程度的肿大和肿大结节对周围器官引起的压迫症状是本病的主要临床表现。早期甲状腺呈对称弥散性肿大，腺体表面光滑，质地柔软，随吞咽上下活动，随后在肿大腺体的一侧或两侧可以扪及多个（单个）结节，当发生囊肿样变的结节并发囊内出血时可以引起结节迅速增大。

2.压迫症状

（1）压迫气管：轻度气管受压通常无症状，受压较重可以引起喘鸣、呼吸困难、咳嗽，开始在活动时出现，以后发展到静息时也出现。胸骨后甲状腺肿引起的喘鸣和呼吸困难常在夜间发生，可随体位改变而发生（如患者上举上肢）。

（2）压迫食管：食管位置靠后，一般不易受压，如甲状腺向后生长可以压迫食管引起吞咽困难。

（3）压迫喉返神经：单侧喉返神经受压可以引起声带麻痹、声嘶，受压双侧喉返神经受压还可以引起呼吸困难。喉返神经可以为受压一过性也可以为永久性。出现喉返神经的症状时要高度警惕恶变的可能。

（4）压迫血管：巨大甲状腺肿，尤其是胸骨后甲状腺肿可以压迫颈静脉、锁骨下静脉，甚至上腔静脉可以引起面部水肿，颈部和上胸部浅静脉扩张。

（5）压迫膈神经：胸骨后甲状腺肿可以压迫膈神经，引起呃逆，膈膨升。膈神经受压很少见。

（6）压迫颈交感神经链：胸骨后甲状腺肿可以压迫颈交感神经链，引起 Horner 综合征。颈交感神经链很少受压。

此外，结节性甲状腺肿可以继发甲状腺功能亢进，也可以发生恶变。

（三）诊断

检查发现甲状腺肿大或结节比较容易，但临床上更需要判断甲状腺肿及结节的性质，因此应仔细询问病史，认真检查。

实验室检查：目的是判断甲状腺的功能状态。甲状腺肿可以伴有临床或亚临床甲状腺功能减退，也可以伴有临床或亚临床甲状腺功能亢进。一般检查血清 TSH、T_3、T_4、TPOAb、TgAb。

主要的辅助检查如下。

1.颈部超声检查

是诊断甲状腺肿最常用的方法。必要时 B 超还可以同时进行细针穿刺细胞学检查。

2.颈部 CT 和 MRI

对胸骨后甲状腺肿有较高的诊断价值，但是价格较高。

3.核素成像

可以评价甲状腺形态及甲状腺结节的功能。弥散性甲状腺肿可见甲状腺体积增大，放射性均匀分布，结节性甲状腺肿可以见温结节或者冷结节。

4.细针穿刺细胞学检查

不需要常规行细针穿刺细胞学检查，但对B超显示为低回声的实质性结节、钙化结节、生长迅速的结节应进行细针穿刺细胞学检查。细针穿刺细胞学检查是术前判断甲状腺结节病理性质最有效的检查，敏感性为65%～98%，特异性为72%～100%。

（四）治疗

1.补碘

（1）碘预防：防治地方性甲状腺肿最有效的方法是补碘。食物中加入碘盐是最简单有效的方法，我国已于1994年制定了应用加碘盐的法规。世界卫生组织（WHO）推荐的碘摄入标准为：≤1岁，50～90 μg/d；1～11岁，90～120 μg/d；≥12岁，150 μg/d；妊娠期和哺乳期妇女，200 μg/d。考虑到加碘盐在储存和烹饪时有碘丢失，盐中碘的浓度为20～40 mg/kg，即碘酸盐34～66 mg/kg。有些地区由于社会经济条件或地理条件的限制，加碘盐不能推广，可以用碘化油替代。

（2）碘治疗：对于已经患有单纯性甲状腺肿的患者仅靠加碘盐不够，应加用碘化钾片剂。经碘治疗1年后，单纯性甲状腺肿的体积可以缩小38%，但对于年老、病程较长的结节性甲状腺肿患者效果较差。

另外，补碘的不良反应主要有碘甲状腺功能亢进、自身免疫反应等。

2.TSH抑制治疗

除了补碘外，可以口服L-T_4，儿童减量，妊娠期、哺乳期女性适当加量。

TSH对单纯性甲状腺肿疗效较好，对结节性甲状腺肿疗效较差，且外源性T_4加上自主功能性结节分泌的T_4、T_3，可以引起甲状腺功能亢进。

长期TSH抑制治疗可以引起心房纤颤和骨矿物质丢失，因此，老年人及绝经期妇女应慎用。

TSH抑制治疗过程中，应常规检测血清TSH水平，应将血清TSH水平抑制在正常范围的低限水平，以免发生甲状腺功能亢进和骨质丢失。

3.放射性碘（^{131}I）治疗

可以使甲状腺体积缩小，在欧洲应用较多，在美国主要应用于毒性甲状腺肿的治疗，适用于有手术禁忌证的患者。^{131}I可以致永久性甲状腺功能减退。

4.手术治疗

单纯性甲状腺肿需要行手术治疗的不多，手术治疗的主要目的是解除局部压迫症状。

二、甲状腺结节

甲状腺结节是临床常见疾病，临床调查表明，5%～15%的成年人有症状显著的甲状腺结节需进行评估治疗。良性的甲状腺实性结节的增长速度很缓慢，当肿瘤体积较大时可引起压迫症状。囊性甲状腺结节会自发出血，表现为局部迅速增大，常伴疼痛和不适感，需紧急评估。虽然大部分甲状腺结节无明显症状，但是因其存在恶性肿瘤及潜在的风险需对其进行评估。

（一）病史及查体

1.病史

不少患者并无症状，在体检行甲状腺超声时偶然发现。有些患者有症状，如短期内突然发生的甲状腺结节增大,则可能是腺瘤囊性变出血所致;若过去存在甲状腺结节,近日突然快速、无痛地增大,应考虑癌肿可能。对于甲状腺结节,男性更应得到重视。有分化型甲状腺癌家族史者,发生癌肿的可能性较大。双侧甲状腺髓样癌较少见,但有此家族史者应十分重视,因该病为自主显性遗传型。

2.体格检查

明显的孤立结节是最重要的体征。约 4/5 分化型甲状腺癌及 2/3 未分化癌表现为单一结节,有一部分甲状腺癌表现为多发结节。检查甲状腺务必要全面、仔细,以便明确是否为弥散性肿大或存在其他结节及结节质地、活动度等。一般癌肿的质地较硬,活动度较差。癌肿患者常于颈部下 1/3 处触及大而硬的淋巴结,特别是儿童及年轻乳头状甲状腺癌患者。

(二)影像学检查

1.甲状腺超声

超声检查是甲状腺结节的首要影像诊断方法,适用于包括明显可触及的结节、结节性甲状腺肿及其他影像学检查偶然发现的甲状腺结节等所有可疑结节。目前总结出许多鉴别恶性甲状腺结节的超声表现(表 1-1),但没有哪一种特征能特异地鉴别良恶性,联合应用这些特征,诊断特异性将大大提高。以下为能够区分甲状腺结节良恶性的超声表现。

表 1-1　恶性结节超声特征表现

特征	表现
边缘	模糊、不清
声晕	无,未见血管
形状	不规则,球形及条状
结构	实性
回声	低回声
钙化	内部微小钙化
血供	结节内血供丰富
弹性成像	低弹性
淋巴结	异常淋巴结

(1)边界:良性结节超声表现为低回声的环形血管声晕。对于恶性结节,癌细胞会侵及结节周围,因此如果边界不清,恶性的可能性就会增大。

(2)结节形态:结节在横轴位上纵径大于横径,则其恶性可能性会较大。形状不规则或分叶状,也提示恶性可能。

(3)回声结构:甲状腺良性结节大多是囊性或含有囊性成分,恶性结节大多是实性成分。单纯的囊性结节极少是恶性的,而海绵状结节 99%以上是良性的。相对于周围正常甲状腺组织,大多数良性腺瘤或腺瘤样结节是略强回声或略低回声,而恶性结节大多是明显低回声或较周围肌肉组织更低的回声。

(4)钙化:结节周边钙化一般是良性结节的表现。实性结节中心的微小钙化点的出现支持恶性可能,而粗大钙化则在良性结节中出现较多。

(5)血供类型:结节周边或内部的血供类型与良恶性也有一定关系。若结节内中心血供较丰富则恶性可能性较大，反之则提示良性可能。

(6)被膜浸润：被膜浸润是指甲状腺结节与相邻的甲状腺包膜之间无甲状腺组织，>25%的被膜浸润常被认为是恶性肿瘤外侵的明显标志。

2.放射性核素扫描

甲状腺放射性核素扫描能提供甲状腺功能活动情况。触诊检查甲状腺结节一般比较正确，除胸骨后甲状腺肿外，体格检查不能触及的结节扫描也不能发现，扫描结果一般不能用来判断甲状腺结节的性质。应了解扫描的局限性，冷结节并不意味着一定是恶性病变，多数甲状腺冷结节系良性病变，有无功能一般不能作为鉴别良性或恶性的依据。

（三）实验室检查

1.血清甲状腺球蛋白

甲状腺球蛋白水平与腺肿大小有关，但对鉴别甲状腺结节的良恶性并无价值，一般用于分化型甲状腺癌患者术后或放射性核素治疗后的随访，监测是否存在早期复发。

2.血清促甲状腺素

TSH 低于参考值，提示甲状腺结节为功能性腺瘤可能性大；TSH 值在某些甲状腺自身免疫性疾病如桥本甲状腺炎的各临床阶段也可能存在波动。

（四）甲状腺细针穿刺及病理检查

1.针吸涂片细胞学检查

细针穿刺(FNA)是评估甲状腺结节性质的一项重要的诊断性检查，其结果很大程度上决定了甲状腺结节患者是否需要手术治疗。

(1)适应证：凡在超声探查下最大直径>1.5 cm 的甲状腺结节，除超声提示纯囊性的结节，均应考虑活检。对于超声可疑恶性的最大直径<1 cm 的甲状腺结节是否可行 FNA 仍具有争议；对超声高度提示良性的结节可行定期随访而不行 FNA。

(2)准确性：在标本制作满意的基础上，甲状腺 FNA 的诊断准确率可达 95%，阳性预测率达 89%～98%，多数学者认为甲状腺 FNA 至少已经与术中冷冻切片一样在诊断乳头状甲状腺癌中准确地反映了细胞学的重要特征。但对于囊性病变，由于抽吸内容物仅有极少的上皮细胞，故敏感性较低。

(3)穿刺技术：FNA 通常采用 25～27 g 的针头连接于 5 mL 或 10 mL 注射器。注射利多卡因后，针尖于甲状腺结节内停留并旋转摩擦约 5 秒。一个结节取 2～5 次独立的细针穿刺标本。一般来说，细针优于粗针；短暂的“停留时间”更好，长时间的停留意味着更多的出血，在结节内快速穿刺优于慢速穿刺。超声引导下 FNA 是指操作者一手持超声探头，另一手持穿刺针进行操作，该方法经常被推荐用于 FNA，超声引导下 FNA 可明显减少穿刺标本假阴性的结果。

2.病理学检查

病理学检查是临床上诊断甲状腺结节性质的“金标准”，一般分为术中冷冻病理检查和术后石蜡病理检查。前者是指在术中切除结节的一部分或全部进行病理检查，明确性质后以指导接下来的手术方式；后者为全部结节的病理检查，是对结节性质的最后诊断。

（五）治疗

甲状腺结节的治疗原则为首先明确结节性质，再决定是否行手术治疗。统计表明，若根据一般的临床检查行手术，预计癌肿指数百分比，即手术证实为甲状腺腺癌与所有手术切除甲状腺结节的比例，约为15%。而对甲状腺可疑单发结节的手术，一般有两种观点。一种观点为选择腺叶及峡部切除，并做快速病理检查。该观点认为腺叶切除较部分切除后再做腺叶切除较为安全，再次手术易损伤甲状旁腺和喉返神经。另外，腺叶部分切除或次全切除会增加癌细胞残留的概率。而另一种观点则是不同意单发结节皆行腺叶切除，因为局部切除后病理检查80%为良性，没有必要对80%的良性结节做破坏性的腺叶切除。

（吴科敏　何　欣）

第二节　甲状腺功能亢进症

甲状腺功能亢进症（以下简称甲亢）指由各种原因导致正常甲状腺素分泌的反馈控制机制丧失，引起循环中甲状腺素——甲状腺原氨酸（T_4）和三碘甲状腺原氨酸（T_3）异常增多而出现以全身代谢亢进为主要特征的甲状腺毒症。

一、流行病学及分类

甲亢的发病率为0.05%～1.30%。在世界范围内，最常见的甲状腺毒症是格雷夫斯病，它是在甲状腺肿大的同时，出现功能亢进症状。腺体肿大为弥散性，两侧对称，常伴有眼球突出，有时伴有胫前黏液性水肿。在内源性甲状腺素过量产生引起的甲亢中，格雷夫斯病占70%～80%，女性的发病率是男性的5倍，患者年龄多在20～40岁。

毒性结节性甲状腺肿的发病率次于格雷夫斯病，多继发于单纯或结节性甲状腺肿。患者可先有结节性甲状腺肿多年，以后才出现功能亢进症状。腺体可呈结节状肿大，两侧多不对称，也可有单发的自主性高功能结节。结节周围的甲状腺组织呈萎缩改变，放射性碘扫描检查显示结节的摄^{131}I量增加，为热结节，无眼球突出，也无胫前黏液性水肿，容易发生心肌损害。毒性结节性甲状腺肿是老年人甲状腺毒症的最常见原因，在碘缺乏区域所占比例更高，其发病率的变化与饮食中的碘含量变化相关。

二、发病机制

（一）格雷夫斯病

格雷夫斯病是综合征，包含甲亢、甲状腺肿大、突眼症及少见的胫前或局部黏液性水肿等皮肤病变。格雷夫斯病患者的甲亢表现为甲状腺的组织学特征是滤泡增多和多灶性、斑点状的淋巴浸润，淋巴细胞生发中心较少见。甲状腺内的淋巴细胞大多为T细胞，B细胞生发中心远远少于慢性自身免疫性甲状腺炎。甲状腺上皮细胞的大小是与淋巴浸润程度相关的，表明甲状腺细胞受到局部B细胞分泌的抗促甲状腺激素受体抗体（TSHR-Ab）的刺激。TSHR-Ab的存在与甲亢的进展、复发成正相关。格雷夫斯病有明显的遗传易感性。然而，促使格雷夫斯病急性发作的因素目前并不清楚。与诱发免疫应答有关的可能因素包括：妊娠，尤其是产后阶段；碘过量，尤其是碘缺乏地区；锂盐治疗；病毒或细菌感染；糖皮质激素治疗停药等。

格雷夫斯病的病因及发病机制目前尚不清楚，可能是眼眶的成纤维细胞、眼肌和甲状腺组织的共同抗原在遭受细胞毒抗体、细胞毒淋巴细胞的作用后，产生炎症反应，导致眼球突出。最近研究发现，散在的成纤维细胞和纤维细胞所含有的 TSH 受体可以被 TSHR-Ab 直接激活。导致皮肤损害的机制可能也与此类似。突眼的患者，尤其是有皮肤损害的患者血液循环中 TSH 受体自身抗体常常是高滴度水平，提示突眼和皮肤损害可能是重症格雷夫斯病的两种临床表现。

（二）毒性结节性甲状腺肿

在非毒性甲状腺肿的自然病程中，可以见到不同结节呈现的多种不同状况，如出血、变性、修复、纤维化等。结节出血后可能发生钙化，有的结节也可能发展为功能自主性结节。20%～80%的毒性腺瘤和结节性甲状腺肿的功能自主性结节，可能是 TSH 或 TSH 受体的体细胞突变所致。在 10%的患者中，功能自主性结节有可能转化为毒性结节。通常在单个功能自主性结节的直径＞2.5 cm 时，才会发生甲亢。但在碘缺乏地区，小的功能自主性结节也可产生甲亢的全身临床表现。

从多结节性的甲状腺肿进展为甲亢要经历很多年，这一过程是含有一个结节或多个结节的小腺体，在数量、大小和功能等方面不断进展的过程。多数患者在开始阶段甲状腺功能正常，当腺体增大合并功能自主后，可表现为血清 TSH 降低，但血清甲状腺激素正常。在进展为临床型甲亢前，低 TSH 和游离 T_3、T_4 正常的亚临床甲亢状态可存在很多年。

三、病理

腺体内血管增多、扩张，淋巴细胞浸润。滤泡壁细胞多呈高柱状，且发生增生，形成突入滤泡腔内的乳头状体，但滤泡腔内的胶体含量反而减少，这说明大部分已变为甲状腺激素而释放入血中。

四、临床表现

女性患者较男性患者多，男女患病比例约为 1∶4。男性虽然少见，但是男性患者一般甲亢较女性重。原发性甲亢的患者年龄有 70%在 20～40 岁；继发性甲亢和高功能腺瘤患者一般年龄较大，多在 40 岁以上。除眼部症状外，其他都与甲状腺功能的亢进有关；除基础代谢率增高外，其他方面的症状可能不全存在。主要症状可有如下几个方面。

（一）甲状腺方面

原发性甲亢的甲状腺体积常呈对称性、弥散性肿大，一般不引起压迫症状。由于腺体的血管扩张和血流加速，触诊时可有震颤，听诊时可有杂音，尤其在甲状腺上动脉进入上极处更为明显。利用放射性碘的测定，估计进入正常甲状腺的血流量每分钟为 50～60 mL；严重功能亢进的甲状腺血流量可增至每分钟 1 000 mL 以上。

（二）自主神经系统方面

自主神经系统方面表现为交感神经功能的过度兴奋，尤其在原发性甲亢中更为显著。患者多言、性情急躁、易激动，且常失眠。两手常有细而速的颤动。在严重病例中，舌与足亦有颤动。患者常有热感，容易出汗，皮肤常较温暖，这都说明血管舒缩功能的异常兴奋。

（三）眼症方面

典型的是双侧眼球突出、眼裂增宽和瞳孔散大。个别患者突眼严重，上下眼睑闭合困难，甚至不能盖住角膜。患者视力减退，畏光、复视，眼部胀痛、流泪。但突眼的严重程度与甲亢的严重程度并无关系。

突眼的病理特征是眼球后纤维、脂肪组织增多，眼肌间质水肿，有显著的淋巴细胞浸润和亲水性黏多糖和透明质酸沉积。突眼患者多伴有促甲状腺激素受体抗体（TRAb）阳性，但也有阴性者，因而引起突眼的原因尚未明了。近年研究发现，眼球后组织内存在特异性抗原，在患者血清中发现有眶内成纤维细胞结合抗体水平的升高。突眼就是这种特异性免疫球蛋白不断作用于眼球后组织抗原的后果，使球后成纤维细胞活性增强，黏多糖分泌增多，进而使球后脂肪组织增多、眼肌间质水肿。因此，突眼是与甲亢不同的另一种自身免疫性疾病。

一般认为，眼裂增宽和瞳孔散大是由于丘脑下部颈交感神经中枢的过度兴奋引起的。上、下睑板肌和瞳孔开大肌均为交感神经支配的平滑肌，二肌的紧张性收缩会引起眼裂增宽和瞳孔散大。

其他不常出现的眼部特征：①眼向下看时，上眼睑不随眼球下闭，在角膜上方露出巩膜一条。②凝视时极少瞬目。③双眼集合能力甚差。

（四）循环系统方面

循环系统可有心悸、胸闷、气短。严重者可有甲亢性心脏病。其体征可有心动过速（90～120 次/分），是本病最早最突出的表现，多为持续性窦性心动过速，在睡眠和休息时不会降低至正常范围。静息和睡眠时心率快慢与基础代谢率呈正相关。日久，左心逐渐扩张并肥大，且伴有收缩期杂音。在严重病例（多为继发性甲亢）出现心律失常，以心房颤动为最常见。最后出现心力衰竭。

（五）消化系统方面

大多患者食欲亢进，但少数老年患者可出现厌食，以致恶病质。也有少数患者呈顽固性恶心、呕吐，以致体重在短期内迅速下降。

（六）基础代谢率方面

基础代谢率显著增高，其程度与临床症状的严重程度一致。轻度甲亢的基础代谢率为＋20%～30%；中度为＋30%～60%；严重病例常在＋60%以上。

除上述的主要症状外，有时出现停经、阳痿（内分泌紊乱）等症状。个别患者还伴有周期性瘫痪（钾代谢障碍）。极个别患者伴有局限性胫前黏液性水肿，常与严重突眼同时或先后发生。表现为双侧小腿前方下段和足背的皮肤呈黯红色、粗糙、变韧，形成大小不同的片状结节，含有黏多糖沉积。机制目前尚不清楚，一般认为与突眼一样，为自身免疫性疾病。

五、诊断

甲亢的诊断主要依靠临床表现，结合一些特殊检查。甲亢常用的特殊检查方法如下。

(一)实验室检查

甲亢时,血清 T_3 可高于正常4倍,而 T_4 仅为正常的2.5倍,因此 T_3 测定对甲亢的诊断具有较高的敏感性。血清 TSHR-Ab 的测定对诊断格雷夫斯病有一定帮助。

(二)基础代谢率测定

根据脉压和脉率计算,或者用基础代谢率测定器测定。后者较可靠,但前者简便。常用计算公式为:基础代谢率=(脉率+脉压)-111。测定基础代谢率要在完全安静、空腹时进行。正常值为±10%;增高至+20%~30%为轻度甲亢,+30%~60%为中度甲亢,+60%以上为重度甲亢。

(三)甲状腺摄^{131}I率的测定

正常甲状腺24小时内摄取的^{131}I量为人体总量的30%~40%。如果在2小时内甲状腺摄取^{131}I量超过人体总量的25%,或者在24小时内超过人体总量的50%,且吸^{131}I高峰提前出现,均可诊断为甲亢。

六、治疗

(一)手术适应证及禁忌证

1.原发性甲状腺功能亢进

文献报道,手术治疗的治愈率可达90%以上,手术死亡率<0.1%,术后复发率约为3%。

(1)结合近年国内指南建议甲状腺功能亢进手术适应证。

1)甲状腺肿大压迫邻近器官(如气管受压致呼吸障碍、喉返神经受压致声嘶等)或胸骨后甲状腺肿或甲状腺明显肿大(Ⅲ度以上肿大或甲状腺≥80 g)。

2)ATD治疗后复发,且甲状腺肿大Ⅱ度以上。

3)放射碘相对低摄取<40%;证实或怀疑为甲状腺恶性肿瘤(如细胞学检查怀疑或不能定性)。

4)合并甲状旁腺功能亢进需要手术治疗的。

5)计划在4~6个月怀孕的女性,尤其是伴TRAb高值者(如在选择放射碘治疗后甲状腺功能无法恢复正常)。

6)中到重度活动性Graves眼病(GO)。

(2)结合近年国内指南建议甲状腺功能亢进手术禁忌证。

1)青少年患者切除双侧甲状腺可能影响身体发育。

2)甲状腺功能亢进症状轻,仅轻度甲状腺肿大。

3)伴有严重心、肝、肾器质性病变的老年人,不能耐受手术者。

4)合并恶性眼球突出,术后有可能加重者。

5)相对禁忌证为术后复发,再次手术可能损伤周围的组织器官等。

指南新增加的内容认为,妊娠作为相对禁忌证,在需要快速控制甲状腺功能亢进症状和ATD不能使用的情况下可行手术治疗。在妊娠早期和妊娠晚期应避免甲状腺切除术,因为在妊娠早期麻醉药物可致胎儿畸形,妊娠晚期能增加早产风险。甲状腺切除术在妊娠中期相对安全，但也不是零风险(4.5%～5.5%的早产可能)。

2.继发性及特殊类型甲状腺功能亢进

指南推荐的手术适应证：出现颈部压迫症状和体征，考虑合并甲状腺癌，合并甲状旁腺功能亢进须手术治疗者，甲状腺≥80 g，甲状腺肿扩展至胸骨下或胸骨后，不具备摄取放射碘能力须快速纠正甲状腺毒症状态。

毒性结节性甲状腺肿(TMNG)或毒性腺瘤(TA)选择手术前需权衡的因素与甲状腺功能亢进的手术治疗禁忌证类似。

(二)手术治疗的术前准备

术前准备是为了避免甲状腺功能亢进患者在基础代谢率高亢的情况下进行手术的危险，术前应采取充分而完善的准备以保证手术顺利进行和预防术后并发症的发生。

1.一般准备

对精神过度紧张或失眠者可适当应用镇静和催眠药以消除患者的恐惧心理。心率过快者，可口服利血平 0.25 mg 或普萘洛尔 10 mg，每日 3 次。发生心力衰竭者应予以洋地黄制剂。

2.术前检查(除全面体格检查和必要的化验检查外)

(1)颈部 X 线片，了解有无气管受压或移位。

(2)详细检查心脏有无扩大、杂音或心律失常等，并做心电图检查。

(3)喉镜检查，确定声带功能。

(4)测定基础代谢率，了解甲状腺功能亢进程度，选择手术时机。

3.药物准备

是术前用于降低基础代谢率的重要环节。

(1)抗甲状腺药物加碘剂：可先用硫脲类药物，通过降低甲状腺素的合成，并抑制体内淋巴细胞产生自身抗体从而控制因甲状腺素升高引起的甲状腺功能亢进症状，待甲状腺功能亢进症状得到基本控制后，即改服 2 周的碘剂，再进行手术。由于硫脲类药物甲基或丙基硫氧嘧啶或甲巯咪唑(他巴唑)、卡比马唑(甲亢平)等能使甲状腺肿大和动脉性充血，手术时极易发生出血，增加了手术的困难和危险。因此，服用硫脲类药物后必须加用碘剂 2 周待甲状腺缩小变硬，血管数减少后手术。此方法可靠，但准备时间较长。

(2)单用碘剂：症状不重，以及继发性甲状腺功能亢进和高功能腺瘤也可开始即用碘剂，2～3周后甲状腺功能亢进症状得到基本控制(患者情绪稳定，睡眠良好，体重增加，脉率＜90次/分以下，基础代谢率＜20%，便可进行手术。但少数患者，服用碘剂 2 周后，症状减轻不明显，此时，可在继续服用碘剂的同时，加用硫氧嘧啶类药物，直至症状基本控制，停用硫氧嘧啶类药物后，继续单独服用碘剂 1～2 周，再进行手术。

需要说明：碘剂的作用在于抑制蛋白水解酶，减少甲状腺球蛋白的分解，从而抑制甲状腺素的释放，碘剂还能减少甲状腺的血流量，使腺体充血减少，因而缩小变硬。常用的剂量是复方碘化钾溶液，每日 3 次；第 1 日每次 3 滴，第 2 日每次 4 滴，以后逐日每次增加 1 滴，至每次 16 滴为止，然后维持此剂量。但由于碘剂只抑制甲状腺素释放，而不抑制其合成，因此一旦停服碘剂后，储存于甲状腺腺泡内的甲状腺球蛋白大量分解，甲状腺功能亢进症状可重新出现，甚至比原来更为严重。因此，凡不准备施行手术者不要服用碘剂。

对于常规应用碘剂或合并应用硫氧嘧啶类药物不能耐受或无效者，有主张单用普萘洛尔或与碘剂合用作术前准备。普萘洛尔是一种肾上腺素能β受体阻滞剂，能控制甲状腺功能亢进的症状，缩短术前准备的时间，且用药后不引起腺体充血，有利于手术操作，对硫脲类药物效果不好或反应严重者可改用此药。普萘洛尔因能选择性阻断各种靶器官组织上的β受体对儿茶酚胺的敏感性，抑制肾上腺素的效应而改善甲状腺功能亢进的症状。剂量为每6小时口服给药1次，每次20～60 mg，一般4～7天脉率降至正常水平时，便可施行手术。由于普萘洛尔在体内的有效半衰期不到8小时，所以最末一次口服普萘洛尔要在术前1～2小时；术后继续口服普萘洛尔4～7天。此外，术前不要阿托品，以免引起心动过速。

（三）手术治疗

甲状腺大部切除术对中度以上的甲状腺功能亢进是有效的疗法，能使90%～95%的患者获得痊愈，手术死亡率低于1%。手术治疗的缺点是有一定的并发症和4%～5%的患者术后甲状腺功能亢进复发，也有少数患者术后发生甲状腺功能减退。建议手术主要用于Graves病和毒性甲状腺肿。手术治疗的优点是具有非常高的有效性和具备组织病理学评估的可能性。在Graves病中，首选甲状腺全切除术以确保甲状腺完全切除和消除甲状腺抗原。在毒性甲状腺肿中，大型甲状腺肿压迫周围组织及疑似恶性肿瘤的甲状腺结节，应进行全甲状腺切除术。

(1)麻醉可用颈丛神经阻滞，效果良好，可了解患者发音情况，避免损伤喉返神经。但对于精神较易紧张的甲状腺功能亢进患者，建议首选气管插管全身麻醉，以保证呼吸道通畅和手术的顺利进行。

(2)手术应轻柔、细致，认真止血、注意保护甲状旁腺和喉返神经。还应注意以下几点。

1)充分显露甲状腺腺体：应紧贴甲状腺上极结扎，切断甲状腺上动静脉，以避免损伤喉上神经；如要结扎甲状腺下动脉，则要尽量离开腺体背面，靠近颈总动脉结扎其主干，以避免损伤喉返神经。

2)切除腺体数量：应根据腺体大小或甲状腺功能亢进程度决定。通常需切除腺体的80%～90%，并同时切除峡部；每侧残留腺体以如成人拇指末节大小为适当(3～4 g)。腺体切除过少容易引起复发，过多又易发生甲状腺功能低下（黏液水肿）。必须保存两叶腺体背面部分，以免损伤喉返神经和甲状旁腺。

3)严格止血：对较大血管(如甲状腺上动静脉，甲状腺中、下静脉)，应分别采用双重结扎，防止滑脱出血。手术野应常规放置橡皮片引流24～48小时，并随时观察和及时引流切口内的积血，预防积血压迫气管，引起窒息。

4)术后观察和护理：术后当日应密切注意患者呼吸、体温、脉搏、血压的变化；预防甲状腺功能亢进危象发生。如脉率过快，可使用利血平肌内注射。患者采用半卧位，以利呼吸和引流切口内积血；帮助患者及时排出痰液，保持呼吸道通畅。此外，患者术后要继续服用复方碘化钾溶液，每日3次，每次10滴，共1周左右；或由每日3次，每次16滴开始，逐日每次减少1滴。

(3)术后常见并发症。

1)术后呼吸困难和窒息：多发生在术后48小时内，是术后最危急的并发症。常见原因如下。①切口内出血压迫气管：因手术时止血（特别是腺体断面止血）不完善或血管结扎线滑脱所引起。②喉头水肿：主要是手术创伤所致，也可因气管插管引起。③气管塌陷：是气管壁长期受肿大甲状腺压迫，发生软化，切除甲状腺体的大部分后软化的气管壁失去支撑的结果。

后两种情况的患者，由于气道堵塞可出现喘鸣及急性呼吸道梗阻。

临床表现为进行性呼吸困难、烦躁、发绀，甚至发生窒息。如还有颈部肿胀、切口渗出鲜血时，多为切口内出血所引起者。发现上述情况时，必须立即行床旁抢救，及时剪开缝线，敞开切口，迅速除去血肿；如此时患者呼吸仍无改善，则应立即施行气管切开；情况好转后，再送手术室做进一步的检查、止血和其他处理。因此，术后应常规在患者床旁放置无菌的气管切开包和手套，以备急用。

2）喉返神经损伤：发生率约 0.5%。大多数是因手术处理甲状腺下极时，不慎将喉返神经切断、缝扎或挫夹、牵拉造成永久性或暂时性损伤所致。少数也可由血肿或瘢痕组织压迫或牵拉而发生。损伤的后果与损伤的性质（永久性或暂时性）和范围（单侧或双侧）密切相关。喉返神经含支配声带的运动神经纤维，一侧喉返神经损伤，大都引起声嘶，术后虽可由健侧声带代偿性地向患侧过度内收而恢复发音，但喉镜检查显示患侧声带依然不能内收，因此不能恢复其原有的音色。双侧喉返神经损伤，视其损伤全支、前支抑或后支等不同的平面，可导致失声或严重的呼吸困难，甚至窒息，需立即做气管切开。由于手术切断、缝扎、挫夹、牵拉等直接损伤喉返神经者，术中立即出现症状。而因血肿压迫、瘢痕组织牵拉等所致者，则可在术后数日才出现症状。切断、缝扎引起者属永久性损伤，挫夹、牵拉、血肿压迫所致则多为暂时性，经理疗等及时处理后，一般在 3～6 个月逐渐恢复。

3）喉上神经损伤：多发生于处理甲状腺上极时，离腺体太远，分离不仔细和将神经与周围组织一同大束结扎所引起。喉上神经分内（感觉）、外（运动）两支。若损伤外支会使环甲肌瘫痪，引起声带松弛、音调降低。内支损伤，则喉部黏膜感觉丧失，进食特别是饮水时，容易误咽发生呛咳。一般经理疗后可自行恢复。

4）手足抽搐：因手术时误伤及甲状旁腺或其血液供给受累所致，血钙浓度下降至 2.0 mmol/L以下，严重者可降至 1.0～1.5 mmol/L（正常为 2.25～2.75 mmol/L），神经肌肉的应激性显著增高，多在术后 1～3 天出现手足抽搐。多数患者只有面部、唇部或手足部的针刺样麻木感或强直感，经过 2～3 周后，未受损伤的甲状旁腺增生肥大，起到代偿作用，症状便可消失。严重者可出现面肌和手足伴有疼痛感觉的持续性痉挛，每日发作多次，每次持续 10～20 分钟或更长，严重者可发生喉和膈肌痉挛，引起窒息死亡。若切除甲状腺时，注意保留腺体背面部分的完整。切下甲状腺标本时要立即仔细检查背面甲状旁腺有无误切，发现时设法移植到胸锁乳突肌中等，均是避免并发症发生的关键。

发生手足抽搐后，应限制肉类、乳品和蛋类等食品（因含磷较高，影响钙的吸收）。抽搐发作时，立即静脉注射 10%葡萄糖酸钙或氯化钙 10～20 mL。症状轻者可口服葡萄糖酸钙或乳酸钙 2～4 g，每日 3 次；症状较重或长期不能恢复者，可口服维生素 D_3，每日 5 万～10 万 U，以促进钙在肠道内的吸收。口服双氢速甾醇（双氢速变固醇）（DT_{10}）油剂能明显提高血中钙含量，降低神经肌肉的应激性。还可用同种异体带血管的甲状腺-甲状旁腺移植。

5）甲状腺危象：是甲状腺功能亢进的严重合并症。临床观察发现：危象发生与术前准备不够、甲状腺功能亢进症状未能很好控制及手术应激有关。根据危象时患者主要表现[高热(>39 ℃)、脉快(>120 次/分)、同时合并神经、循环及消化系统严重功能紊乱，如烦躁、谵妄、大汗、呕吐、水泻等]反映出，本病是因甲状腺素过量释放引起的暴发性肾上腺素能兴奋现象。若不及时处理，可迅速发展至昏迷、虚脱、休克甚至死亡，病死率为 20%～30%。治疗包括以下几项。①肾上腺素能阻滞剂：可选用利血平 1～2 mg 肌内注射或胍乙啶 10～20 mg 口服。前者用药 4～8 小时后危象可有所减轻；后者在 12 小时后起效。还可用普萘洛尔 5 mg 加 5%～10%葡萄糖注射液 100 mL 静脉滴注以降低周围组织对肾上腺素的反应。②碘剂：口服复方碘化钾溶液，首次为 3～5 mL 或紧急时用 10%碘化钠 5～10 mL 加入 10%葡萄糖注射液 500 mL 中静脉滴注，以降低血液中甲状腺素水平。③氢化可的松：每日 200～400 mg，分次静脉滴注，以拮抗过多甲状腺素的反应。④镇静药：常用苯巴比妥钠 100 mg 或冬眠合剂Ⅱ号半量，6～8 小时肌内注射 1 次。⑤对症支持治疗：发热者应积极物理降温，如湿袋、冰袋等，必要时可给予中枢性解热药或予以人工冬眠合剂(哌替啶 100 mg，氯丙嗪 50 mg，异丙嗪 50 mg，混合后静脉持续泵入)。注意，避免使用水杨酸类解热药，因其可增高患者代谢率，并促使游离 T_3、T_4 水平增高。⑥静脉输入大量葡萄糖注射液补充能量，吸氧，以减轻组织的缺氧。⑦有心力衰竭者，加用洋地黄制剂。⑧在①～⑧项常规治疗效果不满意时，可选用血液透析、腹膜透析、血浆置换等方式迅速降低血中甲状腺激素(TH)浓度。

(吴科敏　何　欣)

第三节　甲状腺炎

一、急性化脓性甲状腺炎

Bauchet 第一次描述了急性化脓性甲状腺炎(AST)，在无抗生素时期，AST 的发病率在甲状腺外科疾病中占 0.1%；抗生素应用后，AST 较少见。

(一)病因

甲状腺具有丰富的血管和淋巴管，而且甲状腺的包膜通常发育良好，腺体内含碘高，AST 不易发生。AST 的发生多在甲状腺结构异常的基础上或存在甲状腺的其他疾病，如梨状窦瘘、甲状腺癌等，大都由于口腔或颈部化脓性感染而引起。机体免疫功能不全是 AST 发病的一个重要因素。目前已证实 AST 的发生主要与 2 种因素有关：一是胚胎腮弓闭合不全等先天性畸形，临床上最常见的是梨状窝瘘；二是结节性甲状腺肿的囊性变。

引起 AST 的病原菌较多，常见的是链球菌、葡萄球菌、卡式肺囊虫和分枝杆菌，少见的病原菌感染则往往继发于机体的免疫功能不全或有特殊病菌的接触史，如患有艾滋病、糖尿病、白血病或有羊及羊乳接触史的患者容易感染克雷伯肺炎球菌、假丝酵母菌等。感染的途径包括血源性扩散、甲状腺周围组织的直接感染、甲状舌骨囊肿或瘘、食管裂孔。

(二)临床表现

临床上应区别急性甲状腺炎与急性甲状腺肿炎，前者少见，后者较常见。多数患者表现为突发性颈前区疼痛，局部红斑及皮温增高，肿胀和触痛。可伴有发热、吞咽困难或声嘶。炎症可累及单侧甲状腺或双侧甲状腺，有的仅限于峡部，炎症的后期可表现为局部肿胀，出现波动感，少数病例可出现搏动性肿物。感染局限在甲状腺肿的结节或囊肿内时，因不良的血液循环易形成脓肿。脓肿形成后治疗困难而且易压迫呼吸道引发呼吸困难，严重时危及生命。有资料报道，由于临床医师对该病认识不足，重视程度不够，早期易误诊为亚急性甲状腺炎，若使用糖皮质激素会导致感染扩散，加重病情，极易发生败血症或气管食管瘘，且一旦脓肿形成，短时间内即可压迫气管造成窒息，危及生命。据报道，病死率为 3.7%～12.1%。复发性 AST 多是因为持续存在梨状窦-甲状腺瘘引起的。

（三）诊断

诊断依据如下。

（1）有上述临床表现。

（2）实验室检查发现周围白细胞增高、血细胞沉降率加快、C 反应蛋白增高。

（3）甲状腺的功能检查在细菌感染的 AST 患者中大都正常，但在真菌感染的病例中，甲状腺功能大多降低，而分枝杆菌感染的患者则多有甲状腺功能亢进倾向。

（4）甲状腺扫描时，可在 90%以上的细菌感染患者及 78%的分枝杆菌感染的患者中发现凉结节或冷结节。

（5）B 超可发现甲状腺单叶肿胀或脓肿形成。

（6）X 线检查可了解气管偏移或受压情况，有时可发现甲状腺及甲状腺周围组织中由产气细菌产生的游离气体。

（7）CT 或 MRI 检查可发现纵隔脓肿。

（8）颈部穿刺标本进行细菌培养、革兰染色有助于确定感染病菌。甲状腺细针穿刺细胞学检查是 AST 最可靠的诊断方法。

（四）治疗

治疗方面，局部早期宜用冷敷，晚期宜用热敷。

1.给予抗生素

AST 一经确诊应积极给予抗生素治疗，并需及早手术。AST 的致病菌多为革兰阳性球菌，而近期的文献报道阴性杆菌或厌氧菌占有很大比例。因此，在抗生素的选用上应兼顾厌氧菌和需氧菌。梨状窝瘘管与甲状腺叶的关系非常密切，如确诊为梨状窝瘘所致的 AST，应在控制甲状腺感染后手术处理原发病灶。对症状较重的患者，应采用静脉给药，对青霉素过敏的患者，可选用大环内酯类或氯霉素，有效抗生素的使用至少持续 14 天。

2.切开引流，手术切除

早期使用抗生素治疗，可防止炎症进一步发展和脓肿形成。一旦脓肿形成，仅仅使用抗生素并不足够，在 B 超检查或 CT 发现局部脓肿时，须切开引流。如有广泛组织坏死或持续不愈的感染时，则应行甲状腺切除手术，清除坏死组织，并且不缝合伤口。

3.甲状腺激素替代治疗

在严重、广泛的 AST 或组织坏死导致暂时性、长期性甲状腺功能减退时，应行甲状腺激素替代治疗。

4.B超引导下反复穿刺

此方法简单易行、安全有效且无须麻醉，可按病情需要反复多次操作，直至脓腔吸收、没有脓液为止。降低了颈部切开导致的病程延长、创面医院内感染的概率，同时也避免了切口瘢痕影响美观。需要注意的是：①穿刺的针头到达皮下后，将针尖稍移位，再向甲状腺穿刺，保证拔针后甲状腺上的穿刺点和皮肤的穿刺点不在同一平面，这样可以尽可能阻止脓腔内的脓液渗出，防止医源性导致局部二次感染和甲状腺出血。②在病程晚期，局部炎症开始吸收，脓液稠厚带有絮状物，B超提示脓腔有分隔，可做多点穿刺并向脓腔中注入甲硝唑或生理盐水，稀释后再行回抽，更有利于脓液的抽尽和炎症的吸收。

（五）并发症

急性化脓性甲状腺炎的并发症较为罕见，可能有声带麻痹、心包炎、暂时性甲状腺功能减退、黏液性水肿、局部交感神经功能紊乱、AST复发，脓肿破入周围组织或器官（如气管、食管或纵隔内）、颈内静脉血栓形成和气管受压等。感染扩散可为局部或全身扩散，延误治疗或治疗失误可导致患者死亡。

二、亚急性甲状腺炎

本病常发生于病毒性上呼吸道感染之后，是颈前肿块和甲状腺疼痛的常见原因。多见于30～40岁女性。

（一）病因

SAT通常继发于上呼吸道感染，病原微生物主要有腮腺炎病毒、艾柯病毒、柯萨奇病毒、EB病毒、流感病毒及腺病毒等。病毒感染可能使部分甲状腺滤泡破坏和上皮脱落、胶体外溢引起甲状腺异物反应和多形核白细胞、淋巴及异物巨细胞浸润，并在病变滤泡周围出现巨细胞性肉芽肿是其特征。临床发病率约为4.9/10万。SAT有一定的季节性，春秋季节发病往往较多。近年来有学者认为，SAT可能与自身免疫异常有关，因在部分病例可检测到TSHR-Ab或甲状腺抗原致敏的T淋巴细胞。遗传因素可能在SAT的发病中也起一定作用。在迟发型甲状腺功能减退的发病机制中，自身抗甲状腺抗体和封闭式抗体的进展已经受到关注，SAT可能触发了自体反应B细胞产生促甲状腺素受体，在一些患者中导致促甲状腺素受体抗体相关的甲状腺功能不全的发生。

（二）临床表现

SAT大多发生在30～50岁的中青年女性，女性发病率是男性的3～6倍。发病与季节有关，冬春季节是其发病的高峰。临床表现主要是颈部疼痛，甲状腺触痛，全身炎性反应，部分患者可出现甲状腺功能亢进。SAT的病程持续3～6个月，可分为3期。

1.急性期

特征是伴有急性炎性反应的甲状腺毒性症状。患者体温轻度增高，少数患者可高热，吞咽困难，局部可表现为甲状腺的肿大和触痛，并可出现颈淋巴结肿大。发病初期，由于炎症破坏甲状腺滤泡，导致血清甲状腺激素水平升高，出现一系列甲状腺功能亢进的表现，如精神紧张、心悸、怕热、震颤及多汗等。而病变的滤泡细胞还不能摄取碘，使^{131}I吸收率明显降低。这种分离现象，即^{131}I吸收率降低而血T_4浓度增高是SAT的特点。这些表现持续3～6周或更长，然后过渡到第二期。

2.甲状腺功能低下期

随着炎症减退和甲状腺胶质的耗竭，患者甲状腺功能亢进症状消失，急性期症状明显好转。SAT的患者可发生暂时性甲状腺功能减退，而且在5%的病例中有可能发生永久性甲状腺功能减退。Cordray报道甲状腺功能减退的发生率为31%。Fatourechi等发现，有34%的患者血TSH异常增高，通常持续数周到半年，并且与类固醇治疗无明显关系，类固醇并不能预防以后甲状腺功能减退的发生。自身免疫、抗甲状腺抗体可能是永久性甲状腺功能减退的原因。

3.恢复期

SAT是自限性疾病，在恢复期炎症逐渐减退，血清甲状腺激素水平恢复正常，^{131}I吸收率正常或稍偏高，其他症状随之好转或消失。

SAT是病毒感染性疾病，复发率很低，约为1.4%。复发时的表现与第1次发作类似。

（三）诊断

1.诊断要点

（1）甲状腺肿大、疼痛、质硬、触痛，常伴上呼吸道感染的症状和体征：发热、乏力、食欲缺乏、颈部淋巴结肿大等。

（2）红细胞沉降率加快。

（3）一过性甲状腺功能亢进。

（4）^{131}I摄取率受抑制。

（5）甲状腺自身抗体、甲状腺微粒体抗体、甲状腺球蛋白抗体阴性或低滴度。

（6）甲状腺穿刺或活检，有多核巨细胞或肉芽肿改变。

符合上述6项中的4项即可以诊断为SAT。

2.辅助检查

（1）血清学检查：红细胞沉降率增快，血T_3及T_4正常或轻度增高，血清甲状腺过氧化物酶抗体（TPOAb）常见一过性阳性的滴度升高。

（2）彩色多普勒超声：可发现甲状腺体积增大，腺体内部病灶区呈低回声或不均匀融合，边界不清晰，形态不规则，低回声区与周围组织相比差别明显，并可有局限性钙化灶。SAT经治疗痊愈则超声图像回声病灶减少或消失，能很好地反映治愈过程。该法简单，可反复检查。

（3）CT检查：该检查具有一定特征性，甲状腺肿大多位于一侧，片状密度减低且界线不清，增强扫描看不到强化的肿块或结节，测不到囊性密度，甲状腺肿大而包膜完整，看不到向周围器官浸润的征象，肿大明显者仅推压邻近结构。

（4）细针穿刺细胞学活检（FNAC）或术中冷冻切片检查：对部分不能确诊的病例应进行FNAC或手术活检。

（四）治疗

SAT是一种自限性疾病，通常并不需要特殊治疗而自行缓解，治疗的主要目的是减轻症状、预防复发和针对甲状腺功能异常的治疗。大多数患者仅对症处理即可，轻型病例采用阿司匹林或其他镇痛药(如对乙酰氨基酚或水杨酸)控制症状。病情严重病例,如疼痛、发热明显者,可短期用其他非类固醇抗炎药或应用糖皮质激素类固醇激素,如泼尼松每日 4 次,每次 5 mg,2 周后减量,全程 1～2 个月;同时加用甲状腺干制剂,效果较好。急性期首选肾上腺皮质激素类药物,初始剂量:泼尼松 30～60 mg/d,根据红细胞沉降率调整激素用量,当红细胞沉降率下降或恢复正常时,泼尼松开始减量,疗程一般 2～3 个月。病程中当甲状腺滤泡组织遭受破坏后,释放大量甲状腺素,可出现一过性"甲状腺功能亢进期",可不处理或给予小剂量普萘洛尔,而不用抗甲状腺药物,症状缓解即停药,一般 2～3 周症状消失。继之可出现甲状腺功能减退,即"缓解期",此时促甲状腺激素分泌增加,使用甲状腺素可抑制促甲状腺激素分泌,从而减轻甲状腺急性炎症过程,缓解症状及缩短疗程。可用左旋甲状腺素片 50～150 μg,1～2 次/日,症状缓解、甲状腺功能正常后逐渐减量至正常后停药。有 5%～10%的患者可能发生永久性甲状腺功能减退,需终身替代治疗。

SAT 在临床并不少见,虽然本病呈自限性,但仍需要积极治疗以减轻患者痛苦。在治疗上西医虽取得很好的疗效,但激素的应用会出现不良反应,在临床上采取中西医结合方式或者纯中医治疗、中医内外结合治疗,不仅能提高疗效,缩短病程,避免激素的不良反应,还能降低复发率,是治疗亚急性甲状腺炎的首选方案之一。

三、慢性淋巴细胞性甲状腺炎

慢性淋巴细胞性甲状腺炎(CLT)又称桥本甲状腺肿,是一种自身免疫性疾病,也是甲状腺肿合并甲状腺功能减退最常见的原因。由于自身抗体的损害,病变甲状腺组织被大量淋巴细胞、浆细胞和纤维化所取代。血清中可检出抗甲状腺球蛋白抗体、抗甲状腺微粒体抗体及抗甲状腺细胞表面抗体等多种抗体。组织学显示甲状腺滤泡广泛被淋巴细胞和浆细胞浸润,并形成淋巴滤泡及生发中心,本病多发生于 30～50 岁女性。

(一)病因与发病机制

CLT 的病因尚不清楚。由于有家族聚集现象,常在同一家族的几代人中发生,并常合并其他的自身免疫性疾病,如恶性贫血、糖尿病、肾上腺功能不全等,故认为 CLT 是环境因素和遗传因素共同作用的结果。环境因素的影响主要包括感染和膳食中的碘化物。近年来,较多的研究表明,易感基因在发病中起一定作用。

1.遗传因素

CLT 由遗传因素与非遗传因素相互作用而产生已成为人们的共识。甲状腺自身抗体的产生与常染色体显性遗传有关。在欧洲和北美,CLT 患者中 HLA-B8 及 DR3、DR5 多见;而日本人则以 HLA-B35 多见。徐春等用 PCR-SSCP 检测 30 例汉族 CLT 患者的 HLA-DQA1 及 DQB1 位点的等位基因多态性,发现 DQA1-0301 的频率明显高于正常对照,推测可能是中国人发病的易感基因。美国一个研究机构对 56 例患自身免疫性甲状腺疾病的高加索人家庭的基因进行了分析,鉴定出 6 个与自身免疫性甲状腺疾病相关的基因。其中,位于第 6 号染色体上的 *AITD*-1 基因与 Graves 病和 CLT 有关;位于第 13 号染色体上的 *HT*-1 及第 12 号染色体上的 *HT*-2 与 CLT 的发病有关。此后,他们采用全基因组筛选法研究了 1 个共有 27 位家庭成员的美籍华人家庭，发现 *D11S4191* 和 *D9S175* 与 CLT 有关，因而认为不同种族之间存在对 CLT 的不同基因易感性。Tomer 等的研究则显示，决定甲状腺自身抗体产生的一个重要基因位于染色体 2q23 上，激活途径中必不可少的协同刺激因子 *CTLA*-4 基因极有可能就是染色体 2q33 上的甲状腺抗体基因。

2.免疫因素

免疫因素导致甲状腺受损的机制尚未完全明确，可能通过以下机制发挥作用。

(1)先天性免疫监视缺陷导致器官特异的抑制性 T 淋巴细胞数量和质量异常，T 淋巴细胞可直接攻击甲状腺滤泡细胞。

(2)体液免疫介导的自身免疫机制及与补体结合的抗甲状腺抗体对滤泡细胞的溶解作用。

(3)抗甲状腺抗体触发和启动淋巴细胞介导的毒性。

本病属于自身免疫性疾病，多种自身免疫性疾病女性发病率均较高，女性是 CLT 的一项危险因素。

3.环境因素

在碘缺乏和富含碘的地区，CLT 的发病率均上升，说明碘在 CLT 发病中有重要作用。Rose 等发现，CLT 患者饮食中添加碘，其甲状腺损害明显加重。甲状腺球蛋白碘化后，CLT 中 T 细胞增殖，主要的致病抗原-Tg 自身抗原效力增加，全身免疫反应加重，导致 CLT。据报道，食盐加碘数年后，自身免疫性甲状腺炎的发病率增加了近 3 倍。甲状腺滤泡上皮的体外培养证明，高碘可促进淋巴细胞向滤泡上皮黏附，形成甲状腺损伤，而损伤的甲状腺上皮自身细胞内的蛋白暴露，并有可能向辅助性 T 细胞递呈。因此，地域的不同可能导致居民碘摄入量的不同，沿海地带是 CLT 发病的一项危险因素。

4.反复发作的慢性扁桃体炎也是 CLT 发病的危险因素

扁桃体感染灶的细菌和毒素反复、长期进入血液循环，作为异种蛋白反复刺激可使机体处于致敏状态，改变机体的反应性，使之慢慢转入变态反应。扁桃体切除者几乎都是因为反复发作的较为严重的慢性扁桃体炎，而扁桃体切除后，机体少了一个对细菌病毒过滤的屏障。CLT 作为一种自身免疫性疾病，结合 T 细胞的活化机制，慢性扁桃体炎诱发 CLT 是有可能的，慢性扁桃体炎是患 CLT 的一个危险因素。

（二）临床表现

95％的病例见于女性，好发年龄为 30～60 岁。常见症状为全身乏力，部分患者有局部压迫感或甲状腺区疼痛，偶伴有轻压痛。发病缓慢，查体表现为无痛性弥散性甲状腺肿大、对称、质硬、表面光滑、质地坚韧，一般与周围组织无粘连，随吞咽活动上下活动。多伴甲状腺功能减退、较大腺肿可有压迫症状。

（三）诊断

目前对 CLT 的诊断标准尚未统一。①甲状腺弥散性肿大，质坚韧，表面不平或有结节。②TGAb、TMAb 阳性。③血 TSH 升高。④甲状腺扫描有不规则浓聚或稀疏。⑤过氯酸钾试验阳性。上述 5 项中有 2 项者可拟诊为 CLT，具有 4 项者可确诊。一般在临床中只要具有典型 CLT 临床表现，血清 TGAb、TPOAb 阳性，即可临床诊断为 CLT。对临床表现不典型者，需要有高滴度的抗甲状腺抗体方能诊断。对这些患者，如血清 TGAb、TPOAb 为阳性，应给予必要的影像学检查协诊，并给予甲状腺素诊断性治疗，必要时应以FNAC或冷冻切片组织学检查确诊。

（四）鉴别诊断

1.结节性甲状腺肿

少数CLT患者可出现甲状腺结节样变，甚至产生多个结节。但结节性甲状腺肿患者的甲状腺自身抗体滴度减低或正常，甲状腺功能通常正常，临床少见甲状腺功能减退。

2.青春期甲状腺肿

在青春期，出现持续甲状腺肿大，是甲状腺对自身甲状腺激素需要量暂时增高的代偿性增生，甲状腺功能一般正常，甲状腺自身抗体滴度多正常。

3.Graves病

肿大的甲状腺质地通常较软，抗甲状腺抗体滴度较轻，但也有滴度高者，两者较难鉴别，特别是CLT合并甲状腺功能亢进时，甲状腺功能也可增高。必要时可行细针穿刺细胞学检查。

4.甲状腺恶性肿瘤

CLT可合并甲状腺恶性肿瘤，如甲状腺乳头状癌和淋巴瘤。CLT出现结节样变时，如结节孤立、质地较硬时，难与甲状腺癌鉴别；一些双侧甲状腺癌的病例，可出现甲状腺两侧叶肿大、质硬、合并颈部淋巴结肿大，也难以与CLT鉴别。应检测抗甲状腺抗体，甲状腺癌病例的抗体滴度一般正常，甲状腺功能也正常。如临床难以诊断，可给予甲状腺激素试验性治疗，如服药后腺体明显缩小或变软，可考虑CLT；桥本甲状腺炎与乳头状甲状腺癌共存很常见。这种情况的FNAB结果难以评估，并且可能会增加误报的数量。

已知TSH对卵泡细胞甲状腺癌和滤泡细胞来源有营养作用，由于TSH诱导的甲状腺细胞增殖，TSH升高可能增加甲状腺肿瘤的风险。一些学者提出，甲状腺自主性的发展，降低TSH水平，可能减缓癌症进展。

（五）治疗

目前无特殊治疗方法，原则上一般不宜手术治疗，临床确诊后，应视甲状腺大小及有无压迫症状而决定是否治疗。如甲状腺较小，又无明显压迫症状者，可暂不治疗而随访观察，甲状腺肿大明显并伴有压迫症状时，应进行治疗。

1.内科治疗

（1）甲状腺素治疗：甲状腺肿大明显或伴有甲状腺功能减退时，可给予甲状腺素治疗，可用L-T_4或甲状腺片。一般从小剂量开始，甲状腺素片40～60 mg/d或L-T_4 50～100 μg/d，逐渐增加剂量分别至120～180 mg/d或100～200 μg/d，直至腺体开始缩小，TSH水平降至正常。此后，因人而异逐渐调整剂量，根据甲状腺功能和TSH水平减少剂量至维持量，疗程一般1～2年。甲状腺肿大情况好转，甲状腺功能恢复正常后可停药。一般甲状腺肿大越明显时，治疗效果越显著。部分患者停药几年后可能复发，可再次给予甲状腺素治疗。CLT患者大都有发展为甲状腺功能减退趋势，因而应注意随访复查，发生甲状腺功能减退时，应给予治疗。

（2）抗甲状腺治疗：CLT伴有甲状腺功能亢进时应给予抗甲状腺治疗，可用他巴唑或丙基硫氧嘧啶治疗，但剂量应小于治疗Graves病时的剂量，而且服药时间不宜过长。如为一过性的甲状腺功能亢进，可仅有β受体阻滞药，如普萘洛尔或酒石酸美托洛尔进行对症治疗。

(3)糖皮质激素治疗:亚急性起病,甲状腺疼痛和肿大明显时,可用泼尼松(15～30 mg/d)治疗,症状好转后逐渐减量,用药1～2个月。糖皮质激素可通过抑制自身免疫反应而提高T_3、T_4水平。但泼尼松疗效不持久,停药后容易复发,如复发疼痛可再次使用泼尼松。但对甲状腺功能减退明显的病例,一般不推荐使用激素。

近期有研究结果显示,给予硒酵母片200 μg/d治疗后,患者TPOAb、TgAb水平较治疗前下降,这表明硒治疗能缓解甲状腺的炎性反应,防止甲状腺组织进一步破坏,可以起保护作用。目前,硒在CLT发病中的作用及硒治疗CLT的机制仍不清楚,补硒治疗的合适剂量和疗程等需进一步研究明确。

多数CLT患者经内科治疗后,肿大的甲状腺可逐渐恢复正常,原来体检时触及的甲状腺结节可减小或消失,质韧的甲状腺可能变软,但甲状腺抗体滴度却可能长期保持较高的水平。

2.外科治疗

CLT确诊后,很少需要手术治疗。许多CLT的手术都是临床误诊为其他甲状腺疾病而进行的。有报道研究手术治疗CLT的效果,发现手术组临床甲状腺功能减退和亚临床甲状腺功能减退发生率为93.6%,而非手术组的发生率为30.8%,表明手术加重了甲状腺组织破坏,促进了甲状腺功能减退发生。因此,应严格掌握手术指征。

此外,除目前所采用的手术治疗和内分泌治疗外,还有内放射治疗、分子靶向治疗、中医治疗等相关辅助治疗,同样也取得了一定的疗效。

四、慢性纤维性甲状腺炎

慢性纤维性甲状腺炎(RT)又称侵袭性硬化性甲状腺炎、慢性木样甲状腺炎、Riedel甲状腺肿、慢性硬化性甲状腺炎等,甚少见。Riedel首先报道并描述了此病,RT没有恶性肿瘤的特征,甲状腺峡部楔形切除即可有效地缓解气管压迫症状,是否也是一种自身免疫性疾病,尚未肯定。

(一)病因

RT的病因不清,有学者认为RT属于原发性纤维化疾病,是全身性纤维硬化症的一部分;另一种理论认为RT是自身免疫反应的结果。支持RT是自身免疫性疾病的证据有:在RT患者中检测到抗甲状腺抗体的比例可高达67%;RT有包括淋巴细胞、浆细胞等在内的细胞浸润的病理学特点;局灶性血管炎是RT另一个常见的病理学特点;部分RT患者肾上腺皮质激素治疗有效。

但是,患者的淋巴细胞和血清补体均在正常水平,似乎不支持RT是自身免疫反应的结果。而抗甲状腺抗体水平增高可能有其他原因,例如原发性纤维化时的甲状腺组织破坏和释放,可引起机体的免疫反应,进而导致抗甲状腺抗体水平增高。RT的纤维化病变可超越甲状腺包膜,侵及邻近的组织和器官,如颈部肌肉、气管、食管、喉返神经,以及颈动、静脉等。RT常伴有多灶性纤维化病变,也提示RT可能是原发性纤维化病变,是全身纤维硬化症的一部分。多灶性纤维硬化可发生在约1/3的RT病例,例如伴随腹膜后纤维化、眶后的纤维假肿瘤、硬化性胆管炎、纵隔纤维化、肺纤维化等。有文献报道,RT的发病机制与淋巴管的增生关系密切。

（二）临床表现

RT较为罕见，国内未见到有大宗的病例报道。美国Mayo医院在1920—1984年的5.7万例次甲状腺手术中，仅有37例为RT，发病率为0.06%，是CLT的1/50。据估计，RT在人群中的发病率为1.6/10万。RT患者大多为女性，女性患者的比例可高达83%，发病年龄30～60岁。

女性多发，男女比为1∶5，考虑女性激素很可能参与了甲状腺疾病的发生、发展，而女性的情感心理因素也是女性患者多于男性的可能原因之一。年龄段集中在35～60岁，可能与女性激素分泌最旺盛或变化最剧烈的时间段相关。

甲状腺逐渐肿大，多缓慢起病，起病后亦可静止多年，也可突然起病。体检示甲状腺肿大，表面不平，质似铁样坚硬，通常是双侧受累，偶尔可单侧发病。组织学上的特征为致密的纤维组织增生。此种硬化性病变常侵入甲状腺固有膜，甚至超出其范围，使腺体与周围组织、器官发生紧密粘连，因而亦常累及喉返神经。

RT的临床表现常与局部的压迫有关，如压迫气管或食管，引起呼吸困难、吞咽困难，累及喉返神经后引起声嘶、咳嗽或失声。甲状腺组织完全纤维化可出现甲状腺功能减退。甲状旁腺的纤维化可导致甲状旁腺的功能低下。少见的皮下组织纤维性硬化有时也可发生。RT还可引起静脉血流淤滞、血管壁损伤和高凝状态而发生脑静脉窦血栓形成。

（三）诊断

1.实验室检查

甲状腺功能取决于甲状腺纤维化的程度，大多数患者的甲状腺功能正常，但约有1/3的患者会出现甲状腺功能减退。偶有患者出现甲状腺功能亢进。ESR增高，但白细胞不升高。

2.影像学检查

^{131}I扫描显示病变的甲状腺组织为无摄取功能的冷结节。超声检查显示甲状腺组织为同质性低回声，与邻近组织结构的界线消失。CT和MRI检查无特征性表现。

3.病理检查

RT的确诊必须依赖手术活检，通过病理检查证实。FNAC可以发现甲状腺的纤维性改变，但不能与其他甲状腺病变鉴别。进行甲状腺活检时，通常是楔形切除甲状腺峡部，从而同时解除气管压迫。

（四）治疗

1.内科治疗

RT缺乏特异性治疗，不同阶段的治疗方法取决于RT患者的临床表现。一般无压迫症状者以保守治疗为主。主要以服用甲状腺素制剂和糖皮质激素治疗。甲状腺素不能解决RT的纤维化过程，但可以减轻甲状腺的肿大并作为甲状腺功能低下的替代治疗。

（1）肾上腺皮质激素：糖皮质激素是治疗该病的首选药物，可使甲状腺变软，部分RT患者对肾上腺皮质激素的治疗效果好，泼尼松的初始剂量可高达100 mg/d，维持剂量为15～60 mg/d。停用肾上腺皮质激素后，部分患者可获得长期缓解，但部分患者会复发。治疗效果存在差异的原因不清。

(2)他莫昔芬：肾上腺皮质激素治疗无效或复发的病例，可试用他莫昔芬治疗。他莫昔芬的治疗机制可能与抑制脂蛋白氧化、减轻炎症，促进TGF合成和分泌，以及抑制纤维母细胞的增殖有关。

(3)RT合并甲状腺功能减退时，给予甲状腺激素治疗。由于RT不一定发生甲状腺功能减退，故不必常规给予甲状腺激素治疗，并且甲状腺激素治疗对RT的病程没有影响。

(4)三苯氧胺：三苯氧胺可抑制纤维组织的增生，并能够缓解患者的症状和体征，已在RT的治疗中广泛应用；开始时可20 mg，每日2次；2～4周后甲状腺可较原来缩小50%，甚至有完全恢复的报道，症状缓解后可改为10 mg，每日2次；其不良反应主要有女性月经紊乱、一过性发热及子宫内膜癌风险增加；男性患者主要会降低性欲。

2.外科治疗

手术治疗RT有双重作用，一方面可以明确诊断，另一方面可以解除气管的压迫症状。但是手术可能损伤周围组织及神经，导致不良后果，如声带麻痹、甲状腺或甲状旁腺功能减退等，故多数手术病例后均多以相对应的药物治疗。通常楔形切除甲状腺峡部已经足够，部分病例可行甲状腺腺叶切除或大部切除。怀疑合并甲状腺癌时，应尽早进行手术探查和活检。手术治疗原则：快速病理检查确诊为本病后，当病变为单侧时，可将病变的甲状腺组织切除，使正常的甲状腺组织得以舒展，以解除压迫症状；当病变为双侧时，仅行峡部楔形切除以解除气管压迫。无伴随症状者要尽量缩小手术范围，没必要切除所有病变组织，否则将导致甲状腺功能低下；癌变或合并恶性肿瘤时，则按相应肿瘤手术原则进行。

五、甲状腺结核

甲状腺结核又称结核性甲状腺炎，临床上罕见，1862年首次报道，此后多为个案报道，尚无大宗的病例报道。国内报道其发病率为0.4%～0.76%，国外报道仅为0.1%，发病年龄多在20～50岁，儿童也可发病，女性患者多见，男女比例为1∶(3～4)。可以发生在甲状腺的任何部位，以甲状腺右下极多见。

(一)病因

甲状腺结核多由人型结核分枝杆菌感染所致，可分为原发性与继发性两类，以继发性居多。感染途径可以由其他脏器结核血行和(或)淋巴途径播散，也可由邻近器官的结核病灶直接蔓延至甲状腺，主要为血行感染。

甲状腺结核感染的发病机制仍难以确定。芽孢杆菌可能直接影响腺体(原发感染)，也可能通过血行途径(继发感染)从其他感染器官中播种腺体。甲状腺组织血供丰富、淋巴网状结构稠密，因而含氧量高，不利于结核杆菌生长繁殖，同时甲状腺组织对结核杆菌有较强的免疫性，缺乏易受结核杆菌侵袭的网状内皮细胞，且甲状腺胶质对结核菌具有拮抗作用。结核杆菌数量较多、毒力较大，而人机体免疫功能降低或局部免疫力减弱时，才会发病。结核杆菌播散到甲状腺后，原发结核灶多已吸收或纤维化、钙化，因此大多数甲状腺结核患者的体内查不到甲状腺外结核病灶。

甲状腺结核的病理形态依据感染细菌的数量、毒力和机体的免疫反应程度等而有所不同，大致可分为4型:①干酪型,最常见,病变以干酪样坏死为主,坏死灶融合可形成寒性脓肿,如合并感染容易误诊为炎症或囊内出血,有时可溃破形成窦道。②肉芽肿型,较常见,甲状腺呈结节性肿大、质地较硬,病变由增生性结核性肉芽组成,周围有纤维组织增生,易误诊为腺瘤或腺癌。③弥漫型,少见,甲状腺弥散性肿大,表面不光滑,呈结节性,临床表现与弥散性甲状腺肿(纤维性甲状腺肿)相似,病理检查与木样甲状腺肿相似。④粟粒型,临床极少见,甲状腺无明显肿大,局部表现不明显,多为术后病理检查发现。

(二)临床表现

病程缓慢,病史可从数日到数年,症状不明显。仅少数患者同时有甲状腺外的结核病灶或结核病史。患者可自觉颈部疼痛,局部轻压痛,少数有咽下痛,部分患者可因肿大的甲状腺压迫邻近器官出现颈部压迫感,吞咽、呼吸困难及声嘶等。全身症状为结核中毒症状,如发热,多呈低热或弛张型高热,少数伴寒战,以及盗汗、乏力、消瘦和食欲缺乏等。查体多数为甲状腺单发结节或肿大,但无特异性,部分患者可触及同侧颈淋巴结硬结。

(三)辅助检查

1.实验室检查

(1)甲状腺功能测定:大多正常,少数功能低下,个别合并甲状腺功能亢进者,可有功能亢进的指标。

(2)甲状腺抗体测定:一般阴性,阳性者可诊断为甲状腺炎。

(3)其他化验检查:结核菌素试验阳性,红细胞沉降率增快,血清结核抗体试验阳性,血红蛋白可轻度或中度降低,白细胞计数多在正常范围内。

2.影像学检查

(1)甲状腺B超:能确定结节部位、大小,分辨囊性或实质性,但不能确定肿物的性质。

(2)甲状腺CT:甲状腺内的低密度灶,囊实性或囊性病变,反映结核病变的不同病程阶段,如病变处于增生性或干酪性改变时显示为实性或囊实性病变影像,散在点状钙化灶为结核的一个重要CT图像。

(3)放射性核素扫描:甲状腺结核的结节表现为无功能状态,失去吸碘能力,故为冷结节。

(4)甲状腺淋巴结造影:本病属于慢性炎症,造影时显影慢,排泄亦慢,可见到甲状腺的轮廓和分布不均匀的淋巴网状结构,但在甲状腺结核仍缺乏特异性。

3.细胞学及病理学检查

FNAC是目前认为最可靠的诊断方法,多主张B超引导下多个方向穿刺取材,并做组织结核杆菌培养和抗酸染色菌检。细胞学检查能找到朗格汉斯细胞、干酪样物质、间质细胞可确诊,脓液抗酸染色找到抗酸杆菌亦可确诊。

对极少数仍不能明确诊断,又无法与甲状腺恶性肿瘤相鉴别,且无手术禁忌证者,须尽快行手术探查,术中切取结节行快速冷冻切片检查,明确性质,可避免误诊误治。

(四)诊断

甲状腺结核发病率低,缺乏特异性的临床表现,早期诊断较困难,常被误诊为甲状腺疾病,如甲状腺腺瘤、甲状腺癌、甲状腺炎、甲状腺功能亢进症等。

其诊断主要根据临床表现及辅助检查，目前其确诊仍需依赖针刺细胞学检查或外科手术，认为具备下列3项中的2项者，即可诊断为甲状腺结核：①甲状腺腺体组织中找到结核杆菌。②组织病理学上可清楚看到结核结节、干酪样坏死组织与寒性脓肿的形成。③甲状腺外有原发性结核病灶存在。

（五）鉴别诊断

甲状腺结核临床表现不典型，既往可无结核病史，临床较罕见，故在获组织病理学诊断前，临床上容易误诊。应与之鉴别的甲状腺疾病如下。

1.甲状腺腺瘤或甲状腺癌

甲状腺腺瘤多为单发，圆形或椭圆形，表面光滑，边界清楚，甲状腺癌早期与甲状腺腺瘤相似，随着肿瘤的快速生长，表面有结节，质硬，边界不清。而甲状腺结核是单纯在甲状腺组织中孤立的病灶或呈干酪样坏死。虽然甲状腺结核与甲状腺腺瘤或甲状腺癌组织结构不同，但临床表现及甲状腺包块性质却难区分，故易被误诊为甲状腺腺瘤或甲状腺癌。甲状腺癌转移到颈淋巴结而误诊为淋巴结核者亦不少见。

2.亚急性甲状腺炎

核素扫描可显示冷结节，应与甲状腺结核鉴别。亚急性甲状腺炎好发于女性，病程较长，为病毒感染所致，有自愈倾向，多数患者具有甲状腺功能减退及TSH增高的表现，甲状腺素或左旋甲状腺素治疗后症状可缓解。

3.慢性甲状腺炎

主要是淋巴性甲状腺炎和侵袭性纤维性甲状腺炎，尤其后者可有硬实的甲状腺结节，需注意与增生型甲状腺结核相鉴别。

（六）治疗

甲状腺结核治疗的原则是抗结核药物和全身支持治疗为基础，辅以外科手术切除结核累及的部分甲状腺组织或引流。无论是药物还是手术治疗，其预后均较好，手术切除病灶者多数无复发。对于甲状腺结核的治疗，早期认为手术切除病灶的同时联合使用抗结核药较单纯只用抗结核药物效果会更好。随着抗结核药物的不断改进，有研究发现，甲状腺结核在穿刺病检确诊后单纯联合使用多种抗结核药物即能够得到有效疗效，使得甲状腺结核的治疗更倾向于首先以药物治疗为主。

药物治疗：甲状腺结核是全身结核的一部分，无论何种类型均应行全身抗结核治疗。甲状腺组织血供丰富，药物容易到达与积累，全身应用抗结核药物加局部穿刺抽脓后注入药物，治疗效果佳，可使患者免于手术，为首选方案。可选用链霉素、异烟肼和利福平三联治疗，疗程应较常规治疗长，并加强全身营养支持治疗。

弥漫型、粟粒型一般不需要手术。用异烟肼、利福平、乙胺丁醇、吡嗪酰胺2个月，再用异烟肼、利福平、乙胺丁醇7～10个月，疗程较常规抗结核治疗要长。

异烟肼、利福平、乙胺丁醇3种药联合治疗4～5个月，甲状腺包块消失，肺部结核好转，改为2种药联合治疗。疗程1～1.5年。对于增生型病灶抗结核治疗后包块仍不能缩小者，可行病灶切除。已形成的脓肿可行切开引流，抗结核药局部灌洗，但仍要抗结核治疗。

六、甲状腺炎的手术治疗

（一）急性化脓性甲状腺炎的手术治疗

发生于正常甲状腺的急性化脓性炎症极少见。偶尔可见到发生于甲状腺肿基础上的感染，一旦化脓，需要切开引流，难以同时切除甲状腺的结节或腺瘤样病变。在急性化脓性甲状腺炎患者中，常见梨状窝瘘。瘘管起源于喉部，终止于甲状腺叶内或其邻近组织。此多为先天性胚胎发育时期某个咽袋的残存物。与鳞状、柱状或纤毛上皮有关，可在甲状腺叶内形成分支，甚至出现黏液腺体、滤泡结构、C细胞和胸腺组织。通过钡剂造影可证实梨状窝瘘的存在，瘘管通至甲状腺附近或腺叶内。口咽部细菌经此通道感染甲状腺或其周围，形成化脓性病灶，单纯切开引流，往往复发。根据情况，需要切除瘘管或受累的甲状腺，方可根治。与甲状腺毗邻的颈部淋巴结炎等化脓性病灶也可波及甲状腺而形成甲状腺的化脓性炎症，一旦脓肿形成，即应采取积极的切开引流。甲状腺结核罕见，形成脓肿时可清除之，并配合积极的抗结核治疗。抗生素治疗对于急性化脓性甲状腺炎都会取得一定的效果。

（二）亚急性非化脓性甲状腺炎的手术适应证与术式

一般认为这是一种与上呼吸道病毒感染有关的特殊类型的非化脓性炎症，但与急性或慢性甲状腺炎并无移行关系。本病预后良好，往往在数月之后有自愈倾向。因此，一直认为本病无须外科治疗。但因病因并不明确，尚无对因治疗的方法。有研究显示，遇有下列情况时，试行手术治疗，有较好的疗效。

1.与甲状腺其他病变并存

我国由于结节性甲状腺肿多发，尤其是缺碘地区，在此基础上发生的亚急性甲状腺炎，结节样肿大的甲状腺腺体，也可有触痛。在B超图像上可表现为并非单纯的低回声，可混杂有强回声病灶。尤其怀疑与甲状腺微小癌并存时，更应积极采取手术疗法。其术式应在B超和细胞学检查指导下，切除可疑的结节，行病理学检查，如证实为恶性，则需行规范的根治性手术；如为腺瘤或结节性甲状腺肿等良性结节，则其切除范围应仅限于病灶区，而尽量保存残留腺体，即使有些炎症改变，术后也可通过药物治疗而得以恢复，从而保证甲状腺的正常功能。

2.慢性化的局灶性病变

当炎症损害较重，导致甲状腺的基本支架结缔组织被破坏而难以自身修复时，炎症便走向慢性化，此类病灶往往表现为局灶性结节样无痛性肿块，病程已超过3个月，血中甲状腺素与相关抗体的浓度也趋向正常。B超可见孤立的低回声区，对侧往往较好。对此类病例曾行手术切除局部病变，力求保留相对较健康的腺体。对12例术后患者随访3年，证实炎症病变易控制，收到了较好的效果。而单纯药物治疗时，其慢性化的病灶形成肉芽肿，很难消退。

3.诊断困难的病例

亚急性甲状腺炎不仅可在其他甲状腺疾病基础上发生，而且也能在其治疗观察过程中发现其他疾病，尤其当细胞学检查不能除外恶性时，应采取手术切除病变的主要部位，行病理组织学检查，明确诊断，正确治疗。诊断确切的亚急性甲状腺炎应以药物疗法为主。上述特殊情况，做外科处理时，应行术中冷冻切片检查。如为恶性，则行根治手术；若无恶性病变存在，要尽量保留相对较好可以恢复的腺体，以防术后功能不全。术后也必须坚持药物治疗，包括甲状腺素的补充和水杨酸制剂的投给。其目的在于彻底治疗，预防复发，保存甲状腺功能。

（三）CLT 的手术适应证与手术方法

自 1912 年桥本报道本病以来，经过多方面的研究，被认为是一种自身免疫性疾病，目前已得到学术界的公认。在血中已证实有高效价的抗甲状腺球蛋白的自身抗体存在，一般认为这是一种不宜外科手术治疗的疾病。但近年来，诸多报道证实本病合并甲状腺癌的发生率明显高于无桥本病者，多数报道的发生率在 0.5%～23.0%。有的资料记载高达 51.6%。关于桥本病合并甲状腺癌的可能机制：①慢性甲状腺炎是甲状腺癌的前期病变。②两者有共同的病因，即免疫缺陷与内分泌失调。③由于甲状腺癌引发的腺体实质淋巴细胞浸润，慢性甲状腺炎合并淋巴肉瘤的发生率为 0.5%～5.0%。虽然传统的观念认为慢性甲状腺炎一般不宜外科治疗，但基于上述理由，合并甲状腺恶性肿瘤者，则必须手术治疗。更有学者提出将本病视为癌前病变，应一律施行甲状腺全切除手术。根据我国的具体情况，考虑慢性甲状腺炎容易出现甲状腺与甲状旁腺功能低下、喉返神经损伤等术后并发症。

1.手术适应证

目前宜限于下述 8 种情况。

（1）本病在随访过程中出现单发结节，甲状腺素治疗后结节不缩小时。慢性甲状腺炎可有一过性活动期，表现甲状腺肿大明显，疼痛加剧，或一过性甲状腺功能亢进症状。但一旦出现结节，尤其单发结节，持久不消退者，应进一步检查。特别是穿刺细胞学检查不能排除恶性者，应积极进行手术治疗。

（2）实质性结节表现为冷结节时。

（3）B 超发现结节内存在沙砾样强回声。

（4）出现声嘶，声带麻痹者。

（5）颈部淋巴结肿大并有粘连，FNAC 或组织活检证实为恶性病变者。

（6）因气管明显受压而影响呼吸。

（7）甲状腺肿大明显，病史长，药物治疗效果不佳，患者要求手术者。

（8）甲状腺素治疗 2～3 个月无效，甲状腺缩小不明显并有压迫者。

术中应常规行冷冻病理检查，如证实为 CLT，应只行甲状腺腺叶部分切除或峡部切除手术，主要目的是去除较大单发结节，以解除压迫。应尽量保留可修复性的甲状腺组织。其术式应依病变具体情况而定。如经病理证实了合并甲状腺癌时，应按甲状腺癌的处理原则治疗，行全甲状腺切除或甲状腺近全切。近年许多学者主张 CLT 合并甲状腺癌时，可行甲状腺次全切除术，即甲状腺癌患侧叶全切除，加对侧叶次全切除和峡部切除术。如发现有颈部淋巴结转移时，可行改良式颈部淋巴结清扫术。如无颈部淋巴结转移，不必行预防性颈部淋巴结清扫术。由于 CLT 的冷冻切片容易发生误诊，如术中冷冻切片未发现恶性肿瘤，应结束手术等待石蜡切片结果。如石蜡切片报告为甲状腺癌，可二期再行范围更大的手术。术后应常规用甲状腺素进行治疗，防止甲状腺功能减退发生。

2.CLT 合并 PTC 的手术方式选择

（1）甲状腺全切除：适于两侧叶均有多发的恶性病灶存在或癌灶直径＞1 cm 且＜4 cm 的

患者、对于癌灶直径>4 cm、腺体外侵犯(cT_4)、淋巴结转移(cN_1)或远处转移(cM_1)者,可选甲状腺全切除或近全切除,但易发生喉返神经损伤和甲状旁腺功能不全,术后依赖永久性外源性甲状腺素补充。因此,必须取得病理学的确切诊断依据,才能施行此术式。

(2)甲状腺单侧腺叶切除:当恶变病灶仅存在于某一侧叶范围且癌灶直径<1 cm 或部分癌灶直径>1 cm 且<4 cm 的患者,可做腺叶切除。

(3)甲状腺次全切除术:适用于恶变病灶只限于甲状腺叶的一部分,可在保证彻底切除恶变病灶的前提下,做此类手术。可避免喉返神经和甲状旁腺的损伤。

(4)甲状腺部分切除:用于局部出现结节的慢性甲状腺炎,虽经甲状腺素治疗,结节依然存在,或有增大倾向者,切除的结节行病理检查,如为恶性,再实施根治术,扩大切除范围。

(5)甲状腺峡部切除:适于有明显气管压迫的慢性甲状腺炎,只切除位于气管前方的硬化的峡部,一般可达到缓解呼吸不畅而又不至于使甲状腺功能丧失过多的目的。

(6)喉返神经松解术:为缓解声带麻痹而松解严重粘连的喉返神经。

(7)对于经术前细针穿刺细胞学或术中冷冻病理学检查明确淋巴结转移者:同期应行治疗性的中央区淋巴结清扫(第Ⅵ组);如经活检证实颈侧淋巴结转移者,应加做颈侧区淋巴结清扫。

对于淋巴结性质不明确者,应结合患者的年龄、身体状况及术前彩超所示肿大淋巴结的大小、形状、分布等因素决定是否同期行淋巴结清扫术,而不应盲目地行颈部淋巴结清扫,造成术后乳糜漏等并发症的发生。

(四)甲状腺结核的手术适应证与手术方法

1.手术适应证

(1)无法通过其他辅检明确甲状腺结核。

(2)术前已明确甲状腺结核,但经过一段时间非手术治疗,患者症状仍未控制,且甲状腺损害及病灶进一步增大者;经甲状腺非手术治疗,患者肝肾功能损害严重不能耐受。

(3)无论甲状腺结核是否确诊,患者甲状腺病灶巨大已出现明显压迫症状。

(4)无论甲状腺结核是否确诊,患者不能完全排除合并有甲状腺恶性肿瘤。

(5)合并有非特异性感染、脓肿形成。

(6)甲状腺病灶较局限。

2.手术方法

手术治疗主要用于干酪和增生型结核,在积极抗结核治疗及全身状况改善的前提下,根据不同的病变采用不同的手术方法,但术后必须全身抗结核治疗。

(1)术前未确诊者,如术中有条件应行快速冷冻切片检查,若为肉芽肿型,可行病灶切除或甲状腺部分切除。

(2)对于干酪型已形成脓肿但体积较小者,可穿刺抽脓并注入抗结核药物,一般情况下,寒性脓肿引流治疗已很充分,很少需行进一步的外科干预,若脓肿过大(≥3 cm)须行病灶清除术。

(3)对弥散性肿大性质未定且伴有呼吸道压迫症状者可行峡部切除以缓解症状。

(4)对窦道形成,粘连不重,周围有慢性结核性改变又无手术禁忌者可行一侧病灶大块切除。

(5)如有甲状腺周围的器官受累,如喉、纵隔、颈部大血管,不宜手术。

(吴科敏　何　欣)

第四节　甲状腺良性肿瘤

一、甲状腺腺瘤

甲状腺腺瘤是最常见的甲状腺良性肿瘤。按形态学可分为滤泡状和乳头状囊性腺瘤两种。滤泡状腺瘤多见,周围有完整的包膜;乳头状囊性腺瘤少见,常不易与乳头状腺癌区分。本病多见于40岁以下的妇女。

(一)常见病因

大多数患者具有单一的甲状腺囊,边界清楚,囊壁完整。目前病因不明,性别、癌基因表达、家族性肿瘤综合征、放射线暴露和TSH过度刺激都是该疾病的常见原因,因甲状腺腺瘤有恶性可能性需要临床关注。

1.性别癌基因表达

科学研究发现甲状腺腺瘤的发病率女性为男性的5～6倍,表明性别因素可能与发病有关。甲状腺腺瘤不仅发现WNT信号通路中靶向癌基因 *c-myc* 的表达,还发现癌基因 *H-ras* 的活化突变和过度表达。高功能腺瘤中还可发现TSH-G蛋白腺嘌呤环化酶信号传导通路所涉及蛋白的突变,包括TSH受体跨膜功能区的胞外和跨膜段的突变和刺激型GTP结合蛋白的突变。

2.家族性肿瘤综合征

科学研究发现甲状腺腺瘤与家族遗传具有相关性,家族遗传是甲状腺腺瘤的另一个重要因素。甲状腺腺瘤通常可在一些家族性肿瘤综合征中发现,例如Cowden病等。

3.放射线暴露

儿童、幼年时期在头、颈、胸部曾经进行过X线照射治疗的人群,其甲状腺肿瘤发病率也相应提高。

4.TSH过度刺激

部分甲状腺腺瘤患者可发现其血TSH水平增高或者其TPOAb升高,可能与其发病有关。实验发现,TSH可刺激正常甲状腺细胞表达前癌基因 *c-myc*,从而促使细胞增生。

(二)临床症状

1.甲状腺腺瘤

常是在常规体检期间偶然发现的一种孤立、无痛、活动的肿块或在其他原因的放射学检查期间发现的,常为甲状腺腺体内单个边界清楚的结节,一般有完整的包膜,直径多为1～10 cm;有时患者存在缓慢生长结节病史可数月至数年,可合并结节性甲状腺肿,致甲状腺功能亢进(20%)或癌变(10%)。高功能甲状腺腺瘤患者可有颈部不适,吞咽困难,特别是有发生自发性出血时。甲状腺腺瘤的组织学类型可分为滤泡性腺瘤、乳头状腺瘤和不典型腺瘤,滤泡性腺瘤较为多见,它们具有某些共同的组织学特点,又具有各自不同的病理表现。其共同的组织学特点:①常为单个结节,有完整包膜。②肿瘤的组织结构与周围甲状腺组织不同。③瘤体内部结构具有相对一致性(变性所致改变除外)。④对周围组织有挤压。

碘缺乏,各种辐射和遗传综合征可能与甲状腺腺瘤发展有病因学关系,这都被认为是单克隆增殖。多个甲状腺腺瘤应该引起临床怀疑是否伴有遗传性综合征(PTEN-错构瘤肿瘤综合征)。目前甲状腺腺瘤患者的年龄范围很广,在50～60岁存在发病高峰。患者通常表现为甲状腺功能正常,并且很少发生亢进("有毒腺瘤")或功能减退。如果出现肿瘤出血或由于大肿瘤的压迫症状,可能会出现颈部疼痛或胀痛。

2.病理分型

(1)滤泡状腺瘤:是最常见的甲状腺良性肿瘤。

1)胚胎型腺瘤:由实体性细胞巢和细胞条索构成,无明显的滤泡和胶体形成。瘤细胞多为立方形,体积不大,细胞大小一致。胞质少,嗜碱性,边界不甚清;胞核大,染色质多,位于细胞中央。间质很少,多有水肿。包膜和血管不受侵犯。

2)胎儿型腺瘤:主要由体积较小而均匀一致的小滤泡构成。滤泡可含或不含胶质。滤泡细胞较小,呈立方形,胞核染色深,其形态、大小和染色可有变异。滤泡分散于疏松水肿的结缔组织中,间质内有丰富的薄壁血管,常见出血和囊性变。

3)巨滤泡性腺瘤:最多见,瘤组织由成熟滤泡构成,其细胞形态和胶质含量皆和正常甲状腺相似,但滤泡大小悬殊,排列紧密,亦可融合成囊。

4)其他:嗜酸细胞腺瘤,透明细胞滤泡腺瘤,毒性腺瘤,印戒细胞型滤泡性腺瘤,伴怪异核的腺瘤。

(2)滤泡状腺瘤伴乳头状增生。

(3)不典型腺瘤:在甲状腺腺瘤中约占2%,发病较为罕见。

(4)其他腺瘤:涎腺型腺瘤,腺脂肪瘤,腺软骨瘤,发病较为罕见。

(5)透明变梁状肿瘤。

(三)诊断

众所周知,甲状腺腺瘤是一种良性肿瘤,然而存在恶变的可能性。早期诊断和治疗对临床治疗的选择有很重要的意义和价值。

1.血清学检查

检测甲状腺的功能状态,甲状腺腺瘤可以同时合并临床或亚临床甲状腺功能减退,也可以伴有临床或亚临床甲状腺功能亢进。一般检查血清TSH、FT_3、FT_4、TPOAb、TgAb。

2.辅助检查

(1)多普勒超声:目前是诊断甲状腺疾病的常用方法之一。这种诊断方法不仅可以获得患者甲状腺二维超声图像,了解甲状腺形态和结构变化,还可以通过形态和结构了解病变和周围血流的状态,有助于诊断甲状腺腺瘤。腺瘤体积较小时多为低回声;体积较大以混合性回声居多,因腺瘤通常伴有囊性变、出血、钙化、纤维化等病理现象;结节周围低回声晕环是甲状腺腺瘤的典型特征之一，也是超声诊断与鉴别诊断的重要依据之一。

1)滤泡性甲状腺腺瘤：多为实质性，有完整包膜，50%以上可发生退行性变，包括软化、囊变、出血、坏死及钙化。

2)乳头状囊腺瘤：极少见，有完整包膜，特点是有乳头和囊肿形成，有乳头状结构者有较大概率的恶性可能。

3)非典型腺瘤：占腺瘤的2%～5%，有包膜，10%～25%有癌变可能，约有20%转化为自主性甲状腺腺瘤，可引起继发性甲状腺功能亢进。

声像图特点：瘤体类圆形，常单发，边缘光滑，完整，分界清楚；如为实性，边缘多可见环绕结节的低回声晕症；如伴有囊变、出血，结节内可见不规则无回声区。

(2)CT检查：腺瘤较小时，一般不引起甲状腺形态的改变。结合临床症状典型的甲状腺腺瘤可表现为边界稍低或密度低的单发肿瘤，肿瘤囊壁完整，边缘整齐，增强后病灶均匀强化但低于正常甲状腺组织强化。实性腺瘤较小时呈均匀性增强，较大时往往增强不均匀。当甲状腺腺瘤较大时，可能发生囊性病变或出血，扫描增强。

(3)超声引导下的FNAB：是研究甲状腺结节最重要的工具之一。FNAC传统上被定义为甲状腺结节潜在病理学研究方法，特别是在超声引导下。FNAB是区分良(恶)性结节并指导其进一步治疗的一种至关重要的诊断方法。所有活检结节中约60%报告为良性，10%存在恶性肿瘤的确定性标准，30%不能仅使用其细胞学特征来定义。FNAB必须具备以下3个条件：①样本的量需足够。②有经验丰富的细胞学专家读片。③穿刺到指定的病变位置。现将甲状腺结节FNAB分为3类。

1)第1类：几乎可以肯定的良性病变。

2)第2类：可能的瘤样病变。此类病变可分为2个亚类：第1亚类，细胞学难以定论，很难区分良性甲状腺肿样细胞学改变与甲状腺滤泡腺瘤的细胞学变化。在这类病损中，绝大多数为良性非瘤样病变；如果为肿瘤样病变，绝大多数为滤泡样腺瘤。第2亚类，滤泡样腺瘤，需要组织学检查。

3)第3类：病变性质明确。

(4)甲状腺核素显像检查：放射性核素甲状腺显影可反映甲状腺结节的功能，为甲状腺结节的诊治提供依据。临床上可将甲状腺结节划分为热、温、凉、冷4类结节。甲状腺腺瘤多表现为温结节，如腺瘤内出血、钙化多表现为凉结节或冷结节。

1)热结节：在甲状腺显影过程中，结节部位摄取放射性核素情况较周围正常甲状腺组织高，局部异常放射性浓聚，其周围正常甲状腺组织显影差，甚至不显影。热结节多见于甲状腺高功能腺瘤。

2)温结节：结节部位摄取放射性核素情况与周围正常甲状腺组织基本相似，温结节多见于甲状腺腺瘤、慢性淋巴细胞性甲状腺炎等。

3)冷结节：结节部位无摄入放射性核素情况，甲状腺组织中有放射性缺损灶。冷结节多见于甲状腺癌、甲状腺囊肿、腺瘤囊性变、出血等。

4)凉结节：结节部位摄入放射性核素情况低于周围正常甲状腺组织，但高于本底；其临床意义与冷结节相似。

(5)甲状腺磁共振成像检查:MRI扫描可见甲状腺实质内孤立结节,边缘光滑、锐利,其内信号均匀,增强扫描后呈均匀强化。甲状腺孤立结节、边缘光滑及信号均匀,均有利于做出甲状腺腺瘤的诊断。当腺瘤内有内出血时,其 T_1 加权信号为高信号。

二、其他甲状腺良性肿瘤

甲状腺内也可能会发生畸胎瘤,主要是由上皮、神经等多种组织混合组成,但以神经组织混合为主。甲状腺良性畸胎瘤多发生于婴儿,如发生于成年人,多为恶性。除腺瘤与畸胎瘤以外,其他甲状腺良性肿瘤极为少见,偶有血管瘤及平滑肌瘤的个案报道。

(一)畸胎瘤

1.诊断

可根据临床表现及颈部X线摄片,患儿甲状腺区有单个或多个结节,生长速度缓慢,巨大结节可能导致邻近器官出现压迫症状,如压迫气管出现呼吸困难,压迫喉返神经后出现声嘶,常不伴有颈部淋巴结肿大。颈部X线摄片可查见钙化灶、骨骼或者牙齿等小块组织影。B超可见单个或多个结节。

2.治疗

手术治疗效果良好,大多数患者选择患侧腺叶切除。术中若查明病理为恶性,则按甲状腺恶性肿瘤原则处理。

(二)血管瘤及平滑肌瘤

1.诊断

常表现为颈部单发结节,生长缓慢,表面光滑,随吞咽上下活动,B超发现甲状腺结节,主要依靠病理确诊。

2.治疗

手术治疗效果佳,主要选择患侧腺叶切除或者大部分切除术,待病理进一步确诊。

三、甲状腺良性肿瘤的治疗

1.非手术治疗

对于无症状的良性甲状腺肿瘤患者,如甲状腺功能正常、肿瘤生长缓慢,可以不给予特殊治疗,临床密切随访,定期体检、B超检查。

2.中医药治疗

中医药治疗甲状腺良性肿瘤有一些独特的优势和潜力,但目前没有规范性的治疗措施。

3.手术治疗

目前治疗甲状腺良性肿瘤最有效、最直接的方法仍是外科手术切除。腔镜手术、改良低体位小切口手术的迅猛发展和普及开展,给患者带来缩短手术切口及美观的福音。

(1)手术适应证:①孤立性甲状腺腺瘤。②多发性甲状腺腺瘤。③甲状腺腺瘤体积较大,有压迫症状。④体积较大,影响患者日常工作和生活者。⑤高功能甲状腺腺瘤患者且内科治疗失败或拒绝内科治疗者。

(2)手术禁忌证：①合并严重的心、肺、脑、肾等器官功能衰竭不能耐受手术或麻醉者。②妊娠后期合并甲状腺功能亢进者，妊娠后期甲状腺腺瘤患者建议手术应延期至产后。

(3)手术原则：要求尽可能地切除病变瘤体又尽可能多地保留健康的甲状腺组织，防止甲状腺功能减退及术后并发症的发生。根据甲状腺腺瘤的大小，手术方式可分为患侧腺叶切除及腺体部分或者次全切除术。由于甲状腺腺瘤结节一般多发，手术通常只能发现并切除较大腺瘤，较小腺瘤容易遗漏，这为日后复发埋下隐患。

4.激光或射频消融治疗

随着临床医师对于甲状腺功能和美容外观的认知，低温等离子射频消融技术是一种近几年出现的微创新技术，具有切割和凝血的优势，对切除之外的组织损伤轻微，在临床应用中取得了较好的效果。

（吴科敏　何　欣）

第五节　甲状腺恶性肿瘤

一、甲状腺乳头状癌

甲状腺乳头状癌是最常见的甲状腺恶性肿瘤，占到所有甲状腺癌的85%左右，乳头状癌与滤泡型癌因其生物学特性、治疗方式、预后情况均类似，合称为分化型甲状腺癌，预后较好。

(一)病因

甲状腺乳头状癌发生的具体因素仍未完全明确。一般认为童年期头颈部放射线照射史或放射性尘埃接触史、全身放射治疗史会明显增加甲状腺乳头状癌的发生，碘盐与甲状腺癌的关系则未明确。有甲状腺癌家族史的人群甲状腺乳头状癌发生率也相应增加，这提示遗传因素可能在甲状腺癌发病因素中占到一定的比例。

(二)病理

甲状腺乳头状癌主要病理改变为乳头状结构和核型改变。多数具有复杂的、分支状、排列无序的乳头状结构，乳头状结构轴心位置可有血管走行。核型改变可表现为磨玻璃样核、核内假包涵体和核沟形成。如果在甲状腺内发现沙砾体，也高度提示甲状腺乳头状癌。甲状腺乳头状癌可以进一步分为不同的亚型，其中经典型占比最多，约占50%。滤泡亚型主要以滤泡性生长方式为主，具有经典型乳头状甲状腺癌(PTC)的核型，可以占到近40%。另外，常见的亚型还有弥漫硬化型、高细胞亚型和柱状细胞亚型，均较常见的经典型和滤泡亚型预后差。

(三)临床表现

大多数甲状腺癌患者没有临床症状。通常在体检时通过甲状腺触诊和颈部超声检查而发现甲状腺肿块。合并甲状腺功能异常时可出现相应的临床表现，如甲状腺功能亢进或甲状腺功能减退。癌肿较大时可出现压迫症状，常可压迫气管、食管，使气管、食管移位。肿瘤局部侵犯重时可出现声嘶、吞咽困难或交感神经受压引起霍纳综合征。颈淋巴结转移也可引起明显的颈部肿块，导致患者就诊。查体可以发现甲状腺腺体内形状不规则、与周围组织粘连固定、质地硬、边界不清的结节，早期可随吞咽运动上下移动，后期可浸润周围器官、肌肉导致不能移动。如伴有颈部淋巴结转移，可触诊颈部淋巴结肿大。

（四）检验与检查

所有甲状腺结节患者均应进行甲状腺激素的测定明确甲状腺功能状态，抗甲状腺自身抗体的测定有助于发现合并的甲状腺炎，而甲状腺球蛋白（TG）对于甲状腺癌的诊断意义不大，但在随访中发挥着重要的作用。考虑甲状腺癌的患者术前应常规进行降钙素和CEA的检测，以排除甲状腺髓样癌。术前行甲状旁腺（iPTH）和血钙情况的监测则有助于术前了解甲状旁腺功能状态，早期发现甲状旁腺瘤或多发性内分泌瘤综合征。

甲状腺彩超有助于了解甲状腺结节的位置、形态、边界、血供、内部回声和钙化情况，并且检查方便、无放射性损伤，利于前后对比，是甲状腺结节的首选检查。颈部CT、MR检查可以客观评估甲状腺结节与周围器官的比邻关系及是否侵犯，还可以客观了解颈部淋巴结状态并定位，是甲状腺癌术前重要的辅助检查手段。甲状腺核素扫描对于判定甲状腺结节性质也有一定的指导意义。一般不推荐甲状腺癌患者行全身PET-CT检查。

超声引导下甲状腺结节细针穿刺（FNA）是国内外指南推荐的术前甲状腺诊断的“金标准”，一般推荐应用于直径1 cm以上的患者，对于直径0.5 cm以上的可疑结节也可以考虑超声引导下穿刺活检。FNA结果为细胞学检测结果，建议在细胞病理有一定经验的单位实施，报告体系采用Bethesda体系规范报告。如穿刺结果不满意，一般建议在3个月后再行下一次穿刺。对于无法确诊或意义不明确的病变联合基因检测可以有效提高诊断率。

（五）诊断与鉴别诊断

结合颈部肿物病史、体格检查和甲状腺彩超结果，多数术前可以对甲状腺结节的性质进行初步评估，超声引导下FNA结果可以进一步定性诊断甲状腺癌。甲状腺乳头状癌需要与甲状腺良性结节、其他类型的甲状腺癌、甲状舌骨囊肿、腮裂囊肿等鉴别，以淋巴结肿大为主要表现的甲状腺癌尚需要和颈部转移性癌、淋巴结结核、淋巴瘤等鉴别。

（六）治疗

一旦确诊甲状腺癌，均有明确的手术指征。而对于临床高度怀疑甲状腺癌的患者，即使细针穿刺结果阴性，也应向患者讲明手术的必要性。尽管目前有学者认为对于低危的甲状腺乳头状癌密切观察也是一种选择，但必须注意的是我国患者普遍依从性较差，绝大多数不能坚持长期的规律随访，因而很有可能无法及时发现疾病的进展，延误治疗，从而导致严重后果。

甲状腺乳头状癌目前手术治疗的最小范围为腺叶切除已达成共识，对于局限在单侧叶内的直径＜4 cm的甲状腺癌灶，如无多灶性、腺体外浸润和临床淋巴结转移证据，均可考虑腺叶切除。而对于小癌肿（＜1 cm）、低危、单病灶、局限在腺体内的乳头状癌、没有淋巴结受累证据、无局部放疗病史和家族史的患者可首选腺叶切除。针对转移性的淋巴结进行治疗性的规范颈淋巴结清扫已被广泛接受。颈淋巴结清扫可包括中央区淋巴结清扫（清扫范围应包括Ⅵ区和Ⅶ区淋巴结，即喉前淋巴结、气管前淋巴结、气管食管沟淋巴结和胸骨上窝淋巴结，右侧中央区淋巴结清扫还应包括喉返神经深面的淋巴结）和侧颈区淋巴结清扫（清扫范围应包括Ⅱ区、Ⅲ区、Ⅳ区和Ⅴ区淋巴结）。

目前，对于临床没有淋巴结转移证据的 cN_0 患者是否进行预防性的清扫仍存在争议。国内2017年公布的甲状腺侧颈区清扫专家共识中明确提出：不应进行预防性侧颈区淋巴结清扫。既往研究表明，cN_0 患者行预防性中央区淋巴结清扫可以发现较高的淋巴结转移率(30%~90%，学者中心统计数据约为55%)，而二次手术清扫中央区淋巴结难度增大，神经和甲状旁腺损伤的概率明显增加。因而国内2016年发布的甲状腺微小乳头状癌诊断与治疗专家共识中建议：在有技术保障的前提下行预防性中央区淋巴结清扫。

近年来，射频消融技术在甲状腺疾病治疗中的报道越来越多，甚至也有一些针对甲状腺癌射频消融的报道，但部分学者对于射频消融治疗甲状腺癌一直持反对态度。射频治疗是一种热凝固治疗，利用肿瘤细胞对热的耐受能力比正常细胞差，射频发生器通过插入组织中的电极发出射频电流，形成回路，通过组织中分子摩擦而产热，局部温度可达90 ℃而导致肿瘤组织发生坏死，确实可以起到治疗肿瘤的目的。但是，射频消融无法确认癌灶病理，也无法确诊滤泡性癌，因而无法筛选高危患者指导后续治疗。射频消融无法处理甲状腺乳头状癌最常见的中央区淋巴结转移，也无法处理多发病灶，无法确定肿瘤分期。目前也没有办法确认消融治疗是否彻底，是否有癌肿残留，而对于明确有残留的患者，消融治疗后手术难度增大，手术风险增加。并且消融治疗后甲状腺组织呈现热凝固坏死状态，超声下很难评估，不利于随访。

神经损伤和甲状旁腺损伤仍是甲状腺手术最常见的并发症，一般均以6个月为界，超过6个月未恢复者定义为永久性损伤。甲状腺手术喉返神经损伤的发生概率文献报道为0.3%~15.4%。喉返神经损伤的常见原因有肿瘤粘连或侵犯神经、手术操作的原因等。如果肿瘤侵犯喉返神经，可根据情况行肿瘤削除或一并切除神经。如果切除神经，建议有条件时行一期神经移植或修复。一侧喉返神经损伤，术后同侧声带麻痹，出现声嘶、饮水呛咳。手术操作本身(如热传导、牵拉等)可能损伤喉返神经，这种情况并不能完全避免。双侧喉返神经损伤，术后可出现呼吸困难，危及生命，手术同期应行气管切开术，保证气道通畅。喉上神经外支损伤，患者术后声音变低沉，而内支损伤相应口咽部的感觉功能减退，可以出现饮水呛咳。术中处理甲状腺上动静脉时应注意紧贴甲状腺腺体精细解剖，可减少喉上神经损伤的概率。术中神经监测(IONM)技术可帮助术中定位喉返神经和喉上神经外支，有效减少神经损伤，如有神经损伤还可帮助定位损伤的节段。对二次手术、巨大甲状腺肿物、术前已有一侧神经麻痹等情况，建议有条件时使用IONM。沿被膜精细解剖、术中显露喉返神经、合理应用能量器械、规范使用IONM可以减少神经损伤的概率。目前国际、国内均已出版甲状腺术中喉返神经、喉上神经外支保护共识与指南，对于临床有着重要的指导意义。

熟悉甲状旁腺解剖及分布的规律有利于术中寻找并保护甲状旁腺，有学者于2013年根据甲状旁腺与甲状腺的位置关系及原位保留的难易程度，首次将甲状旁腺分为A、B两型，认为B型比A型更容易原位保留，A1型比A2型可能更容易原位保留，A3型(腺内型)不可能原位保留。必须注意的是，仅仅原位保留甲状旁腺是不够的，还应有效保留甲状旁腺的血供，应采取精细化被膜解剖技术紧贴甲状腺被膜处理进出甲状腺的3级血管。2018年再版的《甲状腺围手术期甲状旁腺功能保护指南》推荐，甲状腺手术中甲状旁腺功能保护宜遵循"1+X+1"的总策略，即手术当中应至少保护好1枚旁腺；应把每一个发现的旁腺当成唯一的旁腺进行保护；对于具有中央区复发高危因素的患者，在原位保留至少1枚具有良好血供的甲状旁腺基础上，可策略性移植至少1枚甲状旁腺。纳米炭甲状旁腺负显影辨认保护技术有助于甲状腺手术中辨认及保护甲状旁腺，其疗效优于亚甲蓝的显影。文献报道，甲状腺术后永久性甲状旁腺损伤的发生率为 2%～15%，多见于全甲状腺切除后。主要表现为术后低钙血症，患者出现手足发麻感、口周发麻感或手足搐搦，给予静脉滴注钙剂可缓解。对于暂时性甲状旁腺功能减退，可给予钙剂缓解症状，必要时加用骨化三醇。为减轻患者术后症状，可考虑预防性给药。永久性甲状旁腺功能减退者，需要终身补充钙剂及维生素 D 类药物。

1.危险度分层

甲状腺癌手术后应明确甲状腺癌的复发风险，进而制订后续治疗方案。高危复发风险应包含的因素：①远处转移。②肿瘤切除不完全。③肉眼可见的腺体外侵犯。④转移淋巴结直径＞3 cm。中危复发风险因素则包括：①预后差的病理类型。②镜下发现腺体外侵犯。③脉管侵犯。④5 枚以上的直径＜3 cm 的淋巴结转移。而局限在腺体内的癌肿，少于 5 枚淋巴结转移（淋巴结直径均＜0.2 cm）的患者归入低危复发风险组。甲状腺乳头状癌的术后^{131}I 治疗和内分泌抑制治疗，均应以术后复发危险的因素分层为依据。

2.甲状腺癌术后^{131}I 治疗

^{131}I 核素治疗是分化型甲状腺癌的重要治疗手段之一，其原理是利用了可能存在的残余病灶和复发病灶的吸碘功能和^{131}I 的放射性杀伤作用，从而起到消融病灶、防止复发的目的。甲状腺癌术后的^{131}I 治疗包括 2 个方面：清甲治疗和清灶治疗。清甲治疗：目的是为了清除可能的残余甲状腺，利于术后采用 TG 监测，一般推荐小剂量^{131}I，可以采用 30 mCi 的起始剂量，一般适用于低危、中危复发风险的患者。清灶治疗：目的是为了清除残余病灶和（或）远处转移病灶，清灶治疗的同时兼顾了清甲治疗的目的，一般推荐较大剂量的^{131}I，可以采用 150～200 mCi。^{131}I 治疗一般应在甲状腺全切除术的基础上进行。^{131}I 对于消除残余甲状腺、消除残余病灶和治疗肺、骨等远处转移都有较好的疗效，但对于转移淋巴结疗效欠佳。因而对于转移淋巴结和未达全切除的患者，应尽可能创造条件行甲状腺全切除和淋巴结清扫后再考虑^{131}I 治疗。一般情况下，清甲或清灶治疗后 TG 应接近 0，如清灶治疗后仍可发现残留病或者 TG 明显升高，可以考虑再次的^{131}I 治疗，但必须注意的是^{131}I 是一种内放射治疗，有一定的不良反应，包括二次肿瘤的发生（特别是血液系统肿瘤）、唾液腺损伤和生殖器官损伤等。不应盲目扩大^{131}I 治疗指征，也不应盲目地反复采用^{131}I 治疗。对于青少年、育龄妇女、高龄患者和肾功能受损的患者，可酌情减少^{131}I 剂量。

3.内分泌治疗

甲状腺乳头状癌术后应长期服用甲状腺素，一方面可以起到补充甲状腺素供机体新陈代谢需要，另一方面补充甲状腺素至 TSH 较低水平，可以有效防止甲状腺癌术后复发。甲状腺激素，特别是左旋甲状腺激素，与天然自身合成甲状腺激素结构相似，不良反应小，利于长期口服。但必须注意的是可能发生的心脏相关不良事件，特别是心律失常；另外，长期大量口服甲状腺素也会导致骨质疏松，对于绝经后女性可能会增加骨折风险。基于甲状腺乳头状癌良好的预后，目前对于甲状腺癌术后内分泌治疗，也就是 TSH 抑制治疗，多数采用双风险模型，一方面考虑甲状腺癌术后复发的风险，另一方面要考虑长期口服甲状腺素可能的不良反应，综合决定术后 TSH 抑制的范围。一般情况下，高危复发风险患者应控制 TSH 在0.1 mU/L以下，中危复发风险患者可以将 TSH 控制在 0.1～0.5 mU/L，而低危复发风险患者可以将 TSH 控制在0.5～2.0 mU/L即可。但是对于已行甲状腺全切除，术后评估也为低危未接受清甲治疗，而甲状腺球蛋白(TG)始终可以检测到的患者，也应控制TSH在0.1～0.5 mU/L。对于复查没有发现复发，而患者合并心房纤颤、骨质疏松、骨折等疾病时，可以考虑适当放松TSH抑制范围，另外，如长期规律复发均未发现复发，也可在5～10年后适当放松TSH抑制范围。

4.随访与预后

术后必要的^{131}I治疗完成后、TSH调整达标后，甲状腺乳头状癌随访一般6个月1次即可，复查项目应包含甲状腺功能、抗甲状腺抗体、甲状腺球蛋白和甲状腺彩超等。必须注意的是，在抗甲状腺球蛋白抗体升高的情况下，TG作为判断是否复发的作用明显减弱。针对部分高危患者，可酌情缩短随访间隔以期及早发现复发。而对于低危、中危患者，长期复查均未发现复发、转移，可考虑延长随访间隔。

甲状腺乳头状癌是一种预后较好的恶性肿瘤，据美国SEER数据库的资料表明，2013年美国甲状腺癌5年生存率已经高达98.2%。而国内甲状腺癌预后则不容乐观，据2014年国家癌症中心发布的数据表明，甲状腺癌5年存活率仅为67.5%；此次发布数据包含了基层医院、二级医院和三级医院，可以较好地反映我国甲状腺癌的平均诊治水平。近年来，我国甲状腺外科事业蓬勃发展，早诊断、早治疗、手术治疗规范化和术后管理等方面均有明显的改进，部分三甲医院报道的甲状腺癌5年生存率已经超过90%，接近于国际领先水平。

5.甲状腺微小乳头状癌

肿瘤直径≤1 cm的甲状腺乳头状癌称为甲状腺微小乳头状癌(PTMC)，据WHO数据表明，甲状腺癌近年来发病率明显增加，而其中增加的50%以上均为PTMC。肿瘤直径小、淋巴结转移和远处转移概率低、总体预后良好是PTMC的特点，因而国际国内对于PTMC的手术指征和手术范围均存在一定的争议。

日本学者Ito对于1235例经FNA证实的低危PTMC密切观察6年，发现58例(4.6%)患者病灶增大，19例(1.5%)患者出现新发淋巴结转移，43例(3.5%)患者进展为临床症状性甲状腺癌，最终仅有15.5%患者进行了手术治疗。2009年美国甲状腺协会(ATA)指南中推荐，低危、单灶性、局限在腺体内、术前检查无淋巴结转移、无放射治疗史、无家族史的PTMC可以考虑行患侧腺叶切除术；而2015年新版的ATA指南，对于局限在腺体内、术前检查无淋巴结转移的PTMC首选患侧腺叶切除术，并且也首次提出对于特定的低危PTMC可以选择密切观察，不难看出指南对于PTMC的治疗趋于保守。

但是，必须引起重视的是，甲状腺癌存在多灶性的可能，文献报道PTMC至少30%可以存在多灶性，并且可以累及双侧腺叶。临床常见PTMC发生淋巴结转移，甚至偶有PTMC合并远处转移的报道，因而临床工作中对于PTMC选择密切观察不行手术应当慎重。中国抗癌协会甲状腺癌专业委员会在2016年针对目前PTMC的诊治现状发表了《甲状腺微小乳头状癌诊断与治疗专家共识》，对于PTMC的诊疗有重要的指导意义。共识中明确了PTMC应以手术治疗为主，采用密切观察的方式，目前争论较多。在未完全了解PTMC的临床生物学行为之前，应结合临床分期、危险评估综合分析，并与患者及其家属充分沟通后决定。PTMC有以下情况也可以考虑密切观察：①非病理学高危亚型。②肿瘤直径≤5 mm。③肿瘤不靠近甲状腺被膜且无周围组织侵犯。④无淋巴结或远处转移证据。⑤无甲状腺癌家族史。⑥无青少年或童年时期颈部放射暴露史。⑦患者心理压力不大,能积极配合。同时满足①～⑦条件的患者可建议密切观察(同时具备①～⑥属于低危 PTMC)。初始观察周期可设为 3～6 个月,之后根据病情进行调整,如病情稳定可适当延长,患者应签署知情同意书并最好有统一规范的观察记录。密切观察过程中出现下列情况应考虑手术治疗:①肿瘤直径增大超过 3 mm。②发现临床淋巴结转移。③患者改变意愿,要求手术。

二、滤泡型癌

甲状腺滤泡型癌与甲状腺乳头状癌生物学特性、治疗方式、预后情况均类似,合称为分化型甲状腺癌。美国 seer 数据库报道,滤泡型癌约占所有甲状腺癌的 5.9%;我国占比略低,约占 3.1%。滤泡型癌较乳头状癌较少发生淋巴结转移,可早期经血行发生远处转移,预后较乳头状癌为差,但较髓样癌和未分化癌明显为好。因其临床表现、治疗方式和预后随访均与甲状腺乳头状癌相同,在此节不再赘述,仅就其病理及诊断情况进行描述。

甲状腺滤泡型癌是甲状腺滤泡细胞来源的恶性肿瘤,缺乏乳头状癌核型特征,多数有厚包膜,但呈浸润性生长,可侵犯包膜和(或)血管。包含亚型:①滤泡癌,微小浸润型(仅包膜侵犯)。②滤泡癌,包膜内血管浸润型。③滤泡癌,广泛浸润型。因滤泡性腺瘤和滤泡型癌的主要区别在于有无包膜浸润和血管侵犯,因而病理诊断过程中应注意肿物与包膜、血管之间的关系,如怀疑为包膜内或微小侵袭性滤泡癌病例,应肿瘤结节被膜全部取材。临床经常可见到良性肿物术后发现远处甲状腺滤泡型癌转移的病例,此时应重新调阅第一次手术的病理,明确是否为滤泡型癌。

嗜酸性细胞肿瘤是一类通常有包膜的嗜酸细胞组成的肿瘤,滤泡细胞来源,可归为滤泡状甲状腺癌(FTC)或独立成为一种类型,较为罕见。具有乳头状核特征的非浸润性滤泡性肿瘤(NIFTP)是一类界清或有包膜的、滤泡型生长方式的非浸润性肿瘤,肿瘤细胞具有乳头状癌核特征。

因滤泡型癌可以较早发生远处转移,因而术前怀疑或术后偶然发现滤泡型癌时,应注意全身状态评估,早期发现远处转移病灶以便及时处理。

三、髓样癌

甲状腺髓样癌是来源于甲状腺滤泡旁细胞(C 细胞)的恶性肿瘤,发病率较低,仅占所有甲状腺癌的 2%～3%。髓样癌可以分为散发性和家族性。散发性约占全部髓样癌的 70%;家族性髓样癌是常染色体显性遗传疾病,约占全部髓样癌的 30%,发病年龄相对较轻。无论散发性还是家族性髓样癌,预后均较分化型甲状腺癌差。

(一)病因

100 多年前,Jacquet 即已发现甲状腺滤泡外出现间质淀粉样物,从而提出了淀粉样甲状腺肿瘤的概念。1959 年,Hazard 首次详细从组织学角度描述并命名了髓样癌,但直至 1966 年,才由 Williams 发现髓样癌并非起源于甲状腺滤泡细胞,而是起源于甲状腺滤泡旁 C 细胞。1985 年,日本学者 Takahashi 发现致癌基因 *RET* 突变与髓样癌相关。1995 年,Pasini 克隆了

整个 *RET* 基因片段，*RET* 原癌基因定位于染色体 10q11.2，基因大小为 55kb，外显子 1 约占 24kb，而外显子 2～20 则包含在剩下的 31kb 中。*RET* 编码一种穿膜的酪氨酸激酶受体，是为细胞生长和分化转导信号的细胞表面分子。散发性髓样癌约 50%存在体细胞 *RET* 突变，缺乏体细胞 *RET* 突变的散发性髓样癌可存在体细胞 *HRAS*、*KRAS* 突变。体细胞 *RET* 密码子 M918T 突变多提示侵袭性强，预后不佳。而家族性髓样癌均存在 *RET* 基因的胚系突变，存在胞内、胞外半胱氨酸密码子突变。

（二）病理

髓样癌的镜下特征多样，可以与甲状腺任意恶性肿瘤相似，典型结构为实性、分叶、管状或岛状。肿瘤细胞体积变化较大，可以是网形、多角形、浆细胞样或梭形。细胞核低-中度异型，核分裂活性相对较低。髓样癌可以表达：降钙素、神经内分泌标志物（CD56、突触素、嗜铬素 A）、TTF-1、PAX8 和 CEA 等，但不表达甲状腺球蛋白（TG）。

（三）临床表现

髓样癌临床表现与分化型甲状腺癌类似，均可表现为颈部包块、颈部淋巴结转移和远处转移，但侵袭性较分化型甲状腺癌强，常出现周围组织、器官乃至血管的侵犯，肿瘤局部侵犯重时可出现声嘶、吞咽困难、交感神经受压引起霍纳综合征甚至血管内癌栓形成。髓样癌可以合并全身多发性内分泌瘤综合征（MEN2A/MEN2B），从而出现面色潮红、顽固性腹泻、类癌综合征等症状。

（四）检验与检查

1968 年，Tashjian 发现 C 细胞可分泌降钙素（Ct）；降钙素可以作为髓样癌的诊断指标，并且血清 Ct 的水平与髓样癌的肿瘤负荷相关，但也有＜1%的病例为非分泌性的。血清 CEA 的检查是髓样癌随诊过程中的重要指标，尤其是在 Ct 低水平时，更有意义。甲状腺结节考虑恶性可能时，应常规检查 Ct 和 CEA 水平以排除髓样癌。如确诊髓样癌时，应考虑同时行 RET、RAS 等相应的分子检测。髓样癌局部侵袭性强，也可早期出现远处转移，彩超、CT/MR 有助于评估髓样癌颈部情况，还需进一步详细评估有无全身转移。

（五）诊断与鉴别诊断

结合病史、查体、血清 Ct 和 CEA 结果，以及相应的影像学检查结果，术前多数可以对髓样癌进行明确诊断，必要时可行超声引导下细针穿刺活检，并可行洗脱液的 Ct 检测。一旦怀疑/确诊髓样癌，需进一步评估有无合并全身多发性内分泌瘤综合征（MEN2A/MEN2B）。髓样癌需要与其他类型的甲状腺癌、甲状腺良性结节、甲状舌骨囊肿、腮裂囊肿等鉴别，以淋巴结肿大为主要表现的甲状腺癌尚需要和颈部转移性癌、淋巴结结核、淋巴瘤等鉴别。

（六）治疗

甲状腺髓样癌应选择比较积极的手术治疗。对于 cN_0M_0 患者应进行甲状腺全切除＋中央区淋巴结清扫，可基于降钙素水平考虑是否进行颈侧区（Ⅱ～Ⅴ区）淋巴结清扫。若肿瘤局限于颈部或颈部淋巴结的甲状腺髓样癌患者，则应行甲状腺全切除＋中央区淋巴结清扫＋患侧侧区（Ⅱ～Ⅴ区）淋巴结清扫。术前影像学显示单侧侧区阳性但对侧阴性且降钙素＞200 ng/L时，应考虑同时行对侧颈侧区清扫。而对于进展期或局部晚期的髓样癌，治疗目标更倾向于姑息性或最大限度地降低并发症的发生。患者出现广泛的局部侵犯或转移时，为了保留说话、吞咽和甲状腺旁腺功能及肩关节功能，进行较保守的中央区和颈侧区的手术可能较为合适。外放疗、全身治疗和其他非手术治疗也可用于控制甲状腺髓样癌的局部进展。

髓样癌与分化型甲状腺癌不同，术后无须内分泌抑制治疗，术后仅将 TSH 维持在正常范围避免甲状腺功能低下即可。而 C 细胞不具备吸碘功能，因而术后 ^{131}I 治疗对髓样癌无效，仅在合并分化型甲状腺癌时考虑应用。局部外放射治疗可能对控制无法根治性切除的病灶有帮助。

考虑化疗药物的低反应率和新兴治疗选择的出现，单药或联合细胞毒性化疗药物的治疗方案，不应作为有持续性或复发性甲状腺髓样癌患者的一线治疗。对于有明显肿瘤负荷和症状性或进展性转移病灶患者可采用靶向攻击 RET 和血管内皮生长因子受体酪氨酸激酶的酪氨酸激酶抑制剂的治疗方案。对于晚期进展性甲状腺髓样癌患者，凡德他尼或卡博替尼作为酪氨酸激酶抑制药，可单独用作一线全身性治疗。胃肠穿孔、瘘是罕见但严重的药物不良反应。QT 间期延长是凡德他尼独有的不良反应，所以用药之前应评估，预防性用药减少并发症的发生。

（七）预后与随访

甲状腺髓样癌总体预后较差。有文献报道，散发性髓样癌 10 年生存率：Ⅰ期 100%；Ⅱ期 93%；Ⅲ期 71%；Ⅳ期 21%。存在 RET 密码子 M918T 突变多提示侵袭性强，预后更差。一般情况下，若术后 3 个月内检测 Ct 和 CEA 水平正常或检测不到，可在随后观察的 1 年内每 6 个月复查 1 次，结果仍阴性时，则之后每年复查 1 次。若降钙素＜150 ng/L 时，则进行颈部查体和颈部超声，结果阴性时，则每 6 个月复查 1 次。若 Ct＞150 ng/L 时，则进行颈部超声、胸部 CT、肝脏对比-增强 MRI 或者 CT、骨盆和中轴骨的骨扫描及 MRI 检查。检测甲状腺切除术后患者的血清 Ct 和 CEA 水平，应该至少每 6 个月测量标记其水平来确定它们的倍增时间。

四、未分化癌

甲状腺未分化癌是甲状腺癌中预后最差的一种，中位生存时间仅为 5～10 个月，目前尚无较好的治疗手段。

（一）病因与发病情况

未分化癌病因尚未明确，部分可由分化型甲状腺癌逐渐失分化而来。未分化癌占所有甲状腺癌的1%～2%，发病年龄多数偏高，高发年龄为 70 岁左右。

（二）病理

未分化癌是由未分化的甲状腺滤泡细胞构成的高度侵袭性恶性肿瘤。镜下可见肉瘤样、瘤巨细胞样和上皮样组织，也可见灶状的鳞状分化或异源性分化；通常伴有坏死、多量的核分裂象和血管侵犯。非滤泡和滤泡旁细胞来源的高度恶性的甲状腺原发肿瘤一般也归为未分化癌范畴，例如鳞状细胞癌、肉瘤、黏液表皮样癌等。

（三）临床表现与分期

患者的典型症状为迅速增大、质硬、固定的颈部包块伴广泛侵犯周围组织，30%～40%患者伴有远处转移如肺、骨和脑。未分化癌均属于Ⅳ期，ⅣA 期指肿瘤局限于甲状腺内，无淋巴结转移及远处转移；对于出现腺外浸润且无远处转移的未分化癌，不论有无淋巴结转移均属于ⅣB期；有远处转移的患者为ⅣC期。并且，由于未分化癌侵袭性强，易发生早期腺外浸润及转移。据报道，未分化癌有69%的气管侵入率，55%的食管侵入率和39%的颈动脉受累率。

（四）治疗与预后

仅依靠手术这一治疗手段不能使未分化癌患者达到较好疗效，且其无摄取^{131}I功能也无法行核素治疗，局部未分化癌放疗与全身化疗是除手术治疗外的可选方案。对于全切或近全切除甲状腺的患者建议术后放疗。尽管围术期的全身化疗或放疗的时间和顺序并没有明确规定，但是鉴于ATC发展迅速，目前国内外专家多认为应该尽快施行化疗或放疗。遗憾的是，正如2012年ATA甲状腺未分化癌患者管理指南中提到，针对进展性ATC目前缺乏系统的治疗方法。而且即使进行了规范的初步治疗，大部分未分化癌患者病情在数月内会有新的进展，其中包括远处转移（远处转移最常见的发现部位是在肺部，其次是骨骼和大脑）。

五、特殊病理类型甲状腺癌

（一）鳞状细胞癌

原发于甲状腺的鳞状细胞癌在临床极其罕见，占甲状腺恶性肿瘤1%以下，常见于老年人，发病年龄多在50岁以上。诊断原发性甲状腺鳞状细胞癌，需要首先排除全身其他部位的鳞状细胞癌转移或邻近器官鳞状细胞癌的浸润。甲状腺鳞状细胞癌临床表现与其他甲状腺癌类似，均表现为甲状腺内无痛性包块、质硬、边界不清。但较分化型甲状腺癌恶性程度高，多数进展迅速，可侵犯邻近器官出现声嘶、吞咽困难等，甚至出现远处转移。原发性甲状腺鳞状细胞癌恶性程度高、预后差，对化疗、放疗均不敏感，早期发现、积极彻底手术是治疗的关键。

（二）黏液腺癌

临床更为罕见，并且目前诊断标准尚存在争议，一般认为甲状腺原发癌产生大量的细胞外黏液，且显微镜下占肿瘤面积的50%以上，可诊断为黏液腺癌。诊断甲状腺原发性黏液腺癌需要与其他能够产生黏液的甲状腺癌亚型相鉴别。原发性黏液腺癌一般推荐甲状腺全切除＋治疗性淋巴结清扫。初始治疗后一旦复发，包括手术、^{131}I、放疗、药物治疗等均疗效不佳，患者多数生存期只有数月，因而初始规范化手术治疗尤其重要。

（三）甲状腺间叶组织来源恶性肿瘤

包括纤维肉瘤、脂肪肉瘤、平滑肌肉瘤、横纹肌肉瘤、骨肉瘤、软骨肉瘤及血管肉瘤等，临床也极为罕见，对放疗、化疗疗效差，^{131}I治疗无效，一旦发现应以扩大切除手术治疗为主。

六、甲状腺恶性淋巴瘤

临床上少见，约占甲状腺恶性肿瘤的2%～3%，但却是致命和凶险的。该病过去常常不被认识，且被误诊为未分化癌。患者既往常有桥本病病史并伴有甲状腺肿大，短期内（2～3个月）甲状腺快速增大，常常是两侧一起增大，质地中硬，伴有气管和食管压迫，并伴有恶性肿瘤的全身表现。从彩超和CT上看本病常常是两侧甲状腺较为对称的肿大，这是与未分化癌主要的区别，此外，触诊时本病硬度不如未分化癌硬。彩超表现为弥散性低回声。由于本病对化疗敏感，所以，如果临床怀疑有本病，仅需穿刺活检或者局麻下行活检，待病理确诊后转化疗科即可。忌行大范围的切除手术。如果就诊时患者气管压迫明显，患者可能随时窒息，这种患者可以先给予泼尼松 20 mg，一天 3 次，然后再做下一步的活检等检查。

七、甲状腺癌的手术指征与术前准备

1.手术指征

除甲状腺未分化癌外，所有甲状腺癌一旦确诊，均应尽快积极手术治疗(针对部分低危的PTMC，在患者充分知情理解、签字同意的前提下，可以考虑密切观察)。对于已有局部明显浸润和(或)远处转移的未分化癌，手术治疗意义不大，手术目的仅仅是为了改善生活质量，对于延长生存意义不大。而对于局限在腺体内的甲状腺未分化癌，也应考虑积极的手术治疗。

2.术前准备

评估患者一般情况，详细询问病史，针对合并疾病进行特殊术前准备，同时积极进行心理准备及生理准备。完善术前辅助检查(实验室检查、X 线胸片、心电图、B 超、CT 或 MRI 等)，术前评估及辅助检查均无手术禁忌者，限期手术治疗。甲状腺手术应注意有无合并甲状腺功能亢进，如有则需按照甲状腺功能亢进术前准备进行。甲状腺恶性肿瘤需明确肿物位置、淋巴结状态、肿瘤与周围器官关系，以及有无远处转移，术前应做好气管、食管、血管等受侵犯而需要重建的准备，必要时多学科联合手术。针对特殊类型的甲状腺癌，如甲状腺髓样癌合并全身多发性内分泌综合征时，应注意全身其他器官的功能状态，调整至可耐受手术时再尽快行甲状腺癌手术，注意不同器官手术的先后顺序。

(吴科敏　何　欣)

第二章　乳腺疾病

第一节　乳腺炎性疾病

一、乳腺结核

原发性乳腺结核临床上罕见，大多是由身体其他部位结核蔓延或扩散所致。

（一）发病概况

在我国，乳腺结核发病率较低。有学者报道大约占乳腺疾病的 2%左右。在城市和经济发达地区已几乎很难见到。发病者多为偏远地区或经济医疗条件落后地区的妇女。本病可发生在任何年龄，但以 20～40 岁体弱多病、营养不良者易感染。

（二）病因

本病的致病菌为结核杆菌，其感染乳腺的途径有两个方面。

1.直接侵犯

由身体其他部位结核灶经由血管、淋巴管或乳腺邻近结核灶直接蔓延等途径侵犯乳腺，这是发生乳腺结核最多见的一种情况，称之为继发性感染。如肺门淋巴结核、结核性胸膜炎、胸骨、肋骨结核灶的结核杆菌均可经血管、淋巴管或直接侵入乳腺，特别是胸骨、肋骨结核更是常累及乳腺。

2.直接感染

在身体其他部位确无结核灶的前提下，结核菌也可经乳腺破损的皮肤或乳头感染，或进入血液的结核菌直接感染乳腺，但非常少见。

（三）临床表现

1.症状特点

(1)多发生在生育后、体弱多病的中青年妇女，常在身体其他器官或部位有结核病灶或曾经感染过结核。

(2)部分患者有结核病的全身中毒症状如低热、盗汗、乏力等。

(3)常以乳腺包块伴疼痛或乳腺脓肿破溃、伤口经久不愈而就诊。

2.检查

在乳腺内可触及单个或多个 3～5 cm 肿块。肿块早期较光滑、活动、边界不清，有压痛，生长缓慢。随着病程的进展，肿块可增大或与相邻的肿块融合成一个大的硬块，边界不清与周围及皮肤粘连，表面不光滑，有压痛。若已形成寒性脓肿则触之有波动感。但此时的乳腺皮肤并没有化脓性炎症的红、肿、热、痛表现。

寒性脓肿形成后可使表面皮肤坏死形成溃疡或自动穿破后形成经久不愈的窦道。窦道内有干酪样坏死组织流出。其窦道用探针探查可达乳腺深部或到胸壁甚至胸腔。有些患者从乳头内可有浆液性分泌物溢出。腋窝淋巴结肿大。

3.分型

(1)结节型：即初发时乳腺内呈结节状改变。

(2)播散型：即病变经乳管扩散致乳腺三个以上象限区，形成多个结节或寒性脓肿，破溃后形成窦道。

(3)硬化型：多为老年妇女，少见。因病灶被纤维组织增生所替代，致乳腺硬化、变形。

(四)诊断

1.临床特点

(1)常见于26～40岁的已育妇女。

(2)身体其他部位大多可查到原发性结核灶，部分患者有结核中毒症状。

(3)乳腺内肿块有疼痛，逐渐缓慢增大。或肿块互相融合成一个大肿块并形成寒性脓肿，特别是脓肿破溃或形成窦道后，有干酪样坏死物流出是其特点。

2.特殊检查

早期乳腺结核与乳腺癌在临床上不易区别。有报道未形成窦道或溃疡前将其误诊为癌肿者达76%。故需要做如下检查以明确结核诊断。

(1)结核菌素试验(OT或PPD)：可呈中等度或强阳性。

(2)破溃处取分泌物作抗酸染色可查到结核杆菌，或作结核菌培养呈阳性。

(3)若肿块未破溃用细针穿刺，抽吸物涂片可找到结核杆菌。

(4)分泌物作基因扩增(PCR)：结核菌阳性。

(5)X线摄影及B型超声波等检查虽都可有阳性发现，但无特异性。

(五)鉴别诊断

1.与乳腺病鉴别

二者相同之处：边界不清的肿块与皮肤及周围组织粘连、不移动、有乳头内陷、腋下淋巴结肿大。区别点在于：

(1)乳腺结核多有原发灶可查，结核菌素试验阳性。

(2)乳腺结核生长缓慢，可形成窦道并有干酪样坏死组织流出。

(3)分泌物经针吸细胞学检查可查到结核杆菌。

(4)乳腺结核与皮肤粘连但不形成桔皮样变。

(5)发病年龄较乳腺癌小10岁左右。

(6)有一部分患者是结核与癌共存，其诊断要依靠组织学病检。

2.与乳腺脓肿鉴别

(1)乳腺脓肿大多有典型的急性炎症的表现，而乳腺结核局部往往没有红肿、发热改变。

(2)乳腺结核病程长、进展慢。而乳腺脓肿一般在发生急性乳腺炎后7天左右形成脓肿。

(3)结核脓液为干酪样,并可查到结核杆菌。

(六)治疗

1.一般处理

加强营养,注意休息。

2.手术治疗

对乳腺结核的治疗,大部分情况下均可以手术治疗。

(1)乳腺内孤立、局限的结核结节,可将结节连同部分正常组织切除。

(2)病变波及乳腺 1/3 或 1/2 范围或形成经久不愈的窦道者可做乳腺单纯切除。但手术切除过程中要防止结核杆菌污染切口甚至残留部分病灶。一般情况下将病灶切除或乳腺单纯切除后即告治愈,无需抗结核药物治疗。下列情况则需正规抗结核治疗:①有身体其他部位的原发病灶者如肺结核、胸膜结核、胸骨或肋骨结核等。②乳腺内多个结核灶,或病变范围波及乳腺 1/3 以上者,或形成窦道者。一般应正规抗结核治疗半年左右再做手术较为安全。

二、急性乳腺炎和乳房脓肿

(一)病因

急性乳腺炎大都是金黄色葡萄球菌感染,链球菌少见。患者多见于产后哺乳的妇女,其中尤以初产妇为多。往往发生在产后第 3 周或第 4 周,也可见于产后 4 个月,甚至 1 年以上,最长可达 2 年,这可能与哺乳时限延长有关。有学者报道的 60 例中,初产妇有 33 例,占 55%,其发病率与经产妇相比约为 2.4∶1。有学者认为初产妇缺乏喂哺乳儿经验,易致乳汁淤积,而且乳头皮肤娇嫩,易因乳儿吮吸而皲裂,病菌乘虚而入。由于病菌感染最多见于产后哺乳期,因而又称产褥期乳腺炎。急性乳腺炎的感染途径是沿着输乳管先至乳汁淤积处引起乳管炎,再至乳腺实质引起实质性乳腺炎。另外,从乳头皲裂的上皮缺损处沿着淋巴管到乳腺间质内,引起间质性乳腺炎。很少有血行感染,而从邻近的皮肤丹毒和肋骨骨髓炎蔓延所致的乳腺炎更为少见。长期哺乳,母亲个人卫生较差,乳汁淤积,压迫血管和淋巴管,影响正常循环,对细菌生长繁殖有利,也为发病提供了条件。患者感染后,由于致病菌的抗药性使炎症持续存在时,偶可发展为哺乳期乳腺脓肿,依其扩散程度和部位可分为乳房皮下、乳晕皮下、乳房内和乳腺后脓肿等类型。

(二)病理

本病有以下不同程度的病理变化,从单纯炎症开始,到严重的乳腺蜂窝织炎,最后形成乳腺脓肿。必须注意乳腺脓肿有时不止一个。感染可以从不同乳管或皲裂处进入乳腺,引起 2 个或 2 个以上不同部位的脓肿,或者脓肿先在一个叶内形成,以后穿破叶间的纤维隔而累及其邻接的腺叶,两个脓肿之间仅有一小孔相通,形成哑铃样脓肿。如手术时仅切开了浅在的或较大的脓肿,忽视了深部的或较小的脓肿,则手术后病情可能仍然不能好转,必须再次手术;坏死组织和脓液引流不畅,病变有变成慢性乳腺脓瘘的可能。急性乳腺炎可伴有同侧腋窝的急性淋巴结炎,后者有时也可能有化脓现象。患者并发败血症的机会则不多见。

(三)临床表现

发病前可有乳头皲裂现象,或有乳汁淤积现象,继而在乳房的某一部位有胀痛和硬结,全身感觉不适，疲乏无力，食欲差，头痛、发热，甚至高热、寒战。部分患者往往以发热就诊，查体时才发现乳房稍有胀痛及硬结，此时如未适当治疗，病变进一步加重，表现为患侧乳房肿大，有搏动性疼痛。炎症部位多在乳房外下象限，并有持续性高热、寒战。检查可见局部充血肿胀，皮温增高，触痛明显。可有界限不清之肿块，炎症常在短期内由蜂窝织炎形成脓肿。患侧淋巴结可肿大，白细胞计数增高。

脓肿可位于乳房的不同部位。脓肿位置越深，局部表现（如波动感等）越不明显。脓肿可向外破溃，亦可穿入乳管，自乳头排出脓液。有时脓肿可破入乳腺和胸大肌间的疏松组织中，形成乳腺后脓肿。

（四）诊断

发生在哺乳期的急性乳腺炎诊断比较容易，所以应做到早期诊断，使炎症在初期就得到控制。另外，应注意的是急性乳腺炎是否已形成脓肿，尤其深部脓肿往往需穿刺抽到脓液才能证实。

（五）鉴别诊断

1.炎性乳腺癌

本病是一种特殊类型的乳腺癌。多发生于年轻妇女，尤其在妊娠或哺乳期。由于癌细胞迅速浸润整个乳房，迅速在乳房皮肤淋巴网内扩散，因而引起炎样征象。然而炎性乳腺癌的皮肤病变范围一般较为广泛，往往累及整个乳房 1/3 或 1/2 以上，尤以乳房下半部为甚。其皮肤颜色为一种特殊的暗红或紫红色。皮肤肿胀，呈橘皮样。患者的乳房一般并无明显的疼痛和压痛，全身炎症反应如体温升高、白细胞计数增加及感染中毒症状也较轻微，或完全缺如。相反，在乳房内有时可触及不具压痛的肿块，特别是同侧腋窝的淋巴结常有明显转移性肿大。

2.晚期乳腺癌

浅表的乳腺癌因皮下淋巴管被癌细胞阻塞可有水肿现象，癌组织坏死后将近破溃，其表面皮肤也常有红肿现象，有时可被误诊为低度感染的乳腺脓肿。然而晚期乳腺癌一般不发生在哺乳期，除了皮肤红肿和皮下硬节以外别无其他局部炎症表现，尤其是乳腺炎的全身反应。相反，晚期乳腺癌的局部表现往往非常突出，如皮肤粘连、乳头凹陷和方向改变等，都不是急性乳腺炎的表现，腋窝淋巴结转移性肿大也较急性乳腺炎的腋窝淋巴结炎性肿大更为突出。

不管是炎性乳腺癌还是晚期乳腺癌，鉴别的关键在于病理活检。为了避免治疗上的原则性错误，可切取小块组织或脓肿壁做病理活检即可明确诊断。

（六）治疗

患侧乳房应停止哺乳，并以吸乳器吸净乳汁，乳房以乳罩托起，应当努力设法使乳管再通，可用吸乳器或细针探通，排空乳房内的积乳，并全身给予有效、足量的抗生素，这样往往可使炎症及早消退，不致发展到化脓阶段。另外，在炎症早期，注射含有 100 万 U 青霉素的等渗盐水 10～20 mL 于炎症周围，每 4～6 小时重复，能促使炎症消退。已有脓肿形成，应及时切开引流。深部脓肿波动感不明显，需用较粗大针头在压痛最明显处试行穿刺，确定其存在和部位后再行切开。乳腺脓肿切开引流的方法主要根据脓肿的位置而定。

(1)乳晕范围内的脓肿大多比较表浅，在局部麻醉下沿乳晕与皮肤的交界线做半球状切口，可不伤及乳头下的大导管。

(2)较深的乳腺脓肿，最好在浅度的全身麻醉下，于波动感和压痛最明显处，以乳头为中心做放射状切口，可不伤及其他正常组织。同时注意切口应有适当的长度，保证引流通畅。通常在脓肿切开脓液排出以后，最好再用手指探查脓腔，如脓腔内有坏死组织阻塞，应将坏死组织挖出，以利引流；如发现脓腔壁上有可疑的洞孔，应特别注意其邻接的腺叶内是否尚有其他脓肿存在，多发脓腔有纤维隔时应用示指予以挖通或扩大，使两个脓腔合二为一，可避免另做一个皮肤切口；但如脓腔间的纤维隔比较坚实者，则不宜用强力做钝性分离，只可做另一个皮肤切口，以便于对口引流。

(3)如脓肿在乳腺深面，特别是在乳房下部，则切口最好做在乳房和胸壁所形成的皱褶上，然后沿着胸大肌筋膜面向上向前探查，极易到达脓腔部位；此种切口引流通畅，愈合后也无明显的瘢痕，但对肥大而悬垂的乳房则不适用。

另外，有学者报道应用粗针穿刺抽脓的方法治疗乳腺脓肿，其方法为确定脓肿部位，用16号针头刺入脓腔尽力吸净脓汁。脓腔分房者或几个脓腔者可改变进针方向不断抽吸。此后每天抽吸1次。70%的患者经3～5次即可治愈。3%～5%的患者并发乳瘘。此方法虽然简便易行，但由于此种方法引流脓液并不通畅，故建议仅在不具备手术条件的卫生所或家庭医师处临时施行，脓肿切开引流仍应为首选治疗方案。

乳腺炎是理疗的适应证之一。所用的物理因子品种繁多，有超短波、直流电离子导入法、红外线、超声磁疗等。应用超短波和超声外加手法挤奶治疗急性乳腺炎有效率较高。发病后炎性包块不大且无波动时，及时进行理疗，一般均可促使其炎症吸收，关键在于可解除炎症局部的乳汁淤积问题。采用超短波、超声波或两者同时应用，目的不外是利用其消炎、消肿作用，使病变消散，闭塞的乳管消肿后便于排乳通畅。

急性乳腺炎应用清热解毒的草药也有较好作用，但应说明的是，对于急性乳腺炎中医中药治疗的同时，应使用足量有效的抗生素。常用方剂如下：①蒲公英、野菊花各9 g，水煎服。②瓜蒌牛蒡汤加减，熟牛蒡、生栀子、金银花、连翘各9 g，全瓜蒌(打碎)、蒲公英各12 g，橘皮、橘叶各4.5 g，柴胡4.5 g，黄芩9 g，水煎服。

关于停止哺乳尚有不同意见，有学者认为，这样不仅影响婴儿的喂养，且提供了一个乳汁淤积的机会，所以，不宜将此作为常规措施，而只是在感染严重或脓肿引流后并发乳瘘时才予以考虑。终止乳汁分泌的方法如下。①炒麦芽60 g，水煎服，分多次服，1剂/天，连服2～3天。②口服己烯雌酚，1～2 mg/次，3次/天，共2～3天。③口服溴隐亭，1.25 mg/次，2次/天，共7～14天。

(七)预防

本病的预防非常重要。妊娠和哺乳期，尤其哺乳期要保持乳头清洁，经常用温水及肥皂水洗净；不宜用乙醇洗擦，乙醇可使乳头、乳晕皮肤变脆，反而易发生皲裂。乳头内陷者更应注意，在妊娠期应经常反复挤捏、提拉矫正，使内陷之乳头隆起，但个别仍需手术矫正。哺喂时应养成良好的哺乳习惯，定时哺乳，每次应吸净乳汁；不能吸尽时，用手按摩挤出，或用吸乳器吸出。另外，不应让婴儿含着乳头睡眠。如已有乳头破损或皲裂存在，可停止哺乳，用吸乳器吸出乳汁，并可局部涂抗生素软膏，待伤口愈合后再哺乳。

三、非哺乳期乳腺炎

非哺乳期乳腺炎(NPM)是一组发生在女性非哺乳期、病因不明、良性、非特异性炎症性疾病,包括乳腺导管扩张症(MDE)/导管周围乳腺炎(PDM)、肉芽肿性小叶乳腺炎(GLM)。近年来该病发病率呈明显上升趋势,虽然是一组良性疾病,但常规抗生素治疗效果不佳,多次手术后仍易复发,脓肿反复破溃形成窦道、瘘管或溃疡,严重影响生活质量,对广大女性身心健康造成伤害。

(一)致病危险因素

目前,引起该病的确切因素仍不明确。MDE/PDM 发病的危险因素主要包括乳管阻塞、细菌感染、吸烟史(包括二手烟)、乳头内陷等。虽然没有确凿证据,但是专家仍然倾向 GLM 是一类自身免疫相关的疾病,其发生还与泌乳因素、感染因素(尤其是 kroppenstetii 棒状杆菌感染)相关,其他可能的因素还包括创伤、体内激素水平、口服避孕药物、种族差异。

(二)诊断

NPM 缺乏诊断的金标准,主要结合临床表现、组织病理学和辅助检查进行综合分析,在排除乳腺结核和特异性肉芽肿性病变的基础上做出诊断。

1.临床表现

MDE/PDM 发病可以影响各年龄段的成年女性,而 GLM 通常发生在生育期女性,尤其是妊娠后 5 年内。该类疾病临床主要表现为乳腺肿块和乳头内陷、乳头溢液、乳腺疼痛,其中乳腺肿块在慢性病变基础上可继发急性感染形成脓肿,终末期脓肿破溃可形成乳腺瘘管、窦道或者溃疡,经久不愈。

2.组织病理学检查

组织病理学检查是 NPM 分类诊断和确诊的主要依据,取材方法推荐空芯针穿刺活检(CNB),不建议行细针穿刺细胞学检查。MDE/PDM 镜下可见乳腺导管高度扩张,囊腔内充满粉红色颗粒状浓稠物质;扩张导管周围可见淋巴细胞、浆细胞和中性粒细胞浸润。GLM 最主要的特征表现为以乳腺小叶单位为中心的非干酪样肉芽肿,呈多灶性分布,大小不等,伴或不伴微脓肿。

3.辅助检查项目

(1)推荐检查项目:对所有疑诊为 NPM 的患者,乳腺超声是首选的影像学检查方法。乳腺 X 线摄影适用于乳腺肿块、乳头溢液、乳腺皮肤异常、局部疼痛或肿胀的患者,对于 35 岁以下,超声显示典型良性特征的患者,可不行该检查。另外,对怀疑 NPM 的患者应积极留取病原学标本,通过镜检或细菌培养的方法寻找病原微生物存在的证据,有条件者可行核酸测序鉴定未知病原菌。对于炎症急性期的患者还应监测血常规,尤其注意其白细胞总数和分类的变化。

(2)可选择的检查项目:无急性炎症表现的乳头溢液患者可选择乳管镜检查,检查中注意与导管内乳头状瘤、纤维囊性腺病和导管原位癌(DCIS)相鉴别。细胞学检查因取材量小且病理学来源不清楚,可作为 NPM 初步诊断参考,但不应作为最终诊断依据。磁共振成像(MRI)

对 NPM 的诊断及鉴别意义不大，且检查费用高，可作为判断病灶的性质、范围以及评估治疗效果及随访的影像学检查手段之一，不建议作为 NPM 的常规检查项目。

(3)其他检查项目：如 C 反应蛋白(CRP)、红细胞沉降率(ESR)等炎症指标，IgG、IgM、IgA，抗核抗体谱等免疫指标，催乳素(PRL)等内分泌指标，风湿系列等。开展此类项目的检查，有助于明确 NPM 的病因，找出更经济、更合理有效的诊治方法。

(三)治疗

1.治疗原则

(1)使用广谱抗生素控制急性炎症反应：在未知感染菌种和药敏结果之前，采用大剂量联合广谱抗生素治疗；获得药敏结果后，依药敏结果选用敏感的抗生素。但专家组并不认为非急性期的患者需长期接受广谱抗生素治疗。

(2)预防 NPM 复发：重视个体化诊疗，根据病理学类型选择合适的药物，结合病变特点选择最适宜的手术方式。

(3)最大程度地保证乳房美观，改善生活质量：手术切除的范围与美观应在不同术式中体现，治疗过程中应注意对药物不良反应的监测并及时调整用药方案。

2.MDE/PDM 的治疗方案

目前，MDE/PDM 的治疗仍以外科手术为主，局限性的肿块和外周型病灶可直接行肿块或区段切除手术治愈。在病变急性期应使用广谱抗生素联合甲硝唑控制炎症反应，手术宜在无明显急性炎症表现、肿块稳定且局限时进行。手术原则是必须完整充分切除病灶，术中应注意彻底切除所有肉眼可见的病变组织，尽可能保证阴性切缘，否则容易复发。对于单发或多发较小的肿物可行肿块切除术，周围型肿块、药物治疗效果不佳肿物残留者可行乳腺区段切除术。对于已形成小的单发脓肿者，专家组推荐试行穿刺抽吸，脓肿较大、多房脓肿以及反复穿刺抽吸效果不佳者须行切开引流术，合并有基础病变(如乳头内陷)应手术纠正。而对于少数弥散性病变，严重乳腺瘘管、窦道或者溃疡的患者，可行单纯乳房切除术，但要慎重选择。美容要求高的患者可Ⅱ期行乳房重建或假体植入术。基于考虑存在非结核分枝杆菌(NTM)感染，对反复发作形成窦道、病理学检查确诊为 MDE/PDM 的患者采用抗分枝杆菌治疗已成共识，但目前普遍缺少明确的病原学证据，因此，仍处于探索阶段。治疗方案可选择异烟肼(300 mg，1 次/日)、利福平(450 mg，1 次/日)、乙胺丁醇或吡嗪酰胺(750 mg，1 次/日)。并根据细菌亚群和药敏试验调整用药。平均疗程为 9～12 个月，抗分枝杆菌治疗对于没有基础病变的 MDE/PDM 患者有较好的疗效，部分患者可因此免于手术，对于有多个严重乳腺瘘管或窦道，并与皮肤严重粘连形成较大肿块者，可以避免乳腺切除。治疗期间应注意监测药物性肝损害、听力下降、视力下降、高尿酸血症等不良反应。

3.GLM 的治疗方案

目前 GLM 的治疗以类固醇激素治疗为主。激素的给药剂量按泼尼松 0.75 mg/(kg·d)计算，一般甲泼尼龙片起始剂量 20 mg/d，症状缓解可逐渐减量，通常每 1～2 周依次减量至 16 mg/d、12 mg/d、8 mg/d、4 mg/d，直至症状完全缓解或稳定。多数学者认为应先用激素缩小病灶，然后再手术，不但可切除病灶、减少复发，而且可保持乳房的美观。手术原则、手术时机及手术方式的选择同 MDE/PDM。对于肿块局限者单纯的类固醇激素治疗可有效地避免手术且具有更好的美容效果。类固醇激素治疗过程中应注意不良反应，主要包括皮质功能亢进综合征（葡萄糖耐受不良、肥胖、骨质疏松及骨坏死等）、感染加重、诱发或加剧胃十二指肠溃疡等。

（四）难治性 NPM 的治疗策略

难治性 NPM 常表现为单个或多发乳腺脓肿，形成窦道及瘘管，也可累及皮肤和皮下形成溃疡，多次治疗后仍反复发作，迁延不愈。对于此类患者仍应先获取病理学诊断，对病理学诊断明确的 MDE/PDM 患者，可先尝试给予三联抗分枝杆菌药物，待病变局限或者瘘管闭合后视情况行肿物切除或瘘管切除术以减少复发。对病理学类型明确的难治性 GLM 患者，可使用免疫抑制剂，推荐使用甲氨蝶呤（MTX）。MTX 的剂量及使用疗程尚未统一，文献推荐在 7.5～20.0 mg/周，每天须联合应用口服叶酸，预防出现叶酸缺乏综合征，治疗过程中还应注意复查 MTX 引起的间质性肺炎。待病灶缩小或稳定后联合手术治疗。部分患者病理学诊断不典型，MDE/PDM 与 GLM 鉴别困难，可多部位取材重复病理学检查，仍不能明确者可试行抗分枝杆菌联合类固醇激素治疗。对于多个瘘口或者瘘口与乳腺皮肤粘连严重形成较大包块者以及上述药物治疗效果不佳者，在充分征得患者及家属同意后可行单纯乳房切除术，美容要求较高的患者可Ⅱ期行乳房再造或假体植入术。NPM 病因不明，临床过程复杂多变，全面认识其病理发展过程是诊治的关键，从而可根据该病不同的发展阶段和临床病理特点，采取相应的治疗对策。NPM 诊治专家共识的制定是为了规范医疗工作，在临床应用中不能将临床诊疗模式化，应根据患者的病情、不同的需求，进行个体化的处理，并不断完善诊治流程，从而进一步提高诊治水平。

四、乳房湿疹

乳房湿疹多发生在乳头及乳晕处，是皮肤的一种非特异性过敏性炎症。男女均可发生，但以哺乳期妇女多见，有时可与身体其他部位皮肤损害同时伴发。皮疹为多形性，常有皲裂、瘙痒，易复发。

（一）病因及发病机制

病因较复杂，多由于一些外界或体内因素的相互作用所致。

外界因素：如日光、寒冷、炎热、多汗、摩擦以及各种动物皮毛、植物、化学物质、化妆品、肥皂、人造纤维、染料、塑料制品等均可诱发湿疹；有些食物如蛋类、鱼虾、蟹、牛奶等异性蛋白，尤其在哺乳期过食各种不新鲜的异性蛋白食物可使一些乳房湿疹加重。

内在因素：如过敏性体质、代谢、内分泌或消化道功能紊乱、神经精神功能障碍、过度疲劳、精神紧张、病灶感染、肠寄生虫病等。

从发病机制上看，本病主要是由复杂的内外激发引起的一种迟发型过敏反应。患者可能具有一定的湿疹素质，在一些因素激发下发病。本病常涉及多方面因素，病因复杂，且有些还不太清楚，尚待进一步研究。

（二）临床表现

多见于哺乳期妇女，病变多发生于乳头、乳晕，特别是乳房下部，常反复发作而转慢性，急性期常出现多数密集粟粒大的小丘疹、疱疹或小水疱，基底潮红、有点状渗出及糜烂面，有浆液不断渗出，可伴有结痂、脱屑等。皮损易转为亚急性或慢性而经久不愈，此时临床表现为皮肤表面粗糙、肥厚、乳头皲裂，一般双侧乳房受累，自觉瘙痒。婴儿吸吮时可有剧烈疼痛，停止哺乳后多易治愈。

（三）诊断和鉴别诊断

根据患者多为哺乳期妇女，对称发生于乳头、乳晕红斑处，有糜烂、渗出及皲裂、瘙痒、易反复发作等特点，诊断不难。一般应与湿疹样癌、接触性皮炎等疾病鉴别。

1.湿疹样癌

它又称 Paget 病，是一种特殊类型的乳腺癌，多发生于中老年女性，偶可发生于男性乳房及其他富有大汗腺的部位。一般多见于女性单侧乳头、乳晕及其周围，呈湿疹样外观，但为境界清楚的红色斑疹，常有浸润结痂，逐渐向外扩大。一般无自觉症状，抗湿疹药物无效，细胞学检查可以协助诊断。

2.接触性皮炎

本病一定有明显的接触一些物品史。较常见的局部外涂正红花油、风油精、花露水或其他药品以及橡皮膏等。其皮损特点为单一性的皮疹，如丘疹或小疱，边界清楚，非对称性。去除诱因，皮损很快减轻或消失。

（四）治疗

1.一般防治原则

（1）尽可能寻找该病发生的原因，对患者的生活环境、饮食习惯等做深入了解，并对全身情况进行全面检查，有无慢性病灶及内脏器官疾病，以排除可能的致病因素。

（2）避免各种外界刺激，如热水烫洗、剧烈搔抓、过度洗拭及接触其他患者敏感的物质如皮毛制品等。

（3）避免使用易致敏和刺激食物，如鱼、虾、蟹、羊肉、酒类等。

（4）对局部糜烂渗出或皲裂较重的患者，应适当减少哺乳的次数，可采取方法将乳汁挤入奶瓶给婴儿喂服，以缓解局部炎性渗出。另外要外用或内服抗湿疹药物。

2.外用疗法

局部皮肤有渗出时，可用 0.05％小檗碱水（用 2 000 mL 开水冲 10 片小檗碱溶解放凉即可）或 1∶8 000 高锰酸钾水湿敷；轻度糜烂时可外用氧化锌丁香油酚糊剂（酚锌油）、曲咪新乳膏（皮康霜）、复方康纳乐或健疗霜外涂；对慢性湿疹可外用丙酸氯倍他索软膏（恩肤霜）、复方醋酸地塞米松乳膏（皮炎平）或曲安西龙尿素软膏外涂，有皲裂时可外涂肝素软膏。

3.内用疗法

患者在哺乳期一般不给予口服抗组胺药物治疗，皮损较重时可服氯苯那敏 4 mg，每日 3 次；或赛庚啶 2 mg，每日 3 次；也可给予唯尔本注射液 0.5 mg，隔日 1 次肌内注射，或胸腺素 5～10 mg，每日 1 次肌内注射；较重者也可口服转移因子口服液 10 mL，每日 1 次，也可口服中药肤痒冲剂 8 g，每日 3 次。

4.半导体激光照射治疗

可用于哺乳期患者，半导体激光照射前先给予患者生理盐水纱布冷湿敷患处 30 分钟，清除患处分泌物与痂屑，期间每隔 3～5 分钟浸湿纱布 1 次，湿敷完毕后进行激光照射治疗。患者取仰卧位，激光输出功率设定为 510 mW，激光探头距患处约 1 cm，每次照射 15 分钟，照射完毕后外涂适量甘油，每日 2 次，7 次为 1 疗程。

五、乳头皲裂

乳头皲裂是哺乳期乳头发生的浅表溃疡，初产妇多于经产妇。

（一）病因

常见的原因是乳头发育不良（内陷、过小），哺乳困难，婴儿吸乳用力过大发生损伤；其次是乳汁分泌过多，外溢侵蚀乳头及周围皮肤，引起糜烂或湿疹；乳头外伤、婴儿口腔有炎症，哺乳过程中将乳头咬破也可造成乳头皲裂。

（二）临床表现

首先是乳头表面有小裂口和溃疡，哺乳时有剧烈疼痛；其次，因哺乳疼痛减少哺乳时间和次数，造成乳汁淤积或细菌感染而出现乳腺炎。

（三）预防及治疗

1.预防保护

在妊娠期要注意乳头的清洁卫生，乳头内陷时可轻轻牵拉矫正。

2.哺乳习惯

养成良好的哺乳习惯，勿让婴儿含乳头睡觉，同时要养成哺乳前后清洗乳头、注意婴儿口腔卫生的习惯。

3.治疗方法

已出现皲裂者可清洗乳头周围后涂用红柳膏、红霉素油膏等药物；也可用食物油使皲裂处软化，使之易于愈合，减轻疼痛。乳头皲裂较严重者可暂停哺乳 1～2 天，用吸乳器吸出乳汁，坚持外用药治疗，另外应避免刺激性食物。

六、乳房外伤及脂肪坏死

乳房外伤及脂肪坏死多见于乳房较大或乳房下垂、体形肥胖、皮下脂肪丰厚、30 岁以上的女性患者，另外由于乳房皮下脂肪较丰富且位于胸部前面，也易于受到外伤。本病并不常见，约占同期乳房肿块发病率的 14.7%，约占同期乳腺癌发病率的 25.0%。

（一）病因

本病以 30 岁以上乳房较大的女性多见，病变多累及单侧乳房。虽然认为本病与外伤有关，但半数以上病例无明显外伤史，如 1944 年 Adair 和 Munzer 报道 110 例中仅 38 例有外伤史，1992 年杨氏报道 35 例中 14 例有外伤史。

根据病因可将乳腺脂肪坏死分为原发性和继发性两种。绝大多数为原发性乳腺脂肪坏死，它是外伤后引起的无菌性脂肪坏死性炎症，多为乳腺的钝器伤所致。尽管有些患者无明显外伤史，但一些轻微的钝器伤如桌边、台角的撞击等也可使乳腺中的脂肪组织直接受到挤压而坏死。此外，还可见继发性乳腺脂肪坏死，如乳腺导管扩张症时内容物经管壁渗入到乳腺间质内，乳腺的化脓性感染，乳腺外科手术，肿瘤出血坏死等，均可引起乳腺脂肪坏死。

（二）病理

乳腺脂肪坏死依其病程及炎症反应情况可将其分为早、中、晚 3 期。

1.早期

约为乳房外伤后 1～3 周。伤处皮肤可出现黄色、橙色或黑褐色的瘀斑，病灶处可有出血，脂肪组织稍变硬。这是因为乳房外伤后，伤处因小血管破裂出血，在红细胞分解后含铁血黄素被游离，致使乳房伤处皮肤出现黄褐色瘀斑。镜下可见脂肪细胞混浊，即脂肪皂化及脂肪细胞坏死崩解，融合成较大的脂滴。

2.中期

为伤后 4～6 周。此时脂肪组织内形成一圆形肿块，为 2～4 cm，边界不清，表面稍带黄色，切面见油囊形成，囊大小不一，其中充满油样液或黯褐色的血样液及坏死物质。此期因脂肪坏死，细胞裂解，脂滴游离，镜下可见泡沫状噬脂肪细胞围绕于病灶周围，还可见异物巨细胞或包裹着针形或菱形的脂肪酸结晶体和坏死物，同时有噬中性粒细胞、单核细胞、淋巴细胞及浆细胞浸润；也可因坏死物质裂解产物的刺激，使成纤维细胞、异物巨细胞、类上皮细胞围绕形成异物肉芽肿样结构。

3.晚期

约为外伤数月以后。此期纤维组织明显增生，肿块纤维样变，呈灰黄色，为坚硬的实体物。切面为放射状瘢痕样组织，内有含铁血黄素及钙盐沉积。此期肿物可与皮肤粘连，使皮肤凹陷，当肿物较大、粘连较重时会使乳头内陷或偏斜，应注意与乳腺癌相鉴别。镜下可见坏死物和炎症区被纤维组织所取代，其间可见残存散在变性脂肪细胞和大小不等的含有油样物空泡及胆固醇结晶、钙盐沉积和残存的肉芽样结构。

虽然可分为 3 期，但由于患者的外伤史不明显及病变的连续性发展，临床上无严格的标准进行准确的分期。

（三）临床表现

乳腺脂肪坏死的近半数患者有钝器外伤史，表现为局部肿块，大小不等，1～6 cm，多位于乳晕或其附近，少数可发生于乳腺任何部位。最初表现为病变处黄色或棕黄色的瘀斑，少数患者可出现黯红或紫褐色斑，瘀斑直径为 2～8 cm，随着病变的发展，局部出现肿块，此肿块位置多较表浅，界限不太清楚、质地坚硬、有压痛，与周围组织有轻度粘连。后期由于大量纤维组织增生，肿块纤维样变，使其边界较清楚。约有半数患者乳房表面的皮肤与肿物粘连而凹陷，少数患者可见乳头内陷及偏斜的改变，应注意与乳腺癌相鉴别。本病很少与深部组织粘连，更不会出现皮肤水肿及橘皮样变。

少数患者由于炎症的刺激可伴有同侧腋窝淋巴结肿大，个别患者很像乳腺脓肿，可触及波动感，无外伤史及皮肤瘀斑等乳腺脂肪坏死的典型表现，只表现出乳房肿块、压痛、皮肤潮红、发热等炎症表现，行切开引流后可见浅表的囊肿，内容物为液化的脂肪或陈旧血性液体，或带臭味黄色黏稠的坏死物。

（四）诊断

本病好发于身体肥胖、乳腺下垂、30 岁以上的中年女性，一般均有不同程度的乳房外伤、手术及炎症史等。绝大多数可触及乳房肿块，肿块可呈圆形或椭圆形，1～6 cm大小，质地坚韧，表面光滑，呈波动感，也有呈不整型肿块，界限不清，有的轻度压痛或表面皮肤局限性凹陷，应注意与乳腺癌鉴别。乳房内肿块往往呈无痛性或轻微疼痛，无持续增长现象，无转移灶。乳头的偏位或回缩现象是肿块位于乳晕区，病变的纤维化牵拉所致，亦应与乳腺癌鉴别。个别病例的腋窝淋巴结肿大是慢性淋巴结炎或淋巴结的反应性增生。

X线、B超及CT等辅助检查，对乳腺脂肪坏死的诊断无特异性。针吸细胞学检查或许有一定的帮助，但最终仍以病理检查为确诊的唯一手段。

（五）鉴别诊断

乳腺脂肪坏死的病理改变时期不一，其临床表现复杂而多样化，呈非特异性表现。有学者报道误诊率高达82.9%，可误诊为乳腺癌、导管扩张症、脓肿、纤维腺瘤及积乳囊肿等。

1.乳腺癌

乳腺癌的肿块呈渐进性增大，边界不清，表面凹凸不平；乳腺脂肪坏死肿块的边界相对较清，大多呈缩小之趋势，呈圆形或椭圆形。乳腺癌的肿块不像乳腺脂肪坏死那样表浅，且可与深层组织相粘连，甚至固着于胸壁上，并可见硬或融合的淋巴结；乳腺脂肪坏死虽可与皮肤粘连，但与深层组织无关，也不会固着于胸壁，虽偶有淋巴结肿大，但多较软、孤立。另外，乳腺癌的切面为白色实质性，而乳腺脂肪坏死切面可见大小不等的油囊，呈灰黄色。

2.乳腺导管扩张症

此病无外伤史，皮肤无凹陷及褐色斑，在乳晕区可触及扩张如绳的输乳管，早期均有溢液，晚期可见皮肤水肿及橘皮样变，切面亦不见油滴。病理学上此肿块周边为增生的纤维组织及浆细胞、淋巴细胞浸润，不见有分泌现象。

3.乳腺脓肿

乳腺脓肿皆有红、肿、热、痛，有时伴有明显的全身症状，如发热等，其肿块不像乳腺脂肪坏死那样表浅，切开后有脓液流出。

4.积乳囊肿

积乳囊肿的患者皆为哺乳后的妇女，肿块多位于乳晕区附近，肿块切开后有黏稠、浓缩的乳汁流出。

（六）治疗

乳腺脂肪坏死最可靠、最有效的治疗方法是局部手术切除，为避免与乳腺癌混淆，切除后送病理检查以进行鉴别。

七、乳头炎

乳头炎一般见于哺乳期妇女，由乳头皲裂而使致病菌经上皮破损处侵入所致。有时糖尿病患者也可发生乳头炎。早期表现主要为乳头皲裂，多为放射状小裂口，裂口可宽、可窄，深时可有出血，自觉疼痛。当感染后疼痛加重，并有肿胀，但因乳头色黑充血不易发现，由于疼痛往往影响哺乳。患者多无全身感染中毒症状，但极易发展为急性乳腺炎而使病情加重。治疗上首先要预防和治疗乳头皲裂。主要为局部外用药治疗，可涂油性软膏，减少刺激，清洗时少用或不用碱性大的清洗剂，可停止哺乳，当发展为乳头炎后应局部热敷，外用抗生素软膏，全身应用有效抗生素。

八、乳晕炎

乳晕炎多为乳晕腺炎。乳晕腺为一种特殊的皮脂腺，又称 Montgomery 腺。乳晕腺有12～15个，在乳头附近呈环状排列，位置比较浅在，往往在乳晕处形成小结节样突起，单独开口于乳晕上。乳晕腺发炎，即为乳晕腺炎。在妊娠期间，乳晕腺体显著增大，导管扩张，皮脂分泌明显增加，这时乳晕腺导管容易发生堵塞和继发感染，可累及一个或多个腺体，形成脓疱样感染，最后出现白色脓头形成脓肿，致病细菌主要为金黄色葡萄球菌。如感染继续发展也可形成浅层脓肿。炎症多限于局部，很少有全身反应。

在妊娠期和哺乳期应随时注意乳头乳晕处的清洁，经常以肥皂水和清水清洗局部以预防感染，避免穿着过紧的乳罩，产后初期乳量不多时，勿过分用手挤乳。如已发生感染，早期可用50%乙醇清洁乳晕处皮肤，涂以金霉素软膏或如意金黄膏，并予以热敷。如出现白色脓头，可在无菌条件下用针头刺破，排出脓性分泌物，再用50%乙醇清洁局部，数天后即可痊愈，如已形成脓肿，则必须切开引流。

九、乳腺皮脂腺囊肿

乳腺皮脂腺囊肿并不少见。当其继发感染时可误认为是乳腺脓肿，也可由于患处发红、变硬而疑为炎性乳腺癌。乳腺皮脂腺囊肿主要是在发病部位有一缓慢增大的局限性肿物，体积一般不大，自皮肤隆起，质柔韧如硬橡皮，呈圆形，与皮肤粘连为其特点。中央部可见被堵塞的腺口呈一小黑点。周围与正常组织之间分界明显，无压痛，无波动，与深层组织并无粘连，故可被推动。乳腺的皮脂腺囊肿削弱了局部皮肤的免疫力，细菌侵入后，易发生感染，尤其在妊娠期与哺乳期乳腺的皮脂腺分泌增加，开口更易堵塞，所以更易发病。当感染后囊肿迅速肿大，伴红、肿、热、痛，触之有波动感。继续发展可化脓破溃，形成溃疡或窦道。

当乳腺皮脂腺囊肿未感染时应手术切除，但必须将囊壁完全摘除，以免复发。继发感染者先行切开引流，并尽量搔刮脓腔壁减少复发机会。有时囊壁经感染后已被破坏，囊肿不再复发。对囊肿复发者仍应手术切除。

（舒金勇　罗　盘）

第二节　乳腺增生性疾病

一、乳腺增生症

乳腺增生症又称乳腺结构不良症，是妇女常见的一组既非炎症亦非肿瘤的乳腺疾病。常有以下特点：在临床上表现为乳房周期性或非周期性疼痛及不同表现的乳房肿块；组织学表现为乳腺组织实质成分的细胞在数量上的增多，在组织形态上，诸结构出现不同程度的紊乱为病理改变。本病好发于30～45岁的中年妇女，而且有一定的恶变率。

本病与内分泌失衡有着密切关系。多数学者同意称本病为乳腺结构不良症，也是WHO所提倡的名称。从临床习惯上，一些学者称“乳腺增生症”或“纤维性囊性乳腺病”。文献中名称繁多不一，造成临床诊断标准的不一致，临床医师对恶变尚缺乏统一诊断标准。尤其是临床表现，尚没有一个明确指征为诊断依据。因此，在治疗中所用方法也较混乱，治疗效果也欠满意，故对预防早期癌变，尚没一个可靠的措施。因本病的不同发展阶段有一定癌变率，如何预防癌变或早期发现癌变而进行早期治疗，尚待进一步研究。

（一）发病率

乳腺增生症是妇女乳腺疾病中的常见病。因本病有一定癌变率，因此应引起医师的注意。近些年来，随着人们的物质及文化生活水平的提高，患者逐年增多，且发病年龄有年轻化发展趋势。有学者称其为妇女的“现代病”，是中年妇女最常见的乳腺疾病，30～50岁达最高峰，青春期及绝经后则少见。欧美等西方国家，有1/4～1/3的妇女一生中曾患此病。从文献报道的尸检中有乳腺增生的妇女占58%～89%。在乳腺病变的活检中，乳腺增生症占60%。我国报道的患病率因资料的来源不同，＞30岁妇女的发生率为30%～50%，有临床症状者占50%。

（二）病因

本病的病因虽不完全明了，但目前从一些临床现象的解析认为与内分泌的失衡有密切关系，或者说有着直接关系。

1.内分泌失衡

尽管乳腺增生症的病因尚未完全探明，但可以肯定，与卵巢内分泌激素水平失衡有关是个事实，其原因如下。

（1）症状同步于乳腺组织变化，即随月经周期（卵巢功能）的变化而变化，也随体内雌激素、孕激素水平的周期变化，发生周而复始的增生与复旧。乳腺增生症的主要组织学变化就是乳腺实质的过度增生和复原不全。这种现象必然是由于雌激素、孕激素比例失衡的结果。

（2）从发病年龄看，患者多系性激素分泌旺盛期，该病在青春前期少见，绝经后下降，与卵巢功能的兴衰相一致。

（3）从乳腺病变不规律的表现，也说明是受内分泌影响。乳腺组织内的激素受体分布不均衡，而乳腺增生在同一侧乳房上的不同部位可表现为程度上的不一致，病变位置每人也不相同。主要表现为激素水平的波动后乳腺组织对激素敏感性的差异，决定着增生结节的状态及疼痛的程度。生理性反应和病理性结构不良的分界，取决于临床上的结节范围、严重性和体征的相对固定程度。然而两者往往很难鉴别，也往往要靠活检来鉴别。

（4）切除实验动物的卵巢，乳房发育停止，而给动物注射雌激素可诱发乳腺增生，目前无可靠依据来说明乳腺增生症患者体内雌、孕激素的绝对值或相对值比正常女性为高。

性激素对引起本病的生理机制主要表现在性激素对乳腺发育及病理变化均起主导作用。雌激素促进乳管及管周纤维组织生长，孕激素促进乳腺小叶及腺泡组织发育。正常的乳腺组织结构，随着月经周期激素水平变化，而发生着生理性增生-复旧这种周期性的变化。如雌激素水平正常或过高而孕激素分泌过少或两者之间不平衡，便可引起乳腺的复旧不完全，组织结构发生紊乱，乳腺导管上皮和纤维组织不同程度的增生和末梢腺管或腺泡形成囊肿。也有学者认为，雌激素分泌过高而孕激素相对减少时，不仅刺激乳腺实质增生，而且使末梢导管不规则出芽，上皮增生，引起小管扩张和囊肿形成。也因失去孕激素对雌激素的抑制性影响而导致间质结缔组织过度增生与胶原化及淋巴细胞浸润，并认为这种增生与复旧的紊乱，就是该病的基础。另外，近年来许多学者注意到催乳素、甲基嘌呤物与乳腺增生症的关系。因此，目前认为这种组织形态上的变化，并非一种激素的效应所为，而是多种内分泌激素的不平衡所引起。

2.与妊娠和哺乳的关系

(1)多数乳腺增生症患者发生在未哺乳侧，或不哺乳侧症状偏重。

(2)未婚未育患者的乳腺增生症(尤其是乳房疼痛)，在怀孕、分娩、哺乳后，病症多可缓解或自愈。

3.精神因素

此类患者往往以性格抑郁内向或偏激者为多。部分患者诉说每遇生气乳房就疼痛且有硬块出现，心情好时症状减轻，局部肿块变软。这也说明本症与精神情绪改变有关。

(三)病理

由于本病组织形态改变较为复杂，病理分类意见纷纭，迄今尚未统一。

正常时，乳腺组织随卵巢周期性活动而有周期性变化，经前期表现为乳腺上皮增生，小管或腺泡形成、增多或管腔扩张，有些上皮呈空泡状，小叶间质水肿、疏松。月经期表现为管泡上皮细胞萎缩脱落，小管变小乃至消失，间质致密化并伴有淋巴细胞浸润。月经结束后，乳腺组织又进入新的周期性变化。如果雌激素分泌过多或孕激素水平低下而使雌激素相对过多时，则刺激乳腺实质过度增生，表现为导管不规则出芽，上皮增生，引起小导管扩张而囊肿形成，同时间质结缔组织增生、胶原化和炎性细胞浸润等。上述病理变化常同时存在，但由于在不同个体、不同病期，这些病变的构成比例不同而有不同的病理阶段和不同的病理改变。

乳腺增生症是有着不同组织学表现的一组病变，尽管其病理分型不同，病因都与卵巢功能失调有关，各型都存在着管泡及间质不同程度的增生为病理特点。各型之间都有不同程度的移行性病理改变，此点亦被多数医师认为是癌前病变。为了临床分类及诊断有一明确概念，按王德修分类意见，使临床与病理更为密切结合，可将本病分为乳腺腺病期和乳腺囊肿期两期，对临床诊治实属有利。

1.乳腺腺病

乳腺腺病是乳腺增生症的早期，本期主要改变是乳腺的腺泡和小导管明显的局灶性增生，并有不同程度的结缔组织增生，小叶结构基本失去正常形态，甚者腺泡上皮细胞散居于纤维基质中。Foote、Urban 和 Dawson 称“硬化性腺病”，Bonser 等称“小叶硬化病”。根据病变的发展可分 3 期：即小叶增生、纤维腺病和硬化性腺病。有文献报道，除小叶增生未发现癌变外，后两期均可有癌变存在，该现象有重要临床意义。

(1)乳腺小叶增生：小叶增生(或乳腺组织增生)是腺病的早期。该期与内分泌有密切关系，是增生症的早期表现。主要表现为小叶增生，小叶内腺管数目增多，因而体积增大但小叶间质变化不明显。镜下所见：主要表现为小叶数目增多(每低倍视野包括 5 个以上小叶)，小叶变大，腺泡数目增多(每小叶含腺泡 30 个以上)，小导管可见扩张，小叶境界仍保持，小叶不规则，互相靠近，小叶内纤维组织细胞活跃，为纤维母细胞所构成，小叶内或周围可见少数淋巴细胞浸润，使乳房变硬或呈结节状。临床特点是乳房周期性疼痛，病变部触之有弥散性颗粒状感，但无明显硬结。此是由于在月经周期中，乳房结缔组织水肿，周期性乳腺小叶的发育与轻度增生所引起，是乳腺组织在月经期受雌激素的影响而出现的增生与复旧的一个生理过程，纯属功能性，也可称生理性，可恢复正常。因此，临床上肿块不明显，仅表现为周期性乳房疼痛。甚者，随月经周期的出没，乳房内的结节出现或消失。本期无发生恶变者，但有少数发展为纤维腺病。

(2)乳腺纤维腺病(乳腺腺病的中期变化)：小叶内腺管和间质纤维组织皆增生，并有不同程度的淋巴细胞浸润，当腺管和纤维组织进一步灶性增生时，可有形成纤维瘤的倾向。早期小管上皮增生，层次增多呈2～3层细胞甚至呈实性增生，同时伴随不同程度的纤维化小管继续增多而使小叶增大，结构形态不整，以致小叶结构紊乱。在管泡增生过程中，由于纤维组织增生，小管彼此分开，不向小叶内管泡的正常形态分化。形成似囊样圆腔盲端者称"盲管腺病"。此期的后期表现是以小叶内结缔组织增生为主，小管受压变形分散。管泡萎缩，甚至消失，称"硬化性腺病"。在纤维组织增生的同时，伴有管泡上皮增生活跃，形成旺炽性硬化性腺病。另有一种硬化性腺病是由增生的管泡和纤维化共同组成界线稍分明的实性肿块，称"乳腺腺瘤"，发病率低，约占所有乳腺病变的2%。因此，临床上常见此型腺病同时伴发纤维腺瘤。

(3)硬化性腺病(又称纤维化期)：乳腺腺病的晚期变化，由于纤维组织增生超过腺管增生，使腺管上皮受挤压而扭曲变形，管泡萎缩消失，小叶轮廓逐渐缩小，乃至结构消失，而仅残留萎缩的导管，上皮细胞体积变小，深染严重者细胞彼此分离，很似硬癌，尤其冷冻切片时，不易与癌区分。

纤维腺病与纤维腺瘤病理上的区别点是：后者有包膜，小叶结构消失，呈瘤样增生。与硬癌的区别点是：硬癌表现为小叶结构消失，癌细胞体积较大，形态不规则，间变核分裂易见，两者较易区别。有学者从176例乳腺结构不良中发现，乳腺腺病期的中期(纤维性腺病)及晚期(硬化性腺病)，均有不同程度癌变(其癌变率为17%)。该两期应视为癌前病变，临床上已引起足够重视。

2.乳腺囊肿

与前述的乳腺组织增生在性质上有所不同，前者是生理性改变，后者是病理性，而且是一种癌前状态。根据Sout的1 000例材料总结，本病的基本病变和诊断标准是：导管或腺泡上皮增生扩张成大小不等的囊或有上皮化生。本期可见肿瘤切面为边界不清或不整的硬结区。硬结区质硬韧，稍固定，切面呈灰白色伴不规则条索状区。突出的特点是囊肿形成。囊肿小者直径在2 mm以下，大者1～4 cm，有光滑而薄的囊壁，囊内充满透明液体或暗蓝色、棕色黏稠的液体。后者称为蓝顶囊肿(所谓蓝顶盖囊肿)，镜下可见囊肿由中小导管扩张而来。上皮增生发生于扩张的小囊内，也可发生于一般的导管内，为实体性增生(乳头状增生)，导管或扩张的小囊上皮细胞可化生。显微镜下，囊性上皮增生的病理表现如下。

(1)囊肿的形成：主要是由末梢导管高度扩张而成。仅是小导管囊性扩张，而囊壁内衬上皮无增生者，称"单纯性囊肿"。巨大囊肿因其囊内压力升高而使内衬上皮变扁，甚至全部萎缩消失，以致囊壁仅由拉长的肌上皮和胶原纤维构成。若囊肿内衬上皮显示乳头状增生，称乳头状囊肿。增生的乳头可无间质，有时乳头上皮可呈大汗腺样化生，末端小腺管和腺泡形成囊状的原因可能有以下两种说法：①因管腔发炎，致管周围结缔组织增生，管腔上皮脱落阻塞乳管所致。②乳管及腺泡本身在孕激素作用下上皮增生而未复原所致。但多数认为囊性病变可能是乳管和腺泡上皮细胞增生的结果。作者有同样看法。

(2)导管扩张：小导管上皮异常增生，囊壁上皮细胞通常增生成多层，也可从管壁多处作乳头状突向腔内，形成乳头状瘤病，也可从管壁一处呈蕈状增生。

(3)上皮瘤样增生：扩张导管或囊肿上皮可有不同程度的增生，但其上皮细胞均无间变现象，同时伴有肌上皮增生。上皮增生有以下表现。

1)轻度增生者上皮细胞层次增多，较大导管和囊肿内衬上皮都有乳头状增生时，称"乳头状瘤"。

2)若囊腔内充满多分支的乳头状瘤，称"腺瘤样乳头状瘤"。

3)复杂多分支乳头的顶部相互吻合后，形成大小不一的网状间隙，称"网状增生"或"桥接状增生"。

4)若上皮细胞进一步增生，拥挤于囊腔内致无囊腔可见时，称"腺瘤样增生"。

5)增生上皮围成孔状时，称"筛状增生"。

6)上皮细胞再进一步增生而成实体状时，称"实性增生"。

上皮瘤样增生的病理生理变化：雌激素异常刺激→乳腺末梢导管和腺泡增生成囊肿→囊内液体因流通不畅→淤滞于囊肿内，囊液中的刺激物→先引起上皮的脱落性增生→再促使增生的上皮发生瘤化→进一步可演变为管内型乳癌(原位癌)→癌由管内浸及管周围组织→浸润性癌。

乳头状瘤可分为：带蒂型(细胞多为柱状，排列整齐)，多系良性，但也有可能恶变；无蒂型(细胞分化较差，排列不整齐)，多有恶变倾向。

有学者认为小囊肿易恶变，而大囊肿却不易。可能是因为大囊肿内压力较高，上皮细胞常挤压而萎缩，再生力较差之故。但事实上在大囊肿周围常伴有小囊肿。故除临床上不能触及的小囊肿以外，一切能触及的乳腺囊性增生病，都有恶变可能，对可疑的病变应行活检。

(4)大汗腺样化生：大汗腺细胞样的化生，也是囊性病的一种特征。一般末端导管的上皮是低立方状，一旦化生为汗腺样细胞，其上皮呈高柱状，胞体大，小而规则的圆形核位于基底部，细胞质丰富，嗜酸性，伴有小球形隆出物的游离缘，称"粉红细胞"，这些细胞有强烈的氧化酶活性和大量的线粒体，是由正常乳腺上皮衍生的，而且具有分泌增生能力，不同于大汗腺细胞。大汗腺细胞样化生的原因不明，生化的意义也不了解。乳腺囊性增生病中的乳头状增生与管内乳头状瘤的增生不同之处是，前者发生于中小导管内，而后者则是发生在大导管内，且多为单发性。

(四)分型

乳腺增生症分为单纯性增生和非典型增生两大类。

1.单纯性增生病变

单纯性增生病变又分为4组病变，即囊肿病、腺病、一般性增生及高度增生。

(1)囊肿病：囊肿病不包括乳头下大中型导管扩张及积乳囊肿。仅指肉眼囊肿，囊肿肉眼可见，直径$>$0.3 cm。显微囊肿，指在小叶内发生的腺泡导管化并扩张形成的微小囊肿，囊壁被覆低立方上皮，囊内充以淡粉色蛋白液体。有的形成大汗腺囊肿或乳头囊肿。还有的囊内充以大量泡沫细胞或脂性物质为脂性囊肿。

(2)腺病：分 5 种形式。

1)旺炽型腺病：小叶在高度增生的基础上，相互融合，界限不清，形态不一。肌上皮细胞增生明显。

2)硬化型腺病：在旺炽型腺病的基础上，纤维组织增生，腺体变硬。

3)纤维硬化病：在硬化性腺病的基础上进一步发展，腺体萎缩变小，甚或大部分消失。

4)结节性腺病：在增生扩大的小叶基础上，腺上皮及肌上皮细胞明显增生，纤维间质明显减少，形成一团细胞密集结节。主要成分为肌上皮细胞，腺体可完整或残缺不全。

5)腺管腺病(又称盲管腺病)：小叶腺泡导管化、扩大、增生，形成一团小导管。被覆的立方上皮、肌上皮细胞明显增生。常有向囊肿或纤维腺瘤转化的趋势。有的呈现高度增生。

(3)一般性增生：包括下列病变。

1)小导管扩张或轻度增生，多为老年人，乳腺萎缩，仅表现为小导管轻度增生及扩张，细胞层次增多。

2)小叶增生症：小叶变大，每一小叶腺泡数目可＞30 个；小叶数目增多，有时数目不多，但腺上皮细胞增生活跃，细胞变大，数目增多，核深染。此类病变最为多见。

3)大汗腺样化生：多是数个小导管或腺泡大汗腺样化生。细胞大，细胞质呈红色颗粒状。细胞质游离面可见顶浆分泌小突起。

4)肌上皮增生症：大部分腺泡或导管肌上皮细胞增生明显。增生的肌上皮细胞体积大。细胞质透明，核小、染色深。

5)泌乳腺结节：腺体呈哺乳期或妊娠期形态。腺体增生扩大，间质极少，腺体呈背靠背状。上皮细胞呈立方状，细胞质富于脂性分泌物呈泡沫状或透明。

6)纤维腺瘤变：在小叶增生或腺病的基础上，局部小叶增生、伸长、分支及出现分节现象。似管内纤维腺瘤的表现。

(4)高度增生：包括下列两种形式。

1)搭桥现象：小导管或腺泡导管化生，上皮增生，部分上皮层次增多向管腔内乳头状伸出，互相连接形成搭桥状，致使导管腔隙变小变窄，但不形成真正的实性及筛孔。

2)导管内乳头状瘤病：多数小叶内导管上皮增生蜷曲、弯折，间质伸入，形成典型的导管内乳头状瘤(但上皮层次不增多)。

2.非典型增生

分轻(Ⅰ级)、中(Ⅱ级)、重(Ⅲ级)3 级。表现为 4 种形式，4 种病变，出现 2 种特殊细胞。

(1)4 种形式：实性、筛状、乳头状、腺管样。

(2)4 种病变。

1)导管扩张变大。

2)细胞增大可有一定的异型性。

3)细胞极性紊乱但仍可辨认出排列秩序。

4)肌上皮细胞显示减少但总会有残留。

(3)两种特殊细胞。

1)淡细胞:体积大,细胞质呈粉红色,核圆,核膜清楚,染色质细,染色淡,可见核仁。

2)暗细胞:体积小,细胞质较窄,核小圆形,染色质粗,染色深,核仁不明显。

关于非典型增生的处理原则:可看出非典型增生Ⅰ级实为单纯性向非典型增生的过渡形式,无明显临床意义,良性增生症中发生率亦达16%,因此切除活检后,无须临床再做特殊处理。Ⅱ级为临界性病变,需密切随访,可3~6个月检查1次,必要时行X线摄片,超声波断层及针吸细胞学等进一步检查。Ⅲ级与原位癌有移行,不可避免会包括一部分原位癌,尽管有学者主张,以往所谓原位癌不是癌,是一种良性小叶新生的增生病变,我们认为仍以乳腺单纯切除较为稳妥。以癌前病变的观点,慎重地对待非典型增生患者,尤其高危人群更应慎重。

(五)诊断

1.症状和体征

周期变化的疼痛、触痛及结节性肿块。

2.物理检查

(1)B超检查:乳腺组织增生症多无明显改变。

(2)X线检查:乳腺组织增生症乳腺钼靶X线片常无明显改变,在腺病期、囊性增生症期,增生的乳腺组织呈现边缘分界不清的棉絮状或毛玻璃状改变的密度增高影。伴有囊肿时,可见不规则增强阴影中有圆形透亮阴影。乳腺钼靶X线片检查的诊断正确率达80%~90%。

(3)红外线透照检查:由于乳腺组织对红外线的吸收程度不同,透照时可见黄、橙、红、棕和黑各种颜色。乳腺腺病一般情况下透光无异常,增生严重者可有透光度减低,但血管正常,无局限性暗影。

(4)液晶热图检查:该检查操作简便、直观、无创伤性,诊断符合率可达到80%~95%,尤适用于进行乳腺疾病的普查工作。

(5)乳腺导管造影:主要适用于乳头溢液患者的病因诊断。

(6)细胞学检查:细针穿刺细胞学检查对病变性质的鉴别诊断有较大的价值,诊断符合率可达80%~90%。对有乳头溢液的病例,行乳头溢液涂片细胞学检查有助于确定溢液的性质。

(7)切取或切除活体组织检查:对于经上述检查仍诊断不清的病例,可做病变切取或切除行组织学检查。乳腺增生症大体标本:质韧感,体积较小,切面常呈棕色,肿块无包膜亦无浸润性生长及坏死出血。

有下列情况者应行病变切取或切除活体组织检查,以确定疾病性质:①35岁以上,属乳腺癌高危人群者。②乳腺内已形成边界清晰的片块肿物者。③细胞学检查(穿刺物、乳头溢液等)查见不典型增生的细胞。

此外,CT、MRI等方法可用于乳腺增生症的检查,有些因为可靠性未肯定,尤其CT价值不大,以B超及红外线透照作为乳腺增生症的首选检查方法为妥。除少数怀疑有恶性倾向的病例外,35岁以下的病例钼靶摄影一般不作为常规应用。对临床诊断为乳腺增生症的患者,应嘱患者 2～3 个月复查 1 次，最好教会患者自我检查乳房的方法。

(六)治疗

1.内科治疗

迄今为止，对本病仍没有一种特别有效的治疗方法。根据性激素紊乱的病因学理论，国外一直采用抑制雌激素类药物的治疗方案。目前对本病的治疗方法都只是缓解或改善症状，很难使乳腺增生后的组织学改变得到复原。

(1)性激素类：以往对乳腺增生症多采用内分泌药物治疗，尽管激素治疗开始阶段多会有较好的效果，但由于乳腺增生症患者多有内分泌激素水平失衡因素，激素应用时间及剂量很难恰如其分适合本病需要，往往有矫枉过正之弊。应用不当，势必会更加重这种业已失衡的状态，效果必然不甚满意。同时，乳腺癌的发生与雌性激素有肯定关系，甚至增加乳腺癌发生机会。因此，目前应用性激素类药物治疗本病已很少作为常规用药。此类药物应用主要机制是利用雄激素或孕激素对抗增高了的雌激素，以调节体内的激素维持平衡，减轻疼痛，软化结节。该类药物早在 1939 年 Spence 就试用雄性激素（睾酮），Atkins 也报道了本药作用。因恐导致乳腺癌的发生，临床应用应谨慎。常用药物有以下几种。

1)黄体酮：一般在月经前 2 周用，每周注射 2 次，5 mg/次，总量 20～40 mg。疗程不少于 6 个月。然而目前有报道，认为此药对本病治疗无效且不能过量治疗，否则会引起乳房发育不良，甚至引起乳腺上皮恶变。

2)雌激素：在月经期间，每周口服 2 次小剂量己烯雌酚（1 mg），共服 3 周。在第 2 次月经期间，依据病情好转程度而适当减量，改为每周给药 1 次或 0.2 mg/d，连用 5 天。如此治疗 6～8个月。亦可用 0.5%己烯雌酚油膏局部涂抹，每晚抹乳腺皮肤，连用半年。

雌激素应用的不良反应可见恶心、呕吐、胃痛、头痛、眩晕等，停药后消失。

3)甲睾酮（甲基睾丸素）：甲睾酮 5 mg 或 10 mg，1 次/天，肌内注射，月经来潮前 14 天开始用，月经来潮停用。每次月经期间用药总量不超 100 mg。

4)丙酸睾酮：丙酸睾酮 25 mg，月经来前 1 周肌内注射，1 次/天。连用 3～4 天。睾丸素药膏局部涂抹亦有一定作用。

以上两种雄激素的不良反应，有女性男性化、多毛、阴蒂肥大、音变、痤疮、肝脏损害、黄疸、头晕和恶心。

5)达那唑：是 17α-乙炔睾丸酮衍生来的合成激素，其作用机制是抑制促性腺激素，从而减少雌激素对乳腺组织的刺激。Greenball 等在治疗子宫内膜异位症时，发现该药治疗的病例所伴有的良性乳腺疾病同时得到缓解。达那唑不能改变绝经前妇女的促性腺激素水平，其机制可能是抑制卵巢合成激素所需要的酶，从而调整激素水平，此药治疗效果显著。症状消失及结节消失较为明显，有效率达到 90%～98%，但不良反应大，尤其月经紊乱发生率高，因此仅对用其他药物治疗无效、症状严重、结节多者，才选用此药。用药剂量越大，不良反应出现的也越多，且有停药复发问题。用法为达那唑 100～200 mg，1 次/天，月经来后第 2 天开始服用，3～6 个月为一个疗程。

6)他莫昔芬：本品主要是与雌激素竞争结合靶细胞的雌激素受体，直接封闭雌激素受体，阻断雌激素效应，是一种雌激素拮抗药；停药后有反跳作用。不良反应主要为月经推迟或停经以及白带增多等。用法为 10 mg,2 次/天,持续 2～3 个月。但也有报道长年服用可引起子宫内膜癌的危险。

(2)维生素类药物:维生素 A、B 族维生素、维生素 C、维生素 E 等能改善肝功能、调节性激素的代谢,同时还能改善自主神经的功能,可作为乳腺增生症的辅助用药。有学者首先报道用维生素 E 治疗本病,随后的研究发现其有效率为 75%～85%。机制系血中维生素 E 值上升,可使血清黄体酮/雌二醇比值上升;另一方面可使脂质代谢改善,总胆固醇与高密度脂蛋白胆固醇的比值下降,α-脂蛋白游离胆固醇上升。维生素 E 可使乳房在月经前疼痛减轻或缓解,部分病例可使乳房结节缩小、消散,又可调节卵巢功能,防治流产和不孕症。维生素 E 是一种氧化剂还可抑制细胞的间变,可以降低低密度脂蛋白(LDL),增加孕激素,故鼓励患者用维生素 E 以弥补孕激素治疗的不足。其优点是无不良反应,服药方便,价格低廉,易于推广使用,但疼痛复发率高。维生素 B_6 与维生素 A 对调节性激素的平衡有一定的意义,维生素 A 可促进无活性的雄烯酮及孕酮转变为活性的雄烯酮及孕酮,后两者均有拮抗雌激素作用。具体用法为:维生素 B_6 20 mg,3 次/天。维生素 E 100 mg,3 次/天,维生素 A_1 500 万 U,3 次/天,每次月经结束后连用 2 周。

(3)5%碘化钾溶液:小量碘剂可刺激腺垂体产生促黄体素(LH),促进卵巢滤泡黄体化,从而使雌激素水平降低,恢复卵巢的正常功能,并有软坚散结和缓解疼痛的作用,有效率65%～70%。碘制剂的治疗效果往往也是暂时的,有停药后反跳现象,由于可影响甲状腺功能,因此应慎重应用。常用的是复方碘溶液(卢戈液,每 100 mL 含碘 50 g、碘化钾 100 g),0.1～0.5 mL/次(3～5 滴),口服,3 次/天,可将药滴在固体型食物上,以防止药物对口腔黏膜的刺激;5%碘化钾溶液 10 mL,口服,3 次/天;碘化钾片 0.5 g,3 次/天,口服。

(4)甲状腺素片:由于近年来认为本病可能与甲状腺功能失调有关,因此有学者试用甲状腺素片治疗乳腺增生症获得一定的效果。用甲状腺浸出物或左甲状腺素治疗,0.1 mg/d,2 个月为一个疗程。

(5)溴隐亭:本品属于多巴胺受体的长效激活剂,它通过作用在垂体催乳素细胞上的多巴胺受体,释放多巴胺来直接抑制催乳素的合成和释放。同时也减少了催乳素对促卵泡成熟激素的拮抗,促进排卵及月经的恢复,调整激素的平衡,使临床症状得以好转,有效率达 75%～98%。本品的不良反应是头晕困倦、胃肠道刺激(恶心甚至腹痛、腹泻)、面部瘙痒、幻觉、运动障碍等。具体用法为:溴隐亭 5 mg/d,3 个月为一个疗程。连续应用不宜超过 6 个月。

(6)其他。

1)夜樱草油:本品是一种前列腺受体拮抗药,用药后可致某些前列腺素(PGE)增加并降低催乳素活性,3 g/d。效果不肯定,临床不常应用。

2)催乳素类药物:正处于临床试验阶段,其效果尚难肯定。

3)利尿药:有学者认为乳房疼痛与乳房的充血水肿有关,用利尿药可以缓解症状。常用螺内酯(安体舒通)和氢氯噻嗪,短期应用。

2.手术治疗

(1)适应证:乳腺增生症本身无手术治疗的指征,手术治疗的主要目的是避免误诊、漏诊乳腺癌。因此,手术治疗必须具备下列适应证。

1)有肿块存在。重度增生伴有局限性单个或多个纤维瘤样增生结节,有明显片块状肿块,乳头溢液,其他检查不能排除乳腺癌的病例。

2)药物治疗观察的病例,在弥散性结节状乳腺或片块状乳腺腺体增厚区的某一局部,出现与周围结节质地不一致的肿块者,长期用药无效而且症状又加重者。

3)年龄在40～60岁,又具有乳腺癌高危因素者。

4)长期药物治疗无效,思想负担过于沉重,有严重的精神压力(恐癌症),影响生活和工作的患者。

(2)手术目的和治疗原则。

1)手术的主要目的是明确诊断,避免乳腺癌的漏诊及误诊。因此,全乳房切除是不可取的也是禁忌的,如果围绝经期患者必须如此,须谨慎应用(仅行保留乳房外形的腺体切除),绝不宜草率进行。

2)局限性病变范围较小,肿块直径不超过2.5 cm,行包括一部分正常组织在内的肿块切除。

3)全乳弥散性病变者,以切取增生的典型部位做病理学检查为宜。

4)年龄在50岁以上,病理证实为乳腺导管及腺泡的高度非典型增生患者可行单纯乳房切除(仅行腺体切除,保留乳房外形)。

总之,没有绝对适应证而轻举扩大乳腺切除范围是十分错误的。用防止癌变的借口切除女性(尤其是青、中年女性)的乳房也是绝对不允许的。

3.其他治疗

(1)饮食治疗:据某些学者认为,此病的发生也与脂肪代谢率紊乱有关,因此应适当减少饮食中脂肪的摄入量,增加糖类的摄入。

(2)心理治疗:乳腺增生症的发生和症状的轻重常与情绪变化有关,多数患者在遇心情不舒畅的情况下及劳累过度时,很快出现症状或使症状加重。因此,给予患者必要的心理护理,对疾病的恢复是有益的,尤其是对乳腺组织增生症患者。如果能够帮助患者消除心理障碍,保持良好的心理状态,可完全替代药物治疗。消除恐惧和紧张情绪是心理治疗的关键。必要时可给予地西泮(安定)等镇静药以及维生素类药。

二、乳腺囊性增生症

(一)临床特点

1.多种多样的乳房肿块

患者常常以乳房肿块为主诉而就诊。肿块可发生于单侧或双侧,可见3种情况。

(1)单一结节:肿块呈球形,边界可能清楚,也可能不清楚;可自由推动,囊性感。如果囊内容过多,张力大,可能会误诊为实性。

(2)多个结节:多个囊性结节累及双乳,此种多数性囊肿活动往往受限。

(3)区段性结节感:乳腺部分或全乳呈不规则的颗粒状或结节状,边界不清;结节按乳腺腺管系统分布，近似一个乳头为顶角的三角形或不规则团块。

2.周期性的疼痛规律

疼痛与月经有一定关系，经前加重，且囊增大；经后减轻，囊亦缩小。

3.偶见乳头溢液

乳头溢液为单侧或双侧，多为浆液性或浆液血性，纯血者较少。如果溢液为浆液血性或纯血性时，往往标志着乳管内乳头状瘤。

（二）辅助检查

1.乳腺钼靶 X 线摄片

X 线表现为大小不等的圆形、椭圆形或分叶状阴影，边缘光滑、锐利、密度均匀；X 线所见肿块大小与临床触诊相仿。根据其影像学表现，钼靶 X 线片分成弥漫型、肿块型、钙化型和导管表现型 4 型。

2.B 型超声

B 型超声显示，乳腺边缘光滑、完整，内皮质地稍紊乱，回声分布不均匀，呈粗大光点、光斑以及无回声的囊肿。

3.近红外线检查

在浅灰色背景下可见近圆形深灰色、灰度均匀的阴影，周围无特殊血管变化；因囊肿所含液体不同，影像表现也不一样。含清液的囊肿为孤立的中心透光区，形态较规则；含浊液呈均匀深灰色阴影，边界清楚。

4.磁共振成像检查（MRI）

典型的 MRI 表现为乳腺导管扩张，形态不规则，边界不清楚，扩张导管的信号强度在 T_1 加权像上低于正常腺体组织；病变局限于某一区，也可弥漫分布于整个区域或在整个乳腺。本病的 MRI 像特点通常为对称性改变。

5.针吸细胞学检查

多方位、多点细针穿刺细胞学检查对该病诊断有较大价值，吸出物涂片检查镜下无特殊发现。

（三）治疗

乳腺囊性增生症是一种以组织增生和囊肿形成为主的一种非炎、非瘤病变，它的恶变率达 3%～4%。有学者认为该病可以发生癌变，属于癌前期病变，所以临床处置应谨慎。

1.乳腺囊性增生症应以外科手术治疗为主

（1）手术目的：明确诊断，避免癌的漏诊和延误诊断。

（2）手术原则：针吸细胞学检查为首选检查方法之一。对检查结果阴性、不能排除恶性者，须做手术检查。有条件者，应在做好根治术准备的情况下行快速冰冻病理检查，如果为恶性，则行根治术；如果不具备冰冻条件，也可先取病理，如果病变为恶性，应在术后 2 周内行根治术，这样对预后影响不大。

（3）手术方案的选择：肿块类或属于癌高发家族成员，肿块直径在 3 cm 以内，可行包括部分正常组织在内的肿块切除；根据病理结果，如有上皮细胞高度增生、间变者，年龄在 40 岁以上，行乳房大区段切除。有高度上皮增生，且家族中有同类病史，尤其是一级亲属有乳腺癌者，年龄在45岁以上应行单纯乳房切除术。35岁以下的不同类型的中等硬度的孤立肿块，长期治疗时好时坏，应行肿块多点穿刺细胞学检查，如果阳性则行根治术；即使阴性也不可长期药物治疗，应行肿块切除送病理，根据病理结果追加手术范围。当然，也不可盲目行乳房单纯切除术。

2.内分泌治疗

对随月经周期而出现的乳房一侧或双侧疼痛性肿块类，若长期药物治疗无效，可在肿块明显部位做切除组织病理检查，如无不典型增生者，行药物治疗观察。因乳腺囊性增生的发病机制与乳腺癌的发生有其同源性，故应用抗雌激素药物进行治疗。研究显示，他莫昔芬对乳腺囊性增生症治疗的有效率为80%～96%。但是由于他莫昔芬对子宫内膜的影响，很多医生和患者存有顾虑。因此，鉴于托瑞米芬的安全性高于他莫昔芬，而抗雌激素的机制与其相同，因此可以用托瑞米芬治疗乳腺囊性增生症1年左右，效果颇佳。

3.其他药物治疗

同乳腺单纯性增生。

（舒金勇　罗　盘）

第三节　乳腺良性肿瘤

一、乳房纤维腺瘤

乳房纤维腺瘤是最常见的乳房良性肿瘤，占乳房肿瘤的50%左右。早在19世纪中叶，该病即被认识，并确定为良性肿瘤。Paget指出：乳房上皮细胞在该瘤的发生中占重要地位。Virchow将该瘤命名为腺纤维瘤或纤维腺瘤，并指出乳房纤维组织在该瘤的发生中也占据重要地位。Cheatle对该瘤的组织结构进行了更为深入细致的研究，根据增生的导管和纤维组织将该瘤分为管内型和管周型两种。中医学中，乳房纤维腺瘤属于“乳癖”的范畴，并对其进行了精辟的阐述，如“有乳中结核，形如丸卵，不疼痛，不发寒热，肤色不变，其色随喜怒而消长，此名乳癖”。该瘤实质上属于乳房间质组织与腺上皮的混合瘤，因此有些学者主张称其为纤维上皮混合瘤或腺纤维瘤，其实这只是乳房纤维与腺上皮增生程度的不同，并没有形态学的差异。如果肿瘤以腺管增生为主，纤维组织较少时称“纤维腺瘤”；如果增生的腺管数量较少，纤维组织在肿瘤中占主要成分，称“腺纤维瘤”；如瘤组织由大量的小腺管和少量纤维组织构成，称“腺瘤”。这3种情况，临床治疗和预后方面没有本质的区别。本病极少恶变为纤维肉瘤，变为癌者则更少见。

（一）病因

本病的发生原因目前尚不十分清楚，一般认为与雌激素的刺激有密切关系。根据“种子土壤学说”，某一区域的乳房组织腺上皮细胞或纤维细胞对雌激素的异常敏感而发生过度增生即形成肿瘤，其主要依据如下。

（1）该瘤好发于性功能旺盛时期。

(2)妊娠时期乳房纤维腺瘤的生长速度迅速增加。

(3)动物实验证实,注射雌激素可诱发动物该瘤的发生。

(二)病理

1.肉眼所见

肿瘤通常有完整的纤维性包膜,少数尚属早期的腺纤维瘤包膜不完整或不清楚。肿瘤多呈球形或分叶状,与周围组织分界清楚,直径多在3 cm以内,质地较韧而富有弹性。肿瘤包膜为质硬的纤维膜,肿瘤实质韧,切面呈瘤实质,边缘外翻状,并且呈不同的形态,当乳房腺上皮较多时呈棕红色,质地软,有黏液感,可见小颗粒状轻微隆起;纤维成分较多者呈灰白色,半透明,质地硬韧;当间质出现黏液变或水肿时,可见切面带有光泽、黏滑、质较脆,瘤间可出现大小不等的裂隙。病程长者可见纤维成分增多,切面呈编织状或玻璃样变性、钙化或骨化,乳房囊性增生性纤维瘤切面上可见小囊。

2.镜下所见

本病的特点是腺上皮和结缔组织均有不同程度的增生,根据增生的比例不同可分为腺瘤、腺纤维瘤、纤维腺瘤3种基本类型。根据腺上皮和纤维组织结构的相互关系可分为管内型(又称管型腺纤维瘤)和管周型(又称乳管及腺泡周围型腺纤维瘤)。这只是人为的分型,其实他们之间并没有绝对的界限,生物学特点也无本质的差别,往往可以在同一肿瘤中存在着两种类型。

(1)腺瘤:是由大量的小腺管上皮腺胞和少量纤维组织构成的腺瘤样结构,多数有完整的包膜。在妊娠期、哺乳期腺管上皮腺胞可呈现分泌现象,形成腺泡,腺泡内可见染色的乳汁,此期肿瘤可迅速增大。

(2)腺纤维瘤或纤维腺瘤:腺纤维瘤是指肿瘤组织内腺管增生不明显,而是由纤维组织构成瘤体的主要成分;纤维腺瘤是指瘤体以增生的腺管上皮细胞(包括肌上皮,立方上皮或柱状上皮)为主,纤维结构组织较少。其病理学上又分为两种类型。

1)管内型腺纤维瘤:特点为间质增生的纤维组织挤压一个或多个乳管系统,使其变长、弯曲或变形,多呈狭长分支裂隙,横切面上可见增生的纤维组织好似在管内生长,故命名为管内型腺纤维瘤。实际上纤维组织仍在管外。较大的腔隙内,存在上皮包围或伸入间质的乳头结构,腺上皮虽然仍为双层,但往往因受挤压而萎缩,变为扁平而紧密靠拢呈两排密贴状,甚至完全消失。时间较长的肿瘤,纤维组织可以变得致密,发生胶原变或玻璃样变,甚至可以发生钙化或骨化。此类型有恶变倾向,有报道在1%以下,应引起注意。

2)管周型腺纤维瘤:主要由腺管和腺泡及腺管弹力纤维层外的纤维组织构成,腺体成分较多,增生的腺体大小、形态不一,可呈圆形、腺管形,部分腺管较细长,可伴有弯曲或分支。腺体由两层细胞构成,外层为细胞质透明的肌上皮,内层为单层立方或柱状上皮构成。增生的纤维组织围绕在腺管周围,大多较疏松而纤细,伴有黏液变性或较致密的纤维组织,部分可伴有胶原化及玻璃样变性或钙化等改变。

(三)病程

4天到23年。2/3的患者在2年以内就诊,多在无意中发现而就诊。初发现时常为1～2 cm大小,在最初半年生长较迅速,大多数直径生长到2～3 cm后,则生长变缓或停止生长。少数在月经期间肿块稍增大，月经期后再度缩小。如果近期内肿块生长突然增大加速，直径超过 6 cm 时，应考虑恶变的可能。

（四）临床表现

本病占青年妇女乳腺良性肿瘤的第 1 位，高于乳腺恶性肿瘤的几倍到十几倍。本病发病率高，尤其在青年妇女占乳腺疾病的首位。男性患本病者罕见。

1.发病年龄

该病发病年龄在 18～40 岁，60%以上的患者是 30 岁以下的女性，其中 20～25 岁最多见。

2.病史

患者多无明显的自觉症状，仅有 14%的患者在月经期出现乳房钝痛、胀痛或隐痛，多数在游泳、洗澡时自己触及无痛性肿块，部分是由家长或乳腺疾病普查时发现。

3.体征

肿瘤可发生在乳房的任何部位，但以外上象限最多见，占该瘤的 3/4。肿瘤多为单侧乳房单发病变，但一侧乳房多发肿瘤并不少见，约占 16.5%。亦可见双侧乳房同时或先后单发肿瘤，双侧乳房先后多发肿瘤或一侧单发、一侧多发的患者。瘤体多呈圆形或椭圆形，边界清楚，表面光滑，无触痛，有的可呈分叶状，质地韧但活动度良好，无皮肤水肿及乳头内陷。肿瘤直径多为 1.3 cm，小者须在乳房的连续切片中才能发现，大者直径可＞10 cm。月经周期对乳房纤维腺瘤的影响不大，但少数患者在月经周期出现不同程度的胀痛、隐痛、钝痛。

临床上将乳房纤维腺瘤分为 3 种类型。

（1）青春期纤维瘤：发生于女性月经初潮前的乳房纤维腺瘤。本型较少见，其特点为生长速度较快，瘤体大，一般＞5 cm，皆为青春期小乳房，因此可见肿瘤占据整个乳房，而使乳房皮肤高度紧张、发亮，有时发红，也可见表皮静脉曲张。

（2）普通型：是最为常见的一种类型，瘤体直径多＜3 cm。

（3）巨大纤维腺瘤：发病多为青春期和绝经期女性，肿瘤生长迅速，在短期内可生长成较大的肿块，略有疼痛，多数瘤体在 5～7 cm，有报道直径＞20 cm 者多与妊娠及哺乳有关。

（五）诊断

本病患者多数为青年女性，其发病高峰年龄在 20～25 岁，一般为外上象限的单发结节，但仍有 16.5%的患者为多发性，也可双侧乳房先后或同时发生。对 25 岁以下未婚或未孕者，触诊时发现乳房肿块呈圆形或椭圆形、质地坚实、表面光滑、边界清楚、活动良好，无压痛及乳头分泌物，腋窝淋巴结无肿大，基本可以确定诊断。对于触诊发现肿瘤边界不清，或伴有腋窝淋巴结肿大者，应选择以下一项或几项检查。

1.乳房 X 线摄片检查

乳房纤维腺瘤 X 线平片上表现为圆形或椭圆形阴影，密度均匀，边缘光整锐利。多发性纤维腺瘤表现为均匀一致、中等密度的阴影，大小不等。较大的瘤体肿块边缘可呈分叶状，但光整，界限清晰。肿块周围脂肪组织被挤压后可出现一薄层的透亮晕。部分组织可发生变性、钙化或骨化，但钙化极少见，多发于瘤体内，形状为片状、粗颗粒状，轮廓不规则，应与乳腺癌钙化相区别。乳腺癌钙化多呈线状、短棒状或蚯蚓状。青春型纤维腺瘤 X 线表现与其他纤维腺瘤相似，但极少有钙化，也无透亮晕，X 线乳房导管造影表现为导管系统半球形受压移位。

2.乳房液晶热图检查

两侧乳房血管热图分布均匀、对称，肿瘤为低温图像或呈正常乳腺热图像，与皮肤血管无联系或无异常血管图像。

3.B超检查

乳房纤维腺瘤超声图像呈圆形或椭圆形弱回声肿块，轮廓清晰，边界整齐，内部回声均匀，可有侧边回声，后壁回声增强，有的呈“蝌蚪尾”征肿块。故一般为弱回声，亦可见到中等强度的回声，但分布均匀。某些实性纤维腺瘤透声性很好，与囊性相似，少数纤维腺瘤其形态不规则，回声不均匀，或出现钙化而显示肿块后方声影。

4.近红外线透照检查

多数乳房纤维腺瘤与周围组织透光度一致，部分呈边缘相对锐利、密度均匀的灰色阴影，周围血管无特殊改变。

5.病理学检查

包括针吸细胞学，切取活体组织检查及切除活体组织检查。针吸细胞学检查对乳腺肿瘤诊断符合率达 90%以上，如有以下情况者应行切除，并行快速病理学检测：①患者年龄超过 35 岁以上者。②有乳腺肿瘤家族史者。③乳房肿块近期增长迅速加快者。④乳房肿块伴有同侧腋窝淋巴结肿大者。⑤肿瘤穿刺细胞学检查发现可疑癌细胞者。⑥乳房特殊检查怀疑有恶性者。

（六）鉴别诊断

本病与早期乳腺癌很相似，临床检查易误诊，应注意鉴别。其他应与乳腺囊性增生病、乳房结核等相鉴别（表 2-1）。

表 2-1　与乳房纤维腺瘤相鉴别的几种乳房肿块

鉴别点	乳房纤维腺瘤	乳腺囊性增生病	乳腺癌	乳房结核
年龄	20～25 岁	20～40 岁	40～60 岁	20～40 岁
病程	缓慢	缓慢	快	缓慢
疼痛	无	周期性疼痛	无	明显
肿块数目	常为单个	多数成串	常为单个	不定
肿块边界	清楚	不清	不清	不清
活动度	良好	不受限	受限	受限
转移性病灶	无	无	局部淋巴结	无
脓肿形成	无	无	无	可有寒性脓肿

（七）治疗

本病的治疗原则是手术切除。

1.雄激素治疗

在月经停止 1 周后开始服用甲睾酮至下次月经前结束，5～10 mg/d，每个月经周期总量不超过 100 mg，治疗期间以不使月经紊乱为宜。用药半年无效即停药。但也有学者认为，雄激素易引起导管上皮增生，长期应用有癌变的可能，因此，应用雄激素应慎重。

2.手术治疗

手术切除是治疗乳房纤维腺瘤的最佳方法，可以一次治愈，而不影响其功能。可采用肿块切除术、乳房区段切除术，部分患者可行单纯乳房切除术。最常用的方法是乳房肿块切除术。

(1)手术时机：乳房纤维腺瘤的患者，应选择适当的时机进行手术治疗。

1)＞25 岁已婚妇女或＞30 岁无论婚否的患者，应立即进行手术治疗，防止恶变。

2)＜25 岁未婚患者，能够确定诊断的，在不影响学习和工作的条件下，可行择期手术，但以婚前切除为宜。

3)婚后未孕的患者，宜尽早手术，最好在孕前手术切除。

4)怀孕后确定诊断者，应在怀孕后 3～6 个月内进行手术切除。

5)如果近期肿块突然增长加速，应考虑恶变，尽快手术。

有报道，手术时的年龄越小，术后复发率越高，此意见尚需引起注意。

(2)手术方法：较小或浅表的肿块，一般做放射状切口。此种切口与乳腺管平行，损伤乳腺管的可能性较小。如肿块在乳房下方较深的部位，可在乳房下缘胸乳褶处做弧形切口。当肿块与皮肤紧密粘连时，须做梭形切口，切除粘连部分的皮肤。切开皮肤及皮下组织直达肿块。如肿块有完整的包膜，必须将肿块连同包膜一并切除。为不遗留包膜，避免肿瘤复发，常需连同周围少部分的正常乳房组织一并切除，但要注意，不必切除过多的正常乳房组织，应彻底止血。乳房切口创面上的一些小血管出血，均应逐一缝合结扎止血，以免形成血肿后机化再产生硬结。严密缝合乳房腺体组织的创面，避免残留无效腔。根据需要可放置橡皮片引流，缝合皮下组织及皮肤。最后，用绷带加压包扎伤口。

对手术切下的肿块，必须明确其性质，并做病理学检查。早期乳腺癌有时可被误诊为腺纤维瘤而被切除，如病理学检查结果属恶性，应及时进行乳腺癌根治性切除术。

(3)手术治疗的注意事项。

1)切口选择：应以照顾乳房美学及功能(育龄妇女及未婚女性)及操作方便为原则，少数患者还要照顾到可能进一步行乳房根治性切除的需要。一般采用与乳腺导管平行的切口，即以乳头为中心的轮辐状切口，不影响育龄妇女的功能；乳头附近的肿块，可采用乳晕边缘的弧形切口；乳房下方深部的肿块，应选择胸乳皱褶处的弧形切口。

2)手术操作要点：①切除肿块以无瘤显露为原则。②尽量减少乳房组织内的丝线结扎，尽可能采用可吸收线缝合腺体组织。③肿瘤切除后，应严密止血，逐层缝合，避免留无效腔。④根据需要决定是否放置引流物。

3)切除组织应进行病理学诊断。如有条件应进行术中快速冷冻病理学检查，以避免漏诊早期乳腺癌。

(八)预后

本病是乳房的良性肿瘤，如能手术完整切除，术后很少复发。少数患者乳房纤维腺瘤已经切除，但在同侧乳房内的其他部位或在对侧乳房内发生新的纤维腺瘤，这种情况主要是由于病因的持续存在所引起的，不应视为复发。普通型较小的纤维腺瘤，用中药治疗后，肿瘤可以消失，远期疗效有待观察。极少数患者由于手术切除不彻底，导致局部复发。

因此，手术范围应是包括肿瘤在内的周围少部分正常乳腺组织的肿瘤切除，以防残留肿瘤包膜，避免肿瘤复发。对于纤维腺瘤癌变的问题，国外尚有不同的意见。有学者认为两者没有关系，但有学者认为绝经期和绝经后发生纤维腺瘤者，癌症危险性增加，纤维囊性增生患者若同时患纤维腺瘤，则患癌危险性增加。纤维腺瘤倾向于发生腺癌，而纤维囊性病倾向于发生浸润性导管癌。

二、乳房巨大纤维腺瘤

乳房巨大纤维腺瘤又称分叶型腺纤维瘤，占全部乳房肿瘤的1.56％，占乳房良性肿瘤的2.5％～6％。

（一）命名

本病命名较混乱，给临床工作者在采取治疗方案中带来不便。1938年，Muller首先将该病命名为乳腺叶状囊肉瘤。对于这一名称，学者对其认识也不同。在国内外的文献报道中对该瘤的命名也极为混乱，如巨纤维腺瘤、分叶型腺纤维瘤、腺肉瘤、叶状纤维腺瘤等。由于该瘤边界清楚，具有分叶状结构，与乳腺纤维瘤相同，是由纤维组织和腺上皮成分所构成，但是，纤维细胞丰富而且排列紧密，有时可见黏液、脂肪、骨性及软骨样化生。肿瘤体积较大，直径一般超过5 cm，最大者超过35 cm，多数为良性，瘤的主要成分为上皮及纤维组织，故称巨大腺纤维瘤。部分肿瘤有较大的囊腔，切面有裂隙呈分叶状，因此部分学者仍沿用叶状囊肉瘤这个名称。近年来已基本认定巨大腺纤维瘤为良性，而分叶状囊肉瘤为恶性。1968年，顾绥岳等把巨大腺纤维瘤与分叶状囊肉瘤分开为两个独立的疾病，且性质不同。

（二）病因

本病的发病原因不明，许多学者认为，该病与腺纤维瘤有相似的发病因素，即与内分泌失调有关。Helmuth发现巨大腺纤维瘤主要发生于未婚和未育的妇女；Finster认为，该病多发生在多次妊娠和哺乳时期生理功能达到高峰的乳腺；Goodall认为，多次生产及哺乳可使小的乳房纤维腺瘤迅速生长，变为巨大腺纤维瘤；Cumin等见到因妊娠而引起乳房纤维腺瘤迅速增大的现象。多数资料表明，乳房巨大腺纤维瘤可发生于性成熟时期至老年不同年龄的女性，而以青春期和围绝经期为发病的两个高峰，不难看出该病的病因可能与雌激素的分泌和代谢失衡有关。

（三）病理

1.大体所见

肿瘤体积大小不等，小者直径也有5 cm，最大者可达45 cm，一般在5～35 cm，平均15 cm。肿瘤多呈圆形、分叶状，与周围组织分界清楚，但无明显的包膜。切面呈浅红色或灰白色，质地软硬相间，带有大小不等的裂隙或呈囊腔状，有的裂隙狭长而弯曲，常将肿块分割成巨大的叶状，内含血性物、胶冻物或清亮的液体。瘤体内可伴有坏死黏液样变性、骨或软骨化生。

2.镜下所见

肿瘤由上皮细胞和纤维组织共同组成，上皮细胞成分多少不一，分化良好，无异型性，组织结构似管内型腺纤维瘤。纤维组织显著增生，细胞数目增多，排列紧密，有时出现细胞的异型性和核分裂象，核异染、深染甚至出现多核巨细胞和畸形细胞。病理方面根据细胞的密度及异型性、核分裂多少以及肿瘤对周围的浸润程度，将其分为3级。

Ⅰ级：瘤细胞间变不明显，无异型细胞，核分裂象少见。

Ⅱ级：细胞中度间变，出现异型细胞，核分裂象4～6个/HP(高倍视野)。

Ⅲ级：细胞高度间变，核分裂象>7个/HP，且出现肿瘤周围浸润现象。

这种分级对区别良性或恶性肿瘤有一定的帮助。有学者认为，在巨大纤维瘤组织中出现细胞核深染、肥大，核有病理性分裂象即为恶性特征，按恶性处理。也有学者认为有细胞的异型性，并不一定都绝对是恶性。因为，从组织学上预测该肿瘤的生物学特性是很困难的，主要应从肿瘤切除后是否复发及转移等临床资料作为判断其良恶性的依据。因此，对此类患者术后还应长期随访。

(四)临床表现

1.发病率

有文献报道，本病占全部乳腺肿瘤的1.56%，占乳腺良性肿瘤的2.3%～6%。由于命名的不一，故发病率的高低也难有一个较准确的数据。

2.发病年龄和性别

乳房巨大腺纤维瘤可发生于13～86岁的各年龄组女性，以青春期和围绝经期为两个发病高峰，尤以后者更为多见。男性也可发生，而且可恶变，只是甚为罕见。

3.病程

病程长短不一，1个月到10余年，有学者报道，最长时间达40年之久。有时肿瘤发生很快，可在数天内迅速增大，多数自发现肿块到手术时间不到1年。有文献报道，病程可能与妊娠和哺乳有关。

4.症状和体征

一般临床症状不明显或有轻度的乳房胀痛，局部检查所见往往是整个乳房被巨大的肿物所占据。肿块以外上象限为最多见，约占32%；其次为乳晕下方，占15%；内下象限占13%。触诊时可见肿块呈凹凸不平分叶状圆形或不规则形，质地硬韧，有弹性，有时可有囊性感，边界多较清楚，与皮肤、胸肌多无粘连，活动度良好，无乳头内陷及皮肤橘皮样变。肿块的大小一般>5 cm，有报道，最大达45 cm。一般局部皮肤正常，肿瘤较大时可见皮肤菲薄，略呈紫红色，皮温较高，皮下可见扩张的静脉。有时菲薄的皮肤可发生破溃，有脓性分泌物或恶臭。如巨大腺纤维瘤合并有分叶状囊肉瘤，即恶性型或癌变时局部检查主要表现为肿块活动度差，在皮肤和基底部之间粘连，不易被推动。

(五)诊断

本病多发于青春期和围绝经期，病程长，常有长期存在的乳房小肿块，而在短时期内迅速长成巨大肿块的病史，但界限清楚，活动性好，与深浅部组织不粘连。本病的症状多不明显，少数患者有轻度的压痛和胀痛。如肿瘤小时，临床特点不明显，常须组织学检查证实。乳房X线片可见圆形或椭圆形致密阴影，阴影周围可见细透明晕，多无边缘毛刺样征。乳房B超检查可见球形实体病灶或实性与囊性混合的图像。乳房红外线透照检查，可见边缘清晰无血管改变的阴影，如伴有囊腔形成，可出现不均匀的阴影。乳房巨大腺纤维瘤的良恶性，主要依靠组织学检查，根据细胞的分级而定，但细胞有明显的异型性并不一定都是恶性，部分临床经过却是良性，所以必须结合临床表现，多方面综合分析，来判断肿瘤的良恶性。

（六）鉴别诊断

1.乳房肉瘤

乳房肉瘤多与乳房周围组织粘连，与正常组织分界不清，患者有贫血，一般情况较差，X线有助于诊断。肉瘤表现为单个或多个结节，边界不完整，肿块境界与周围组织结构模糊不清，本病表现为巨大密度均匀的阴影，边界清楚，可见细透明晕。

2.乳房纤维腺瘤

乳房纤维腺瘤以青年女性（20～25岁）多见，一般体积较小，生长缓慢，质地较硬，多发或双侧发病者较多，而乳房巨大腺纤维瘤好发于青春期和围绝经期，肿瘤生长迅速，体积较大，常为单侧发病。两者较易区分。

3.叶状囊肉瘤

叶状囊肉瘤两者在临床上较难以鉴别，但发病年龄可作临床鉴别的一项参数。有学者报道，巨大腺纤维瘤年龄较小者占76%，而叶状囊肉瘤40岁以上者占61%。有学者报道，巨大腺纤维瘤30岁以内者占61%，而叶状肉瘤40岁以上者占58%。明显分叶及有囊性感者，应先考虑为叶状囊肉瘤。乳房巨大腺纤维瘤与深部组织粘连，移动度差应疑为分叶状囊肉瘤。病理学鉴别主要表现在叶状囊肉瘤的间质中，出现恶性特征，即肉瘤成分（常见为纤维肉瘤结构），如细胞核深染、核大、核分裂象多见等。

本病的良恶性主要取决于纤维成分的性质，即纤维母细胞明显间变，核分裂象多见，局部浸润，作为判断恶性的主要依据。Treves等将纤维组织生长活跃、偶尔可见核分裂象者列为良性；纤维组织呈肉瘤样改变者为恶性；介于良恶性之间者为交界性肿瘤。发现恶性者，多数有转移，1/6有局部复发；交界类见局部复发；良性者预后好。

4.乳腺癌

乳腺癌病史较短，肿块较小，质地较硬，边界不清，多有皮肤浸润，常见乳头内陷及皮肤“橘皮”样改变，伴有腋窝淋巴结肿大。乳房巨大腺纤维瘤病程较长，肿块较大、质韧，呈分叶状，部分尚有囊性感，边界清楚，皮肤菲薄，皮下静脉血管充盈，多无腋窝淋巴结转移。

（七）治疗

本病多属良性，但有一定的恶变率，手术切除肿瘤是治疗该病最有效的方法。对年龄较大，如已进入围绝经期或者曾行纤维腺瘤手术后复发者宜行单纯乳房切除术（包括腺体、胸大肌膜及皮肤），以防肿瘤组织残留造成术后复发。对于年龄偏小、未婚未育的青年女性，若肿瘤较小，行肿瘤局部切除，尽量保留乳腺；若肿瘤较大，保留乳头及正常的乳房组织，行皮下肿瘤切除术。手术时用手指沿肿瘤被膜进行分离，否则因瘤体分叶状遗留肿瘤组织而易复发。术中行快速冷冻切片检查，证实为恶性者，应行整个乳房及区域性淋巴切除，术后辅以化疗及放疗，可获得满意的疗效。手术切口的选择以保持乳房完整形态，可行放射状切口或沿胸乳皱褶处的弧形切口。

（八）预后

由于乳房巨大腺纤维瘤的体积可以生长得很大，有时因血液供应不足而引起的表皮破溃颇似恶性，经过长期随访证实大多数为良性经过，仅有少数恶变为纤维肉瘤。乳房巨大腺纤维瘤恶变后，影响预后的主要原因是血行转移，主要转移至肺，其次为骨、肝、脑等，淋巴转移极为少见。预后与年龄的关系不大，复发的主要原因是切除范围不够所致，所以手术时应将瘤组织连同周围一部分正常乳房组织一起彻底切除。未发现淋巴结转移者不化疗。

三、乳房导管内乳头状瘤

乳房导管内乳头状瘤在临床上并不少见，占乳房良性肿瘤的20%。可分为大导管内乳头状瘤和中、小导管内的乳头状瘤。文献对本病的命名也较多，如乳头状囊腺瘤、孤立性管内乳头状瘤、囊性腺状乳头状瘤、绒毛状乳头状瘤等，说明人们对它的认识是一个曲折的过程。乳管内乳头状瘤的好发年龄与乳腺癌相似或偏低。70%发病在35～50岁生育过的女性，其高发年龄组为40～48岁。本病的临床症状不明显，多数以无痛性乳头溢液就诊，部分在检查乳房其他疾病做病理学检查时被发现，所以该瘤的发病率很难确切统计，据临床观察，其比乳房纤维腺瘤及乳腺癌少见。

中医学称本病为“乳衄”。中医学认为，乳头为肝经所系，脾虚失摄，肝气郁结，瘀血阻络则局部肿硬；郁久化热，热分血络则乳头溢血。

（一）病因

本病的病因目前尚不十分明确，许多学者认为与乳房囊性增生病的病因相同，即与雌激素的水平高低有关。因为它们之间的病理表现基本一致，一般认为乳房导管内乳头瘤的发生与围绝经期女性雌激素分泌紊乱有关。

（二）病理

1.肉眼所见

大导管内乳头状瘤，瘤体位于乳头或乳晕下的大导管内，肿瘤直径一般为0.5～1.0 cm，边界清楚，无纤维性包膜，多数为单发，少数可同时在几个大导管内发生，瘤体突出导管腔内，由许多细小的树枝突或乳头粘连在一起而形成“杨梅”样结节。结节有粗细、长短不同的蒂，也可广基无蒂，一般粗短的乳头状瘤纤维成分较多，切面呈灰白色，质地韧；细长且顶端呈颗粒状鲜红的乳头状瘤，质脆易出血，也易恶变。瘤体所在的部位导管扩张，内有浅黄色或棕色的液体存留，有时杂以黏液或血性液。中、小导管内乳头状瘤位于中小导管内，瘤体呈白色半透明小颗粒状，无蒂，附着于管，大小不等，数量不一，组织较韧，如形成肿块时，很容易误诊为乳腺癌。

2.镜下所见

导管上皮细胞及间质增生形成的乳头状肿物突入由扩张导管围成的腔内，以纤维组织和血管构成乳头的轴心，外面被覆1～2层立方或柱状上皮细胞。镜下所见根据乳头状瘤细胞分化的程度及间质细胞的多少，可将其分为以下几种类型。

(1)纤维型管内乳头状瘤：其特点为乳头粗短，间质内纤维组织层丰富，乳头表面被覆的上皮多为立方或柱状，也可为上皮与肌上皮双层细胞。细胞排列整齐，分化良好，无异型性。由于瘤体内纤维组织成分较多，故称“纤维型管内乳头状瘤”，是临床上较为常见的一种。

(2)腺型管内乳头状瘤：导管增生的上皮细胞构成细小的乳头，反复分支，迂曲，相互吻合形成不规则的腺样结构，间质内纤维组织较少，常呈细条索状夹杂在上皮细胞之间。

(3)移行型管内乳头瘤：其特点为导管上皮高度增生，形成乳头，突入管腔。增生的上皮为立方或低柱状上皮细胞，细胞排列均匀一致，无异型性，排列似移行上皮。Saphir 认为本型既无间质又无腺样结构的实性细胞团，具有潜在的恶性。

（三）临床表现

1.发病年龄及病程

本病可发生在 20～60 岁，其中以 35～50 岁最多见，约占 70%。病程据国内文献报道，短为 7 天，长则达 31 年，1/3 在 1 年内，1/4 在 5 年以上。

2.乳头溢液

乳头溢液是导管内乳头状瘤的主要症状，在无意中发现衣物上有血迹而就医者约占就诊患者 80%。乳头溢液是自溢性的，常呈血性或浆液性。据 Stout 统计血性溢液占 78%，浆液性溢液为 22%。生长在乳晕区的导管内乳头状瘤，乳头溢液最常见。乳头溢液来自乳管，血出于乳头表面。年轻的妇女分泌物常为浆液性，而老年妇女多为浑浊或乳样液。因肿瘤组织脆弱，血管丰富，轻微地挤压即可引起出血或分泌物呈铁锈色，是导管内乳头状瘤呈血性乳溢液的最常见原因。有的患者在发现乳头血性溢液后，可在乳晕区触及小肿块，按压时可引起轻微的疼痛和排液，排液后肿块可以变小或消失。乳头状瘤是否发生乳头溢液与乳头状瘤的类型和部位有关，发生在乳头中心部位的大导管内的乳头状瘤的乳头溢液症状最为常见。而当肿瘤位于乳头边缘部分，在中小导管内或腺泡内者乳头溢液的发生较少见。

对男性乳头溢液，应首先考虑为导管乳头状瘤，并高度警惕恶性的可能。有文献报道如果年龄在 45 岁以上的乳头溢血性液伴有乳房肿块，就应考虑到导管乳头状瘤恶变的可能。

3.疼痛

本病仅有少数患者有局部疼痛及压痛，常为乳房导管扩张、导管内类脂样物质溢出及炎症所致。

4.乳房肿块

乳房肿块是乳房导管内乳头状瘤的主要体征。据国内文献报道，本病伴肿块者占 66%～75%。触诊时可在乳头处、乳晕区或乳房的中心处触及肿块，多数肿块体积较小，一般直径为 1～2 cm，直径很少小于 1 cm，但也有 3～7 cm 或更大者。单发性导管内乳头状瘤因导管阻塞扩张而引起。触及质地较软、光滑且活动的肿块，有时在乳晕旁可触及放射状条索。有文献报道，本病有肿块者占 84%左右。如患者乳头溢液并触及小肿块，则 95%的可能为导管内乳头状瘤。也有的患者扪不到肿块，仅在乳晕区触到几个点状结节，实则为病变所在部位。按压乳晕处的肿块，可见血性液自相应的腺导管的乳头流出，由于肿块主要是乳头状瘤出血淤积而成，肿块往往在按压后变小或消失。因此，在体格检查时应轻轻按压肿块，以便留下部分血液，在手术时可根据乳头出血的相应乳管做标记，行乳房区段切除。

（四）诊断

患者就诊时主诉乳头溢出血性或棕色浆液性液体，时有时无，具有间歇性。在乳房内可触及小肿块，可因挤压液体排出，肿块缩小或消失。体格检查时在乳晕内可扪及直径 1 cm 左右的结节样肿块，伴有压痛。用示指缘沿乳管走行方向，自乳房基底部向乳头方向轻轻按压，按顺时针走行逐一按压，可避免症状、体征的遗漏。可在相应的乳头输乳孔处，见到有血性或浆液性液体流出。根据这些特点，临床诊断多不困难，对可疑病例可采用以下方法确定诊断。

1.乳房X线平片

对本病的定位准确率不到30%，但可排除隐性乳腺癌引起的出血。由于乳管内乳头状瘤体积较小，密度淡，故X线片很难发现。当瘤体较大时，表现为导管扩张，条索状阴影，或局部圆形致密影，边缘完整锐利，偶尔可见钙化。

2.乳腺导管造影

对乳管内的乳头状瘤具有较高的诊断及定位价值，尤其是对扪不到肿块的病例。肿瘤多位于1～2级乳腺导管内，表现为单发或多发的局限性圆形或椭圆形充盈缺损。可见远端导管扩张或梗阻现象，在主导管梗阻处可见杯口状肿块影，管壁光滑，无外浸现象，在分支导管主要为单个导管截断现象。导管造影可鉴别囊性增生或癌，亦能发现同一导管系统内的其他性质的病变，该检查方法简便，只用一钝头注射针头插入出血的乳管内，向内注射造影剂即可摄片诊断。

3.乳房透照试验

在暗室内，用手电筒对乳房进行透照检查，以便根据积血的肿块可显示出不透光的区域，确定肿块的部位。

4.超声检查

具有无创性、无痛苦、简便易行的特点，超声可见扩张的导管及其内的液性暗区，有时可见导管内的乳头状瘤及充盈缺损。

5.乳头溢液细胞学检查

连续多次的乳头溢液细胞学检查，对良、恶性乳头溢液的鉴别诊断具有十分重要的价值。

6.乳管内镜检查

对未触及肿块的乳头溢液病例可提高其诊断率。乳管内镜观察乳头状瘤为黄色或充血发红的实质性肿块，表面光滑呈桑葚状突向腔内，或呈息肉样隆起而周围管壁光滑，无凹凸不平现象。乳管内镜为最有价值的检查手段。

（五）鉴别诊断

本病应与乳腺囊性增生病的囊性增生期、大导管或壶腹部炎症、导管扩张症、乳头状癌、乳头乳晕湿疹样癌等相鉴别。

1.乳腺囊性增生病的囊性增生期

乳腺囊性增生病的病程以数周、几个月或几年不等，多数为周期性的乳房胀痛，尤其是月经前(月经来潮前7天左右)为重，经后症状减轻或消失。病史长者，该症状的周期性发作的规律性改变不明显。乳房的物理检查可发现孤立的或多发的呈条索、结节或片状肿块，边界不清，质地较韧，可活动、疼痛、触痛，是乳腺囊性增生病的三大特征，但并非这些症状全部出现。病理学改变主要为乳房腺管或腺上皮增生，增生上皮处的乳管扩张或形成囊肿。囊内可见增生的上皮呈乳头状瘤样改变，有时呈分叶状。乳头状瘤样改变的中央可见纤维管束，因此乳房囊性增生病也可见乳头溢血，但多数为浆液性溢液。

2.大导管或壶腹部炎症

偶尔可见乳头溢液，多为脓血性，同时有明显炎症病史，溢液涂片细胞学检查可见炎症细胞，诊断多不困难。

3.导管扩张症

本病的乳房肿块也在乳晕区，局部发红，灼烧样疼痛，痒和肿胀等。本病的急性期，有急性乳房感染的表现，全部乳房水肿及乳头内陷，似炎性乳腺癌。部分患者有乳头溢液，但溢液为黏稠的凝块状，非自溢性，大部分因挤压而出。

4.乳头状癌

乳头状癌肿块多位于乳房中央或乳晕深处，或乳晕区以外的乳腺组织中，往往伴有乳头血性溢液，临床上易与乳管内乳头状瘤相混淆。欲将两者区别开来，必须行病理学检查。显微镜下观察，乳头状瘤可见腺上皮、肌上皮两层细胞形成的乳头和排列规则的腺管细胞，无异型性，核分裂少见或缺如，往往伴有大汗腺样化生。乳头分支少，间质多而且乳头较粗大，可融合成复杂的腺样结构。而乳头状癌则相反，细胞异型明显，核分裂常见，邻近乳腺组织内一般无硬化性腺病，癌细胞内可见筛状结构。

5.乳头乳晕湿疹样癌

虽起于乳头处的大导管，但乳头表面有湿疹样改变，而且皮肤增厚，常伴有乳头刺痛、瘙痒和烧灼感等症状。增厚的皮肤往往与正常组织分界清楚，血性分泌物不多，故易鉴别，但最后还须经病理确诊。

（六）治疗

本病有一定的恶变率。临床凡确诊为本病者，手术治疗为其治疗原则。凡发现乳头有血性溢液者，应先明确出血导管的部位和性质，再根据具体情况确定手术方案。

1.局部切除术

乳房导管内乳头状瘤是良性病变，恶变的概率不大。虽有部分学者认为本病为癌前病变，但大量的临床资料支持本病为良性病变。有学者报道 73 例乳头状瘤按此术式进行手术后无一例复发。也有学者报道 110 例乳头状瘤以局部切除为主，3 年后仅有 1 例癌变，其他未见复发。因此，局部切除范围充足者，理应获得满意的疗效，在定位准确的条件下，可作为乳头状瘤的首选术式。

术前准确地定位是手术成功的关键。因为部分患者术前触不到肿块，部分即使术前触到肿块，而在术中因挤压而缩小或消失。因此术前沿乳晕顺序轻压，当看到乳头有血性液溢出说明此处为病变部位所在，然后再用一钝性针头从溢液的乳头导管开口插入，再沿着针的方向做放射状切口或在乳晕缘做弧形切开皮肤，游离皮肤至乳头，轻轻将针头上下挑动，辨明乳管，找到扩张的乳腺管。

在乳晕下游离导管，直到乳头处，用中号丝线结扎切断，沿乳腺导管做锐性分离，横行剪除有病变的导管组织。分层缝合切口，或在放入乳管的针头内注入少量无菌亚甲蓝，作为手术切除病变的指标，将有着色的组织（包括导管）楔形切除，避免遗留病变。

本手术方法须注意以下几点。

（1）先以乳晕缘的弧形切口切开皮肤。

(2)在游离乳晕皮肤时不能过深,以防损伤乳腺管。

(3)在游离的皮下行放射状切开乳腺组织,避免损伤更多的乳管。

(4)如果要求哺乳者,仅游离出病变乳管,单行病变乳管切除。

2.乳房区段切除术

临床上症状和体征符合乳头状瘤,病理也确定本病者,可行乳房区段切除,即将整个乳管连同肿瘤及部分周围正常乳房组织一并切除。如肿块不明显,临床上出现血性溢液者,可行乳房局部或区段的按压,如出现溢液,在乳晕区未探及肿块,指压无出血者或有多发性乳头状瘤者,也可行乳房区段切除术。

3.乳房单纯切除术

本手术主要适用于以下患者。

(1)年龄>50岁的患者。

(2)挤压乳房的多个区段,导致多乳管血性溢液者。

(3)病理诊断有局限性上皮高度不典型增生,细胞生长活跃,有恶变趋势者。

(4)>45岁、乳头状瘤为多发性、病灶范围广者。

4.乳房导管内乳头状瘤治疗过程中的注意事项

(1)以乳头溢液就诊者,术前应排除生理状态、内科疾病或其他因素(如药物)引起的乳头溢液。

(2)明确病变部位可行局部或单纯乳管切除。

(3)无肿块发现而出血的乳管口不能明确者或压迫乳晕之外有出血者,可行局部或区段的乳腺切除。

(4)无肿块的多乳管出血,为某区段出血,>40岁的患者乳房单切,<40岁的患者局部切除或区段切除。

(5)双乳多乳管溢液且以血性为主,必须排除内分泌疾病所引起,不能贸然行双侧乳房切除术。

(6)<35岁的患者仅在乳头挤压时有乳头溢液(非自溢者)而无肿块可严密观察,定期复诊,排除乳房囊肿病及导管扩张症。

(7)术前2天禁止挤压乳房避免排净积液,导致术中定位困难。

(8)切除组织均应行病理学检查,如提示细胞恶变,应及早行乳腺癌根治术或改良根治术。

(七)预后

本病是一种良性疾病,是否会发生恶变尚有争议。对208例乳房导管内乳头状瘤患者追踪5~18年,未见恶变成癌。Haagensen等对427例导管乳头状瘤患者随访,1~22年仅有2例恶变,他们认为乳房导管内乳头状瘤是良性病变,是独立起源的,不应视为癌前病变。但Geschicketer、Buh-Jorgensen等则认为,乳房导管内乳头状瘤是一种潜在的恶性肿瘤,他们对72例患者的观察中,19例导管内乳头状瘤与癌并存。国内文献报道的一般恶变率为6%~8%。

Kraus等认为,位居乳晕区的大导管的乳头状瘤多为单发,且甚少恶变;而Carter认为,位居乳晕区外的中小导管内的乳头状瘤,常为多发,较易恶变。有报道其恶变率占1/3。Haagensen通过临床观察认为本病是癌前病变。有学者分析144例本病,单发为120例,癌变占5%,多发为24例,恶变率为8.3%。因此认为,管内乳头状瘤无论发生于大、中、小导管内,都有一定的恶变概率，一般认为多发性导管内乳头状瘤病生物学特性倾向恶变，故称癌前期病变。Kraus 等在文章中反复指出，乳头状瘤癌变一般恶性度较低，生长缓慢，但因处理不当而致复发或转移，造成不良后果并非少见。因此，慎重采取治疗措施甚为重要。

四、乳房其他良性肿瘤

（一）脂肪瘤

乳房脂肪瘤是由脂肪细胞增生形成的一种良性肿瘤。脂肪瘤是最常见的一种体表良性肿瘤，它可发生于体表任何部位，多见于肩背部、四肢，发生于乳腺者少见。

脂肪瘤肉眼观察与正常脂肪组织相似，但色泽较黄。有一薄层完整的纤维包膜，肿瘤圆形或扁圆形，表面呈分叶状。有的肿瘤富含血管及结缔组织，为血管脂肪瘤。镜下观察，肿瘤由分化成熟的脂肪细胞组成，其间有纤维组织间隔，外有薄层纤维组织包膜。瘤细胞较大，呈圆形，细胞质内充满脂滴，胞核被挤到近包膜处。

临床表现同其他一般体表脂肪瘤。本病好发于中年以上妇女，乳房较丰满、肥胖，常为无意中发现，无疼痛，无乳头溢液及其他不适症状。检查：肿瘤多为单发，圆形或椭圆形，分叶状，一般 3～5 cm，大者也可达 10 cm 以上，质软，边界清楚，活动，肿瘤不与皮肤及胸壁粘连。发生于皮下脂肪层者较表浅，发生于腺体内脂肪组织者较深在。肿瘤生长缓慢。

关于本病的治疗，对较大者或生长较快者可行手术切除，一般切除后不复发。对生长较缓慢、较小的脂肪瘤允许观察。

（二）平滑肌瘤

乳房平滑肌瘤是一种少见的乳房良性肿瘤。本瘤可来自乳头、乳晕的平滑肌组织及乳腺本身的血管平滑肌组织。根据生长部位、细胞来源的不同，病理分为三型：来源于乳晕区皮肤平滑肌者称浅表平滑肌瘤；来源于乳腺本身血管平滑肌者为血管平滑肌瘤；来源于乳腺本身血管平滑肌和腺上皮共同构成的腺样平滑肌瘤。

大体观察：肿瘤呈圆形或椭圆形，边界清楚或有包膜、实性、质韧，一般直径 0.3～0.5 cm，切面灰白或淡红色，稍隆起，呈编织状。镜下：肿瘤由分化成熟的平滑肌细胞组成。瘤细胞呈梭形、细胞质丰富、粉染、边界清楚，并可见肌原纤维。胞核呈杆状，两端钝圆，位于细胞中央，无核分裂象。瘤细胞排列呈束状、编织状或栅栏状，间质有少量的纤维组织。血管平滑肌由平滑肌和厚壁血管构成。腺样平滑肌瘤在平滑肌瘤细胞之间夹杂着数量不等的乳腺小管状结构。

临床上，肿瘤可位于真皮亦可在乳腺实质内。位于真皮者表面皮肤隆起，略呈红色，局部有痛感或有压痛。位于乳腺实质内者，位置深在，多为血管平滑肌瘤或腺样平滑肌瘤，肿瘤有包膜，易推动，生长缓慢。

本病发生于真皮者，诊断较易确定，可行手术治疗，手术时，连同受累皮肤一并切除。对于发生于乳腺实质内者，与纤维瘤较难鉴别，有时需待手术后病理切片方可证实。本病一般不恶变，手术后不复发。

（三）神经纤维瘤

乳房神经纤维瘤少见，常为神经纤维瘤的一部分，好发于皮肤及皮下的神经纤维。神经纤维瘤多位于乳头及乳头附近，可为单发或多发，肿瘤直径1～2 cm，生长缓慢，一般不恶变，无疼痛及其他症状。单发者手术切除后一般不复发，多发者可致乳头变形，可考虑切除病变皮肤，并进行乳房整形。

（四）汗腺腺瘤

乳腺汗腺腺瘤罕见，是发生于乳腺皮肤汗腺上的良性肿瘤。肿瘤在真皮内由无数小囊形管构成，管腔内充满胶样物质，管壁的两层细胞受压变扁平。

临床上，本病开始时是在皮肤上发现透明而散在的结节，软且有压缩性。结节位于真皮内，一般2 cm大小，有时高出皮肤，肿瘤可逐渐增大呈乳头状，并发生破溃。一般不恶变，手术切除可治愈。

（五）错构瘤

乳房错构瘤又称腺脂肪瘤。本病临床较少见，好发于中青年妇女，一般为单发、生长缓慢、无症状、肿物边界清楚、质软、活动度好，与周围无粘连。在钼靶片上，本病表现为圆形或椭圆形肿块阴影，中央密度不均匀，边缘光滑，且有一圈透亮带。病因为胚芽迷走或异位，或胚胎期乳腺发育异常，造成乳腺正常结构成分比例紊乱。

肉眼观察：肿瘤呈实性，圆形或椭圆形，有一层薄而完整的包膜，直径1～17 cm，质软。切面脂肪成分较多时呈淡黄色；腺体成分较多时呈淡粉红色，纤维组织为主者呈灰白色。

镜下观察：肿瘤为数量不等、杂乱无章的乳腺导管、小叶和成熟的脂肪组织、纤维组织混杂而成，包膜完整。小叶和导管上皮可正常，也可增生。有时可见导管扩张及分泌物潴留。当脂肪组织占肿瘤大部分时，称腺脂肪瘤。

本病需经手术切除后病理切片确诊，预后好，手术后不复发。

（六）海绵状血管瘤

乳房海绵状血管瘤临床极为少见，它是由血管组织构成的一种良性血管畸形。本病一般多发于乳腺皮下组织内，肿瘤体积不定，质地柔软，边界清楚。切面呈暗红色，可见多数大小不等的腔隙。腔壁厚薄不均，腔内充满血液。镜下见瘤组织由大量充满血液的扩张的腔隙及血管构成，腔壁上有单层内皮细胞，无平滑肌。腔隙之间由很薄的纤维组织条索构成间隔，状如海绵，可有完整包膜，亦可境界不清。本病可发生于任何年龄，一般为单发，也可多发。本瘤境界清楚、质软、有压缩性，或呈囊性感，常无任何不适，生长缓慢。局部肿瘤穿刺抽出血性液体时，可明确诊断。较小的血管瘤可局部手术切除，范围较大者，可考虑行乳房单纯切除术。

（七）淋巴管瘤

乳房淋巴管瘤临床极罕见。由淋巴管和结缔组织构成，是一种先天性良性肿瘤。淋巴管瘤多见于锁骨上区及颈部，乳房淋巴管瘤生长缓慢，无不适表现。瘤体大小不一、触之无压痛、质软，有囊性感或波动感，透光试验阳性，局部穿刺可抽出淡黄色清亮液体。临床上，肿瘤较小者行肿瘤切除，较大者行乳房单纯切除术。

（八）颗粒细胞瘤

乳房颗粒细胞瘤亦称颗粒性肌母细胞瘤，是一种少见的乳腺良性肿瘤。颗粒细胞瘤可发生于身体任何部位，好发于舌、皮下及软组织，乳腺也是本病常见的发病部位之一。

颗粒细胞瘤并非发生于乳腺组织本身，而是来源于乳腺神经鞘细胞。大体观察：肿瘤无包膜，与周围组织分界不清，直径 0.5～4 cm，质硬，切面灰白或灰黄，均质状，表面受累皮肤可发生凹陷。镜下：肿瘤无明确分界，瘤细胞体积大，呈多边形或卵圆形。细胞质丰富，内含均匀分布的嗜酸性颗粒；胞核小而圆。瘤细胞呈松散的巢状或条索状排列，其间有多少不等的纤维组织包绕。受累皮肤呈假上皮瘤样增生。

临床上，本病好发于 20～50 岁女性。主要为无痛性肿块，质硬，呈结节状，边界不清，活动度差，且常与皮肤粘连，致受累皮肤凹陷，故易与乳腺癌混淆。依靠镜下瘤细胞核小而圆、规则、细胞质丰富呈嗜酸性颗粒状与乳腺癌鉴别。

本病手术切除预后良好。

（九）软骨瘤和骨瘤

乳房软骨瘤和骨瘤极少见，可见于老年妇女的乳房纤维腺瘤内。肉眼见该瘤表面呈颗粒状突起、色淡黄、质硬、无明显包膜，但境界清楚。镜下可见骨膜、断续的骨板及排列紊乱的骨小梁，小梁之间可见疏松纤维组织。一般认为它是由成纤维细胞化生而成，另一部分由纤维瘤内纤维成分而来。

临床上，患者一般无自觉症状，肿瘤质硬，无触痛，可活动，与周围组织无粘连。

手术切除后一般无复发。

（十）腺肌上皮瘤

乳腺腺肌上皮瘤临床少见，术前多易误诊为乳腺纤维腺瘤。本病好发于 50 岁以上女性，亦有年轻女性及男性腺肌上皮瘤报道。常以无痛性肿块就诊、边界清楚、质地韧实、表面光滑、生长缓慢、无痛。

肉眼观察，肿瘤可有或无包膜，切面灰白或灰黄，质脆或鱼肉状，少数为囊实性或囊性。镜下肿瘤组织由增生的腺上皮和肌上皮组成，以肌上皮增生为主。腺上皮可有乳头状增生；肌上皮呈巢状、片状、小梁状分布，细胞呈梭形或为透明细胞。Tavassoli 根据肿瘤结构及肌上皮形态不同，将其分为三型：①梭形细胞型：由巢状和片状分布的梭形肌上皮细胞和少量腺腔组成。②腺管形（经典腺肌上皮瘤）：主要由大小不等的腺管组成，内覆腺上皮细胞，外围为肌上皮细胞。③小叶型：增生的上皮细胞呈巢状，围绕并挤压腺腔，肿瘤周围纤维组织向瘤内生长，分隔肿瘤呈小叶状。当核分裂象超过 5 个/10 高倍视野、细胞有明显异型性，肿瘤呈浸润性生长以及肿瘤出现坏死时，考虑有恶性可能。

本病治疗方法为手术切除，应切除肿瘤周围部分正常腺体组织，否则易复发。反复复发则有恶性可能。考虑为恶性时，宜行乳房切除或改良根治术。

（十一）乳头腺瘤

乳头腺瘤又称乳头导管腺瘤，发生于乳头内的导管即乳窦部，是一种局限于集合管内或其周围的良性上皮增生。好发于 40～50 岁女性，偶有男性，发病率不到乳腺良性肿瘤的 1%，病程长，生长缓慢，肿瘤体积小，直径一般不超过 2 cm。

1.临床表现

乳头腺瘤单侧多见，罕见双侧患者。乳头溢液为主要表现，约占 2/3 的患者，其次可有乳头增粗、变硬、糜烂、溃疡、结痂出血，乳头内或其底部扪及结节等症状，切除的结节质硬，边界可清楚或不清楚，呈灰白色，此结节有时不在导管内。

2.诊断与鉴别诊断

乳头腺瘤是一种少见病，对临床上有乳头溢液伴有乳头内或乳窦部有硬结节或肿块者，同时若有乳头糜烂、溃疡、出血、结痂者应高度重视，影像学检查方法，钼靶 X 线摄片通常不把乳头包括在内，所以影像学不易发现，临床上对可疑者，申请加拍乳头在内的头尾位和内外侧斜位片，有时可见乳头及乳晕区有高密度肿块影。彩色 B 超可显示乳头内有实性肿块影，可协助诊断，但最终需靠病理学确诊。

乳头腺瘤多因临床表现不典型，医师经验不足，术前诊断较困难，临床检查常有漏诊或误诊，必须与乳头慢性炎症、良性肿瘤、Paget′s 病乳头状癌等进行鉴别。

(1)湿疹样癌(Paget′s 病)：初期表现为一侧乳头瘙痒、变红，继而皮肤增厚，粗糙、糜烂、出血、结痂，可见乳头变形或破坏，病理检查乳头、乳晕表皮基底层内可查到 Paget′s 细胞，乳头下导管内可见管内癌。即可确诊。而乳头腺瘤是导管上皮细胞增生改变、表皮内无 Paget′s 细胞。

(2)导管内乳头状瘤：临床表现主要是以乳头溢液为主，半数左右为血性，在乳晕附近可扪及圆形肿物，乳导管造影和乳管镜检查加上取病理活检，一般可以确诊。

(3)乳腺管状腺瘤：是由密集增生的管状结构构成的圆形结节状良性病变，多见于年轻妇女，多为无意中发现皮肤触及包块，系为卵圆形，可单发、多发，生长较快，活动度较好，界限较清，质地中等、压痛，无皮肤及乳头改变，疼痛随月经期前后变化明显。影像学检查通常为边界清晰，偶含微钙化的肿物，乳腺管状腺瘤是良性病变，切除后无复发，预后较好，主要靠切除后行组织学检查以确诊。

(4)乳头汗腺样瘤：发生部位与乳头腺瘤相似，但无乳头糜烂及乳头溢液，检查无 Paget′s 细胞，病理检查以乳头大导管的乳头状增生为主，该病罕见，临床检查不易确诊，而病理检查确诊不困难。

3.治疗与预后

本病应尽量行乳头结节局部完整切除保留乳头，一般不主张行乳房单切术，术后常见复发，未见癌变报道。

（舒金勇　罗　盘）

第四节　乳腺癌

一、流行病学

乳腺癌是女性最常见的恶性肿瘤之一。每年全世界约有 130 万人被诊断为乳腺癌，而有约 40 万人死于该病。近 20 年来，我国乳腺癌的发病率呈逐年上升趋势，尤其在北京、天津、上海等大城市，乳腺癌已经位居女性恶性肿瘤发病率之首，严重危害广大妇女的健康。

二、病因

乳腺癌的病因尚不清楚。乳腺是多种内分泌激素的靶器官，如雌激素、孕激素及泌乳素等，其中雌酮及雌二醇与乳腺癌的发病有直接关系。20 岁前本病少见，20 岁以后发病率迅速上升，45～50 岁较高，绝经后发病率继续上升，可能与年老者雌酮含量提高相关。月经初潮年龄早、绝经年龄晚、不孕及初次足月产的年龄大与乳腺癌发病均有关。一级亲属中有乳腺癌病史者，发病危险性是普通人群的 2～3 倍。乳腺良性疾病与乳腺癌的关系尚有争论，多数认为乳腺小叶有上皮高度增生或不典型增生者可能与乳腺癌发病有关。另外，营养过剩、肥胖、脂肪饮食可加强或延长雌激素对乳腺上皮细胞的刺激，从而增加发病机会。北美、北欧地区乳腺癌发病率约为亚、非、拉美地区的 4 倍，而低发地区居民移居至高发地区后，第二、第三代移民的乳腺癌发病率逐渐升高，提示环境因素及生活方式与乳腺癌的发病有一定关系。

三、病理类型

乳腺癌按病理类型有多种分型方法，目前国内多采用以下病理分型。

1.非浸润性癌

包括导管内癌、小叶原位癌及乳头湿疹样乳腺癌(伴发浸润性癌者，不在此列)。此型属早期，预后较好。

2.早期浸润性癌

包括早期浸润性导管癌(癌细胞突破管壁基底膜，开始向间质浸润)、早期浸润性小叶癌(癌细胞突破末梢乳管或腺泡基底膜，开始向间质浸润，但仍局限于小叶内)。此型仍属早期，预后较好。

3.浸润性特殊癌

包括乳头状癌、髓样癌、小管癌(高分化腺癌)、腺样囊性癌、黏液腺癌、大汗腺样癌、鳞状细胞癌等。此型分化一般较高，预后尚好。

4.浸润性非特殊癌

包括浸润性小叶癌、浸润性导管癌、硬癌、单纯癌、腺癌等。此型一般分化低，预后较上述类型差，且是乳腺癌中最常见的类型，占 80%，但判断预后尚需结合疾病分期等因素。

5.其他

罕见癌。

四、分期

现多数采用国际抗癌协会建议的 T(原发癌瘤)、N(区域淋巴结)、M(远处转移)分期法。内容如下。

Tx：原发肿瘤无法评估。

T_0：无原发肿瘤证据。

Tis：(DCIS)：导管原位癌。

Tis：(LCIS)：小叶原位癌。

Tis：(Paget′s)乳头 Paget′s 病，与乳腺实质内的浸润癌和(或)原位癌[DCIS 和(或)LCIS]无关。与 Paget′s 病有关的乳腺实质内的癌应根据实质内的肿瘤大小和特征进行分类，仍需注明存在 Paget's 病。

T_1：癌瘤最大直径≤2 cm。

T_2：癌瘤最大直径>2 cm 且≤5 cm。

T_3：癌瘤长径>5 cm。

T_4：癌瘤大小不计，但侵及皮肤（溃疡或皮肤结节）和（或）胸壁（肋骨、肋间肌、前锯肌），炎性乳腺癌亦属之。

Nx：区域淋巴结无法评估（例如既往已切除）。

N_0：无区域淋巴结转移。

N_1：同侧Ⅰ、Ⅱ级腋窝淋巴结转移，可活动。

N_2：同侧Ⅰ、Ⅱ级腋窝淋巴结转移，临床表现为固定或融合；或缺乏同侧腋窝淋巴结转移的临床证据，但临床发现有同侧内乳淋巴结转移。

N_3：同侧锁骨下淋巴结（Ⅲ级腋窝淋巴结）转移伴或不伴Ⅰ、Ⅱ级腋窝淋巴结转移，或临床上发现同侧内乳淋巴结转移伴Ⅰ、Ⅱ级腋窝淋巴结转移，或同侧锁骨上淋巴结转移伴或不伴腋窝或内乳淋巴结转移。

M_0：无远处转移。

M_1：有远处转移。

根据以上情况进行组合，可把乳腺癌分为以下各期。

0 期：$T_{is}N_0M_0$。

Ⅰ期：$T_1N_0M_0$。

Ⅱ期：T_0～$T_1N_1M_0$，T_2N_0～N_1M_0，$T_3N_0M_0$。

Ⅲ期：T_0～$T_2N_2M_0$，T_3N_1～N_2M_0，T_4 任何 NM_0，任何 TN_3M_0。

Ⅳ期：包括 M_1 的任何 TN。

以上分期以临床检查为依据，实际并不精确，还应结合术后病理检查结果进行校正。

五、转移途径

1.局部扩展

癌细胞沿导管或筋膜间隙蔓延，继而侵及 Cooper 韧带和皮肤。

2.淋巴转移

主要途径有：①癌细胞经胸大肌外侧缘淋巴管侵入同侧腋窝淋巴结，然后侵入锁骨下淋巴结以至锁骨上淋巴结，进而可经胸导管（左）或右淋巴管侵入静脉血流而向远处转移。②癌细胞向内侧淋巴管，沿着乳内血管的肋间穿支引流到胸骨旁淋巴结，继而达到锁骨上淋巴结，并可通过同样途径侵入血流。

3.血行转移

以往认为血行转移多发生在晚期，这一概念已被否定。研究发现有些早期乳腺癌已有血行转移，乳腺癌是一全身性疾病已得到共识。癌细胞可经淋巴途径进入静脉，也可直接侵入血液循环而致远处转移。最常见的远处转移依次为肺、骨、肝。

六、临床表现

早期表现是患侧乳房出现无痛、单发的小肿块，常是患者无意中发现而就医。肿块质硬，表面不光滑，与周围组织分界不很清楚，在乳房内不易被推动。随着肿瘤增大，可引起乳房局部隆起。若累及 Cooper 韧带，可使其缩短而致肿瘤表面皮肤凹陷，即所谓"酒窝征"。邻近乳头或乳晕的癌肿因侵入乳管使之缩短，可把乳头牵向癌肿一侧，进而可使乳头扁平、回缩、凹陷。癌块继续增大，如皮下淋巴管被癌细胞堵塞，引起淋巴回流障碍，出现真皮水肿，皮肤呈"橘皮样"改变。

乳腺癌发展至晚期，可侵入胸筋膜、胸肌，以至癌块固定于胸壁而不易推动。如癌细胞侵入大片皮肤，可出现多数小结节，甚至彼此融合。有时皮肤可破溃而形成溃疡，这种溃疡常有恶臭，容易出血。

乳腺癌淋巴转移最初多见于腋窝。肿大淋巴结质硬、无痛、可被推动；以后数目增多，并融合成团，甚至与皮肤或深部组织黏着。乳腺癌转移至肺、骨、肝时，可出现相应的症状。例如肺转移可出现胸痛、气急、咯血，骨转移可出现局部疼痛，肝转移可出现肝大、黄疸等，脑转移后可出现头疼、头晕、恶心、呕吐等。

有些类型乳腺癌的临床表现与一般乳腺癌不同。值得提出的是炎性乳腺癌和乳头乳晕湿疹样癌。炎性乳腺癌并不多见，特点是发展迅速、预后差。局部皮肤可呈炎症样表现，开始时比较局限，不久即扩展到乳房大部分皮肤，皮肤发红、水肿、增厚、粗糙、表面温度升高。

乳头乳晕湿疹样癌少见，恶性程度低，发展慢。乳头有瘙痒、烧灼感，以后出现乳头和乳晕的皮肤变粗糙、糜烂如湿疹样，进而形成溃疡，有时覆盖黄褐色鳞屑样痂皮。部分病例于乳晕区可扪及肿块。较晚发生腋窝淋巴结转移。

七、诊断

详细询问病史及临床检查后，大多数乳房肿块可得出诊断。但乳腺组织在不同年龄及月经周期中可出现多种变化，因而应注意体格检查方法及检查时距月经期的时间。乳腺有明确的肿块时诊断一般不困难，但不能忽视一些早期乳腺癌的体征，如局部乳腺腺体增厚、乳头溢液、乳头糜烂、局部皮肤内陷等，以及对有高危因素的妇女，可应用一些辅助检查。

八、鉴别诊断

1.纤维腺瘤

常见于青年妇女，肿瘤大多为圆形或椭圆形，边界清楚，活动度大，发展缓慢，一般易于诊断。但 40 岁以后的妇女不要轻易诊断为纤维腺瘤，必须排除恶性肿瘤的可能。

2.乳腺纤维囊性增生病

多见于中年妇女，特点是乳房胀痛，肿块可呈周期性，与月经周期有关。肿块或局部乳腺增厚与周围乳腺组织分界不明显。可观察 1 个至数个月经周期，若月经来潮后肿块缩小、变软，则可继续观察；如无明显消退，可考虑作手术切除及活检。

3.浆细胞性乳腺炎

是乳腺组织的无菌性炎症，炎性细胞中以浆细胞为主。临床上60%呈急性炎症表现，肿块大时皮肤可呈“橘皮样”改变。40%患者开始即为慢性炎症，表现为乳晕旁肿块，边界不清，可有皮肤粘连和乳头凹陷。急性期应予抗炎治疗，炎症消退后若肿块仍存在，则需手术切除，做包括周围部分正常乳腺组织的肿块切除术。

4.乳腺结核

是由结核杆菌所致乳腺组织的慢性炎症。好发于中、青年女性。病程较长，发展较缓慢。局部表现为乳房内肿块，肿块质硬偏韧，部分区域可有囊性感。肿块境界有时不清楚，活动度可受限。可有疼痛，但无周期性。治疗包括全身抗结核治疗及局部治疗，可做包括周围正常乳腺组织在内的乳腺区段切除。

九、预防

乳腺癌病因尚不清楚，目前尚难以提出确切的病因学预防（一级预防）。但重视乳腺癌的早期发现（二级预防），经普查检出病例，将提高乳腺癌的生存率。不过乳腺癌普查是一项复杂的工作，要有周密的设计、实施计划及随访，才能收到效果。目前一般认为乳房钼靶摄片结合乳腺超声是最有效的检出方法。

十、治疗

（一）手术治疗

手术治疗仍为乳腺癌的主要治疗手段之一。术式有多种，对其选择尚缺乏统一意见，总的发展趋势是尽量减少手术破坏并提高患者的生活质量，在设备条件允许下对早期乳腺癌患者尽力保留乳房外形，对不能保乳患者可以用乳房重建技术重建乳房外形。无论选用何种术式，都必须严格掌握以根治为主、保留功能及外形为辅的原则。

1.全乳切除的乳腺癌根治术

（1）手术适应证：对乳腺癌全乳切除的手术适应证为符合 TNM 分期的 0、Ⅰ、Ⅱ期以及部分Ⅲ期而无手术禁忌证的患者。

（2）手术禁忌证。

1）全身性禁忌证：①肿瘤远处转移者。②年老体弱不能耐受手术者。③一般情况差，呈现恶病质者。④重要脏器功能障碍不能耐受手术者。

2）局部病灶的禁忌证：Ⅲ期患者出现下列情况之一者。①乳房皮肤“橘皮”样水肿超过乳房面积的一半。②乳房皮肤出现卫星状结节。③乳腺癌侵犯胸壁。④临床检查胸骨旁淋巴结肿大且证实为转移。⑤患侧上肢水肿。⑥锁骨上淋巴结病理证实为转移。⑦炎性乳腺癌。

有下列5种情况任何两项及以上者：①肿瘤破溃。②乳房皮肤“橘皮”样水肿占全乳房面积1/3以内。③癌瘤与胸大肌固定。④腋淋巴结最大长径＞2.5 cm。⑤腋淋巴结彼此粘连或与皮肤、深部组织粘连。

(3)手术方式。

1)乳腺癌根治术(经典根治术):1894 年 Halsted 及 Meger 分别发表乳腺癌根治术操作方法的手术原则:①原发灶及区域淋巴结应做整块切除。②切除全部乳腺及胸大肌、胸小肌。③腋淋巴结做整块彻底切除。

之后,Haagensen 改进了乳腺癌根治手术,强调手术操作应特别彻底,主要有以下 4 点:①细致剥离皮瓣。②皮瓣完全分离后,从胸壁上将胸大肌、胸小肌切断,向外翻起。③解剖腋窝,胸长神经应予以保留,如腋窝无明显肿大淋巴结者则胸背神经亦可以保留。④胸壁缺损一律予以植皮。现临床上主要适用于Ⅱ、Ⅲ期乳腺癌及肿瘤与胸大肌或其筋膜有粘连、临床腋窝淋巴结有明显肿大或胸肌间淋巴结受累者。

术中常见并发症有以下两种:①腋静脉损伤:多因在解剖腋静脉周围脂肪及淋巴组织时,解剖不清或因切断腋静脉分支时,过于接近腋静脉主干所致。因此,清楚暴露及保留少许分支断端,甚为重要。②气胸:在切断胸大肌、胸小肌的肋骨端时,有时因钳夹胸壁的小血管穿通支,下钳过深,而致触破肋间肌及胸膜,造成气胸。

术后常见并发症有以下 4 种:①皮下积液:多因皮片固定不佳或引流不畅所致。可采用皮下与胸壁组织间多处缝合固定及持续负压引流而防止积液。②皮片坏死:皮肤缝合过紧及皮片过薄等均可为其发生原因。皮肤缺损较多时,宜采用植皮。③患侧上肢水肿:多与术中损伤腋静脉收纳上肢回流的属支、淋巴管有关。④患侧上肢抬举受限:主要是术后活动减少、皮下瘢痕牵引所致。因此,要求术后及早进行功能锻炼,一般应在术后 1 个月左右基本可达到抬举自如程度。

2)乳腺癌扩大根治术:乳腺癌扩大根治术包括乳腺癌根治术+内乳淋巴结清除术。内乳淋巴结清除即清除 1~4 肋间淋巴结,术时需切除第 2、第 3、第 4 肋软骨。手术方式有胸膜内法及胸膜外法,前者创伤大,并发症多,因而多用后者。

该术式目前非常规术式,但仍可选择性地用于部分Ⅱ、Ⅲ期病例。该术式有助于了解内乳淋巴结有无转移,同时清除了内乳淋巴结,对内乳淋巴结可能有转移的患者可避免术后内乳区的放射治疗,从而可大大地降低因放射治疗导致的心脏毒性。

3)乳腺癌改良根治术:乳腺癌改良根治术包括乳房单纯切除术+腋窝淋巴结清扫术,主要用于Ⅰ、Ⅱ期及ⅢA 期的浸润性乳腺癌。①Ⅰ式:保留胸大肌、胸小肌。皮肤切口及皮瓣分离原则同根治术。先做全乳切除(胸大肌外科筋膜一并切除),将全乳解剖至腋侧,然后行腋淋巴结清除,清除范围基本同根治术。胸前神经应予保留。最后,将全乳和腋淋巴组织整块切除。②Ⅱ式:保留胸大肌,切除胸小肌。皮肤切口等步骤同前,将乳房解离至胸大肌外缘后,切断胸大肌第 4、第 5、第 6 肋的附着点并翻向上方以扩大术野,在肩胛骨喙突部切断胸小肌附着点,以下步骤同根治术,但须注意保留胸前神经及伴行血管,最后将全乳腺、胸小肌及腋下淋巴组织整块切除。

2.保留乳房的手术

保乳根治手术及其保乳治疗模式是乳腺癌人性化治疗的典范。20 世纪 70 年代 Veronesi 率先开展乳房象限切除加全乳放射治疗早期乳腺癌的米兰试验;之后 Fisher 开展了美国乳腺癌大肠癌外科辅助治疗计划(NSABP)B-06 试验,研究肿块切除联合放射治疗乳腺癌。到

2002 年，这两项试验的 20 年随访结果显示：保乳根治手术组与乳腺癌改良根治术组患者的长期生存期相似，2020 年 7 月 13 日，美国乳腺外科医师学会和美国肿瘤外科学会《肿瘤外科学报》在线发表密歇根州立大学、密歇根州西部医疗集团的大数据分析报告，利用全国癌症数据库近 10 年来的早期乳腺癌患者数据，经过倾向评分匹配，对 101 118 例保乳治疗（保乳手术＋放疗）与 101 118 例乳房切除手术的 5 年总生存结局进行了比较。保乳治疗与乳房切除的患者相比，5 年总生存比例显著较高（92.9%比 89.7%，$P<0.001$）。根据亚组分析，保乳治疗对于Ⅰ期（$P<0.001$）和Ⅱ期（$P<0.001$）乳腺癌都具有生存优势。这些研究为保乳手术替代根治术用于早期浸润性乳腺癌的治疗提供了强有力的理论依据。

近年来，随着乳腺癌早期诊断系统的完善，早期乳腺癌诊断率大幅提高。越来越多的患者将接受保乳治疗。保乳手术率在欧美达到 50%。保乳手术将成为早期乳腺癌外科治疗中的最佳选择。

保乳手术的适应证如下。

主要针对具有保乳意愿且无保乳禁忌证的患者。

临床Ⅰ期、Ⅱ期的早期乳腺癌，肿瘤大小属于 T_1 和 T_2 分期，且乳房有适当体积，肿瘤与乳房体积比例适当，术后能够保持良好的乳房外形的早期乳腺癌患者。对于多灶性乳腺癌（同一个象限的多个病灶），也可尝试进行保乳手术。部分临床Ⅲ期患者（炎性乳腺癌除外）经术前治疗降期后达到保乳手术标准时也可以慎重考虑。

保乳手术的绝对禁忌证：①妊娠期间放疗。对于妊娠期妇女，保乳手术可以在妊娠期完成，而放疗可以在分娩后进行。②病变广泛，且难以达到切缘阴性或理想保乳外型。③弥漫分布的恶性特征钙化灶。④肿瘤经局部广泛切除后切缘阳性，再次切除后仍不能保证病理切缘阴性者。⑤患者拒绝行保留乳房手术。⑥炎性乳腺癌。

保乳手术的相对禁忌证：①活动性结缔组织病，尤其硬皮病和系统性红斑狼疮或胶原血管疾病患者，对放疗耐受性差。②同侧乳房既往接受过乳腺或胸壁放疗者，需获知放疗剂量及放疗野范围。③肿瘤直径大于 5 cm，肿瘤与乳房体积比值较大者，易出现满意外型与充分切缘之间的矛盾。④多中心病灶（多中心病灶指在 2 个或 2 个以上象限存在 1 个及以上病灶，或病理学类型和分子分型完全不一样的 2 个乳腺病灶）。⑤侵犯乳头（如乳头 Paget's 病）。⑥切缘接近，墨染切缘与肿瘤的距离。

影响保乳手术治疗预后效果的因素如下。

（1）肿瘤切缘必须有正常的边界，边缘有足够的正常组织者预后较好。

（2）原发肿瘤的大小及组织学分级。

（3）术后放射治疗，术后如不做放射治疗，局部复发率较高。

影响保乳根治手术美容效果的因素主要有以下 3 点。

（1）切口设计：在乳房上半部分，应选择弧形或横向切口；在乳房下半部分应选择放射状切口；在乳房下半部分如需做弧形切口应尽量避免切除皮肤；乳房与腋窝分别做一切口美容效果比较理想。

（2）组织切除量：手术切除量的多少直接影响保乳的疗效。切缘距肿瘤边缘近，切缘阳性率高；切缘距肿瘤边缘远，切除组织量多，影响乳房外形。有学者提出切缘距肿瘤 2 cm 比较合适。实际上切除量与原乳房大小有关。中国女性乳房多较小，我们认为，切除肿瘤周围 1 cm 的正常组织较为合适。

（3）残腔不要拉拢缝合：肿瘤及周围组织切除体积较大时，所形成的残腔不要拉拢缝合才能保证美容效果。残腔自然状态下愈合能保证乳房形态自然。我们为了促进愈合，应用生物蛋白胶充填残腔是比较好的方法。

肿瘤整形技术既可以提高保乳率又可以提高手术效果，并且可以降低保乳手术的复发风险。关于肿瘤整形保乳手术的方法，有如下几种：①缺损较小的保乳手术，采用双环法、蝠翼切口、邻近腺体瓣。②缺损较大的保乳手术，常采用缩乳成型术。该术式适用于乳房较大且下垂的患者。③极少采用容量替代方法，如部分背阔肌皮瓣或其他远处筋膜瓣用于即刻肿瘤整形保乳手术。

3.乳房单纯切除术

作为一种古老术式而曾经被乳腺癌根治术所取代。近年来随着乳腺癌生物学的发展，全乳切除术又重新引起重视。

（1）对非浸润性或腋窝淋巴结无转移的早期病例，术后可以不加放射治疗。

（2）对局部较晚期乳腺癌用单纯切除术后辅以放疗。如果从日益增长的美容学要求看全乳切除术仍需要复杂的乳房再造术，不适于中青年妇女的早期病例。因此它的主要适应证应限于年老体衰者或某些只能行姑息切除的晚期病例。

4.乳腺癌前哨淋巴结活检

前哨淋巴结是原发肿瘤引流区域淋巴结中的一个特殊淋巴结，是原发肿瘤发生淋巴结转移所必经的第一站。前哨淋巴结作为有效的屏障，可暂时阻止肿瘤的进一步扩散，如前哨淋巴结无肿瘤转移，理论上原发肿瘤引流区域中其他淋巴结就不会发生转移。Krag 首先报道，采用放射性核素，用于乳腺癌前哨淋巴结活检；Giuliano 报道了用染料作为示踪剂行乳腺癌前哨淋巴结活检。目前前哨淋巴结活检在一些国外肿瘤中心已作为乳腺癌常规手术操作替代腋窝淋巴结清扫。国内乳腺癌前哨淋巴结活检始于近年。某学者使用^{99m}Tc 硫胶体为示踪剂先后对 70 例患者进行了前哨淋巴结活检。研究将前哨淋巴结活检与随后的腋窝淋巴结清扫的病理结果进行比较，结果前哨淋巴结活检的发现率为 95.7%（67/70），前哨淋巴结和淋巴结清扫的病理结果的符合率为 92.53%，在肿瘤＜2 cm 的 26 例患者中符合率 100%。第 9 届全国乳腺癌会议期间，山东肿瘤医院王永胜报道中国早期乳腺癌前哨淋巴结活检术替代腋窝清扫术的多中心研究：自 2002 年 1 月至 2007 年 6 月，9 个研究中心共治疗早期乳腺癌患者 2020 例，前哨淋巴结活检术替代腋窝清扫占 77.5%，结果令人鼓舞。大多数研究表明，前哨淋巴结活检具有高准确率和高阳性率特点，预测腋窝淋巴结是否癌转移的准确率高达 95%～98%。乳腺癌前哨淋巴结活检术的应用，以其创伤小、准确率高、较好识别腋窝淋巴结是否转移的特点，指导选择性进行腋窝淋巴结清扫，切除那些最有可能发生肿瘤转移的淋巴结，并根据前哨淋巴结的病理检查结果决定进一步的治疗方案。

目前，乳腺癌前哨淋巴结活检主要适用于临床体检腋窝淋巴结阴性的乳腺癌患者。不宜行前哨淋巴结活检者包括：乳腺多原发病灶；患侧乳腺或腋窝已接受过放射治疗；患者腋窝淋巴结已行活检；乳腺原位癌；妊娠、哺乳期乳腺癌；示踪剂过敏。乳腺癌前哨淋巴结活检的开展仍存在一些有争议的问题。

(1)对操作者有要求,因其成功与否都与操作者的经验有着密切的关系。美国纽约纪念医院提出开展前哨淋巴结活检的低年资医师应在高年资医师的协助下完成10例活检,方可独立开展此项工作。

(2)对前哨淋巴结示踪剂的注射方法仍存在分歧。尽管目前采用乳晕旁注射、肿瘤周围及皮下注射等方法,前哨淋巴结活检的成功率能达到较高的水平,但是由此而发现的淋巴结能否完全反映该肿瘤引流区的前哨淋巴结尚有不同见解。

(3)内乳淋巴结的活检仍有争议。内乳区也是乳腺癌淋巴转移的第一站,其转移率为16%~20%,腋窝淋巴结无转移时单独内乳淋巴结转移率为5%。但也有学者提出没有必要进行内乳淋巴结的前哨淋巴结活检,因为它会增加手术的并发症,并且影响美观。

5.乳腺癌术后乳房重建

乳房切除术后可进行乳房重建术,乳房重建可使用乳房假体、自体组织("皮瓣")或结合两者进行重建(如背阔肌皮瓣/假体联合重建)。

(1)乳房重建的适应证及禁忌证:所有接受乳腺癌手术治疗的女性都可选择乳房重建;但是,乳房重建不应影响适宜的手术处理及手术时机;炎性乳腺癌(IBC)行乳房切除术是即刻乳房重建的禁忌证;局部晚期乳腺癌并非即刻乳房重建的绝对禁忌证,但应考虑到局部晚期乳腺癌乳房切除术后应接受放疗;当计划行乳房重建时,重建手术可延迟至放疗结束后进行,也可在乳房切除时置入组织扩张器,待放疗结束后再取出扩张器并更换假体完成重建(二步法);吸烟和肥胖是乳房重建术的相对禁忌证,无论假体重建还是自体组织瓣重建,吸烟和肥胖会增加各类乳房重建术的并发症发生风险。

(2)乳腺癌术后乳房重建外科基本原则。

1)严格保证肿瘤学安全:必须强调肿瘤学安全原则,乳腺癌术后乳房重建的经治对象是确诊的乳腺癌患者,任何乳房重建手术都不能影响患者接受乳腺癌规范的系统治疗;获得肿瘤学安全的 R_0 切除手术是达到肿瘤治愈必须遵循的外科基本原则,保证皮肤切缘在内的手术区域无肿瘤残留是肿瘤切除手术和整形手术的必要前提。任何存在肿瘤残留的重建手术,不论乳房外形如何美观都应视为整形手术的失败。

2)客观掌握乳房重建美学标准:重建乳房的评估方法包括乳房重建术后满意度量表和乳房重建术后美容评分。乳腺癌患者接受乳房重建的根本目的在于避免乳房缺失导致的胸壁畸形,提高患者的生活质量。乳腺癌术后乳房重建手术不同于健康女性的乳房美容整形,患者首先需要接受乳腺癌根治性切除手术,其中部分患者还需要进行腋窝淋巴结清扫和辅助放疗,肿瘤手术造成的组织缺失、手术切口受限以及伴随综合治疗的副损伤明显增加了重建手术的技术难度,如要达到较高的重建乳房美容评价标准,往往还须行重建后修整手术来进一步改善乳房外观,甚至需要进行健侧对称性修复手术。

(3)乳腺癌术后乳房重建的时机:重建可以在全乳切除的同时进行,也可以延迟至全乳切除术后一段时间或完成辅助治疗之后进行,前者称为即刻乳房重建,后者称为延期乳房重建。临床上根据患者的疾病情况、自身需求、医疗团队的能力来确定重建的时机;总体而言,大多数患者均适合接受即刻重建。

(4)即刻乳房重建:即刻乳房重建在全乳切除术的同时进行重建,一次全身麻醉可完成肿瘤切除和乳房重建两种手术。具有以下的优势。

1)采用保留皮肤(SSM)或保留乳头乳晕复合体的皮下腺体切除(NSM)后,乳房各边界,尤其是下皱襞等重要解剖标记不会被破坏,能够保留女性每个乳房的独特形态,大部分的乳房皮肤包囊得以保留,只需将乳房容积恢复,即能够得到乳房自然的外形和对称性,重建的乳房则更为接近于患者自身的乳房形态;同时,即刻乳房重建的手术瘢痕往往更为隐蔽,有助于获得更为理想的美容结局。

2)即刻乳房重建将切除手术和重建手术合二为一,对患者而言有明显的优势。手术次数减少意味着仅需要一次全身麻醉,降低了麻醉相关的风险,一些自体皮瓣乳房重建可以由两组医生同时进行,缩短了手术时间,也降低了总费用。即刻乳房重建术后,患者往往可以在化疗前即能够获得一定程度的康复,以较为完整的形体接受后续的治疗,这种积极的心态可能会减轻辅助治疗并发症所引发的心理不适。另外,由于即刻乳房重建的乳房外形一般比较满意,二次手术需要做的乳房改形和对侧乳房修整一般较少,在植入物重建过程中,后续的假体置换手术也比较简单,从而可以减少患者的总体并发症发生率。

3)患者选择即刻乳房重建的主要原因与心理康复有关。患者在接受全乳切除术后心理的负面影响是非常严重的;接受即刻乳房重建的患者在麻醉苏醒后,比较容易接受重建的乳房,并将其视作身体的一部分,从而减轻心理创伤;术后,患者很少回忆起手术过程的痛苦不适,往往对于自己的身体外形更为满意,与未接受乳房重建的患者相比,前者穿衣服时显得更为舒适和自信。有研究表明,与保乳手术比较,全乳切除术后即刻乳房重建能得到类似的社会心理效果;两种手术都强调患者对于疾病康复预期的重要性,对于即刻乳房重建手术而言,能够在最大程度上提升患者的满意度、身体外形和生活质量;另外,与延期乳房重建手术相比,即刻乳房重建瘢痕更为隐蔽,从而给患者提供了更好的心理安慰。

即刻重建也有缺点:全乳切除术后,乳房皮瓣的并发症可能较多,尤其是由经验不足的乳腺外科医生分离皮瓣,可能导致皮瓣坏死;少量患者因为即刻重建手术的并发症,可能延迟后续的辅助治疗;辅助放疗可能对即刻重建的乳房外形造成不利影响。

在即刻乳房重建手术中,SSM 或 NSM 技术是实现重建乳房美观度的前提。保留皮肤的全乳切除术需要切除乳头、乳晕以及既往开放活检时留下的瘢痕;设计切口时,尽量将穿刺针道包含在切口之内。如果患者乳房较大、皮肤较多,或在伴有乳房下垂的情况下,可以通过缩乳成型切口,或乳房提升固定的切口行皮下腺体切除,从而减少皮肤量以获得最佳的乳房美观效果;此时,可同时行健侧乳房的对称性手术。重建乳房的美观效果很大程度上取决于切口的设计和全乳切除时乳房皮瓣的分离技术。乳腺外科医生掌握 SSM 和 NSM 技术需要一定的学习曲线,相比传统的全乳切除,这种手术方式切口较小,较为复杂且费时,易出现乳房皮瓣缺血坏死。

(5)延期乳房重建:延期乳房重建的优点在于:患者经历了乳房缺失的心理打击,对于重建手术有更为充分的准备;很少发生乳房皮瓣的坏死;一般而言,经过一定时间的随访,胸壁区域复发的风险较低。但是,延期重建的缺点也显而易见,如:乳房塑形难度更大,重建乳房的外形、轮廓、手术瘢痕不尽如人意;在一些接受过放疗的患者中,受区血管的解剖难度较大,胸壁组织纤维化明显，很难使用植入物重建，而且需要更多的供区正常皮肤替换。

延期乳房重建为患者提供了足够的时间思考选择行乳房重建的时间和方式，目前国内大多数延期乳房重建由整形外科医生完成。延期乳房重建的技术方法选择主要考虑的因素有患者对侧乳房形态、既往接受的治疗方式、外科医生的技术水平以及患者意愿等方面。目前采用比较多的有自体皮瓣（游离或带蒂）、自体皮瓣联合假体、扩张器–假体分期重建；游离脂肪移植联合体外真空负压装置也已小范围开展。为达到两侧的对称性，还有必要分期对重建乳房和健侧乳房进行改型手术，包括乳房上提、缩乳提升、隆乳和脂肪移植、乳头重建等。放射治疗后的患者进行延期乳房重建，一般须等到放疗导致的损伤减退后，即在放射治疗结束6～12个月后实施。

（6）延期–即刻乳房重建：延期–即刻乳房重建可用于一些淋巴结状态未知，可能需要术后放疗的患者。此外，在欧美人群中有资料显示，单纯植入物的乳房重建采用延期–即刻乳房重建，即先植入组织扩张器再更换为永久性假体的两步法，能降低术后严重并发症的发生率。全乳切除术后，暂时性置入组织扩张器，维持胸壁皮肤、软组织的扩张，待术后病理学检查报告明确，无必要进行术后辅助放疗时可以在完成辅助化疗后（如有必要）取出扩张器，完成自体组织皮瓣或完成扩张后置换假体的乳房重建；如果需要放疗，则在化疗期间继续完成组织扩张，待放疗完成后，间隔一定时间择期行假体置换或自体皮瓣重建。该术式的优点在于避免放疗对于即刻乳房重建造成不可挽回的并发症和美容学损害；患者可保留乳房皮肤和（或）乳头乳晕复合体，降低全乳切除术后的心理创伤。当然也有缺点，如增加手术次数。另外，通过术前的精确评估，以及前哨淋巴结活检的应用，临床医师能够比较明确判别哪些患者需要放疗；其次，在一些有经验的团队中，即刻自体组织皮瓣重建术后，皮瓣对于放疗的耐受性较好，不会造成明显的并发症。因此，在临床上延期–即刻乳房重建手术并未得到广泛推广。

6.乳腺癌术后乳房重建的技术方法

（1）植入物乳房重建：植入物重建是即刻乳房重建中最为常用的术式。植入物乳房重建手术的优势在于手术时间较短，患者术后康复快，没有供区的瘢痕；其主要的缺点是重建后乳房的手感不够自然，轮廓不够美观，对称性不理想，尽管需要手术干预的并发症比例不高，但是植入物相关的总体并发症较多，对放疗的耐受性较差，完成植入物重建以及后续的改型手术次数可能较多。

植入物重建可以采取二步法，在置入永久假体之前，有必要进行一定阶段的组织扩张。在全乳切除术后，组织扩张器放置于胸大肌和前锯肌的后方，或者由胸大肌联合补片覆盖扩张器，术中部分扩张；完成扩张通常需要6～8周，并在4～6个月或结束辅助化疗后取出扩张器，置入乳房假体。如果患者需要放疗，可以在放疗之前进行假体置换，也可以选择在放疗结束6个月后置换。

当患者的乳房容积不够大且下垂不明显，同时患者较为年轻、无吸烟史、胸壁肌肉结构完整，尤其是接受NSM和（或）预防性乳房切除的情况下，可以在皮下腺体切除术后，联合使用脱细胞真皮或合成补片即刻植入永久性假体行乳房重建。这一术式的优势在于植入物重建手术一次即可完成，减少患者的手术次数；肌肉和补片后方的间隙较为疏松，能够容纳一定容积的假体；同时，离断胸大肌下缘，有助于重塑有一定下垂感的乳房，美容效果较为理想。部分文献报道，使用脱细胞真皮可能增加术后血肿、感染的风险；一步法即刻植入假体总体的手术并发症和导致假体取出的严重并发症高于二步法乳房重建，主要的原因在于 SSM 和(或)NSM 对于乳腺外科医生的技术要求高，一旦乳房皮瓣缺血坏死，即可能导致植入物暴露；另外，同种或异种脱细胞真皮的材料来源有限，费用较昂贵，可能限制此项技术的开展。

(2)自体组织乳房重建：自体组织皮瓣的即刻乳房重建是难度最大的重建手术技术，对外科医生而言，需要更长时间的学习曲线，但该方法重建乳房的形态自然，美容效果持久。比较而言，自体组织皮瓣所达到的乳房外形轮廓的自然程度，以及乳房腺体的自然触感，是乳房假体重建无法企及的。另外，尽管初次手术等治疗费用较高，但由于后续的手术次数少，因而总体费用并不高。这一技术适合于期望重建乳房自然、美观、柔软，不介意术后供区瘢痕和康复周期延长的患者。

以下是几种乳房重建中常用的自体组织皮瓣：

1)国内众多乳腺外科医生最常用的自体皮瓣是扩大背阔肌肌皮瓣，或者采用背阔肌肌皮瓣联合假体，15.6%的受访医院首选这两种术式；适用于体积小、中等的乳房重建，乳腺外科医生对于肩胛下血管、胸背血管的解剖较为熟悉，易于推广应用。

2)在欧美国家，横行腹直肌肌皮瓣是最为常用的皮瓣，该皮瓣提供的组织量更大，而且脂肪组织在血供良好的情况下，不会发生萎缩；为了加强皮瓣的静脉引流，可以在胸部寻找适合的静脉进行吻合，形成超级引流的带蒂腹直肌肌皮瓣(TRAM)乳房重建；或者行双蒂的 TRAM 重建。TRAM 可以通过带蒂皮瓣或者游离皮瓣的方式移植，在具备显微外科技术的医学中心，游离腹部皮瓣已经成为最为常用的自体皮瓣。使用显微外科技术的游离皮瓣具有诸多优势：由于皮瓣血供比带蒂皮瓣更好且可靠，可以降低皮瓣部分坏死和脂肪坏死的发生率；在即刻乳房重建中，不论是腋窝的肩胛下血管、胸背血管、胸外侧血管，还是内乳血管，从血管口径而言，均与腹壁下血管非常匹配，解剖难度也不高；取瓣过程中，采取保留肌束和保留鞘膜的技术，可以极大地减少腹部供区的损伤，从而降低腹部的术后并发症发生率，腹壁功能得到更好的恢复。

在不适合使用腹部皮瓣的患者中，可考虑其他部位的组织皮瓣，例如臀上动脉穿支皮瓣、臀下动脉穿支皮瓣、横型股薄肌肌皮瓣、股前外侧穿支皮瓣等，利用显微外科技术与胸壁的受区血管吻合，这些供区皮瓣可以用于进行中等体积量的乳房重建。

(3)植入物联合自体组织乳房重建：背阔肌肌瓣或肌皮瓣联合假体是这一重建方法中最常用的组合，当然，也可以根据患者的选择和皮瓣的可获取性选择其他皮瓣。使用自体组织皮瓣最大的优势在于可以覆盖缺失的皮肤和软组织；如果患者已有足够的乳房皮肤，则仅须移植自体肌肉组织用于覆盖假体。乳房假体的大小可以经过评估，以达到和对侧乳房对称的目的；对于双侧乳房重建的患者而言，还可以根据患者的意愿调整乳房的大小。该技术的优点在于用健康的组织覆盖假体，无需额外的时间进行组织扩张；同时保留了乳房皮肤以达到自然的乳房外形。和单纯植入物重建相比，该技术的缺点在于造成了额外的瘢痕，康复时间延长；目前有报道使用腔镜(或腔镜辅助)技术，减少获取肌瓣或肌皮瓣过程中的手术瘢痕。对很多患者而言，这种联合方式是介于单纯植入物重建和单纯自体组织皮瓣重建之间的一种选择，具备两种重建方式的优缺点；这一技术也相当于许多乳腺外科医生进行乳房重建手术的敲门砖。对于保乳治疗后复发或者局部晚期患者而言，背阔肌肌皮瓣联合植入物是一种有效的重建方式，可以提供较为充足的皮肤和(或)软组织覆盖，以完成较困难的乳房重建手术。背阔肌肌皮瓣获取后的并发症和功能减退对于大部分患者而言并不明显。

乳房重建已经成为乳腺癌多学科诊疗体系中不可或缺的组成部分，在制订手术方案时，对于不适合保乳的患者，均应告知乳房重建的选择。

总之，乳腺外科治疗的发展趋势强调提高生活质量的治疗模式，在保证生存期的前提下注重乳房的美容效果。强调多学科协作的综合治疗，按个体化方案选择最佳方式达到最优效果。

(二)化学药物治疗

1.辅助化学药物治疗的原理

已有多项研究证实多数乳腺癌为全身性疾病。当乳腺癌发展到>1 cm，往往已是全身性疾病，可能存在远处微小转移灶，只是用目前的检查方法尚不能发现而已。手术治疗的目的在于使原发肿瘤及区域淋巴结得到最大限度的局部控制，减少局部复发，提高生存率。但是肿瘤切除以后，体内仍存在残余的肿瘤细胞。全身化学药物治疗(简称化疗)的目的就是根除机体内残余的肿瘤细胞以提高外科手术的治愈率。自 20 世纪 70～80 年代，大量的临床试验证实化疗能明显提高乳腺癌患者的生存率，改善患者的生存质量，化疗已成为浸润性乳腺癌的主要疗法之一。

2.术后辅助化疗

(1)术后辅助化疗需结合患者肿瘤的临床病理学特征，如淋巴结转移状况、ER、PR、HER-2、ki67 表达等、患者生理条件和基础疾患、患者意愿等因素综合决策，一般认为考虑辅助化疗的因素如下。

1)腋窝淋巴结阳性。

2)三阴性乳腺癌。

3)HER-2 阳性乳腺癌(T_{1b}以上)。

4)肿瘤>2 cm。

5)组织学分级为 3 级。

(2)辅助化疗的相对禁忌证。

1)妊娠期患者，应慎重选择化疗。

2)年老体弱且有严重内脏基础疾病患者。

(3)术后辅助化疗的现代观点。

1)辅助化疗宜术后早期应用，争取在术后 1～2 周应用，最迟不能超过术后 1 个月，如果待出现复发转移后再用，将降低疗效。

2)辅助化疗中联合化疗比单药化疗的疗效好，常规使用联合治疗方案。

3)辅助化疗需要达到一定的剂量，达到原计划剂量的 85%时效果较好。

4)若无特殊情况，一般不建议减少计划的标准化疗周期数。

5)辅助化疗一般不与内分泌治疗或放疗同时进行，化疗周期结束后再行内分泌治疗，放疗与内分泌治疗可先后或同时进行。

6)国外指南已将多基因检测(21 基因复发风险评估、70 基因)纳入辅助化疗前决策的重要依据。Tailor X 研究显示，对于 $T_{1\sim2}N_0M_0$，ER（+）、HER-2（－）、RS 评分 11～25 分的患者，70%可以免除化疗，而高 RS（≥31）可以预测化疗获益。但目前国内缺乏相应的行业标准及共识，并不常规推荐。

（4）临床常用的化疗方案：见表 2-2。

表 2-2　临床常用乳腺癌辅助化疗方案

化疗方案	剂量用法	用药时间	方案及周期
CMF			
环磷酰胺	100 mg/m^2，口服	第 1～第 14 天	1/28 天×6
甲氨蝶呤	40 mg/m^2，静脉注射	第 1、第 8 天	
氟尿嘧啶	600 mg/m^2，静脉滴注	第 1、第 8 天	
FAC			
氟尿嘧啶	500 mg/m^2，静脉滴注	第 1、第 8 天	1/21 天×6
多柔比星	50 mg/m^2，静脉滴注	第 1 天	
环磷酰胺	500 mg/m^2，静脉滴注	第 1 天	
CEF			
氟尿嘧啶	400 mg/m^2，静脉滴注	第 1、第 8 天	1/28 天×6
表柔比星	50 mg/m^2，静脉滴注	第 1、第 8 天	
环磷酰胺	500 mg/m^2，静脉滴注	第 1、第 8 天	
AC			
多柔比星	60 mg/m^2，静脉滴注	第 1 天	1/21 天×4
环磷酰胺	600 mg/m^2，静脉滴注	第 1 天	
剂量密集 AC***			
多柔比星	60 mg/m^2，静脉滴注	第 1 天	1/14 天×4
环磷酰胺	600 mg/m^2，静脉滴注	第 1 天	
EC			
表柔比星	90 mg/m^2，静脉滴注	第 1 天	1/21 天×4
环磷酰胺	600 mg/m^2，静脉滴注	第 1 天	
TC***			
多西他赛	75 mg/m^2，静脉滴注	第 1 天	1/21 天×4
环磷酰胺	600 mg/m^2，静脉滴注	第 1 天	
TAC			
多西他赛	75 mg/m^2，静脉滴注	第 1 天	1/21 天×6
多柔比星	50 mg/m^2，静脉滴注	第 1 天	
环磷酰胺	500 mg/m^2，静脉滴注	第 1 天	
AC→每周紫杉醇			
环磷酰胺	600 mg/m^2，静脉滴注	第 1 天	1/21 天×4
多柔比星	60 mg/m^2，静脉滴注	第 1 天	
紫杉醇	80 mg/m^2，静脉滴注	第 1 天	1/7 天×12

续表

化疗方案	剂量用法	用药时间	方案及周期
密集 AC*** → 每周紫杉醇			
环磷酰胺	600 mg/m^2，静脉滴注	第 1 天	1/14 天×4
多柔比星	60 mg/m^2，静脉滴注	第 1 天	
序贯：紫杉醇 80 mg/m^2	500 mg/m^2，静脉滴注	第 1 天	1/7 天×12
AC → 多西他赛			
环磷酰胺	600 mg/m^2，静脉滴注	第 1 天	1/21 天×4
多柔比星	60 mg/m^2，静脉滴注	第 1 天	
序贯：多西他赛	100 mg/m^2，静脉滴注	第 1 天	1/21 天×4
FEC → 多西他赛			
氟尿嘧啶	500 mg/m^2，静脉滴注	第 1 天	1/21 天×3
表柔比星	100 mg/m^2，静脉滴注	第 1 天	
环磷酰胺	500 mg/m^2，静脉滴注	第 1 天	
序贯：多西他赛	80～100 mg/m^2，静脉滴注	第 1 天	1/21 天×3

注：*** 所有周期需要 G-CSF 支持。

3.术前辅助化疗

新辅助化疗又称术前化疗、初始化疗和诱导化疗。新辅助化疗是指在手术治疗或手术加放射治疗的局部治疗前，以全身化疗为乳腺癌治疗的第一步治疗。新辅助化疗是与乳腺癌术后的辅助化疗相对而言的。术前全身治疗适用于局部晚期或无法手术的乳腺癌患者，包括炎性乳腺癌、N_2 和 N_3 区域淋巴结病变、肿块较大（大于 5 cm）、HER-2 阳性、三阴性肿瘤患者。对于明显适合辅助化疗的可手术乳腺癌患者，如果患者希望进行保乳手术，但鉴于肿瘤相对于乳房的大小不可能进行手术，则可考虑手术前全身治疗，以期在最终切除术后获得干净的手术切缘。新辅助化疗对乳腺癌外科治疗及预后有着重要意义：

（1）经新辅助化疗治疗后肿瘤明显缩小，降低临床分期以利于手术，或变不能手术为能手术；经 3～4 周期的新辅助化疗后，有 50%～70%的乳腺癌肿块可缩小 50%以上，病理达完全缓解（CR）的介于 6%～19%。为原本应乳房切除的病例能成功地施行保乳手术创造了条件，使更多的患者得到保乳治疗的机会，但这部分病例局部复发率有所增加（5.5%）。此外，还有一部分患者（小于 5%）在新辅助化疗的过程中可能出现进展，甚至丧失接受手术治疗的机会。

（2）与术后辅助化疗相比，采用新辅助化疗还可观察到化疗前后肿瘤的大小、病理学及生物学指标的变化，了解对化疗药物敏感还是抗药，对实现个体化的治疗方案有重要意义。

（3）争取了时间进行相应基因检测并为接受乳房切除的患者安排乳房重建计划。

（4）术前全身治疗的使用可能会基于治疗效果提供重要预后信息。新辅助治疗实现病理学完全缓解（PCR）与早期乳腺癌的良好无病生存期和 OS 相关。早期乳腺癌患者病理缓解情况与长期预后之间的相关性，以三阴性乳腺癌患者中最为明显，HER2 阳性患者次之，激素阳性疾病患者最弱。

（5）乳腺癌易早期发生血行播散，在初诊的患者中有半数以上已存在有周身的微小转移，原发肿瘤切除后，转移灶肿瘤细胞的倍增时间缩短，肿瘤迅速增长；同时，耐药细胞增多。新辅助化疗使已存在有全身亚临床转移灶得以控制，防止术后肿瘤细胞的增殖及耐药细胞的产生，提高患者的生存率。

对可手术患者，2个周期后肿瘤疗效不佳应及时调整治疗策略，谨慎更改药物方案或可以尽早改行外科手术治疗，避免无效治疗致肿瘤进展。对完全缓解或部分缓解的患者，目前推荐完成既定的新辅助治疗疗程，即便肿瘤退缩明显，也应完成原计划疗程（除非不能耐受），避免因治疗有效而临时中断新辅助治疗，立即手术的情况。专家推荐对新辅助化疗患者在术前即完成辅助化疗的总疗程数（如6个或8个周期），术后可不再化疗。对于三阴性患者完成术前新辅助化疗后未达PCR的患者，根据CREAT-X研究结果，术后可给予6～8周期的卡培他滨治疗。

（三）内分泌治疗

1.内分泌治疗的发展过程

内分泌治疗始于1896年，一位苏格兰外科医师Beatson用切除双侧卵巢的方式治疗晚期乳腺癌，获得了30%的乳腺癌缓解率。之后到1904年，法国的Foveau de Courmelles开始应用卵巢放射治疗的方式治疗乳腺癌。1972年，他莫昔芬（TAM）之父Virgil Craig Jordan发现了TAM对雌激素受体（ER）的阻断作用，将其带入乳腺癌治疗领域。1977年12月，美国FDA批准TAM用于乳腺癌治疗。TAM由于口服的易操作性及相对较低的不良事件率，较卵巢手术或放疗去势更受欢迎，因此成为乳腺癌内分泌治疗的主流药物。随后雌激素受体拮抗药、芳香化酶抑制药、促性腺激素释放激素（GnRH）类似物等内分泌治疗药物被相继研发并应用于临床。

2.内分泌治疗的机制及影响因素

乳腺组织的生长依赖于雌激素，雌激素与其受体结合后进入细胞内，通过一系列过程激活雌激素敏感基因。体内雌激素水平的病理性上升是刺激乳腺癌细胞增长的主要因素，内分泌治疗的目的就是降低体内循环和肿瘤内雌激素水平，从而抑制激素依赖细胞，使肿瘤消退。

自从激素受体被发现以后，内分泌治疗迅速发展，使得乳腺癌的内分泌治疗能有目的地选择。研究发现，ER和PR双阳性的患者，50%～65%对内分泌治疗有反应；单阳型的患者有效率稍低。目前认为，只要有10%的肿瘤细胞ER或PR阳性，内分泌治疗仍可能有效；ER和PR双阴性的患者对内分泌治疗的反应性<5%，最好接受化疗或其他治疗。

影响乳腺癌内分泌治疗疗效的因素：

（1）患者的月经状态。

（2）乳腺癌细胞是否激素依赖，即雌激素、孕激素受体表达情况。

（3）全身状况（年龄、一般状况、淋巴结转移情况、肿瘤大小、生长速度、分化程度等）。

（4）其他生物学标记物，如表皮生长因子受体（EGFR）、人类表皮生长因子受体2（CerbB-2）、p53、Bcl-2、PS2等，PS2蛋白表达阳性的乳腺癌激素治疗敏感性高，无*CerbB*-2基因过度扩增的乳腺癌对治疗的敏感性增加。

3.内分泌治疗的分类

内分泌治疗可简单分为非药物治疗和药物治疗。非药物治疗主要包括手术切除双侧卵巢和双侧卵巢放射治疗。药物治疗包括竞争性治疗(雌激素受体拮抗药治疗)、添加性治疗(雌激素、雄激素、孕激素、皮质激素治疗)、抑制性治疗(芳香化酶抑制药治疗)、LHRH 类似物治疗(药物去势)。

(1)内分泌非药物治疗。

1)卵巢切除术:即手术直接切除双侧卵巢。这是乳腺癌全身治疗中最古老的去势方法。手术去势可迅速改变绝经前患者的内分泌状态,降低内源性雌激素水平。优点是经济、快捷、可靠,并易于展开,是本类方法的“金标准”。然而,其缺点包括手术本身的并发症,患者需住院治疗,提早进入绝经期造成骨质疏松和心脏疾病,以及生育能力的永久性丧失。近年来,手术去势多采用腹腔镜技术,以减少并发症,缩短住院时间。

2)双侧卵巢放射治疗:作为卵巢去势的一种方法,对于体质弱无法耐受手术治疗的患者可以代替手术去势。但放射治疗有以下不足之处:①放射治疗去势起效慢,一般需 6~8 周,作用可能不完全,20%~30%的患者放疗后不能达到卵巢去势的效果。②卵巢功能抑制的程度取决于放射剂量、剂量分割方式、靶区设计和患者年龄。③盆腔受照射后的远期不良反应尚不明确。而且在<35 岁的患者中,常规剂量的放射治疗去势可能无用,需要更高的放射剂量。④与手术去势相同,放射治疗去势亦使患者提早并不可逆地进入绝经期。

(2)内分泌药物治疗。

1)竞争性治疗(雌激素受体拮抗药治疗)。①他莫昔芬:1977 年,美国 FDA 批准他莫昔芬用于治疗绝经后转移性乳腺癌,直至目前,他莫昔芬已用于治疗各个期别的绝经前、后乳腺癌。作为最常用和最廉价、迄今为止临床研究资料最丰富的内分泌治疗药物,他莫昔芬现在仍被视为内分泌治疗的标准药物。其主要作用机制是:与雌二醇竞争性结合细胞质内的雌激素受体,形成他莫昔芬受体蛋白复合物,该复合物进入细胞核内,抑制癌细胞 DNA 和 mRNA 的合成,进而使雌激素依赖性蛋白的合成受到抑制,并最终抑制乳腺癌细胞的增殖。他莫昔芬用于雌激素受体阳性的病例,有效率可高达 55%~60%,阴性者的有效率仅为 10%左右。他莫昔芬可用于绝经前及绝经后的患者,对绝经后的病例疗效较绝经前的好,对软组织转移和骨转移的疗效较好,对内脏转移疗效较差。另外,大量临床研究表明,术后采用他莫昔芬治疗,可降低肿瘤复发率,提高总生存率。目前已有临床研究试验数据证实,他莫昔芬治疗 10 年与治疗 5 年相比,乳腺癌复发和死亡率大幅下降。他莫昔芬是抗雌激素药,但是也具有一些雌激素样作用,因而可以产生两方面的不良反应。最常见的不良反应是类似于围绝经期反应的雌激素缺乏症状,也可发生雌激素样表现如白带增多、子宫内膜增厚,在一定程度上增加子宫内膜癌发病危险。使用他莫昔芬的患者,治疗期间注意避孕,并每 6~12 个月行 1 次妇科检查,通过 B 超检查了解子宫内膜厚度。研究还发现他莫昔芬可以增加血栓性疾病的发生率,偶可导致血小板及白细胞低下。常用剂量为20 mg/d,提高剂量并不能提高疗效,但可能出现眼毒性等不良反应。②托瑞米芬:作用机制、疗效与他莫昔芬相似,不良反应有很大重叠。但使用托瑞米芬产生子宫内膜增生的剂量是他莫昔芬的 40 倍,故引起子宫内膜癌的概率很小;脂肪肝的发生率也比他莫昔芬低。托瑞米芬在绝经前乳腺癌治疗中的价值尚待大型临床研究的确认,但在我国日常临床实践中,常见托瑞米芬代替他莫昔芬。③氟维司群:是一种竞争性雌激素受体(ER)拮抗剂,其作用机制主要是通过阻断内源性的雌激素与雌激素受体结合,从而阻断雌激素受体信号通路并下调和降解雌激素受体。氟维司群具有与雌激素高相似性的化学结构，与ER的亲和力高达89%，与他莫昔芬(2.5%)相比明显增加。

过去，他莫昔芬是乳腺癌内分泌治疗的一线用药，而芳香化酶抑制剂(AI)的出现取代了他莫昔芬成为一线治疗新标准。随后氟维司群的问世又进一步改变了乳腺癌内分泌治疗的格局。FIRST和FALCON等研究都证实氟维司群500 mg是晚期乳腺癌内分泌治疗的有效单药。随着越来越多内分泌联合治疗的研究结果公布，内分泌治疗逐渐从他莫昔芬、AI、氟维司群单药治疗发展到内分泌联合靶向治疗的新策略。目前多个基于氟维司群的内分泌联合靶向治疗临床研究都在如火如荼地开展，包括CDK/6抑制剂、mTOR抑制剂和PI3K抑制剂等。

2)添加性治疗(雌激素、雄激素、孕激素、皮质激素治疗)。①雌激素：生理剂量的雌激素会刺激乳腺癌细胞生长，而治疗剂量的雌激素能抑制癌细胞增殖。雌激素对绝经前妇女通常无效，而对绝经5年以上的妇女效果较好。②雄激素：可抑制垂体的促性腺激素，使正常的乳腺萎缩，可抑制某些乳腺癌细胞生长。对绝经后妇女比绝经前好。骨转移者用雄激素较好，80%可缓解症状。雄激素同时可以刺激骨髓增生，增加食欲。③孕激素：孕激素类主要拮抗雌激素对乳腺的作用，抑制腺垂体分泌催乳素，阻止ER在细胞核内积蓄，从而发挥抗乳腺癌的作用。主要用于复发及转移性乳腺癌的解救治疗，对他莫昔芬失败时改用孕激素的仍有效，对软组织和骨转移效果好。与化疗联合可提高疗效，减轻不良反应。④肾上腺皮质激素：大剂量肾上腺皮质激素可产生类似肾上腺切除或脑垂体切除的作用，但应用时有一定不良反应，目前临床较少使用。

激素添加治疗药物主要用于绝经后妇女，其作用机制十分复杂，有些目前还不是很清楚。随着选择性芳香化酶抑制药的问世，孕激素已经退至三线，雄激素疗法一般只在特定条件下选用，而大剂量雌激素疗法已经基本不用。

3)抑制性治疗(芳香化酶抑制药治疗)：芳香化酶抑制药能阻断95%～98%的芳香化酶活性，从而降低体内雌激素水平。其降低水平与肾上腺切除相同，因此芳香化酶抑制药又称“药物肾上腺切除”。现广泛应用于临床的是第三代芳香化酶抑制药，包括阿那曲唑、来曲唑、依西美坦，CR、PR、CBR(临床受益率)、TTP(至疾病进展时间)等均比他莫昔芬好，可用于绝经后妇女乳腺癌的辅助、一线或二线治疗，在他莫昔芬无效时仍可能有效。①阿那曲唑：是一种选择性、非甾体类芳香化酶抑制药。1996年被美国食品药品监督管理局(FDA)批准用于绝经后晚期乳腺癌的治疗。目前阿那曲唑已成为绝经后激素受体阳性患者的辅助性内分泌治疗的一个选择性治疗措施。绝经前妇女，雌激素主要由卵巢产生，绝经后卵巢不再产生雌激素，雌激素主要来源于脂肪、肝脏等外周组织，此过程不受垂体调控。雄激素经由外周的芳香化酶转变成雌激素，芳香化酶位点包括有一个含亚铁血红素的复合物，它是作用于类固醇合成雄激素并将其转化为雌激素的一系列过程的最后一步。在癌细胞中可以调控雌激素在细胞内水平。阿那曲唑属于第三代芳香化酶抑制药，这类药物高度选择性地抑制芳香化酶，因此特异性强，而不良反应明显降低。绝经前妇女不适于阿那曲唑治疗。②来曲唑：也是一种选择性、非甾体类芳香化酶抑制药。目前已经批准用于绝经后乳腺癌术后辅助内分泌治疗、晚期乳腺癌的一线及后续治疗。它作为第三代芳香化酶抑制药，作用机制与阿那曲唑基本相同。应用来曲唑患者潮热、关节炎、关节疼痛和肌肉疼痛的发生率会有所增加。但在生存质量的主要变化上并不存在显著差异。对于绝经前患者需在卵巢功能抑制(OFS)基础上使用,不可单独使用。③依西美坦:是一种选择性的甾体类芳香化酶抑制药或称芳香化酶灭活药。它的结构与天然雄烯二酮相似,是一种不可逆的芳香化酶抑制药。它虽然与来曲唑和阿那曲唑在芳香化酶抑制的机制上有差别,但对芳香化酶的抑制效率是一样的。研究认为作为转移性乳腺癌的一线治疗措施,依西美坦高效而安全,优于他莫昔芬。

阿那曲唑、来曲唑及依西美坦这3个主要的新型芳香化酶抑制药还没有在同一临床研究中进行过严格的对比,因此很难明确三者中哪一个疗效更好。这3种药目前都可以用作他莫昔芬治疗失败患者的二线用药,并且都在一线治疗中获得了优于他莫昔芬的治疗效果或治疗安全性。对于非甾体类芳香化酶抑制药阿那曲唑、来曲唑治疗失败的患者,可改用甾体类芳香化酶抑制药依西美坦治疗。

4)促性腺激素释放激素(GnRH)类似物药物去势:促性腺激素释放激素主要促使垂体合成和释放LH,故又称黄体生成素释放激素(LHRH)。LHRH激动药和抑制药可通过负反馈作用抑制垂体,从而抑制TSH和LH产生,使绝经前妇女体内雌激素水平达到绝经后水平,通过抑制雌激素的促肿瘤作用,从而抑制肿瘤的生长。其作用原理与垂体切除有相似之处,通常称"药物性卵巢去势",其疗效与手术切除卵巢相似。这类产品的优势为可用于绝经前妇女达到可逆性药物去势的作用。研究表明,该类药物将来可望成为绝经前进行性和复发性乳腺癌的首选药物,是最具发展前景、最易与其他方法结合使用的治疗手段。

诺雷德的通用名为戈舍瑞林,是一种GnRH类似物,可有效抑制卵巢的雌激素合成,目前有1个月剂型和3个月剂型,只需每个月或每3个月进行1次皮下注射就能将卵巢功能抑制在很低的水平,具有可逆性卵巢切除的功效。在复发转移性乳腺癌,诺雷德已经可以替代手术或放射治疗性卵巢去势,在获得类似疗效的同时,使患者心理上更容易接受。

5)CDK4/6抑制剂:CDK4/6抑制剂能有效地阻滞肿瘤细胞从G_1期进展到S期。在HR+晚期乳腺癌中,CDK4/6会过度表达,导致细胞增殖失控,演变成恶性肿瘤。CDK4/6和ER信号双重抑制具有协同作用,并能够抑制G_1期ER+乳腺癌细胞的生长,恢复细胞周期控制,阻断肿瘤细胞增殖。目前,FDA已经批准了三个CDK4/6抑制剂上市:哌柏西利、瑞波西利、阿贝西利。内分泌治疗联合CDK4/6抑制剂撼动了单药内分泌治疗一线的地位。PALOMA-3、MONARCH-3、MONALEESA-3等一系列临床试验研究结果均显示:内分泌治疗联合CDK4/6抑制剂能够延长绝经后女性患者中位PFS。

4.新辅助内分泌治疗

新辅助内分泌治疗与新辅助化疗的目的一致。对于初始不可耐受手术或不可手术的绝经后激素受体强阳性的患者可考虑单用内分泌治疗,推荐使用芳香化酶抑制剂,部分不适合芳香化酶抑制剂的患者(如骨密度$T<-2.5$),可考虑使用氟维司群。绝经前患者术前内分泌治疗与术前化疗比较的临床研究结果尚有限,目前原则上不推荐对绝经前患者采用术前内分泌治疗。新辅助内分泌治疗期间建议每2个月进行疗效评价,治疗有效且可耐受的患者,应持续5~8个月或至最佳疗效。

(四)放射治疗

放射治疗在各期乳腺癌治疗中均有重要地位。放射治疗既可以作为根治乳腺癌的主要方法,也可以用于乳腺癌根治术后辅助治疗,还可以用于卵巢去势治疗及姑息治疗。

1.早期乳腺癌的放射治疗

(1)导管内癌和小叶原位癌的放射治疗:随着乳腺癌普查的开展以及诊断技术的不断改进和提高,导管内癌和小叶原位癌的发现率日益增多。导管内癌和小叶原位癌若不经过治疗均可发展成浸润性癌。由于导管内癌可以表现为多中心的病变,但较少侵犯对侧乳腺及腋下淋巴结。因此导管内癌的治疗方法一般不主张行腋窝淋巴结清扫术,可选择全乳切除术或肿瘤局部切除加胸壁放疗。两者疗效相似,而且对于肿瘤局部切除加胸壁放疗的患者出现局部复发再行乳房切除术仍然可以取得很好的疗效。行肿瘤局部切除后,胸壁放疗的剂量为 4 600～5 000 cGy,然后对原发部位缩野加量照射 1 000 cGy。

(2)Ⅰ、Ⅱ期乳腺癌保乳术后的放射治疗:目前研究显示,保留乳房手术加局部放疗的疗效与根治性手术的疗效相似,而且可以减少根治术的并发症,保留乳房的外形。原则上所有保乳手术后的患者均需要放射治疗,可选择常规放射治疗或适形调强放射治疗。70 岁以上、TNM 分期为Ⅰ期、激素受体阳性、切缘阴性的患者可以考虑选择单纯内分泌治疗。

保留乳房手术的同时应进行腋下淋巴结取样或前哨淋巴结活检,根据乳腺原发肿瘤的部位和腋下淋巴结的转移情况决定放疗的范围(表 2-3)。

表 2-3 保留乳房手术后放疗的范围

病变范围	照射范围
TisDCIS	全乳腺
T_1N_0	全乳腺,选择性内乳区照射
T_2N_0	全乳腺及胸壁,选择性内乳区照射
$T_{1\sim2}N_1$	全乳腺及胸壁,建议锁骨上下区、选择性内乳区照射
$T_{1\sim2}N_2$	全乳腺、胸壁、锁骨上下区、选择性内乳区照射

注:如未行腋窝淋巴结清扫,则靶区还包括同侧腋窝淋巴结。

欧洲 EORTC 组(AMAROS)的一项试验结果评估了腋窝放疗的区域控制效果是否优于 ALND 且不良反应更少。研究结果显示,对于仅有前哨淋巴结转移的早期乳腺癌女性患者,腋窝放疗(ART)与腋窝淋巴结清扫术(ALND)在患者治疗后的 5 年总体生存率和无疾病生存率方面,结果大致相当。然而,接受手术治疗的患者,其淋巴水肿不良反应的发生率却是放疗组的两倍。因此,对于前哨淋巴结阳性的患者,ART 治疗是 ALND 较好的替代治疗方案。ART 可以降低淋巴水肿的发生率,提高患者术后生活质量,但不影响患者的生存率。

照射剂量:乳腺切线野为 4 500～5 000 cGy/4.5～5 周,如手术切缘阴性,根据术中银夹标记定位或手术瘢痕周围外放 2～3 cm,用合适能量的电子线或 X 线小切线野。补量总剂量:DT 10～16 Gy/1～1.5 周,也可采用高剂量率近距离治疗技术进行瘤床补量。如手术切缘阳性,则追加剂量 1 500～2 000 cGy。区域淋巴结引流区放疗剂量为 4 500～5 000 cGy。

2006 年美国肿瘤放射协会报道一项随机研究比较保乳术后乳腺调强放疗和常规楔形板技术放疗的临床结果,发现调强放疗显著降低了乳腺皮肤,特别是乳腺下部皮肤皱折处的 2～4 级湿性反应的发生率。类似报道也得出一致结论,认为调强放疗对比常规楔形板技术放疗,显著降低乳腺急性放射性皮炎、水肿和色素沉着,并显著降低乳腺晚期水肿发生率。CT 定位和三维治疗计划设计适形照射可以显著提高靶区剂量均匀性和减少正常组织不必要的照射，尤其当治疗涉及左侧患者需要尽可能降低心脏的照射剂量，存在射野的衔接，以及胸部解剖特殊的患者常规设野无法达到满意的正常组织安全剂量时，三维治疗计划的优化尤其体现出优势，是目前推荐的治疗技术。其中全乳靶区勾画要求如下：上界为触诊乳腺组织上界上5 mm，下界为乳腺下皱褶下 1 mm，内界一般位于同侧胸骨旁，参照临床标记点，外界位于触诊乳腺组织外界外 5 mm。前界为皮肤下方 5 mm，包括脂肪组织，后界为肋骨前方。

2.乳腺癌根治术后放射治疗

Ⅰ、Ⅱ期乳腺癌，原发灶在乳腺外象限，腋下淋巴结病理检查阴性，根治术后不行放疗。对 $T_{3\sim4}$，皮肤有水肿、破溃，红斑、与胸肌固定，或腋窝淋巴结转移＞20％或≥4 个，术后放疗靶区应包括胸壁加锁骨上下淋巴结区。如果 $T_{1\sim2}N_0$，但手术切缘≤1 mm 或伴有脉管癌栓，则考虑仅行胸壁照射。近年研究表明，术后照射腋窝对降低复发意义不大，对生存率也未能增加，且术后腋窝区的放射治疗会导致同侧上肢水肿，故不建议术后行腋窝放疗。尽管内乳淋巴结受侵率较高，但临床内乳淋巴结复发较少见，不超过 1％，且内乳淋巴结照射还可导致心血管病变和肺损伤，故是否应将内乳淋巴结区作为术后放射治疗靶区至今争议很大，目前，对内乳淋巴结的处理有 3 种可行方案：①无明确的影像或病例内乳淋巴结转移，可不做内乳区照射。②改善照射技术，如逆向调强技术，尽量减少心脏受量。③缩小内乳区照射范围，只包括同侧第 1～第 3 肋间。

照射剂量：5 000 cGy/5 周(以 3～4 cm 深度计算组织量)。

目前研究资料证实乳腺癌细胞的 α/β 与正常晚反应组织相当。因此有学者开展了一项乳腺癌大分割全乳照射的临床研究(START)，比较大分割全乳照射(分次量 3～3.2 Gy，总剂量 39～41.6 Gy)和常规照射(分次量 2 Gy，总剂量 50 Gy)在根治术后分期为 $T_{1\sim3}N_{0\sim2}$ 乳腺癌中疗效和不良反应。中位随访时间为 5.1～6 年，结果显示两组局部复发率均为 3％左右，无显著差异，但大分割全乳照射乳腺硬结、毛细血管扩张及乳腺水肿的发生率明显降低。对于仅接受乳房放疗的患者，可选择大分割放疗(40～42.5 Gy，15～16 次分割)或常规分割放疗方案。

3.乳腺癌的术前放疗

适应证：①原发灶≥5 cm，估计手术有困难者。②皮肤受累或与胸壁有粘连。③炎性乳腺癌。④新辅助化疗肿瘤缩退不理想的病例。⑤肿瘤生长迅速，短期内明显增大者。一般认为术前放疗能够降低局部复发率，提高 5 年生存率。术前放疗也存在一些弊端，如经术前放疗后对术后的正确分期、组织学诊断及激素受体的检测均有影响，同时对术后伤口的愈合也有影响。目前，由于化学治疗的发展和广泛应用，化疗不仅可以控制局部肿瘤，而且对可能出现的远处隐匿的微小转移灶也具有效果。因此术前放疗目前临床上很少采用。

4.局部晚期乳腺癌的放疗

局部晚期的乳腺癌包括乳腺局部肿块较大($T_{3\sim4}$)或腋下淋巴结肿大并与周围组织粘连(N_2)；同侧锁骨上、下淋巴结转移或肿瘤导致上肢水肿(N_3)，但远处尚未发现转移。这些患者出现远处转移的可能性非常大。因此对局部晚期乳腺癌患者以全身化疗为主，辅以手术治疗和放射治疗等。经化疗和(或)放疗后，如果肿瘤局部明显缩小，可以行根治性手术者应尽量手术。局部晚期乳腺癌新辅助化疗后无法手术者，可予术前放疗或根治性放疗。术前放疗剂量

50 Gy,增加剂量手术并发症概率更大。根治性放疗时,全乳腺剂量 50 Gy,然后缩野对残留病灶作追加剂量照射,依据残留病灶的大小,追加剂量 10～20 Gy。淋巴引流区剂量为 45～50 Gy/4.5～5 周,然后对有肿大淋巴结部位加照 10～20 Gy。

炎性乳腺癌是局部晚期乳腺癌的一种,临床表现为乳腺皮肤广泛的发红、水肿(橘皮样)、局部皮温增高、乳腺不对称增大,范围超过全乳腺的 1/3。其病情发展迅猛,预后差,M.D.Anderson 癌症中心的临床研究显示放疗采用加速超分割的方式可取得更好的局部区域控制率和生存率,给量方式为胸壁和区域淋巴结 1.5 Gy/次,每日 2 次,总剂量 51 Gy,胸壁追加剂量 15 Gy。

5.卵巢功能的去势放疗

乳腺癌为雌激素依赖性肿瘤,减少体内雌激素的产生就可以限制肿瘤的生长。绝经前的患者卵巢功能正常,可分泌雌激素。因此卵巢的去势治疗可以取得一定的疗效。卵巢的去势治疗可行卵巢切除术,卵巢放疗和药物去势。一般认为,去势治疗对 ER 阳性患者的疗效要优于 ER 阴性患者。绝经后的患者不需使用卵巢的去势治疗。

多数主张卵巢功能的去势治疗主要在复发和远处转移时进行,首次治疗的患者一般不行预防性去势治疗。由于卵巢一般位置变化较大,在放疗时多采用前后对穿野照射,最好先用 B 超或 CT 确定卵巢的位置。照射剂量为 2 500～3 000 cGy。由于放射去势显效慢,卵巢定位不够准确等因素,目前去势放疗的数量骤然减少,而药物治疗目前是乳腺癌去势治疗的主要手段。

6.乳房重建术与术后放疗

原则上无论采用哪种手术方式,乳房重建患者的术后放疗指征和靶区都同于非同期重建的乳房切除术后患者。无论是自体组织或假体重建术,都不是放疗的禁忌证。采用自体皮瓣重建术后放疗后的重建失败率小于 3%,因此术后放疗可安全地应用于自体皮瓣重建术后的患者。当采用假体重建时,由于放疗以后组织的血供和顺应性下降,总的放疗后假体植入取出率约为 10%。采用扩张器-永久性假体二步法重建的患者,扩张器替换成永久性假体可以在术后放疗之前或之后,该时序目前没有绝对定论,取决于整个团队对技术的熟悉程度和经验。

7.乳腺癌常规放疗技术

(1)乳腺及胸壁的放疗技术:乳腺癌进行乳腺及胸壁放疗的情况有:①术前放疗。②早期乳腺癌做单纯乳房切除或单纯肿块切除后。③局部晚期肿瘤单纯放射治疗。④乳腺根治术后某些情况需行胸壁照射者。一般选用^{60}钴射线或 6 MVX 射线进行切线野照射,然后针对原发部位给予缩野追加剂量照射。

切线野照射的范围:上界一般与锁骨上野衔接;下界在对侧乳房皱襞下 1 cm;外切野在腋中线或腋后线;内切野按是否包括内乳淋巴结而位于不同的位置,如包括内乳淋巴结则位于体中线健侧 3 cm,如不包括内乳淋巴结则位于体中线。由于进行切线野照射时不可避免地要照射到一部分肺组织,在进行设野时,肺组织受照射的越少越好,一般肺组织受照射的厚度不超过 2.5 cm。切线野的定位应在模拟定位机下进行。因胸廓的上下径不一致,上部较小,而下部较大,在设切线野时应使切线野的底边与胸廓的平面平行,具体的方法为:①在患者背部放置一楔形垫板,使患者胸廓上部垫高。②调整治疗机小机头的角度。

在进行切线野照射时，为减少肺组织的照射量，最好使内外切线野在肺组织的边缘相重合，为达到这一目的可以在模拟机定位时使内外切线野的交角稍大于180°，也可以使用独立准直器实现。作者在实际工作中认为使用独立准直器较为方便。

在内、外切线野治疗时必须使用组织补偿块或楔形滤过板技术，以使胸壁及乳腺的受量均匀，减少皮肤受照剂量。

局部缩野追加剂量照射可以采用适当能量的电子线或^{192}铱做组织间插植近距离放疗。低能量X线由于使肺组织的受剂量较高，一般很少使用。电子线应用较广泛，其使用简单方便，易于掌握，但其照射剂量一般应控制在1 500 cGy以下，剂量过高可能引起皮肤及皮下组织的晚期放射损伤，而影响美容效果。^{192}铱组织间插植近距离放疗是局部追加剂量较好的方法，可以给予局部较高的剂量，而皮肤剂量较小。但是^{192}铱组织间插植对技术设备要求很高，对患者也有一定的创伤。

(2)内乳照射野与胸壁切线野的相邻技术：常规定位的内乳野需包括第一至第三肋间，上界与锁骨上野衔接，内界过体中线0.5～1.0 cm。内乳淋巴结一般采用内乳野的垂直照射技术，该技术应用简便，内乳区受照剂量准确。为使内乳淋巴结得到足够的剂量，使皮肤及纵隔器官避免受到过高剂量的照射，一般选用4～6 MV X线或^{60}钴与电子线的混合照射，也可使用4～6 MV X线或^{60}钴与深部X线和单纯电子线照射。

当内乳垂直野与切线野联合应用时，在与内切线野相交的胸壁处可能出现低剂量区，特别是体胖和胸廓较宽的患者，从而影响治疗的效果。如果将内切线野与内乳野部分重叠可以解决低剂量区的问题，如重叠过多又可能出现高剂量区。可以将内乳野做一偏角照射，应用偏角照射可以解决与内切野相交导致的剂量不均匀性的问题。一般偏角照射技术选用电子线照射，否则肺组织受照射的体积就会增加。该技术应用中比较复杂，需要一定的技术条件和治疗精度作为保证。

当用内切线野代替内乳野照射内乳淋巴结时，虽然解决了内乳野与切线野衔接问题，但不可避免地使肺组织受照射的体积增加而加重肺组织的损伤，同时要求患者内乳淋巴结的位置较浅，一般为胸廓较窄、体瘦的患者。

在临床应用过程中应根据每个患者的具体情况选用不同的照射技术。乳腺原发灶位于外象限胸廓较宽者可用内乳单独一野垂直照射；原发肿瘤位于内象限，胸廓较窄者可用内乳野偏角照射；如原发肿瘤很接近体中线时宜用内切野包括内乳淋巴结的技术。同时对于曲妥珠单抗治疗的左侧患者内乳区放疗适应证应严格掌握，尽可能采用三维治疗技术，降低心脏照射体积，评估心脏照射平均剂量至少低于7 Gy。

(3)锁骨上、下野与胸壁切线野的相邻技术：上、下野上界平环甲膜，内缘在骨切迹中点沿胸锁乳突肌内缘向上，外界与肱骨头相接，下界在锁骨头下1 cm与胸壁野上界相接。治疗时头部偏向健侧以减少喉照射，机架向健侧偏15°，以保护气管、食管和脊髓。内上射野必要时沿胸锁乳突肌走向做铅档保护喉和脊髓。由于锁骨上、下野与胸壁切线野为非共面照射以及射线散射的特点，在两野相交的部位可能产生剂量重叠，而造成皮下组织及肺尖部的放射损伤。为了消除两野连接处的剂量重叠，可以采用以下方法：①可用半野照射技术消除锁骨上下野的散射。②通过用悬挂的垂直挡块来消除切线野的扩散。③通过转动治疗床的位置，使切线野的上界与锁骨上下野的下界重合。

有条件的单位,尽可能不要采用二维放疗技术,建议CT定位。三维适形或者正向调强的野中野技术是目前乳腺癌乳房照射的标准技术。对于心脏和肺的照射剂量高,胸廓形状特殊的患者逆向调强技术优于三维适行或者正向调强,有条件的单位可以采用逆向调强放疗技术。具备相应条件的单位也可以采用基于深吸气条件下的呼吸门控技术或者俯卧位照射技术,以进一步降低心脏和肺的照射剂量。

(舒金勇　罗　盘)

第三章　腹外疝

第一节　腹股沟疝

一、疝的基本概念及临床类型

（一）基本概念

体内某个脏器或组织离开其正常解剖部位，通过先天或后天形成的薄弱点、缺损或孔隙进入另一部位，即称为疝。疝最多发生于腹部，腹部疝又以腹外疝为多见。腹外疝是由腹腔内的脏器或组织连同腹膜壁层，经腹壁薄弱点或孔隙，向体表突出所形成。

手术治疗是疝治疗的主要方式。

疝修补术经历了100多年的历史。随着技术和材料的进步，疝修补术的手术方式也发生了巨大的变化。从1989年Lichtenstein I.L.等采用Marlex补片缝合于腹股沟管后壁起，疝修补术便从单一的、传统张力疝修补术时代进入了无张力疝修补术的时代。近年，随着腹腔镜技术的应用，无张力疝修补术又增添了腔镜下的各种新术式。

疝修补术的巨大变化离不开最重要的人工材料（补片）的进步。目前修补疝的补片根据所含成分可分为：聚丙烯类补片、聚酯类补片、膨体聚四氟乙烯（ePTFE）补片、聚羟基乙酸和聚乳酸羟基乙酸类补片、复合补片等几大类。聚丙烯类补片是目前临床中最常用的一类补片，其抗感染力和组织相容性较好、强度大，但与肠管接触可导致较严重的肠粘连。聚酯类补片有聚丙烯类补片类似的优点，且柔韧性好，但抗张力仅为前者的1/3。ePTFE补片的固定性及抗感染能力不及前两者，一旦感染需去除，但其与腹腔内脏器接触不会引起粘连。聚羟基乙酸和聚乳酸羟基乙酸类补片为可吸收材料的补片，抗感染力强。复合补片主要由聚丙烯和防粘连的ePTFE或可吸收材料制作而成。

（二）病因

1.腹壁强度降低

（1）某些组织穿过腹壁的部位，如精索或子宫圆韧带穿过腹股沟管，股动静脉穿过股管，脐血管穿过脐环处。

（2）腹白线发育不全。

（3）手术切口愈合不良、外伤、感染、腹壁神经损伤、各种原因所致腹肌萎缩等。

2.腹内压力增高

慢性咳嗽、慢性便秘、排尿困难、妊娠、腹水等。

（三）病理解剖

典型的腹外疝由疝囊、疝内容物和疝外被盖等组成。疝囊是壁腹膜的憩室样突出部，由疝囊颈及疝囊体组成。疝囊颈是疝环所在部位，是疝突出的门户，又称疝门，即是腹壁薄弱区或缺损的部位。疝一般以疝门部位为命名依据，例如腹股沟疝、股疝、脐疝、切口疝等。疝内容物是进入疝囊的腹内脏器或组织，例如小肠、大网膜等。疝外被盖是指疝囊以外的各层组织。

（四）临床类型

1.可复性疝

是指疝内容物容易回纳入腹腔的疝。

2.难复性疝

是指疝内容物不能回纳或不能完全回纳入腹腔内，但不引起严重症状的疝。

3.嵌顿性疝

当腹内压突然升高时，疝内容物强行扩张较小的疝囊颈而进入疝囊，疝囊颈弹性回缩卡住内容物，使其不能还纳，称为嵌顿性疝。如嵌顿的内容物为肠管及其系膜时，可导致静脉回流受阻，表现为肠管及系膜瘀血水肿增厚，疝囊内可有淡黄色渗液积聚。但嵌顿的肠管系膜内动脉可扪及搏动。

4.绞窄性疝

肠管及系膜嵌顿不能及时解除，其受压不断加重，可导致动脉血流完全阻断，称为绞窄性疝。此时肠系膜动脉搏动消失，肠壁失去光泽、弹性及蠕动能力，最终肠管变黑坏死。疝囊内渗液为淡红色或暗红色。

二、腹股沟疝的概述

腹股沟疝分为斜疝和直疝两种。疝囊经过腹壁下动脉外侧的腹股沟管深环（内环）突出向内、向下、向前斜行经过腹股沟管，穿出腹股沟管浅环（外环），可进入阴囊，为腹股沟斜疝。疝囊经腹壁下动脉内侧的直疝三角区向前突出，不经过内环，也不进入阴囊，为腹股沟直疝。腹股沟斜疝是最常见的腹外疝，发病率占腹外疝的75%～90%。腹股沟疝发生率男性多于女性，男女比例约为15∶1，右侧比左侧多见。

腹股沟区解剖概要：腹股沟区下界为腹股沟韧带，内界为腹直肌外侧缘，上界为髂前上棘至腹直肌外侧缘的一条水平线。

（一）腹股沟区解剖层次

腹股沟区由浅至深分为以下各层。

（1）皮肤、皮下组织及浅筋膜。

（2）腹外斜肌：其在髂前上棘与脐之连线以下移行为腱膜，称为腹外斜肌腱膜。该腱膜下缘在髂前上棘至耻骨结节之间向后、向上反折并增厚形成腹股沟韧带。韧带内侧端部分纤维向后、向下转折形成腔隙韧带（陷窝韧带），腔隙韧带向外侧延续的部分附着于耻骨梳，称为耻骨梳韧带。腹外斜肌腱膜在耻骨结节外上方形成一个三角形的裂隙，为腹股沟管浅环（外环）。腹外斜肌腱膜深面与腹内斜肌之间有髂腹下神经及髂腹股沟神经通过，在施行疝手术时应避免其损伤。

(3)腹内斜肌与腹横肌：腹内斜肌起于腹股沟韧带的外侧1/2，向内上行走，其下缘呈弓状越过精索上方，在精索内后侧止于耻骨结节。腹横肌起自腹股沟韧带的外侧1/3，其下缘也呈弓状越过精索上方，在精索内后侧与腹内斜肌融合成腹股沟镰（联合腱），止于耻骨结节。

(4)腹横筋膜：位于腹横肌深面，其下部外侧1/2附着于腹股沟韧带，内侧1/2附着于耻骨梳韧带。腹横筋膜与包裹腹横肌和腹内斜肌的筋膜在弓状下缘融合，形成腱膜结构，称为腹横肌腱膜弓；腹横筋膜至腹股沟韧带向后的游离缘处加厚形成髂耻束。在腹股沟韧带上方2 cm、腹壁下动脉外侧处，男性精索或女性子宫圆韧带穿过腹横筋膜形成一个卵圆形裂隙，称为腹股沟管深环（内环）。腹横筋膜向下延伸包绕精索，形成精索内筋膜。深环内侧腹横筋膜增厚，称为凹间韧带。在腹股沟韧带内侧1/2，腹横筋膜覆盖股动脉及股静脉，并在腹股沟韧带后方伴其下行至股部。

(5)腹膜外脂肪和壁腹膜层：壁腹膜和腹横筋膜之间称为腹膜前间隙。在此间隙内没有血管及神经，只有少量的脂肪组织。

由腹股沟区解剖层次所见，腹股沟韧带内侧1/2部分，在弓状下缘与腹股沟韧带之间有一空隙存在，腹壁强度较为薄弱，为腹外疝好发于腹股沟区的解剖基础。

（二）腹股沟管解剖

腹股沟管的内口为深环，外口为浅环。浅环一般可容一指尖。以深环为起点，腹股沟管的走向由外向内、由上向下、由深向浅斜行。腹股沟管前壁为皮肤、皮下组织和腹外斜肌腱膜，外侧1/3有腹内斜肌覆盖；后壁为腹横筋膜及腹膜，内侧1/3有腹股沟镰；上壁为腹内斜肌与腹横肌的弓状下缘；下壁为腹股沟韧带及腔隙韧带。其内男性为精索通过，女性为子宫圆韧带通过。成年人腹股沟管长度为4～5 cm。

（三）直疝三角

外侧边为腹壁下动脉，内侧边为腹直肌外侧缘，底边为腹股沟韧带。其为直疝发生区。

三、病因及发病机制

（一）先天性解剖异常

在睾丸逐渐下降时，腹股沟区各层组织随之下降，随之下移的腹膜形成鞘突，睾丸紧贴在其后壁。鞘突下段在婴儿出生后成为睾丸固有被膜。若鞘突不闭锁或闭锁不全，其与腹腔相通，形成先天性腹股沟斜疝的疝囊。右侧睾丸下降晚于左侧，鞘突闭锁也较迟，故右侧腹股沟斜疝较多。

（二）后天性腹壁薄弱或缺损

腹横筋膜不同程度的薄弱或缺损，腹内斜肌与腹横肌发育不全对腹股沟疝的发病起着重要作用。腹横筋膜及腹横肌的收缩可把凹间韧带牵向外上方，在腹内斜肌深面关闭腹股沟管深环。在腹横筋膜薄弱或缺损及腹内斜肌发育不全时，这一保护作用降低或缺失而易于发生疝。腹内斜肌发育不全时，其牵拉弓状下缘靠向腹股沟韧带的作用减弱，不利于覆盖精索及加强腹股沟管前壁，也易于发生腹股沟疝。

四、临床表现及诊断

腹股沟区出现一个突出的包块是主要的临床表现。

（一）易复性斜疝

出现腹股沟区包块或伴有胀痛感。包块立位时出现，呈梨形，可降至阴囊或大阴唇，平卧或用手向腹腔推送时肿块消失。肿块消失后，以手指通过阴囊皮肤伸入浅环可感觉外环扩大；嘱患者咳嗽时指尖有冲击感。用手指紧压深环，嘱患者起立及咳嗽时，包块不突出；移去手指后，可见包块自外上向内下突出。

（二）难复性斜疝

腹股沟区出现包块，胀痛稍重，平卧时包块不能完全回纳，可伴有消化不良、便秘等症状。

（三）嵌顿性疝

常发生在斜疝，咳嗽或排便等腹内压骤增是主要原因。表现为包块突然增大，疼痛较重。平卧及用手推送时包块不能缩小。若嵌顿的是肠袢，可伴有腹部绞痛、恶心、呕吐、腹胀、停止排便等机械性肠梗阻的临床表现。如不及时处理，终将成为绞窄性疝。

（四）绞窄性疝

临床症状加重。若肠袢坏死穿孔后，疼痛可一过性减轻。严重者可发生脓毒症。

（五）腹股沟直疝

常见于老年人。患者站立时，腹股沟区内侧端、耻骨结节外上方出现一个半球形肿块，偶有坠胀感。平卧时肿块多可自行还纳，直疝不进入阴囊，极少发生嵌顿。膀胱可进入疝囊，形成滑动性直疝，此时膀胱即成为疝囊的一部分，手术时应注意。

腹股沟斜疝与直疝的鉴别见表 3-1。

表 3-1　腹股沟斜疝与直疝的鉴别

鉴别因素	腹股沟斜疝	腹股沟直疝
发病年龄	多见于儿童及青壮年	多见于老年
突出途径	经腹股沟管突出，可进阴囊	经直疝三角突出，不入阴囊
疝块回纳后压住深环	椭圆形或梨形，上部呈蒂柄状	半球形，基底宽
疝块外形	疝块不再突出	可突出
精索与疝囊的关系	精索在疝囊的后方	精索在疝囊的前外方
疝囊颈与腹壁下动脉的关系	疝囊颈在腹壁下动脉外侧	疝囊颈在腹壁下动脉内侧
嵌顿机会	较多	较少

五、鉴别诊断

（一）睾丸鞘膜积液

其所呈现的肿块局限在阴囊内，透光试验阳性，不能触及实质感的睾丸。而疝性肿块透光试验阴性，斜疝时可在肿块后方触及睾丸。

（二）交通性鞘膜积液

其特点是站立后肿块缓慢出现并逐渐增大；平卧时肿块逐渐缩小。透光试验阳性。

（三）精索鞘膜积液

肿块位于腹股沟管内，牵拉同侧睾丸可见肿块移动。

（四）隐睾

同侧睾丸缺如，肿块挤压时出现特有胀痛感。

（五）急性肠梗阻

应注意是否肠管嵌顿造成的急性肠梗阻。

六、治疗

腹股沟疝若无特殊情况均应及早施行手术。

（一）非手术治疗

1岁以内的婴幼儿可暂不手术。年老体弱或有手术禁忌者，可用医用疝带压迫疝环法阻止疝块突出。

（二）手术治疗

（1）传统的疝修补术：手术的基本原则是疝囊高位结扎、加强或修补腹股沟管管壁。

1）疝囊高位结扎术：显露疝囊颈，予以结扎等闭合处理。婴幼儿可采用此种方法。绞窄性疝因肠坏死而局部有严重感染者，通常采用疝囊高位结扎，避免施行修补术。

2）加强或修补腹股沟管前壁的方法：Ferguson 法最常用，它是在精索前方将腹内斜肌下缘和联合腱缝至腹股沟韧带上。

3）加强或修补腹股沟管后壁的方法：

Bassini 法：在精索后方将腹内斜肌下缘和联合腱缝至腹股沟韧带上，精索位于腹外斜肌腱膜与腹内斜肌之间。

Halsted 法：在上法基础上，将腹外斜肌腱膜在精索后方缝合，精索位于腹外斜肌腱膜与腹壁皮下层之间。

McVay 法：在精索后方将腹内斜肌下缘和联合腱缝至耻骨梳韧带上。

Shouldice 法：将腹横筋膜自耻骨结节至深环处切开，切开的两叶重叠缝合，重造深环，将腹内斜肌下缘和联合腱缝至腹股沟韧带上。

（2）无张力疝修补术：其是在无张力的情况下，利用人工高分子修补材料进行缝合修补。此方法克服了传统修补法因术后张力大造成的手术部位牵扯感、疼痛等缺点。常用的术式有以下三种。

1）平片无张力疝修补术：使用一适当大小的补片材料置于腹股沟管后壁。

2）疝环充填式无张力疝修补术：使用一锥形网塞置入已返纳疝囊的疝环中并固定，再用一适当大小的补片材料置于腹股沟管后壁。

3）巨大补片加强内脏囊手术：使用一较大补片置于腹股沟区腹膜前间隙以加强腹横筋膜。

(3)经腹腔镜疝修补术。

(三)嵌顿性疝和绞窄性疝的处理原则

嵌顿性疝在下列情况下可试行手法复位。

(1)嵌顿时间在3～4小时以内,包块压痛不明显,无腹部压痛或腹肌紧张等腹膜刺激征。

(2)年老体弱或伴有其他严重疾病而估计尚无坏死者。

复位时,可注射吗啡或哌替啶,以止痛及镇静,并松弛腹肌。复位方法是让患者取头低足高卧位,托起阴囊,持续缓慢将疝块推向腹腔,同时用左手按摩深环及浅环以协助疝内容物回纳。复位后需严密观察腹部情况。如出现肠梗阻或腹膜炎的表现需及时手术探查。绞窄性疝出现疝内容物坏死更需及时手术。

(胡勇军)

第二节　腹壁切口疝

发生于腹壁手术切口的疝称为腹壁切口疝,其发病率占腹外疝的第三位。最常发生切口疝的是经腹直肌切口,下腹部因腹直肌后鞘不完整而更多;其次为正中切口和旁正中切口。

一、概述

腹壁切口疝一般由于以前切口不恰当的愈合或者腹壁瘢痕位置的过度紧张而产生。切口疝是切口裂开的后期结果,最早的切口疝修补为Gerdy于1836年报道,Judd 1912年介绍的修补技术以广泛分离解剖切口瘢痕及临近组织为基础。1910年Kirschner提出自体筋膜移植修补切口疝;1923年Gallie和Le Mesurier利用患者自体筋膜修补切口疝。以后曾使用同种移植物、异种移植物如肌腱、真皮和全层皮肤修补切口疝,均存在较多问题。由于它们高的复发率和并发症发生率,这些疝特别令人烦恼。

(一)致病因素

切口疝发病率与切口的选择有关,下腹正中切口发病率高于上腹正中切口。横切口低于正中切口(3.8%比13.6%)。切口疝发病率无降低趋势,近来文献报道为2%～11%,问题在于其复发率高,初次修补后30%～50%病例复发,且腹壁缺损越来越大,修补难度增加。以往强调"重建正常解剖结构",采用大块致密缝合的方法将疝周筋膜缝合在一起,造成很大张力,是复发的主要原因和基础。复发切口疝除了原位复发以外,缝线切割处也形成往往不止一个的小疝,完全游离后可见该处筋膜呈"筛网"状,此时利用异位自体材料或人工材料已属必需。

肥胖是切口疝发生的主要原因之一。许多肥胖者的肌肉力量及其张力下降,因此在筋膜水平不具有充分的力量去补偿增加的张力。切口疝修补前应进行必要的减肥过程。对于肥胖患者,修补手术后肺部并发症、伤口感染、肺部栓子等危险因素高于其他患者,应予注意。

与切口疝发生有关的其他因素包括老年、营养不良、腹水、术后血肿、腹膜透析、怀孕、经原切口留置引流管、6个月内原切口再次手术、肠线关腹以及其他引起腹壁张力增加的其他因素。切口疝产生的最常见的主要原因是术后伤口感染。感染可以引起伤口愈合困难以及继发切口薄弱。

使用某些药物可引起切口愈合不良、切口疝，类固醇和化疗药是最常见的二类药物，这些药物可以减弱正常的炎症反应并损害正常的愈合过程。

（二）适应证

多数切口疝患者表现为腹部不适和疼痛，发生急性或亚急性肠梗阻时表现为绞痛。具有以上症状者均应手术治疗。疝囊颈狭窄、疝不能还纳者更应手术治疗。发生肠梗阻、肠绞窄为手术绝对适应证。

（三）禁忌证

严重肥胖是手术禁忌证。肥胖患者往往存在其他问题，如心肺功能储备下降和糖尿病，必须减肥后手术。肥胖也使手术难度加大，术后并发症增加。

切口深部的持续感染也是疝修补的禁忌证。此种病例往往有一次以上切口疝修补史，切口组织瘢痕化，形成窦道或瘘管。如感染经久不愈，组织可能发生钙化。经久不愈的伤口往往是由于其深面有不可吸收的异物，处理的最好方法是敞开伤口，去除组织中的异物材料，引流所有脓腔，碟形切开所有窦道或瘘管，待其肉芽愈合后数月，确证无深部感染方可行疝修补术。如果在去除感染之前放入假体，切口疝部位存在脓和细菌很可能导致复发性伤口感染。

巨大切口疝表面常有皮肤感染或糜烂，若非急诊，应待其治愈后再行疝修补术。

（四）确定切口疝的手术修补时机必须个体化

当患者全身情况稳定且营养状态适中时，可以进行疝修补。此外还应注意：

（1）切口疝修补不可避免涉及疝内容物还纳入腹引起腹内压升高的问题，腹内压过高不仅使缝线张力过大，切割组织导致疝复发，更为严重的是可能引发腹腔室隔综合征，影响心、肺、肾等重要脏器的功能。术前即应采取措施预防因术后暂时肠麻痹引起的腹胀，术中应尽量减少对腹内脏器的骚扰。

（2）术后咳嗽可使缝线对组织的切割作用增强，应避免术后肺不张、肺部感染和肺水肿，为此，术前应禁烟，肥胖者应减肥，避免过多输血输液。

二、假体（网片）修补术

（一）概述

绝大多数切口疝需要假体组织修补。

近年人工材料亦在我国逐渐普及，用于切口疝修补的优势超过在其他腹外疝中的应用。

使用假体材料最常见的并发症是血肿形成，发病率0.8%～5.5%，与局部渗液得不到引流有关，而与网片位置是否平整无关。另一可能发生的并发症为局部感染，相关因素为使用丝线或棉线，显著高于使用合成的不吸收材料。大部分感染位于皮下，抗生素治疗通常有效，不累及网片。深部感染病例使用抗生素及引流大多治愈，一组1 400余例切口疝修补报告中，仅12例需取出网片。我们用聚丙烯网片修补污染手术后（绞窄性肠梗阻、乙状结肠穿孔）对切口感染裂开造成的腹壁缺损获得满意结果，关键在于控制急性感染，使肉芽新鲜健康，网片置入后要避免网片直接接触肠管，以免导致局部粘连、肠梗阻和肠管侵蚀，肠漏形成。尽管发病率在

1%左右，但应尽量避免。现有资料显示，聚丙烯网片使用最广泛。

术前应纠正不良全身情况，如过度肥胖、心肺功能不全、营养不良、糖尿病等。巨大切口疝腹内容物膨出者应使用气腹以增加腹腔容积，以免疝修补导致潮气量减小和缺氧。局部有皮损或感染者应经处理使局部无明显感染，肉芽组织新鲜。值得一提的是人工合成假体的应用使疝手术的禁忌证发生了变化，轻微腹内压增高、绞窄疝、局部皮肤感染缺损不再成为绝对禁忌证。由于使用假体实质上扩大了腹腔容积，故对呼吸功能干扰小。

网片放置部位历来有不同意见。以往认为，应游离距筋膜缺损边缘 2 cm 的腹膜前间隙，网片即放置于此层。临床上实际情况并非如此，许多切口疝患者由于切口感染、炎症反应等影响，腹膜前间隙已非疏松的脂肪组织，取而代之的是较致密的纤维组织，不便游离；硬性游离，可造成局部血肿和新的创伤。一项文献综述对 40 个机构的 1 281 例切口疝网片修补结果进行分析表明，无论网片置于腹腔内、腹膜前还是筋膜前，其复发率皆无差异。由此可知，网片不一定要放置在腹膜前。新近实验研究进一步证实了网片放置于筋膜前的合理性。电镜观察可见网片置于筋膜前所形成的组织结构比腹膜前组更完整，细胞聚集和新组织形成更旺盛，成纤维细胞活性升高，胶原支架沉积率高，新毛细血管形成率较高。张力负荷试验表明，放置部位是影响张力强度的主要因素。网片放置于筋膜前，抗撕裂强度增加，聚丙烯纤维与修补处组织形成坚韧的结合体。网片与腹内容物应以腹膜（疝囊）或网膜隔开，网片与疝环（筋膜缺损边缘）用不吸收缝线（如聚丙烯线）连续缝合而不是间断缝合。此举对预防复发非常重要。人工假体修补切口疝很少复发，复发病例多系此层缝合不善或使用可吸收缝线。再将网片边缘与筋膜表面缝合固定。

应注意切口疝多为切口裂开的迟发表现，此种情形中除了切口为主要疝门以外，缝线穿过肌肉、筋膜处往往形成小的疝门，均应用网片一并修补。

切口疝巨大者，疝外被盖往往很薄，疝囊可能贴紧皮肤，切开皮肤应警惕疝内容物损伤，此种情形放置网片往往在皮肤与网片之间形成一腔隙，应放置硅胶管行负压引流。

（二）手术

（1）切口及解剖：作椭圆形切口，必要时切除皮肤瘢痕。注意刚开始皮肤不要切除太多，关闭切口时再做修整。

（2）显露并游离疝囊，直至疝囊颈：难复性疝或判断疝内容物有异常时，应切开疝囊。不需要切开的疝囊尽量不切开，将疝囊翻入腹腔。

如果腹膜缺损较多，不能关闭和覆盖内脏，应将大网膜覆盖在肠管表面，避免网片直接接触肠管。

（3）游离缺损筋膜边缘：疝囊处理完毕，分离并辨明筋膜缺损边缘，分离皮下（筋膜前）间隙，距缺损边缘至少 2 cm。

（4）用网片修补。

1）网片的准备：裁剪网片，要求长、宽每边均超过缺损 2 cm。

2）缝合网片与筋膜缺损边缘：用单股聚丙烯缝线连续缝合网片与筋膜缺损边缘。注意切口疝往往不只原手术切口一处，原缝合处由于缝线切割、撕裂亦形成疝环及疝出，均应将网片与其缝合。

3)缝合网片边缘与腹肌腱膜。

(5)皮下组织缝合前严格止血,然后用肠线间断缝合。皮肤边缘靠拢,切除多余的皮肤,在无张力状态下缝合;也可用皮肤钉合夹使之对合。

(6)皮下留置负压引流管经切口旁引出,用粘胶或缝线妥善固定,术后 24 小时拔出。

(三)术后护理

早期活动是尽快恢复的关键。术后引流物较多时应继续使用抗生素。拔管后应每日观察手术部位,若发热、局部疼痛或压痛,疑有局部积液时,应及时穿刺引流。

三、总结

腹壁疝手术的主要原则是尽可能修复缺损,恢复解剖结构。只能缝合腱膜、肌腱,将肌肉缝至腱膜不能形成永久的腱性结构。人工假体材料的广泛来源奠定了疝修补术良好效果的基础。

缝合材料应能长时间维持张力以便组织有足够的时间愈合,该材料组织相容性要好,因此应选用不吸收或缓慢吸收的缝合材料。

腹腔镜疝修补具有患者恢复快、术后疼痛较轻等优点,复杂的操作技术、昂贵的费用及可能发生的严重并发症是现阶段限制其广泛使用的主要因素。

仔细结扎较大的血管止血,尤其是皮下静脉的妥善止血对于预防血肿和随之而至的感染是最重要的。

感染是疝手术最多见的并发症,使用不吸收缝线更是如此。为预防感染,首先要强调精细操作。手术野及其周围皮肤应以无菌粘贴薄膜盖蔽,防止挪动。若有可能,关闭切口最好不要用缝合的方法,因为细菌可能沿着缝线进入皮下组织。每一针缝线都是一个线形的脓肿。

(胡勇军)

第四章　胃肠、肛门疾病

第一节　胃十二指肠溃疡

一、概述

胃、十二指肠黏膜的局限性圆形或椭圆形的全层黏膜缺损，称为胃十二指肠溃疡。虽然近年来随着强效制酸药物 H_2 受体拮抗剂和质子泵抑制剂的问世及抗幽门螺杆菌（Hp）药物的合理应用，使内科治疗效果不断提高，需要外科治疗的溃疡患者减少了 1/2 左右。但是，一方面仍有部分胃十二指肠溃疡患者因出血、穿孔、瘢痕性幽门梗阻及癌变等并发症需要外科手术治疗，另一方面长期随访资料证明，H_2 受体拮抗剂停药后溃疡复发率高达 80%。因此，胃十二指肠溃疡依然是一个需要外科治疗的疾病。

1.胃酸

胃酸分泌异常与胃十二指肠溃疡发病关系密切。1910 年 Shmart 提出“无酸无溃疡”的观点，十二指肠溃疡患者的基础和餐后胃酸分泌均高于正常人，十二指肠溃疡不发生于胃酸分泌很低、最大胃酸分泌（MAO）＜10 mmol/h 者。虽然正常人和十二指肠溃疡患者的泌酸能力水平是相互重叠的，但十二指肠溃疡患者作为整体能分泌更大量的胃酸。进餐刺激后胃酸分泌的增加，是十二指肠溃疡发生的重要因素。胃液酸度过高，激活胃蛋白酶原，黏膜产生自家消化是胃十二指肠溃疡的主要发病机制。

胃酸分泌受迷走神经和胃泌素的调控，即所谓的神经性胃酸分泌和体液性胃酸分泌。①神经性胃酸分泌：迷走神经兴奋时通过两种机制刺激胃酸分泌。一是通过释放乙酰胆碱直接刺激胃壁细胞；二是作用于胃窦部黏膜促其释放胃泌素。因此，切除胃窦部不仅可以消除体液性胃酸分泌，也可以降低部分神经性胃酸分泌。对视觉、嗅觉和味觉的刺激、胃的膨胀及血糖降低到 2.8 mmol/L 等都可刺激迷走神经中枢兴奋，引起胃酸分泌的增加。②体液性胃酸分泌：进食后胃窦部黏膜受食物刺激产生胃泌素，胃泌素经血液循环作用于胃壁细胞并促进其分泌胃酸。胃泌素的分泌和释放受胃液酸度的调节，pH 降低到 3.5 以下时，胃泌素分泌释放减少；pH 降到 1.5 以下时，胃泌素完全不释放。食物进入空肠上段后也可促其释放肠胃泌素刺激胃酸分泌，但这种作用较小。

胃蛋白酶是胃液中的主要作用酶。当胃液 pH＞4.5 时，胃蛋白酶处于非激活状态，而当胃液 pH 达到 1.5～2.5 时胃蛋白酶消化蛋白质作用最强。

2.胃十二指肠黏膜屏障

胃十二指肠黏膜屏障由胃黏液和黏膜柱状上皮细胞的紧密连接构成。胃黏液除具有润滑作用外，还有中和、缓冲胃酸的作用。胃的黏膜上皮细胞能够阻止钠离子从黏膜细胞内扩散入胃腔及胃腔内的氢离子逆流入黏膜细胞内。非甾体消炎药、肾上腺皮质类固醇激素、胆汁酸盐、酒精等均可破坏胃黏膜屏障，造成氢离子逆流入黏膜细胞，引起胃黏膜水肿、出血、糜烂，甚至溃疡。机械性损伤、缺血性病变、营养不良等因素都可减弱胃黏膜的屏障功能。十二指肠通过特异性 pH 敏感的受体，酸化反应反馈性延迟胃的排空，保持十二指肠内 pH 接近中性，且十二指肠黏膜能吸收腔内氢离子和不受胆盐的损伤；十二指肠溃疡患者中，这种反馈延缓胃排空和抑制胃酸的作用减弱，而胃排空加速，使十二指肠球部腔内酸负荷量加大，造成黏膜损害可形成溃疡。前列腺素 E 不仅有抑制胃酸的作用，而且有直接保护黏膜和促进溃疡愈合的作用。十二指肠溃疡患者的十二指肠黏膜前列腺素 E 的含量较正常对照组明显减低，可降低十二指肠黏膜的保护作用。

3.幽门螺杆菌(Hp)

Hp 与胃十二指肠溃疡形成之间的关系已得到公认。在我国胃十二指肠溃疡患者的检出率分别为 70%和 90%。Hp 感染也是胃窦炎的主要病因。Hp 是一种微需氧革兰阴性杆菌，呈螺旋形，人的胃黏膜上皮细胞是它的自然定植部位。Hp 能在酸性胃液中存活是由于它具有高活性的尿素酶，能分解尿素产生氨，在菌体周围形成保护层。Hp 菌株还能产生细胞空泡毒素和毒素相关蛋白，可能参与损伤胃十二指肠黏膜和黏膜屏障，导致氢离子内渗，影响碳酸氢盐、胃泌素及胃酸分泌，改变胃血流等有关。胃酸分泌增多时，十二指肠球部被过度酸化，使十二指肠球部内出现胃上皮化生灶，为 Hp 从胃窦黏膜移植至十二指肠球部创造条件。Hp 在球部生存繁殖而发生急性十二指肠炎，在其他致溃疡因素的诱导下发生溃疡。Hp 被清除后，胃炎和胃十二指肠溃疡易被治愈且复发率低，也能降低胃十二指肠溃疡大出血患者的再出血率。

二、十二指肠溃疡

(一)发病机制

迷走神经张力过高引起胃酸分泌增多是十二指肠溃疡形成的主要原因。十二指肠溃疡患者基础胃酸与 MAO 分别是正常人的 2.2 倍和 1.6 倍，造成胃酸分泌过多的主要原因有：迷走神经过度兴奋、壁细胞较正常人多及胃排空过快致酸性胃液损伤十二指肠球部黏膜。临床治疗消化性溃疡的手术均以减少胃酸分泌为主要目的。

Hp 感染与十二指肠溃疡的形成相关。

(二)临床表现

十二指肠溃疡为我国常见病，可见于任何年龄，但多见于中青年男性。

临床表现为上腹部或剑突下烧灼样或钝性痛，疼痛多在进食后 3～4 小时发作。饥饿痛和夜间痛与基础胃酸分泌量过高有关。服用抗酸药物或进食能使疼痛停止或缓解。体检可有右上腹压痛。

十二指肠溃疡为慢性过程反复发作，病史可达几年甚至十几年。腹痛有周期性发作的特点，好发季节为秋冬季，可因不良精神情绪或服用解热镇痛药及消炎药物诱发。

（三）辅助检查

X 线钡餐和纤维胃镜检查可帮助确诊。

1.龛影

龛影为诊断十二指肠球部溃疡的直接征象，多见于球部偏基底部。正位，龛影呈圆形或椭圆形，加压时周围有整齐的环状透亮带称“日晕征”。切线位，龛影为突出球内壁轮廓外的乳头状影。

2.“激惹征”

钡剂于球部不能停留，迅速排空，称为“激惹征”。

3.十二指肠球部畸形

十二指肠球部畸形为十二指肠球部溃疡常见的重要征象。表现为球一侧出现指状切迹，后者不恒定，随蠕动变浅、消失，球部外形呈山字形、花瓣形及小球状等畸形。

4.假性憩室

形态大小可改变，可见黏膜皱襞进入憩室内，而龛影形态不变。

5.黏膜皱襞改变

黏膜皱襞增粗、平坦或模糊，可呈放射状纠集到龛影边缘。

6.伴发症

十二指肠溃疡常伴胃窦炎。

7.球后溃疡

球后溃疡较常见，大小不一，多位于肠腔内侧，外侧壁常有痉挛收缩或瘢痕形成，使管腔狭窄，多呈偏心性。凡十二指肠降段上部发现痉挛收缩，应考虑球后溃疡的可能。

（四）治疗

随着消化性溃疡与 Hp 感染有关的发现，消化性溃疡的外科治疗在过去的 15 年发生很大变化，绝大多数十二指肠溃疡患者得到有效的内科治疗。目前适于外科治疗的十二指肠溃疡仅限于以下情况。①非单纯性十二指肠溃疡：并存各种严重并发症的十二指肠溃疡，包括急性穿孔、急性大出血和瘢痕性幽门梗阻。②经内科治疗无效的十二指肠溃疡：即所谓顽固性溃疡。内科治疗无效一般指应用包括抑酸药和抗 Hp 药在内的正规治疗 3 个疗程后，胃镜复查溃疡仍未愈合的患者。③对于溃疡病史长，症状渐趋加重，发作频繁，每次发作持续时间长，疼痛剧烈，影响身体营养及正常生活与工作者；经胃镜或 X 线钡餐检查发现溃疡深大、十二指肠球部严重变形或溃疡位于十二指肠球后及有穿透肠壁者；有过十二指肠溃疡穿孔或反复大出血的病史，而溃疡仍在活动，有可能再发急性并发症的患者也应考虑手术治疗。手术方式多首选胃大部切除术，高选择性迷走神经切断术现已较少应用。

三、胃溃疡

（一）发病机制

胃溃疡的患者胃酸常正常或低于正常，胃黏膜屏障功能减弱、氢离子逆向扩散或胃潴留则是胃溃疡形成的主要原因。①胃潴留:胃内容物的滞留刺激胃黏膜分泌胃泌素或胃内的低酸环境减弱了对胃窦黏膜分泌胃泌素的抑制作用,使胃溃疡患者血胃泌素水平较正常人增高,刺激了胃酸的分泌。临床上复合性溃疡患者约95%是先有十二指肠溃疡、幽门痉挛或球部狭窄致胃潴留时,胃溃疡就易于发生。②十二指肠液反流:反流液中的胆汁、胰液等既能直接损伤胃黏膜细胞,又能破坏胃黏膜屏障功能,促进氢离子的逆向扩散,导致黏膜出血、糜烂与溃疡形成。临床上发现胃溃疡多合并胃窦炎,且越靠近幽门,炎症越重,也说明胃溃疡的发生与十二指肠液反流有关。③壁细胞功能异常:分泌的胃酸直接排入黏膜内,造成了胃黏膜的损伤。

Hp感染与胃溃疡的形成有一定的关系。

(二)分型

胃溃疡按其部位、临床表现和胃酸分泌情况通常分为4型,大部分发生在小弯切迹处。约60%的胃溃疡为Ⅰ型溃疡,与过多的胃酸分泌无关,相反可能是低胃酸状态。Ⅰ型溃疡大部分位于胃体与胃窦黏膜过渡区的1.5 cm之内,与十二指肠、幽门等黏膜异常无关。Ⅱ型胃溃疡(15%)是指溃疡位于胃体和十二指肠溃疡,与高胃酸有关。Ⅲ型溃疡位于幽门前,占20%,与高胃酸有关。Ⅳ型溃疡是高位近贲门溃疡,<10%,与高胃酸无关。另外,有一些大弯溃疡,但是发生率<5%。

(三)临床表现

胃溃疡发病年龄一般较十二指肠溃疡高,约为50岁,以男性多见。

胃溃疡腹痛没有十二指肠溃疡腹痛那样有规律。腹痛多发生在进食后0.5～1.0小时,持续1～2小时。进食不能缓解疼痛,甚至加剧疼痛。

压痛点多在剑突与脐之间的正中线或略偏左。

抑酸药疗效欠佳,不如十二指肠溃疡好,治疗后易复发,原因可能与发病机制不同有关。

胃溃疡常易引起大出血、急性穿孔等合并症。胃溃疡约有5%的癌变,因此,对于年龄较大,典型症状消失,呈不规则持续腹痛或症状日益加重,伴体重减轻、消瘦乏力、贫血等表现的患者,应引起注意。

(四)辅助检查

X线钡餐和纤维胃镜检查确诊。胃溃疡可见于胃的任何部位,但以胃窦部最为多见,约占90%,大多数胃溃疡位于胃体与胃窦交界处胃窦一侧的小弯侧和近幽门前方。较少见的有高位溃疡、后壁溃疡和复合性溃疡。

龛影为溃疡病的直接征象。切线位,龛影凸出于胃内壁轮廓处,呈乳头状或半圆形;正位,龛影为圆形或椭圆形,其边缘光滑整齐。

龛影周围黏膜纹切线位:龛影与胃交界处显示1～2 mm的透明细线影,见于龛影的上缘或下缘,或者龛影的整个边缘。

"狭颈征"切线位,龛影口部与胃腔交界处有0.5～1.0 cm一段狭于龛影的口径,称为"狭颈征"。

"项圈征"在龛影口部有一边缘光滑细线状密度减低区,如颈部戴的项圈。

龛影周围的"日晕征"正位,龛影周围有宽窄不一致的透亮带,边缘光滑。

以龛影为中心的黏膜皱襞纠集,呈放射状分布,其外围逐渐变细消失,为慢性溃疡的另一征象。

溃疡病的其他 X 线征象：①胃大弯侧指状切迹。②胃小弯侧缩短。③胃角切迹增宽。④幽门管狭窄性梗阻，胃内滞留液。

（五）治疗

胃溃疡的手术适应证如下。①并发急性穿孔，形成弥散性腹膜炎；急性大出血；瘢痕性幽门梗阻，严重影响进食及营养者或溃疡已穿透至胃壁外者。②经内科系统治疗 3 个月以上仍不愈合或愈合后短期内又复发者，胃溃疡愈合速度一般较十二指肠溃疡慢一些，故观察时间也需要长一些，届时仍不愈合应采取手术治疗。③经 X 线钡餐或胃镜检查证实溃疡直径较大，超过 2.5 cm，不能除外或已经癌变者。④高位溃疡或胃十二指肠复合溃疡。

胃溃疡常用的手术方式是远端胃大部切除术，胃肠道重建以胃十二指肠吻合（毕Ⅰ式）为宜。Ⅰ型胃溃疡通常采用远端胃大部切除术，胃的切除范围在 50%左右，行胃十二指肠吻合；Ⅱ、Ⅲ型胃溃疡宜采用远端胃大部切除加迷走神经干切断术，毕Ⅰ式吻合，如十二指肠炎症明显或有严重瘢痕形成，则可行毕Ⅱ式胃空肠吻合；Ⅳ型，即高位小弯溃疡处理困难。根据溃疡所在部位的不同可采用切除溃疡的远端胃大部切除术，可行毕Ⅱ式胃空肠吻合，为防止反流性食管炎也可行 Roux-en-Y 胃空肠吻合。溃疡位置过高可以采用旷置溃疡的远端胃大部切除术或近端胃大部切除术治疗。术前或术中应对溃疡作多处活检以排除恶性溃疡的可能。对溃疡恶变病例，应行胃癌根治术。

四、胃十二指肠溃疡急性穿孔

胃十二指肠溃疡急性穿孔是溃疡病的严重并发症之一。起病急、病情重、变化快是其特点，常需紧急处理，若诊治不当，可危及患者生命。

（一）流行病学

近 30 年来胃十二指肠溃疡的发生率下降，住院治疗的十二指肠溃疡和胃溃疡患者明显减少，特别是胃十二指肠溃疡的选择性手术尤为减少，但溃疡的急性并发症（穿孔、出血和梗阻）的发生率和需要手术率近 15～20 年无明显改变。

溃疡穿孔的发生率为每年 7～10 例/10 万；穿孔占溃疡病住院患者的 7%；穿孔多发生在 30～60 岁患者中，占 75%。约 2%的十二指肠溃疡患者中穿孔作为首发症状。估计在诊断十二指肠溃疡后，在第 1 个 10 年中每年约 0.3%的患者发生穿孔。急性十二指肠溃疡穿孔多见于十二指肠球部前壁偏小弯侧，“前壁溃疡穿孔，后壁溃疡出血”，即使现在也是适用的。急性胃溃疡穿孔多发生在近幽门的胃前壁，多偏小弯侧。溃疡穿孔直径一般在 0.5 cm，其中胃溃疡穿孔一般较十二指肠穿孔溃疡孔直径略大。位于胃和十二指肠后壁的溃疡在向深部发展时，多逐渐与周围组织形成粘连，表现为慢性穿透性溃疡，故一般不易发生急性穿孔。

（二）病因及发病机制

胃十二指肠溃疡急性穿孔发生在慢性溃疡的基础上，患者有长期溃疡病史，但在少数情况下，急性溃疡也可以发生穿孔，下列因素可促进穿孔的发生。①精神过度紧张或劳累，增加迷走神经兴奋，溃疡加重进而穿孔。②饮食过量，胃内压力增加，使溃疡穿孔。③应用非甾体消炎药(NSAIDs)和十二指肠溃疡、胃溃疡的穿孔密切相关,这类药物是目前接受治疗的患者发生穿孔的主要促进因素。④免疫抑制,尤其在器官移植患者中应用激素治疗。⑤其他因素,包括患者年龄增加、慢性阻塞性肺疾病、创伤、大面积烧伤和多器官功能障碍。

(三)病理生理

急性穿孔后,有强烈刺激性的胃酸、胆汁、胰液等消化液和食物溢入腹腔,引起化学性腹膜炎,导致剧烈的腹痛和大量腹腔渗出液,甚至可致血容量下降,低血容量性休克,6～8 小时后细菌开始生长并逐渐转为细菌性腹膜炎。病原菌多为大肠埃希菌和链球菌。在强烈的化学刺激、细胞外液丢失的基础上,大量毒素吸收可导致感染中毒性休克的发生。

(四)临床表现

1.症状

患者多有溃疡病症状或肯定溃疡病史,而且近期常有溃疡病活动的症状。可在饮食不当后或在清晨空腹时发作。典型的溃疡急性穿孔表现为骤发腹痛,十分剧烈,如刀割或烧灼样,为持续性,但也可有阵发加重。由于腹痛发作突然而猛烈,患者甚至有一过性昏厥。疼痛初起部位多在上腹或心窝部,迅即延及全腹,以上腹为重。由于腹后壁及膈肌腹膜受到刺激,有时可引起肩部或肩胛部牵涉性疼痛,可有恶心感及反射性呕吐,但一般不重。

2.体征

患者仰卧拒动,急性痛苦病容,可由于腹痛严重而面色苍白、四肢凉、出冷汗、脉率快、呼吸浅。腹式呼吸因腹肌紧张而消失。在发病初期,血压仍正常,腹部有明显腹膜炎体征,全腹压痛明显,上腹更重,腹肌高度强直,即所谓板样强直。肠鸣音消失。如腹腔内有较多游离气体,叩诊时肝浊音界不清楚或消失。随着腹腔内细菌感染的发展,患者的体温、脉搏、血压、血常规等周身感染中毒症状及肠麻痹、腹胀、腹水等腹膜炎症也越来越重。

溃疡穿孔后,临床表现的轻重与漏出至游离腹腔内的胃肠内容物的量有直接关系,亦与穿孔的大小,穿孔时(空腹或饱餐后)胃内容物的多少,以及孔洞是否很快被邻近器官或组织粘连、堵塞等因素有关。穿孔小或漏出的胃肠内容物少或孔洞很快被堵塞,则漏出的胃肠液可限于上腹或顺小肠系膜根部及升结肠旁沟流至右下腹,腹痛程度可以较轻,腹膜刺激征也限于上腹及右侧腹部。

(五)辅助检查

考虑为穿孔应做必要的实验室检查以评估患者,包括血常规、血清电解质和淀粉酶,穿孔时间较长需检查肾功能、血肌酐和肺功能、动脉血气分析,监测酸碱平衡。血常规常有白细胞计数升高及核左移,但免疫抑制和老年患者可没有。血清淀粉酶一般正常,但可升高通常小于正常 3 倍。肝功能检查一般是正常的。除非就诊延迟,血清电解质和肾功能是正常的。

胸部 X 线片和立位及卧位腹部 X 线片是必需的。约 70%的患者可有腹腔游离气体,因此无游离气体的不能排除穿孔。当疑为穿孔但无气腹者,可做水溶性造影剂上消化道造影检查,确立诊断腹膜炎体征者,这种 X 线造影是不需要的。

在部分患者中,诊断性腹腔穿刺是有意义的,若抽出液中含有胆汁或食物残渣常提示有消化道穿孔。

（六）诊断及鉴别诊断

1.诊断标准

胃十二指肠溃疡急性穿孔是急腹症的重要病因之一，多数患者有溃疡症状或溃疡病史，而且近期内有溃疡病活动症状，穿孔后表现为急剧上腹痛并迅速扩展为全腹痛伴有显著的腹膜刺激征，结合腹部X线检查发现腹部膈下游离气体，诊断性腹腔穿刺抽出液含有胆汁或食物残渣等特点，正确诊断一般不困难。在既往无典型溃疡病者，位于十二指肠及幽门后壁的溃疡小穿孔，胃后壁溃疡向小网膜腔内穿孔，老年体弱反应性差者的溃疡穿孔及空腹时发生的小穿孔等情况下，症状、体征不太典型，较难诊断。另需注意的是，腹部X线检查未发现膈下游离气体并不能排除溃疡穿孔的可能，因约有20%的患者穿孔后可以无气腹表现。

2.鉴别诊断

（1）急性胰腺炎：溃疡急性穿孔和急性胰腺炎都是上腹部突然受到强烈化学性刺激而引起的急腹症，因而在临床表现上有很多相似之处，在鉴别诊断上可以造成困难。急性胰腺炎的腹痛发作虽然也较突然，但多不如溃疡穿孔者急骤，腹痛开始时有由轻而重的过程，疼痛部位趋向于上腹偏左及背部，腹肌紧张程度也略轻。血清及腹腔渗液的淀粉酶含量在溃疡穿孔时可以有所增高，但其增高的数值尚不足以诊断。急性胰腺炎腹部X线检查无膈下游离气体，B型超声及CT提示胰腺肿胀。

（2）胆石症、急性胆囊炎：胆绞痛发作以阵发性为主，压痛较局限于右上腹而且压痛程度也较轻，腹肌紧张远不如溃疡穿孔者显著。腹膜炎体征多局限在右上腹，有时可触及肿大的胆囊，Murphy征阳性，X线检查无膈下游离气体，B型超声提示有胆囊结石、胆囊炎，如血清胆红素有增高，则可明确诊断。

（3）急性阑尾炎：溃疡穿孔后胃十二指肠内容物可顺升结肠旁沟或小肠系膜根部流至右下腹，引起下腹腹膜炎症状和体征，易被误诊为急性阑尾炎穿孔。仔细询问病史能发现急性阑尾炎开始发病时的上腹痛一般不十分剧烈，阑尾穿孔时腹痛的加重也不以上腹为主，腹膜炎体征则右下腹较上腹明显。

（4）胃癌穿孔：胃癌急性穿孔所引起的腹内病理变化与溃疡穿孔相同，因而症状和体征也相似，术前难以鉴别。老年患者，特别是无溃疡病既往史而近期内有胃部不适或消化不良或消瘦、体力差等症状者，当出现溃疡急性穿孔的症状和体征时，应考虑到胃癌穿孔的可能。

（七）治疗

对胃十二指肠溃疡急性穿孔的治疗原则首先是终止胃肠内容物继续漏入腹腔，使急性腹膜炎好转以挽救患者生命。经常述及的3个高危因素是：①术前存在休克。②穿孔时间超过24小时。③伴随有严重内科疾病。这3类患者病死率高，可达5%～20%，而无上述高危因素者病死率<1%。因此，对这3类患者的处理要更积极慎重。具体治疗方法有3种，即非手术治疗、手术修补穿孔及急症胃部分切除或迷走神经切断术。现在认为后者（胃部分切除术和迷走神经切断术）不是溃疡病的合理手术方式，已很少采用。术式选择主要依赖于患者一般状况、术中所见、局部解剖和穿孔损伤的严重程度。

1.非手术治疗

近年来，特别是在我国，对溃疡急性穿孔采用非手术治疗累积了丰富经验。大量临床实践表明，连续胃肠吸引减压，可以防止胃肠内容物继续漏向腹腔，有利于穿孔自行闭合及急性腹膜炎好转，而使患者免遭手术痛苦。病死率与手术缝合穿孔者无显著差别。为了能够得到满意的吸引减压，鼻胃管在胃内的位置要恰当，应处于最低位。非手术疗法的缺点是不能去除已入腹腔内的污染物，因此，适用于腹腔污染较轻的患者。适应证是：①患者无明显中毒症状，急性腹膜炎体征较轻或范围较局限或已趋向好转，表明漏出的胃肠内容物较少，穿孔已趋于自行闭合。②穿孔是在空腹情况下发生，估计漏至腹腔内的胃肠内容物有限。③溃疡病本身无根治性治疗的适应证。④有较重的心肺等重要脏器并存病，致使麻醉及手术有较大风险。但在70岁以上、诊断不能肯定、应用类固醇激素和正在进行溃疡治疗的患者，不能采取保守治疗方法。因为手术治疗的效果确切，保守治疗的风险并不低（腹内感染、脓毒症等），一般认为保守治疗要极慎重。在保守治疗期间，需动态观察患者的全身情况和腹部体征，若病情无好转或有所加重，需及时改用手术治疗。

2.手术治疗

手术治疗包括单纯穿孔缝合术和确定性溃疡手术。

(1)单纯穿孔缝合术：单纯穿孔修补是目前治疗溃疡病穿孔主要的手术方式，简便易行、手术时间短、创伤轻、安全性高。以往无溃疡病史或有溃疡病史未经正规内科治疗，无出血、梗阻并发症，特别是十二指肠溃疡患者；有其他系统器质性疾病不能耐受彻底性溃疡手术，均为单纯穿孔缝合术的适应证。一般认为：穿孔时间超过8小时，腹腔内感染及炎症水肿较重，有大量脓性渗出液，缝闭穿孔、中止胃肠内容物继续外漏后，一定要吸净腹腔内渗液，特别是膈下及盆腔内，并用温生理盐水行腹腔冲洗。吸除干净后腹腔引流并非必须。穿孔修补通常采用开腹手术，在穿孔处以丝线间断横向缝合，再用大网膜覆盖或以网膜补片修补；目前也开展腹腔镜行穿孔缝合大网膜覆盖修补。无论哪种手术方式，术中对所有的胃溃疡穿孔患者，需作活检或术中快速病理学检查，若为恶性，应行根治性手术。因为穿孔修复术未将溃疡灶切除，故手术后仍需行内科抗溃疡病治疗。Hp感染者需根除Hp，以减少复发。此外，部分患者可因溃疡未愈反复发作及合并出血、幽门梗阻等情况，需要再次手术治疗。

利用腹腔镜技术缝合十二指肠溃疡穿孔于1990年由Nathanson等首先报道。后来Mouret等描述一种无缝合穿孔修补技术：以大网膜片和纤维蛋白胶封闭穿孔。以后相继报道吸收性明胶海绵填塞、胃镜引导下肝圆韧带填塞等技术。无缝合技术效果不确切，其术后再漏的概率很大（约10%），尤其在穿孔＞5 mm者，因此应用要慎重。缝合技术有穿孔单纯缝合、缝合加大网膜补片加强和以大网膜补片缝合修补等。虽然腔镜手术具有微创特点，而且据报道术后切口的感染发生率较开腹手术低，但未被广大外科医师普遍接受，原因是手术效果与开腹手术比较仍有争议，术后再发生漏需要手术处理者不少见，手术时间较长和花费高。以下情况不宜选择腹腔镜手术：①存在前述高危因素（术前存在休克，穿孔时间＞24小时和伴随内科疾病）。②合并有其他溃疡并发症如出血和梗阻。③较大的穿孔（＞10 mm）。④腹腔镜实施技术上有困难（上腹部手术史等）。

(2)部分胃切除和迷走神经切断术：随着对溃疡病病因学的深入理解和内科治疗的良好效果，以往所谓的“确定”性手术方法——部分胃切除或迷走神经切断手术已经很少采用。尤其在急性穿孔有腹膜炎的情况下进行手术，其风险显然较穿孔修补术为大，因此需要严格掌握适应证。仅在以下情况时考虑所谓“确定性”手术：①需切除溃疡本身以治愈疾病。如急性穿孔并发出血，已有幽门瘢痕性狭窄等，在切除溃疡时可根据情况考虑做胃部分切除手术。②较大的胃溃疡穿孔，有癌可能，做胃部分切除手术。③Hp感染阴性、联合药物治疗无效或为溃疡复发时，仍有做迷走神经切断术的报道。

五、胃十二指肠溃疡大出血

胃十二指肠溃疡患者有大量呕血、柏油样便，红细胞、血红蛋白和血细胞比容明显下降，脉率加快，血压下降，出现为休克前期症状或休克状态，称为溃疡大出血，不包括小量出血或仅有大便隐血阳性的患者。胃十二指肠溃疡出血是上消化道大出血中最常见的原因，占50%以上。

（一）流行病学

十二指肠溃疡并发症住院患者中，出血多于穿孔4倍。约20%的十二指肠溃疡患者在其病程中会发生出血，十二指肠溃疡患者出血较胃溃疡出血多见。消化性溃疡患者约占全部上消化道出血住院患者的50%。虽然 H_2 受体拮抗药和奥美拉唑治疗可减少难治性溃疡择期手术的病例数，但合并出血手术的患者未减少。

（二）病因及发病机制

1.非甾体消炎药

应用NSAIDs是溃疡出血的一个重要因素，具有这部分危险因素的患者在增加。在西方国家上消化道出血患者有新近应用NSAIDs史者占50%。在老年人群中，以前有胃肠道症状，并有短期NSAIDs治疗史，出血风险增加。使用大剂量的阿司匹林（300 mg/d）预防短暂性脑缺血发作的患者其相对上消化道出血的风险比用安慰剂治疗者高7.7倍，其他NSAIDs也可增加上消化道溃疡出血的风险。

2.甾体类皮质类固醇

皮质类固醇在是否引起消化性溃疡合并出血中的作用仍有争议。最近回顾性研究提示二者独立有原因的联系是不存在的，而同时应用NSAIDs是更重要的危险因素。合并应用皮质类固醇和NSAIDs，上消化道出血的风险增加10倍。

3.危重疾病

危重患者是消化性溃疡大出血的危险人群，尤其是需要在重症监护病房治疗者。例如心脏手术后，这种合并症的发生率为0.4%，这些患者大多数被证实为十二指肠溃疡，且这些溃疡常是大的或多发性的。加拿大1项大样本的多个医院联合研究发现，ICU患者上消化道出血的发生率为1.5%，病死率达48%，这些患者常需用抗溃疡药预防。

4.幽门螺杆菌

出血性溃疡患者的Hp感染为15%～20%，低于非出血溃疡患者，因此Hp根治对于减少溃疡复发和再出血的长期风险是十分重要的。

（三）病理生理

溃疡基底的血管壁被侵蚀而导致破裂出血，大多数为动脉出血。引起大出血的溃疡一般位于胃小弯或十二指肠球部后壁，前者出血常源自胃右、左动脉的分支或肝胃韧带内较大的血管；后者多来自胰十二指肠上动脉或胃十二指肠动脉及其分支。十二指肠前壁附近无大血管，故此处的溃疡常无大出血。溃疡基底部的血管侧壁破裂出血不易自行停止，可引发致命的动脉性出血。大出血后血容量减少、血压降低、血流变缓，可在血管破裂处形成血凝块而暂时止血。由于胃肠的蠕动和胃十二指肠内容物与溃疡病灶的接触，暂时停止的出血有可能再次活动出血，应予高度重视。

溃疡大出血引起的病理生理变化与其他原因造成的失血相同，与失血量的多少及失血的速度有密切的关系。研究证明，出血 50～80 mL 可引起柏油样便，如此少量失血不致发生其他显著症状，但持续性大量失血可以导致血容量减低、贫血、组织缺氧、循环衰竭和死亡。

大量血液在胃肠道内可以引起血液化学上的变化，最显著的变化为血非蛋白氮增高，主要原因是血红蛋白在胃肠内被消化吸收。在有休克症状的患者中，由于肾血液供应不足，肾功能受损，造成血非蛋白氮增高。胃肠道大出血所致的血非蛋白氮增高在出血后 24～48 小时出现，如肾功能未受损害，增高的程度与失血量成正比，出血停止后 3～4 天恢复正常。

（四）临床表现

胃十二指肠溃疡大出血的临床表现主要取决于出血量及出血速度。

1.症状

呕血和解柏油样便是胃十二指肠溃疡大出血的常见症状，多数患者只有黑便而无呕血，迅猛的出血则为大量呕血与紫黑血便。呕血前常有恶心，便血前后可有心悸、眼前发黑、乏力、全身疲软，甚至出现晕厥。患者多有典型溃疡病史，近期可有服用阿司匹林或 NSAIDs 等情况。

2.体征

一般失血量在 400 mL 以上时，有循环系统代偿的现象，如苍白、脉搏增速但仍强有力，血压正常或稍增高。继续失血达 800 mL 后可出现明显休克的体征，如出汗、皮肤凉湿、脉搏快弱、血压降低、呼吸急促等。患者意识清醒，表情焦虑或恐惧。腹部检查常无阳性体征，也可能有腹胀、上腹压痛、肠鸣音亢进等。有约 50%的患者，体温增高。

（五）辅助检查

大量出血早期，由于血液浓缩，血常规变化不大，以后红细胞计数、血红蛋白、血细胞比容均呈进行性下降。依据症状和体检不能准确确定出血的原因。约 75%的患者过去有消化性溃疡病史以提示溃疡是其出血的病因；干呕或呕吐发作后突然发生出血提示食管下端黏膜撕裂症；病史及体检有肝硬化证据提示可能食管曲张静脉出血。为了正确诊断出血的来源，必须行上消化道内镜检查。

内镜检查在上消化道出血患者中有各种作用。除可明确出血的来源，如来源于弥散性出血性胃炎、静脉曲张、贲门黏膜撕裂症或胃十二指肠溃疡出血外，内镜所见的胃十二指肠溃疡的形态有评估预后的意义，在有小出血的患者，见到清洁的溃疡基底或着色的斑点预示复发出血率低，约为 2%，这些患者适合早期进食和出院治疗。相反，溃疡基底发现血管或新鲜凝血块预示有较高的再出血率。大的溃疡（直径＞1 cm）同样有高的复发再出血率。由于内镜下治疗技术的发展，非手术治疗的成功率明显提高，手术的需要和病死率显著下降。

内镜下胃十二指肠溃疡出血病灶特征现多采用 Forrest 分级，可分为 3 级：Ⅰ级为镜下活动性出血病灶；Ⅱ级为镜下近期出血性病灶；Ⅲ级镜下基底洁净，而无上述活动性出血征象。其中Ⅰa级，可见溃疡病灶处喷血；Ⅰb级，可见病灶处活动性渗血；Ⅱa级，病灶处可见裸露血管；Ⅱb级，病灶处有血凝块附着；Ⅱc级，病灶处为黑色基底。研究显示，Ⅰ级患者再出血的概率高达55%，根据上述内镜表现除Ⅲ级外，只要有其中一种表现均可确定为此次出血的病因及出血部位。

选择性腹腔动脉或肠系膜上动脉造影也可用于血流动力学稳定的活动性出血患者，可明确病因与出血部位，指导治疗，并可采取栓塞治疗或动脉内注射垂体加压素等介入性止血措施。

（六）诊断及鉴别诊断

1.诊断

有溃疡病史者，发生呕血与黑便，诊断并不困难。10%～15%的出血无溃疡病史，鉴别出血的来源较为困难。大出血时不宜行上消化道X线钡餐检查，如果根据病史、体格检查、实验室检查等仍不能做出正确诊断，可考虑行急诊胃十二指肠纤维内镜或经腹腔动脉、肠系膜上动脉造影等项检查。出血24小时内胃镜检查阳性率可达70%～80%，超过48小时则阳性率下降。上述检查不仅可以明确病因和出血的部位、指导选择手术方式，而且部分患者也可同时获止血治疗。

2.鉴别诊断

胃十二指肠溃疡出血需要与应激性溃疡出血、胃癌出血、食管曲张静脉破裂出血、贲门黏膜撕裂综合征、胃黏膜下恒径动脉破裂出血及肝胆疾病相鉴别。上述疾病，除内镜下表现与胃十二指肠溃疡出血不同外，应结合其他临床表现相鉴别。如应激性溃疡出血多出现在重大手术或创伤后；食管曲张静脉破裂出血体检可发现蜘蛛痣、肝掌、腹壁静脉曲张、肝大、腹水、巩膜黄染等肝硬化的表现；贲门黏膜撕裂综合征多发生在剧烈呕吐或干呕之后；胃黏膜下恒径动脉破裂出血一般无胃十二指肠溃疡的病史，患者出血迅猛，容易导致休克，急诊内镜下可明确诊断，内镜下止血是目前首选的治疗方法；胆道大量出血常由肝内疾病（化脓性感染、胆石、肿瘤）所致，典型表现为胆绞痛、便血或呕血、黄疸之三联征。

（七）治疗

治疗原则是补充血容量防治失血性休克，尽快明确出血部位并采取有效止血措施，防止再出血。总体上，治疗方式包括非手术及手术治疗。

1.非手术治疗

针对休克的治疗是非手术治疗的关键，主要措施如下。①补充血容量，建立可靠、畅通的静脉通道，快速滴注平衡盐溶液，做输血配型试验。同时严密观察血压、脉搏、尿量和周围循环状况，并判断失血量指导补液。失血量达全身总血量的20%时，应输注羟乙基淀粉、右旋糖酐或其他血浆代用品，用量约1 000 mL。出血量较大时可输注浓缩红细胞，也可输全血，并维持血细胞比容不低于30%。输入液体中晶体与胶体之比以3∶1为宜。监测生命体征，测定中心静脉压、尿量，维持循环功能稳定和良好呼吸、肾功能十分重要。②留置鼻胃管，用生理盐水冲洗胃腔，清除血凝块，直至胃液变清，持续低负压吸引，动态观察出血情况。可经胃管注入200 mL含8 mg去甲肾上腺素的生理盐水溶液，每4～6小时1次。③急诊纤维胃镜检查可明确出血病灶，同时施行内镜下注射疗法、电凝止血、激光凝血和套扎止血等方法，可以单用或组合使用。检查前必须纠正患者的低血容量状态。④止血、制酸、生长抑素等药物的应用，经静脉或肌内注射；静脉给予 H_2 受体拮抗药（西咪替丁等）或质子泵抑制药（奥美拉唑等）；静脉应用生长抑素等。

2.手术治疗

内镜止血的成功率可达 90%，使急诊手术大为减少，且具有创伤小、极少并发穿孔、可重复实施的优点，适用于绝大多数溃疡病出血，特别是高危老年患者。在不能止血的病例中，内镜检查也明确出血部位、原因，使后续的手术更有的放矢，成功率增加；内镜处理后发生再出血时仍建议首选内镜治疗。当患者存在下列情况时，出血不止的可能性大，可考虑急诊手术治疗：①出血后短时间内出现休克，说明出血来自较大的动脉，非手术治疗难以止血。②在 6～8 小时内输入 600～800 mL 血液后，血压、脉搏及全身状况不见好转或一度好转后又迅速恶化，说明出血仍在继续且速度较快。③近期曾发生过大出血，这种患者多难以止血且止血后再出血的可能性大。④内科治疗期间发生的大出血，说明溃疡侵蚀性强，非手术治疗效果不佳。⑤年龄在 60 岁以上，伴有动脉硬化症、心血管疾病、十二指肠球后溃疡及有过相应并发症者，出血多不易停止。⑥并存瘢痕性幽门溃疡或急性穿孔的患者。⑦曾查明溃疡位于胃小弯或十二指肠后壁、基底部瘢痕较多，其出血来自较大动脉的可能性大，出血不易停止。⑧纤维胃镜检查发现动脉搏动性出血或溃疡底部血管显露再出血风险很大。

手术治疗的目的在于止血抢救患者生命，而不在于治疗溃疡本身和术后的溃疡复发问题。手术介入的方式，经常采用的有：①单纯止血手术，即胃十二指肠切开＋单纯溃疡底部贯穿缝扎，加或不加腔外血管结扎，多用于重症难以耐受大手术的患者。结合术前胃镜和术中扪摸检查，一般可快速确定出血溃疡部位，在溃疡对应的前壁切开，显露溃疡后稳妥缝扎止血。如在幽门部切开，止血后要做幽门成形术。②部分胃切除术，一般应做包括溃疡在内的胃部分切除术；十二指肠溃疡患者切除溃疡有困难时，应在溃疡底部贯穿缝扎后再行旷置术。高位溃疡可先行局部切除，缝合后再行胃大部切除术。③（选择性）迷走神经切断＋胃窦切除或幽门成形术。④介入血管栓塞术。胃部分切除术是前一段时间国内较常采用的一种手术，目前认为切除出血灶本身、止血可靠，同时切除了溃疡，也避免术后溃疡的复发。但手术创伤大，在发生大出血的患者中施行，病死率及并发症发生率均高。由于内科治疗的进步和考虑到胃切除后可能的并发症和病死率，近年来更多地采用仅以止血为目的的较保守的第一类手术，通过结扎溃疡出血点和（或）阻断局部血管达到止血目的，术后再辅以正规的内科治疗。因创伤较小尤其适合老年和高危患者。血管栓塞术止血成功率也较高，但要求特殊设备和娴熟的血管介入技术。

六、胃十二指肠溃疡瘢痕性幽门梗阻

胃十二指肠溃疡患者因幽门管溃疡、幽门溃疡或十二指肠球部溃疡反复发作形成瘢痕狭窄，合并幽门痉挛水肿可以造成幽门梗阻。

（一）诊断及鉴别诊断

1.症状与体征

主要表现为腹痛和反复发作的呕吐。患者最初有上腹胀、不适等表现，伴嗳气，恶心呕吐。

呕吐多发生在下午或晚间，呕吐量大，一次可达1 000～2 000 mL，呕吐物含有宿食及明显酸臭味，不含胆汁。呕吐后腹胀明显缓解。常有少尿、便秘、贫血等慢性消耗性表现。查体时患者有营养不良、消瘦明显、皮肤干燥、弹性消失，上腹可见胃型及由左向右的蠕动波，上腹部可闻及振水音。

2.影像学检查

根据长期溃疡病史，特征性呕吐和体征，即可诊断幽门梗阻。X线钡剂检查有助于诊断。正常人胃内钡剂4小时排空，如6小时尚有1/4钡剂存留者，提示胃潴留，24小时仍有钡剂存留者，提示有瘢痕性幽门梗阻。胃镜检查可确定诊断并明确梗阻原因。此并发症须与痉挛水肿型幽门梗阻、十二指肠球部以下梗阻性病变及胃窦部与幽门部癌引起的梗阻相鉴别。

（二）治疗

瘢痕性幽门梗阻是外科手术治疗的绝对适应证。术前需要禁食水、胃肠减压、温生理盐水洗胃以减轻胃壁水肿，直至胃液澄清。纠正贫血、低蛋白血症、改善营养状态。维持水和电解质平衡，纠正脱水、低钾低氯性碱中毒。手术的目的在于解除梗阻，消除病因。术式以胃大部切除为主，也可行迷走神经干切除加胃窦部切除术。如患者高龄，全身状况极差，不能耐受较大手术或合并严重内科疾病者可行胃空肠吻合加迷走神经切断术治疗。

（郭　雄）

第二节　胃肿瘤

一、胃癌

胃癌是我国最常见的恶性肿瘤之一，死亡率居恶性肿瘤首位。胃癌多见于男性，男女之比约为2∶1。平均死亡年龄为61.6岁。

（一）流行病学

据流行病学统计，东方国家和欧美国家相比，胃癌发病率明显偏高，而这其中的原因仍然不得而知。胃癌经常到晚期才得以诊断，这是因为世界上大多数国家并没有开展胃癌筛查，只有日本和韩国经常进行胃癌的早期检测。中国和日本、韩国等国家相比，胃癌发病率接近，但是，在我国尚未就胃癌开展成规模的有效筛查及预防措施，内镜检查难以做到常态化、普及化，因此，中国的早期胃癌诊断率低于日、韩两国，超过80%的中国胃癌患者一经诊断已处于进展期。文献报道，早期胃癌通过合理的治疗，5年生存率达90%以上，而进展期胃癌的5年生存率为10%～49%，得益于早期筛查的广泛应用及D_2手术的规范性，日本早期胃癌比例达65%，其胃癌总体5年生存率达60%以上，而同为局部进展期胃癌，我国患者的分期也往往更晚，因此中国胃癌患者的疾病死亡率明显偏高。

有关胃癌发生的部位也存在一定的流行病学聚集趋势。在发达国家，贲门癌的发病率紧随食管癌之后。近年来，美国上消化道肿瘤的发病部位发生显著变化，欧洲部分地区也观察到上消化道肿瘤组织学和发病部位的改变。西方国家胃癌的发病部位逐渐向近端偏移，最常见于近端胃小弯一侧，如贲门和食管胃结合部。在未来的数十年，南美洲和亚洲可能也会出现这种变化趋势，而在我国，大多数胃癌集中于胃中下部。非贲门部位的胃癌也显示出明显的地理差异：日本、韩国、中国、哥斯达黎加、秘鲁、巴西和智利等国家此类癌的发病率很高。与西方国家近端胃癌发病率升高不同，非近端胃癌仍然是中国，以及世界其他地区胃癌的主要形式。这种变化的原因目前仍不明确，可能有多种因素参与其中。

胃癌在我国长期以来危害民众健康，根据卫生部门1973—1975年及1990—1992年的恶性肿瘤死亡抽样回顾调查显示，胃癌在各恶性肿瘤中病死率居首，分别为19.54/10万及25.16/10万，呈上升态势。随着国家经济发展及医疗水平的提高，尽管多数疾病的发病率与病死率呈现下降趋势，但是根据WHO预测，在未来20年，中国的胃癌发病/死亡人数将继续以年均3%的速度递增。2012年全国有32.5万人死于胃癌，到2035年死亡人数将翻倍，达到66.7万人。根据国家癌症中心及全国肿瘤防治研究办公室最新公布的数据显示，2015年我国胃癌的发病率及病死率持续上升，其中总体发病率为679.1/10万，男性患者发病率明显高于女性（男女发病率比例为2.7∶1.0），病死率为498.0/10万，男女死亡比例为2.1∶1.0。就地区而言，农村居民胃癌年龄标准化发病率与病死率明显高于城市居民。在我国，胃癌的发病率与病死率已双双跃居到第2位，仅次于肺癌。

（二）危险因素

胃癌是慢性疾病，发病过程长且复杂。目前没有任何单一因素被证明是人类胃癌的直接病因。胃癌发生与多种因素有关。一般习惯将那些使胃癌发病率增高相关的因子称为危险因素。

1.饮食因素

（1）亚硝基化合物：亚硝基化合物是一大类化学致癌物，天然存在的亚硝基化合物是极微量的。在食品加工过程中产生的亚硝基化合物也并非人类暴露于亚硝基化合物的主要来源。人类可以在体内内源性合成亚硝基化合物，而胃则是主要合成场所。经食物摄入胃内的前体物能够进一步内源性合成亚硝基化合物。流行病学研究表明，人群硝酸根和亚硝酸根的暴露水平与胃癌流行呈正相关。胃是亚硝基化合物的致癌器官之一。

（2）多环芳烃化合物：多环芳烃类化合物被认为是重要致癌物，可污染食品或在加工过程中形成。熏、烤、炸等加工过程，可使蛋白变性，产生大量致癌性多环芳烃化合物，其主要代表是3,4-苯并芘。有学者举例认为，冰岛居民食用新鲜食品增加，熏制食品减少，使胃癌发病率下降。

（3）高盐饮食：已有比较充足的证据说明胃癌与高盐饮食及盐渍食品摄入量多有关。摄入高浓度食盐可使胃黏膜屏障损伤，造成黏膜细胞水肿，腺体丢失。在给予致癌性亚硝基化合物同时给予高盐可增加胃癌诱发率，诱发时间也较短，有促进胃癌发生的作用。食盐本身无致癌作用，由食盐造成胃黏膜损伤使其易感性增加或协同致癌可能为增加胃癌危险性的原因。

（4）吸烟、饮酒：有研究表明，吸烟、饮酒可增加胃癌的发病风险。世界各地的流行病学研究一致表明，新鲜蔬菜、水果具有预防胃癌的保护性作用并显示剂量效应关系。经常食用新鲜蔬菜的人患胃癌的相对风险降低30%～70%。含有巯基类的新鲜蔬菜，如大蒜、大葱、韭菜、洋葱和蒜苗等也具有降低胃癌风险的作用。

2.幽门螺杆菌

Hp感染是胃癌发病极为重要的因素。据统计,Hp感染者罹患胃癌的风险是无感染者的6倍以上。在我国,胃癌高发地区成年人Hp感染率超过60%。1994年,世界卫生组织宣布Hp是人类胃癌的Ⅰ类致病原。Hp感染引起胃癌的可能机制包括:Hp诱发同种生物毒性炎症反应促进胃黏膜上皮细胞过度增殖和增加自由基形成致癌;Hp的代谢产物直接诱导胃黏膜细胞凋亡;Hp的DNA转换到胃黏膜细胞中致癌等。综上所述,Hp感染的防治在胃癌预防、治疗中起到极为重要的作用,应受到临床的高度重视。

3.胃慢性疾病

胃癌,特别是肠型胃癌的发病模式为多因素作用下的多阶段过程。一些胃慢性疾病,如慢性萎缩性胃炎、胃黏膜肠上皮化生和异型性增生与胃癌发病相关。

(1)慢性萎缩性胃炎:以胃黏膜腺体萎缩、减少为主要特征,常伴有不同程度的胃黏膜肠上皮化生。慢性萎缩性胃炎患者胃癌发病风险增加,对此类患者应该密切随访。

(2)胃溃疡:根据长期随访研究及动物实验研究结果,目前多数学者认为慢性胃溃疡会发生癌变,其发生率为0.5%~5.0%。

(3)残胃:残胃作为一种癌前状态,它与胃癌的关系也一直受到重视。一般主张,因良性病变行胃大部切除术后10年以上在残胃发生的癌称残胃癌。

4.遗传因素

根据2016年版本的NCCN胃癌指南显示,5%~10%的胃癌有家族聚集倾向,有3%~5%的胃癌来自遗传性胃癌易感综合征,包括家族性腺瘤息肉病、幼年性息肉综合征、遗传性弥漫型胃癌、Peutz-Jeghers综合征、林奇综合征等。其中,遗传性弥漫型胃癌是一种具有高外显率的常染色体显性遗传疾病,很难通过组织学和内镜检查在早期诊断该病。根据国际胃癌协会建议,以下家族成员推荐进行CDH1分子检测,确认后可进行预防性全胃切除:家族中2名成员患胃癌,其中一名确诊为弥漫型胃癌且诊断时年龄<50岁,或有3名一级/二级亲属中患病,发病时任何年龄,或诊断时年龄<40岁且具有家族史,或具有遗传性弥漫型胃癌和乳腺小叶癌的个人或家族史,其中之一诊断时年龄<50岁。该类型患者在整个生命过程中,至80岁发生胃癌的概率男性预计为67%,女性为83%,胃癌平均发病年龄为37岁,女性具有CDH1突变者,其患乳腺小叶癌风险明显增高。

林奇综合征的患者有1%~13%的概率发生胃癌,且亚洲人群风险高于西方人群。胃癌是这类人群结肠外第2常见伴发肿瘤部位,仅次于子宫内膜癌。林奇综合征的个体同样伴有高发其他肿瘤的风险。幼年型息肉病综合征患者波及上消化道时,整个生命过程中有约21%的概率发生胃癌,他们通常是*SMAD*4基因突变携带者。Peutz-Jeghers综合征患者有约29%的概率发生胃癌。家族性腺瘤样息肉病患者,加上轻表型家族性腺瘤样息肉病患者,整个生命过程中有1%~2%的概率发生胃癌。

(三)病理

1.组织学类型

在组织病理学上,胃癌主要是腺癌(90%以上),其中又可以细分为乳头状腺癌、管状腺癌、低分化腺癌、黏液腺癌、印戒细胞癌。少见类型包括腺鳞癌、类癌、小细胞癌、未分化癌等。

2.大体分型

(1)早期胃癌:1962年日本内镜学会提出早期胃癌的概念,定义为癌组织浸润深度仅限于黏膜层或黏膜下层,而不论有无淋巴结转移,也不论癌灶面积大小。癌灶直径在10 mm以下称为小胃癌,5 mm以下为微小胃癌;癌灶更小,仅在胃镜黏膜活检时诊断为癌,但切除后的胃标本经全面取材而未见癌组织,称“一点癌”。根据内镜分型与所见可以将早期胃癌分为以下3型。

1)Ⅰ型:隆起型,明显突入腔内呈息肉状,高出黏膜相当黏膜厚度2倍以上,约超过5 mm。表面凹凸不平呈颗粒或结节状,有灰白色物覆盖,色泽鲜红或苍白,有出血斑及糜烂。肿物多>1 cm,基底为广基或亚蒂。

2)Ⅱ型:浅表型,又分为3个亚型。Ⅱa型:浅表隆起型,隆起高度小于2倍黏膜厚度,呈平台状隆起。形态呈圆形、椭圆形、葫芦形、马蹄形或菊花样不等。表面不规则,凹凸不平,伴有出血、糜烂、附有白苔、色泽红或苍白。周边黏膜可有出血。Ⅱb型:浅表平坦型,病灶不隆起亦不凹陷,仅见黏膜发红或苍白,失去光泽,粗糙不平,境界不明显。有时与局灶性萎缩或溃疡瘢痕鉴别困难,应活检予以鉴别。Ⅱc型:浅表凹陷型,最常见的早期胃癌类型,黏膜凹陷糜烂,底部有细小颗粒,附白苔或发红,可有岛状黏膜残存,边缘不规则,如虫咬或齿状,常伴有出血,周围黏膜皱襞失去正常光泽,异常发红,皱襞向中心集聚,呈现突然中断,或变细,或变钝如杵状,或融合成阶梯状凹陷。

3)Ⅲ型:凹陷型,癌灶有明显凹陷或溃疡,底部为坏死组织,形成白苔或污秽苔,易出血,边缘不规则呈锯齿或虫咬样,周围黏膜隆起,不规则结节,边缘黏膜改变如Ⅱc型。

4)混合型:有以上2种形态共存于1个癌灶中者称混合型,其中以深浅凹陷型多见,其次是隆起伴浅凹陷者,其中以主要改变列在前面,如Ⅲ+Ⅱc型、Ⅱc+Ⅲ型、Ⅱa+Ⅱc等。

以上各型中,以Ⅱa、Ⅲ及Ⅱc+Ⅲ型最多,占早期胃癌2/3以上,年龄越轻,凹陷型越多,年龄增长则隆起型增多。隆起型面积多比凹陷型大,微小癌灶多为Ⅱc型。

(2)进展期胃癌:进展期胃癌分型主要基于Borrmann分类,此分类与预后及组织学类型的联系较为密切,应用比较广泛。进展期胃癌分为以下4个类型。

1)Ⅰ型:息肉样型,肿瘤主要向胃腔内生长,隆起明显,呈息肉状,基底较宽,境界较清楚,溃疡少见,但可有小的糜烂。在进展期胃癌中,这是最为少见的类型,占3%~5%。

2)Ⅱ型:局限溃疡型,肿瘤有较大溃疡形成,边缘隆起明显,境界较清楚,向周围浸润不明显。该型占30%~40%。

3)Ⅲ型:浸润溃疡型,肿瘤有较大溃疡形成,其边缘部分隆起,部分被浸润破坏,境界不清,向周围浸润较明显,癌组织在黏膜下的浸润范围超过肉眼所见肿瘤边界。这是最为多见的一个类型,约占50%。

4)Ⅳ型:弥漫浸润型,呈弥散性浸润生长,触摸时难以确定肿瘤边界。由于癌细胞的弥漫浸润及纤维组织增生,可导致胃壁增厚、僵硬,即所谓“革袋胃”,若肿瘤局限于胃窦部,则形成极度的环形狭窄。该型约占10%。

多发性胃癌系指同一胃内有2个以上癌灶,它们之间在肉眼和组织学上均无联系,间隔以正常黏膜。多发性胃癌在胃癌中约占3%,发生于隆起型者比溃疡型多见。

3.Lauren 分型

根据组织结构、生物学行为及流行病学等方面的特征，Lauren 将胃癌分为肠型及弥漫型。该分型目前在世界上广泛应用。

(1)肠型胃癌：此型相对常见，分化程度高，有腺管形成，与癌前病变、胃黏膜萎缩和肠上皮化生有关。肠型胃癌在远端胃癌中占多数，发病率稳定或下降。一部分此型胃癌与 Hp 感染有关。在这种癌变模式中，环境因素的影响造成腺体萎缩继而胃酸缺乏，胃内 pH 升高。进而细菌过度增长(如 Hp)，亚硝酸盐和亚硝基等细菌产物的增多将加剧胃黏膜萎缩和肠上皮化生，增加癌变风险。

(2)弥漫型胃癌：此型相对少见，年轻患者中多一些，组织学表现为未分化的印戒细胞，易发生黏膜下播散。通常无明显的癌前病变，也可能与 Hp 感染有关。A 型血人具有易感性。发生在近端的弥漫型胃癌发病率在世界范围内有所升高；相同分期情况下，预后较远端胃癌差。

4.食管胃结合部癌

食管胃结合部癌的生物学特性、淋巴引流及治疗方式均与胃中下部癌有所不同，因此在组织病理学上应当进行较为细致的区分。根据国际胃癌协会及美国癌症联合委员会第 7 版 TNM 分期，将食管胃结合部癌划分为 3 个类型。SiewertⅠ型：肿瘤中心点位于食管胃结合部解剖学界限以上 1～5 cm 的低位食管腺癌(通常伴有 Barrett 食管)。SiewertⅡ型：食管胃结合部贲门癌，肿瘤中心点位于胃食管结合部(EGJ)以上 1 cm 至 EGJ 以下 2 cm。SiewertⅢ型：贲门下癌，肿瘤中心点位于 EGJ 以下 2～5 cm，包括从下部向上侵袭浸润至 EGJ 或低位食管的肿瘤。根据 2016 年 NCCN 胃癌指南，SiewertⅠ型及Ⅱ型的外科治疗方式应当参照食管癌及 EGT 癌指南，而 SiewertⅢ型病灶归于胃癌，应当按照胃癌来进行治疗。

5.胃癌的扩散与转移

(1)直接浸润：胃癌组织可沿胃壁浸润生长。侵及黏膜下层后，可沿组织间隙与淋巴网蔓延，扩展距离可达癌灶外 5 cm。向近端可以侵及食管下端，远端可以浸润十二指肠。胃癌突破浆膜后，易扩散至网膜、横结肠及其系膜、脾、胰腺等邻近脏器。

(2)血行转移：癌细胞浸润血液循环可向身体其他部位播散，形成转移灶。常见转移器官有肝、肺、骨骼等处。

(3)腹膜种植转移：胃癌组织浸润至浆膜外，癌细胞脱落并种植于腹膜和腹腔脏器浆膜，形成种植转移结节。腹膜广泛转移时，可出现大量癌性腹水。直肠前凹的种植较大，种植转移灶可以经肛门触及。女性患者的卵巢转移性肿瘤称为 Krukenberg 瘤。

(4)淋巴转移：淋巴转移是胃癌转移的主要途径。胃癌淋巴结转移通常循序进行，但也可发生跳跃转移，即第 1 站淋巴结无转移而第 2 站有转移。肿瘤部位不同，需根治性清除的淋巴结分组不同。对胃癌转移相关淋巴结准确的解剖定位意义重大，国内基本沿用日本胃癌研究会《胃癌处理规约》中的淋巴结编号和分站。

(四)临床分期

目前胃癌常用的分期方法有 2 种，即日本胃癌学会(JGCA)和国际抗癌联盟(UICC)以 TNM 标准进行分期(表 4-1、表 4-2)。日本分期方法根据肿瘤浸润的精细解剖学，特别是淋巴结分站制定。UICC分期方法在国际上更为通用，分期主要依据原发肿瘤浸润深度(T)、淋巴结状态(N)和远处转移情况(M)。特别注意，肿瘤可以穿透固有肌层达胃结肠韧带或肝胃韧带或大小网膜，但没有穿透这些结构的脏腹膜。在这种情况下，原发肿瘤的分期为 T_3。如果穿透覆盖胃周围韧带或网膜的脏腹膜，则应当被分为 T_4 期。胃的邻近结构包括脾、横结肠、肝、横膈、胰腺、腹壁、肾上腺、肾、小肠及后腹膜。胃癌如向内扩散至食管或十二指肠，其分期取决于包括胃在内的组织肿瘤最大浸润深度。pN_0 指所有被送检的淋巴结均为阴性，而不论被切除和送检的淋巴结数目有多少。

从分期所依据的资料上分类，胃癌分期分为临床分期和病理分期2种方式。①临床分期指以查体、影像学检查信息为基础进行分期的方式。②病理分期，以手术标本为基础进行评价分期的方式。

表 4-1　AJCC 第 7 版胃癌 TNM 分期定义

原发肿瘤(T)	
T_x	原发肿瘤无法评估
T_0	无原发肿瘤的证据
T_{is}	原位癌：上皮内肿瘤，未侵及固有层
T_1	肿瘤浸润固有层、黏膜肌层或黏膜下层
T_{1a}	肿瘤浸润固有层或黏膜肌层
T_{1b}	肿瘤浸润黏膜下层
T_2	肿瘤浸润固有肌层
T_3	肿瘤穿透浆膜下结缔组织，而尚未浸润脏腹膜或邻近结构
T_4	肿瘤浸润浆膜(脏腹膜)或邻近结构
T_{4a}	肿瘤浸润浆膜(脏腹膜)
T_{4b}	肿瘤浸润邻近结构
区域淋巴结(N)	
Nx	区域淋巴结无法评估
N_0	区域淋巴结无转移
N_1	1～2个区域淋巴结有转移
N_2	3～6个区域淋巴结有转移
N_3	7个或7个以上区域淋巴结有转移
N_{3a}	7～15个区域淋巴结有转移
N_{3b}	16个或16个以上区域淋巴结有转移
远处转移(M)	
M_0	无远处转移
M_1	有远处转移
组织学分级(G)	
Gx	分级无法评估
G_1	高分化

续表

G_2	中分化
G_3	低分化
G_4	未分化

表 4-2　AJCC 第 7 版胃癌 TNM 分期系统

0 期	Tis	N_0	M_0
ⅠA 期	T_1	N_0	M_0
ⅠB 期	T_2	N_0	M_0
	T_1	N_1	M_0
ⅡA 期	T_3	N_0	M_0
	T_2	N_1	M_0
	T_1	N_2	M_0
ⅡB 期	T_{4a}	N_0	M_0
	T_3	N_1	M_0
	T_2	N_2	M_0
	T_1	N_3	M_0
ⅢA 期	T_{4a}	N_1	M_0
	T_3	N_2	M_0
	T_2	N_3	M_0
ⅢB 期	T_{4b}	N_0	M_0
	T_{4b}	N_1	M_0
	T_{4a}	N_2	M_0
	T_3	N_3	M_0
ⅢC 期	T_{4b}	N_2	M_0
	T_{4b}	N_3	M_0
	T_{4a}	N_3	M_0
Ⅳ期	任何 T	任何 NM_1	

按照不同的医疗体系分类，胃癌的分期系统主要有两个体系：①日本分期系统：主要基于肿瘤的解剖侵犯范围，尤其是淋巴结分站，更加细化。②由 AJCC 和 UICC 联合制定的分期系统，在西方国家应用更为广泛，我国主要使用该分期。近年来，这两个体系也有逐渐融合的趋势。淋巴结清扫后的检出率对于精确分期有重要影响，目前认为最少需要检出 15 个淋巴结。目前 AJCC 第 7 版分期系统有 2 个特点值得注意：①并未纳入近端 5 cm 的胃部肿瘤。②该分期系统的数据主要基于手术标本，在基线时的临床分期或经术前治疗后的患者中，其准确性并不可靠。

（五）临床表现

1.胃癌的症状

胃癌早期常无特异症状，甚至毫无症状。随着肿瘤的发展，影响胃功能时才出现较明显的症状，但此种症状也非胃癌所特有，常与胃炎、溃疡病等胃慢性疾患相似，因此早期胃癌诊断率低。主要症状为上腹痛或不适。疼痛和体重减轻是进展期胃癌最常见的症状。随着病情进展，出现食欲下降、乏力、消瘦，部分患者可有恶心、呕吐。根据肿瘤的部位不同，也有其特殊表现。胃底贲门癌可有胸骨后疼痛和进行性吞咽困难；幽门附近的胃癌则有幽门梗阻表现；肿瘤破溃可有呕血、黑便等消化道出血症状。

2.体征

早期胃癌患者常无明显体征，查体难以发现。当疾病发展至进展期，可出现腹部压痛、上腹部包块、锁骨上肿大淋巴结及腹水等。上腹部深压痛常常是查体唯一可以发现的重要体征，当存在明显压痛、反跳痛及肌紧张等腹膜炎体征时提示疾病进展较晚，存在溃疡穿孔。进展期胃癌有时可以在查体时扪及上腹部包块，当存在盆腔转移时或可在直肠指诊时触及直肠前凹包块或结节，女性患者下腹部扪及活动性良好肿块时应考虑 Krukenberg 瘤可能。当疾病进展较晚时，可能于锁骨上触及肿大的转移淋巴结，若移动性浊音阳性或腹腔穿刺发现血性腹水，常提示存在腹膜转移可能。若患者存在幽门梗阻或可及胃型、震水音及液波震颤等。

胃癌病例可出现副癌综合征。①皮肤症状：黑棘皮症、皮肌炎、环状红斑、类天疱疮、脂溢性角化病。②中枢神经系统症状：痴呆、小脑共济失调。③其他症状：血栓性静脉炎、微血管病性溶血性贫血、膜性肾病等。

（六）辅助检查

1.内镜检查

（1）内镜：在胃癌的诊断中是必不可少的。只有内镜检查可以获得组织进行病理学诊断。内镜检查可以对肿瘤的部位进行定位，对确定手术方式提供重要参考。活检是确诊胃癌的必要手段，依靠活检明确病理类型，早期胃癌胃镜结合活检确诊率可达 95%。进展期胃癌可达 90%。对发生于胃任何部位的肿瘤，如贲门、胃底、胃体、胃窦、幽门和累及胃食管结合部等使用标准内镜活检钳进行多点取材（至少 6～8 个点），为组织学诊断提供足够的材料，尤其在溃疡病灶部位。内镜下黏膜切除术（EMR）或内镜黏膜下剥离术（ESD）可直接评估小病灶，并进行切取活检。EMR 或 ESD 可安全地切除≤2 cm 的局灶结节，提供足够的组织标本，更好地评估组织分化程度、脉管浸润情况及浸润深度等，准确地确定 T 分期。这种切取活检也是一种潜在治疗的方法。

（2）染色法内镜：常规内镜结合活检诊断胃癌有困难不能确诊时可采用黏膜染色法，可提高胃癌的确诊率，有报道显示可达 98%，还可用于估计胃癌浸润深度与范围。对比染色，喷入的染料积集于黏膜皱间，显示出胃小凹的高低不平改变；吸收染色，染料被黏膜吸收而着色者用于良恶性病变的鉴别；还有以染料为指示剂的功能染色，以了解胃酸分泌功能，胃癌鉴别诊断多采用吸收染色。

2.内镜超声

在内镜前端装有超声波探头。内镜超声是判断胃癌浸润深度的重要方法，在胃癌分期和新辅助治疗效果评判方面有重要意义。有条件的单位建议作为常规检查项目。超声内镜不仅可以显示胃壁各层的结构，还可了解胃与邻近脏器的病变，判断胃癌浸润深度、侵犯周围脏器如胰腺、肝情况，估计淋巴结转移范围，对临床判断分型，估计手术切除都有重要帮助。此外，对胃黏膜下隆起占位肿物的定位与定性也有作用。治疗前的内镜超声(EUS)检查对于胃癌的临床分期十分重要。EUS图像可为肿瘤浸润深度(T分期)的诊断提供证据,可判断是否存在异常或肿大淋巴结(N评估),有时还可发现远处转移或播散征象,如周围器官转移病灶(M分期)或存在腹水等。这对于拟行EMR或ESD者尤为重要。

3.计算机体层摄影

胃癌CT检查的重要作用在于进行肿瘤分期判断,包括淋巴结状态、腹腔种植和肝等腹腔脏器转移。这也是新辅助治疗疗效的重要手段。

胃癌进行CT检查,应该常规进行增强扫描,同时口服对比剂扩张胃腔,有利于消除管壁增厚的假象,更好地显示病变的范围和观察管腔形态及管壁伸展性的变化,同时有助于判断胃肠道走行和显示与周围脏器的关系。

正常胃壁厚度在5 mm以下,胃窦部较胃体部稍厚。增强扫描,胃壁常表现为3层结构,内层与外层表现为明显的高密度,中间为低密度带。内层大致相当于黏膜层,中间层相当于黏膜下层,外层为肌层和浆膜。胃癌在CT扫描可以表现为:①胃壁增厚,主要是癌肿沿胃壁深层浸润所致。②腔内肿块,癌肿向胃腔内生长,形成突向胃腔内的肿块。肿块表面不光滑,可呈分叶、结节或菜花状,表面可伴有溃疡。③溃疡,胃癌形成腔内溃疡,周边表现为环绕癌性溃疡周围的堤状隆起。④胃腔狭窄,狭窄胃腔边缘较为僵硬且不规则,多呈非对称性向心狭窄,伴环周非对称性胃壁增厚等。

4.X线检查

X线检查是胃癌的基本诊断方法之一。随着胃镜和CT技术的普及,此方法的重要性有所降低。但是对于胃癌病变范围的判断,特别是近端胃癌,观察食管下端受侵的范围,确定手术方式有重要作用。最基本的是充盈法,钡剂充盈的程度以立位充盈时钡剂能使胃体中部适度伸展为宜,通常所需钡量为200～300 mL。充盈像主要用于观察胃腔在钡剂充盈下的自然伸展状态、胃的大体形态与位置的变化、胃壁的柔软度等,对于显示靠近胃边缘部位如大、小弯侧的病变有很重要的价值。目前最为常用的双对比法,把作为阳性造影剂的钡剂和作为阴性造影剂的气体共同引入胃内,利用黏膜表面附着的薄层钡剂与气体所产生的良好对比,可以清晰地显示胃内微细的隆起或凹陷。气体可作为胃腔的扩张剂,用于观察胃壁的伸展性。在钡剂附着良好的条件下,调整胃内充气量对于显示病变的细微结构和胃壁伸展度的变化有重要意义。

胃癌的基本X线表现包括充盈缺损、龛影、环堤等,可伴有胃壁的变形,如胃腔狭窄、胃角变形、边缘异常和小弯缩短。黏膜形态异常可表现为黏膜皱襞的粗大、僵硬、中断、破坏消失及不规则的沟槽影。

5.磁共振成像

胃癌的磁共振成像(MRI)表现除胃壁增厚外,可发现病变部位的信号强度异常,在T_1加权像(T_1WI)呈等或稍低信号,T_2加权像(T_2WI)呈高或稍高信号;可见向腔内或腔外生长的软组织肿块,肿块的信号强度与上述增厚的胃壁相同,如出现溃疡则呈不规则低信号或呈裂隙状凹陷,胃腔对比剂充填“龛影”及胃壁的破坏,表现正常胃壁组织信号中断破坏。

近年来,通过弥散加权成像(DWI)等许多新的技术手段能够更好地观察胃壁黏膜的细微变化。DWI是从分子水平探测显示水分子随意运动及水分子运动受限状态的MRI序列，是目前唯一能够在活体探测水分子扩散运动的影像学技术，能较早地提供组织空间组成信息和病理生理状态下各组织成分之间水分子交换的功能状态，从而反映黏膜早期的细微改变。

6.肿瘤标志物

胃癌缺乏特异的肿瘤标志物，癌胚抗原（CEA）在40%～50%的病例中升高，甲胎蛋白（AFP）和CA19-9在30%的胃癌患者中增高。这些肿瘤标志物的主要意义在于随访而不是诊断或普查。

7.放射性核素

PET/CT检查能够获得全身代谢图像，可以扫描其他检查手段无法涉及或准确检查的部位，尤其是针对晚期胃癌患者，能够通过无创的方式判断是否存在全身骨骼、内外分泌腺体、软组织等部位癌转移，对临床治疗决策有重要的参考价值。其缺点是费用高昂，并且存在一定的假阳性结果，需要结合其他临床检查综合考虑。

8.基因检测

对于不能手术的局部进展、复发或转移的胃及胃食管结合部腺癌，考虑使用曲妥珠单抗治疗的患者应进行HER2-neu过表达评估，可以使用免疫组织化学（IHC）和荧光原位杂交（FISH）或其他原位杂交方法检测HER2-neu表达。根据最新版本NCCN胃癌指南，对于IHC检测HER2-neu结果（2＋）表达的病例应当再使用FISH或其他原位杂交方法检测。IHC结果为（3＋）或FISH检测HER2-neu表达（HER2∶CEP17≥2）的病例考虑为阳性，可以使用曲妥珠单抗进行治疗。

9.诊断性腹腔镜

转移早期无特异变化，即便是通过PET/CT也难以明确诊断。但一旦发生腹膜转移，将完全改变胃癌的临床分期及治疗计划。腹腔镜探查可发现常规影像学技术难以发现的微小腹膜和大网膜转移灶，腹腔镜下超声可检测到肝的微转移灶及肿瘤浸润胰腺的程度，避免无益的开腹探查和姑息手术。但在淋巴结转移与否及融合淋巴结能否切除等的判断上，腹腔镜较之影像学手段无明显优势。现有循证医学依据不支持对所有初诊患者均进行腹腔镜下探查分期，因此目前NCCN指南中推荐意见为，当考虑化疗、放疗或手术时，行腹腔镜检查评价腹膜播散情况；如考虑姑息性切除术，则无须腹腔镜检查。

（七）治疗

1.早期胃癌

早期胃癌是指局限于胃黏膜内与黏膜下的胃癌，而不考虑是否存在淋巴结转移，根据浸润的深度可分为胃黏膜内癌与黏膜下癌。

由于早期胃癌治疗效果好、生存期长，患者生活质量的提高近年来越来越受到重视。随着对早期胃癌淋巴结转移规律及生物学行为的认识。早期胃癌的治疗观念发生很大的变化，提出胃癌缩小手术，包括缩小胃切除和缩小淋巴结清扫范围，在根治基础上，保存良好的生活质量。缩小手术技术包括：EMR和ESD、胃局部切除术、缩小淋巴结清扫范围。缩小手术要求术前对癌肿浸润深度、大体类型、分化程度、大小有准确地判断，对切除标本进行详尽病理学检查，加强术后随诊。

在采用内镜下切除或局部胃切除(楔形切除)时,选择合适的患者尤为重要。早期胃癌发生淋巴结转移的可能性与肿瘤因素相关,并随肿瘤体积增大、侵犯黏膜下层、肿瘤分化不良和淋巴管及血管浸润而增加。EMR 和 ESD 已用于治疗早期胃癌包括原位癌(Tis)或局限于黏膜层的 T_{1a} 没有溃疡、淋巴结转移和脉管浸润的、≤2 cm 且侧切缘及底切缘干净的高分化或中分化腺癌。

日本胃癌指南推荐 EMR 用于直径 2 cm 且无溃疡形成的早期胃癌。如果早期胃癌经 EMR 或 ESD 治疗后,病理证实为低分化、有脉管浸润、侵犯胃壁黏膜下深层、淋巴结转移或切缘阳性,则认为切除不完全,应该考虑继续行胃切除及周围淋巴结清扫术。

2.进展期胃癌

近年来研究显示,“新辅助化疗+手术”的治疗模式可能优于当前治疗模式“手术+辅助化疗”。

在胃癌的综合治疗方案中,手术一直占据着主导地位,关于扩大手术范围能否给患者带来更好的预后一直存在争议。对于病期较晚(如淋巴结转移已超出第 3 站)患者,肿瘤不再是一个局部问题,仅仅通过局部治疗,即使扩大淋巴结清扫、多脏器联合切除等已证明无法给患者带来益处。单纯外科手术无法达到生物学意义上的根治,即便扩大切除和淋巴结清扫范围仍然如此。经过东、西方学者的反复论证,目前统一的认识是将 D_2(淋巴结清除至第 2 站)手术作为标准术式。

(1)根治性手术:整块切除胃原发病灶并按临床分期标准清扫周围淋巴结,重建消化道。胃壁切缘要求距离肿瘤边缘 5 cm 以上;食管或十二指肠侧切缘应距离肿瘤边缘 3～4 cm。清除大、小网膜,按照规范清除胃周围淋巴结。切除标本至少检出 15 枚淋巴结。T_4 肿瘤要求整块切除肿瘤侵犯的结构。D_2 根治术即胃周围淋巴结清除第 2 站的根治手术,是胃癌的标准手术方式。以远端胃癌(L 区)为例,根治性远端胃大部切除应切除远端胃 3/4～4/5,清除第 1、第 2 站淋巴结,切除大小网膜、横结肠系膜前叶和胰腺被膜;消化道重建可选择毕Ⅰ式或Ⅱ式吻合。手术前应使用(胸部、腹部和盆腔)CT 进行临床分期以评估病变范围,可联合或不联合 EUS。手术的主要目的是达到切缘阴性的完全切除(R_0 切除),然而只有 50%的患者能够在首次手术时获得 R_0 切除。R_1 指显微镜下肿瘤残留(切缘阳性);R_2 是指有肉眼肿瘤残留(切缘阳性)但无远处病灶。远端胃癌首选胃次全切除。这种手术治疗预后与全胃切除术相似,但并发症显著减少。近端胃切除术和全胃切除术均适用于近端胃癌,但术后通常发生营养障碍。

(2)淋巴结清扫范围:淋巴结清扫的范围是胃癌外科手术最具争议的问题。由于各种因素的影响,东西方及欧美各国对于胃癌淋巴结的清扫范围一直存在争议。但大家唯一认同的是胃癌淋巴结转移与否,是影响胃癌预后的独立因素。

对淋巴结清扫的范围仍存在争议。日本胃癌研究学会制订了胃周淋巴结分站的病理学检查和评估指南。小弯侧胃周淋巴结(1、3、5 组)和大弯侧胃周淋巴结(2、4、6 组)统一归为 N_1 站淋巴结。胃左动脉旁淋巴结(7 组),肝总动脉旁淋巴结(8 组),腹腔动脉旁淋巴结(9 组)和脾动脉旁淋巴结(10、11 组)统一归为 N_2 站淋巴结。更远处的淋巴结,包括腹主动脉旁淋巴结(N_3、N_4 站)被认为是远处转移。

根据胃切除术时淋巴结清扫范围,可以分为 D_0、D_1 和 D_2。D_0 切除指 N_1 淋巴结没有得到完全清扫。D_1 切除是指将受累的近端胃、远端胃或全胃切除(远端或全胃切除),并包括大、小网膜淋巴结(包含贲门右、贲门左淋巴结,胃小弯、胃大弯、幽门上、幽门下淋巴结)。D_2 切除则是在 D_1 切除的基础上,还要求切除胃左血管旁淋巴结、肝总动脉旁、腹腔干、脾门和脾动脉旁淋巴结清扫。D_2 切除需要手术者接受过相当程度的训练并拥有相应的专业技能。

在东亚,胃切除术联合 D_2 淋巴结清扫术是可根治性胃癌的标准治疗方法。在西方国家,远处淋巴结广泛清扫可以提供更准确的分期但是对于生存时间是否延长仍不明确。在西方国家,D_2 切除仅作为推荐而并非治疗规范。对于清扫足够的淋巴结(15 枚或更多)有利于分期已经达成共识。根据解剖学及组织病理学检查 D_2 手术平均淋巴结数至少应在 25～27 枚。D_3 手术淋巴结数可增至 43 枚。这些都是淋巴结清扫术质量控制的依据,一般情况下淋巴结数目变化不大。TNM 分期中要求淋巴结最少的数目不能少于 15 枚。目前普遍认为胃癌根治术切除的淋巴结平均数在 16～55 枚为宜。

目前国内统一的认识是将 D_2(淋巴结清除至第 2 站)手术作为标准术式。远端胃癌的 D_2 淋巴结清除除了传统的第 1、第 2 站淋巴结外,还应该包括 14v(肠系膜上静脉旁淋巴结)、12a(肝十二指肠韧带动脉旁淋巴结)。也就是以往所说的 D_2+手术的清扫范围。

(3)全胃切除与胃大部切除:目前大多数学者更倾向于对于远端胃癌,胃大部切除的效果与全胃相当,并发症明显减少,而且生活质量更高。对于近端胃癌,行全胃切除还是胃大部切除存在争议,两者手术方式都会带来生活质量显著下降和营养问题。如何选择近端胃癌的手术方式存在争论。早期近端胃癌可以考虑行近端胃部分切除,其余者建议行全胃切除术。

术中冷冻切片检查切缘是近端胃癌手术重要的原则,有时需开胸手术以确保切缘阴性。

(4)胰尾脾切除:目前仍没有确实令人信服的结果证明进展期胃癌切除脾与保留脾可使患者受益,但以下几点因素需临床医师加以考虑:①如保留脾是否可增加脾门转移淋巴结的残留。②脾切除可能增加患者术后并发症及死亡的发生率。③脾切除后对长期生存的影响。脾门淋巴结是否出现转移与肿瘤的部位及浸润深度相关。从日本的资料来看远端胃、中 1/3 及近端胃淋巴结转移率分别为 0～2%和 15%,皮革胃为 21%。研究证明,胃癌的淋巴结转移不存在于胰腺的实质内,存在于脾动脉周围的结缔组织中,如包括该动脉在内的淋巴结清除,可达到清除第 10、第 11 组淋巴结的目的。因此,对于胃中上部癌直接侵入胰体尾或第 10、第 11 组淋巴结转移明确者,应行全胃联合脾及胰体尾切除术。癌未侵入胰腺,疑有第 10、第 11 组淋巴结转移者,主张保留胰腺的脾及脾动脉干切除术。预防第 10、第 11 组淋巴结转移而行脾及胰体联合切除术应予以否定。

脾切除增加术后并发症和病死率。荷兰的研究提示,切除脾的患者比保留脾的患者容易出现局部复发。除非肿瘤侵及脾门或探查到脾门有肿大淋巴结,绝大多数胃癌手术应保留脾。

(5)新辅助治疗:术前辅助治疗也称新辅助治疗。其理论依据为:①肿瘤周围组织在术后血供改变影响化疗药浓度及放疗效果,新辅助治疗有可能提高疗效。②新辅助化疗、放疗的组织病理学反应与预后正相关。③可减少术中播散的可能性,降低肿瘤细胞活性。④消除潜在的微转移灶,降低术后转移复发的可能。术前通过可测量病灶及术后标本准确判定临床缓解率和病理学有效率。新辅助治疗可剔除不宜手术治疗的患者。部分生物学行为差的胃癌,辅助治疗期间如果出现局部广泛浸润和远处转移,这类患者即便行手术切除也很快复发,因此这类患者不适合进行手术治疗。通过术前辅助治疗了解肿瘤对治疗的反应如何，来确定患者术后是否需要继续治疗。

目前证据证明，新辅助化疗能够使局部进展期胃癌患者降期，提高切除率和改善预后，不良反应可耐受，并不增加围术期死亡和并发症。北京肿瘤医院的研究证实，联合放化疗可降低肿瘤分期，切除率提高至 70%（一般为 30%～50%）。多数进展期胃癌可由此方法获益。目前新辅助治疗已经被推荐为进展期胃癌的标准治疗方法。手术前分期评估为 T_2 以上或淋巴结有转移病例。国际推荐方案为 ECF（表柔比星、顺铂、氟尿嘧啶）及其改良方案。但总体说来，SOX（奥沙利铂、替吉奥）方案或 XELOX（奥沙利铂、卡培他滨）方案效果更好，而且毒性小。新辅助治疗应该尽可能选择毒性小的方案，减少对手术的影响。时间不宜过长，一般推荐 2～4 个周期。

新辅助放化疗是目前正在处于研究阶段的另外一种治疗模式。德国 POET 研究和荷兰 CROSS 研究显示，部分患者能够通过术前放化疗提高局部控制率，但是相关生存获益仍然没有明确结论。

(6)腹腔镜技术：腹腔镜切除术是新近出现的一种外科手术方法，除了作为常规检查手段的有效补充、进行准确诊断和分期外，腹腔镜在治疗中也逐渐为大家所认可。对于胃癌患者，它比其他开腹手术有更多重要的优势（术中出血少、术后疼痛轻、恢复快、肠道功能恢复早及患者住院时间缩短）。目前认为，腹腔镜技术适于早期胃癌胃部分切除、D_1 胃切除病例。对于进展期胃癌的腹腔镜下 D_2 根治术，由于报道资料有限，随访时间短，难以对该手术疗效和安全性得出任何结论。Huscher 等进行 1 项前瞻性随机研究，比较 59 例远端胃癌患者进行腹腔镜切除术或胃次全切除术的早期和 5 年临床结果。2 种方式的手术病死率分别为 3.3%和6.7%，5 年总生存率分别为 58.9%和 55.7%，无病生存率分别为 57.3%和 54.8%。以上结果显示，尽管并未达到显著性，腹腔镜切除术还是优于开腹手术。但是，要进一步确定腹腔镜切除术在胃癌治疗中的地位还需要更大规模的随机临床研究来评估。

(7)辅助化疗：胃癌术后辅助化疗的争议已久，从欧美到亚洲国家进行了许多相关研究，包括随机对照研究和荟萃分析，早年研究对辅助化疗多趋向于否定，但在近年来的系统综述中，总体分析可见胃癌术后辅助化疗与单纯手术相比可延长生存期，减少复发，如针对某些亚组进行具体分析意义更大。

胃癌辅助化疗的适应人群根据分期决定。由于Ⅰ期胃癌患者术后即便不接受辅助化疗，术后 5 年生存率也达 90%～95%，因此不推荐术后进行辅助化疗。Ⅰa 期患者不推荐化疗，对于Ⅰb 期患者，特别是伴有病理类型差、脉管神经受侵等，术后是否进行辅助化疗在临床中尚有争议，但目前无循证医学依据支持在Ⅰb 期患者中进行辅助化疗。而对于Ⅱ期或Ⅲ期胃癌患者，原则上均应给予术后辅助化疗。

关于辅助化疗采用方案和化疗期限，不同国家和地区在多年来一直存在较大争议，目前基于 ACTSGC 和 CLASSIC 研究结果，根据现有循证医学依据，可选择替吉奥胶囊口服至术后 1 年，或者术后 6 个月内完成 8 周期卡培他滨联合奥沙利铂（XELOX）；基于卡培他滨、氟尿嘧啶及替吉奥胶囊、顺铂在晚期胃癌中的疗效和安全性，中国《胃癌诊疗规范（2011 版）》中推荐我国临床实践中可考虑氟尿嘧啶类药物单药或联合铂类进行辅助化疗。随着精准术前分期的进步及放射治疗技术的提高，围术期化疗及放疗也是提高局部进展期胃癌治疗疗效的重要策略。

(8)靶向治疗：继结直肠癌和乳腺癌等肿瘤后，作用于血管生成或细胞增殖途径的靶向治疗药物近年来也成为胃癌研究的热点，如曲妥珠单抗、贝伐珠单抗、西妥昔单抗、雷莫芦单抗、PARP 抑制药和 CLDN18.2 单抗等。近年来，晚期胃癌的姑息化疗发生了巨大的进步，尤其是新型分子靶向药物的出现及一些治疗模式的转变为胃癌的治疗提供了新的希望。但由于诸多尚未解决的诊治难题，以及药物疗效的局限性，我们期待新化疗药物的临床研究结果，包括放化疗的结合、抗受体药物、疫苗、基因治疗和抗血管生成药物等。在目前情况下，如果患者一般状况良好，应鼓励患者参加临床试验，可能从治疗中获得更大利益，同时为胃癌的治疗发展做出贡献。

(9)腹腔热灌注化疗：腹腔热灌注治疗是将大容量灌注液或含有化疗药物的灌注液加热到一定温度，持续循环恒温灌注入患者腹腔内，维持一定的时间，通过热化疗的协同增敏作用和大容量灌注液循环灌注冲刷作用有效地杀灭和清除体腔内残留癌细胞及微小病灶的一种新的肿瘤辅助治疗方法，对预防和治疗腹腔种植转移尤其是并发的恶性腹水治疗疗效显著。腹膜转移是胃癌常见的转移模式，肿瘤细胞于腹膜表面播散种植使腹膜增厚，腹腔静脉或淋巴管阻塞，回吸收障碍，形成癌性腹水。腹腔内给药可使药物浓度升高达血浆浓度的 20～500 倍，并且经腹膜吸收缓慢而能够长时间与腹腔内肿瘤直接接触，提高了局部细胞毒作用。

3.晚期胃癌

晚期胃癌治疗困难，效果不佳。治疗原则以改善症状、提高生活质量为主。可适当选择姑息性手术、化疗、对症支持治疗。原发病灶无法根治性切除，为了减轻由于梗阻、穿孔、出血等并发症引起的症状，可行姑息性切除、胃空肠吻合、穿孔修补、空肠造瘘等。晚期胃癌化疗应根据患者身体状况进行选择，一般情况良好，重要脏器功能正常者，可选择紫杉类、顺铂、氟尿嘧啶的联合方案。反之应选择毒性相对较小的奥沙利铂、卡培他滨类方案。存在梗阻的病例，可行支架置入以缓解症状。

二、胃的胃肠道间质瘤

胃肠道间质瘤(GIST)是消化道最常见的间叶源性肿瘤，其中 60％～70％发生在胃，20％～30％发生在小肠，曾被认为是平滑肌肉瘤。研究表明，这类肿瘤起源于胃肠道未定向分化的间质细胞，具有 *c-kit* 基因突变和 KIT 蛋白(CD117)表达的生物学特征。胃的 GIST 约占胃肿瘤的 3％，可发生于各年龄段，高峰年龄 50～70 岁，男女发病率相近。

(一)病理

本病呈膨胀性生长，可向黏膜下或浆膜下浸润形成球形或分叶状的肿块。肿瘤可单发或多发，直径为 1～20 cm 或以上不等，质地坚韧，境界清楚，表面呈结节状。瘤体生长较大可造成瘤体内出血、坏死及囊性变，并常有上消化道出血、坏死及囊性变，并在黏膜表面形成溃疡导致消化道出血。

(二)诊断

1.症状与体征

瘤体小症状不明显，可有上腹部不适或类似溃疡病的消化道症状；瘤体较大可扪及腹部肿块，常有上消化道出血的表现。

2.影像学检查

钡剂造影胃局部黏膜隆起，呈向腔内的类圆形充盈缺损，胃镜下可见黏膜下肿块，顶端可有中心溃疡。黏膜活检检出率低，超声内镜可以发现直径<2 cm 的胃壁肿瘤。CT、MRI 扫描有助于发现胃腔外生长的结节状肿块以及有无肿瘤转移。组织标本的免疫组化显示 CD117 和 CD34 过度表达，有助于病理学最终确诊。GIST 应视为具有恶性潜能的肿瘤，肿瘤危险程度与有无转移、是否浸润周围组织显著有关。肿瘤长径>5 cm 和核分裂数>5 个/50 高倍视野是判断良恶性的重要指标。

（三）治疗

首选手术治疗，手术争取彻底切除，瘤体与周围组织粘连或已穿透周围脏器时应将粘连的邻近组织切除，不必广泛清扫淋巴结。基因分型很重要，针对性适应靶向药物有利于改善患者预后，减少复发，延长生存期。姑息性切除或切缘阳性可给予甲磺酸伊马替尼以控制术后复发，改善预后。伊马替尼能针对性地抑制 *c-kit* 活性，治疗进展期转移的 GIST 总有效率在 50%左右，也可用以术前辅助治疗。完全切除的存活期明显高于不完全切除的病例。对于甲磺酸伊马替尼不能耐受或者治疗效果不佳者可考虑舒尼替尼，部分晚期患者能从瑞戈非尼治疗中获益。

三、胃淋巴瘤

胃是结外型淋巴瘤的好发器官，原发恶性淋巴瘤占胃恶性肿瘤的 3%～5%，仅次于胃癌而居第 2 位。发病年龄以 45～60 岁居多。男性发病率较高。近年发现幽门螺杆菌感染与胃的黏膜相关淋巴样组织（MALT）淋巴瘤发病密切相关，低度恶性胃黏膜相关淋巴瘤 90%以上合并幽门螺杆菌感染。

（一）病理

95%以上的胃原发性恶性淋巴瘤为非霍奇金淋巴瘤，组织学类型以 B 细胞为主；大体所见黏膜肥厚、隆起或形成溃疡、胃壁节段性浸润，严重者可发生溃疡、出血、穿孔。病变可以发生在胃的各部分，但以胃体后壁和小弯侧多发。恶性淋巴瘤以淋巴转移为主。

（二）诊断

1.症状与体征

早期症状类似一般胃病，患者可有胃纳下降、腹痛、消化道出血、体重下降、贫血等表现。部分患者上腹部可触及包块，少数患者可有不规则发热。

2.影像学检查

X 线钡剂检查可见胃窦后壁或小弯侧面积较大的浅表溃疡、胃黏膜有形似卵石样的多个不规则充盈缺损以及胃黏膜皱襞肥厚，肿块虽大仍可见蠕动通过病变处是其特征。胃镜检查可见黏膜隆起、溃疡、粗大肥厚的皱襞、黏膜下多发结节或肿块等；内镜超声除可发现胃壁增厚外，还可判断淋巴瘤浸润胃壁深度与淋巴结转移情况，结合胃镜下多部位较深取材活组织检查可显著提高诊断率。CT 检查可见胃壁增厚，并了解肝脾有无侵犯、纵隔与腹腔淋巴结情况，有助于排除继发性胃淋巴瘤。

（三）治疗

早期低度恶性胃黏膜相关淋巴瘤可采用抗幽门螺杆菌治疗，清除幽门螺杆菌后，肿瘤一般在 4～6 个月消退。抗生素治疗无效或侵及肌层以下的病例可以选择放、化疗。手术治疗胃淋巴瘤有助于准确判断临床病理分期，病变局限的早期患者可获得根治机会。姑息性切除也可减瘤，结合术后化疗而提高疗效，改善预后。常用化疗方案为 CHOP 方案，胃淋巴瘤对化疗反应较好，近年有单独采用系统化疗治疗胃淋巴瘤获得较好的疗效的报道。

四、胃的良性肿瘤

胃的良性肿瘤约占全部胃肿瘤的 2%。按其组织来源可分为上皮细胞和间叶组织瘤。前者常见的有胃腺瘤和腺瘤性息肉，占良性肿瘤的 40%左右。外观呈息肉状，单发或多发，有一定的恶变率；胃的间叶源组织肿瘤 70%为胃肠道间质瘤，其他有脂肪瘤、平滑肌瘤、纤维瘤、血管瘤、神经纤维瘤等。

胃良性肿瘤一般体积小，发展较慢，胃窦和胃体为多发部位。

（一）诊断

1.症状与体征

①上腹不适、饱胀感或腹痛。②上消化道出血。③腹部包块，较大的良性肿瘤上腹部可扪及肿块。④位于贲门或幽门的肿瘤可引起不全梗阻等。

2.影像学检查

X 线钡剂检查、胃镜、超声及 CT 检查等有助于诊断。纤维胃镜检查大幅提高了胃良性肿瘤的发现率，对于黏膜起源瘤活检有助确诊；黏膜下的间叶组织瘤超声胃镜更具诊断价值。

（二）治疗

手术切除是胃良性肿瘤的主要治疗方法，由于临床上难以除外恶性肿瘤，且部分良性胃肿瘤还有恶变倾向以及可能出现严重合并症，故主张确诊后积极地手术治疗，根据肿瘤的大小、部位以及有无恶变的倾向选择手术方式，小的腺瘤或腺瘤样息肉可行内镜下套切术，较大的肿瘤可行胃部分切除术、胃大部切除术等。

（郭　雄）

第三节　肠梗阻

一、概述

肠内容物不能正常运行、顺利通过肠道，称为肠梗阻。

按肠梗阻发生的基本原因可以分为机械性肠梗阻和动力性肠梗阻。机械性肠梗阻根据肠壁有无血运障碍，又分为单纯性肠梗阻和绞窄性肠梗阻。

（一）病因与分类

1.肠梗阻按病因分类

肠梗阻按照其病因可以分为 4 类。

（1）机械性肠梗阻：最常见，指由于不同原因引起的肠腔狭窄，肠内容物无法通过而导致的肠梗阻。根据梗阻的原因又可分为 3 类：①肠腔外病变引起的肠梗阻，粘连及疝是导致肠梗阻的常见肠腔外病变。其余包括先天性环状胰腺、腹膜包裹、小肠扭转、肠壁外的肿瘤、腹腔炎性肿块、肠系膜上动脉压迫综合征，均可引起肠梗阻。②肠壁病变引起的肠梗阻，肿瘤是引起肠梗阻的重要肠壁病变，其余包括一些先天性、炎症或创伤性疾病，如先天性肠扭转不良、憩室病、炎症性肠病、结核、创伤后肠壁内血肿。③肠腔内病变引起的肠梗阻，此类较为少见，如胆石、粪石、寄生虫、异物等可在肠腔内堵塞从而导致肠梗阻。20 世纪初期，疝是机械性肠梗阻的主要原因，但是随着生活水平的提高及生活方式的变化，因手术后引起的肠粘连已成为机械性肠梗阻的首要原因，其次为肿瘤、疝和炎症性肠病。

（2）动力性肠梗阻：神经抑制或毒素刺激导致肠壁肌肉运动紊乱，致使肠内容物不能顺利通过。它分为麻痹性肠梗阻和痉挛性肠梗阻 2 类，其中以麻痹性肠梗阻多见。麻痹性肠梗阻是指由于严重的神经、体液及代谢改变引起的肠麻痹从而导致肠管失去蠕动功能，常见于腹部手术后、急性弥散性腹膜炎、腹膜后血肿及腹部创伤。痉挛性肠梗阻主要因交感神经麻痹或迷走神经兴奋，致肠管肌肉强烈痉挛收缩而肠腔变细，可在慢性铅中毒、急性肠炎或肠道功能紊乱的患者中发生。

（3）血运性肠梗阻：可归于动力性肠梗阻，指肠系膜血管发生血栓或栓塞，引起肠管血运循环障碍，导致肠管失去蠕动功能而出现的肠麻痹，因其可迅速发生肠坏死，进展快，病死率高应予以重视，积极处理。

（4）原因不明的假性肠梗阻：与麻痹性肠梗阻不同，其无明显病因，属于慢性疾病，也可能是一种遗传性疾病，但不明确是肠平滑肌还是肠壁内神经丛有异常。表现有反复发作的肠梗阻症状，但十二指肠或结肠蠕动可能正常，患者有肠蠕动障碍、腹痛、呕吐、腹胀、腹泻甚至脂肪泻，肠鸣音减弱或正常，腹部 X 线片不显示有机械性肠梗阻时出现的肠胀气与气液面。假性肠梗阻的治疗主要是非手术方法，仅在并发穿孔、坏死等情况下才进行手术处理。近年来，有报道认为肠外营养是治疗这类患者的一种方法。

2.其他分类

肠梗阻根据肠壁血运有无障碍、梗阻程度及梗阻部位分类如下。

（1）单纯性肠梗阻和绞窄性肠梗阻：不论发病原因，只根据肠壁血液循环有无障碍分类。无血液循环障碍者为单纯性肠梗阻，有血液循环障碍者为绞窄性肠梗阻。绞窄性肠梗阻发病急，进展快，可短时间引起肠壁坏死、穿孔，最终导致继发性腹膜炎或严重的脓毒症，如处理不及时，患者预后较差，死亡率高。因此，当诊断或治疗肠梗阻时，应及早鉴别肠道有无血液循环障碍。

（2）完全性肠梗阻和不完全性肠梗阻：肠腔完全阻塞，患者停止排气排便称为完全性肠梗阻；肠腔部分阻塞，患者仍有少量排气排便称为不完全性肠梗阻。相对于不完全性肠梗阻而言，完全性肠梗阻病理生理改变较为明显，需及时、积极的处理。如果一段肠袢的两端均有梗阻，则称闭袢性肠梗阻。闭袢性肠梗阻是完全性肠梗阻的一种严重类型，其局部肠袢高度膨胀，易发生肠壁血液循环障碍，导致肠壁坏死、穿孔。结肠梗阻常因回盲瓣的抗逆流作用而导致闭袢。

(3)高位肠梗阻和低位肠梗阻：高位肠梗阻常为小肠梗阻，患者以呕吐为主要症状，呕吐量每次较少，次数较多，早期可不出现停止排气排便；低位肠梗阻常为结肠梗阻，患者以停止排气排便、腹胀为主要症状，可没有呕吐症状。

上述分类在不断变化的病理生理过程中是可以互相转化的。例如单纯性肠梗阻如治疗不及时可发展为绞窄性肠梗阻；机械性肠梗阻如时间过久，梗阻以上肠管过度扩张，可以出现麻痹性肠梗阻的临床表现；不完全性肠梗阻可因肠管炎性水肿而发展为完全性肠梗阻。任何一个肠梗阻在诊断后不是不变的，而是在一定的条件下可以转化，因此，对于肠梗阻的每一个治疗环节均要重视。

(二)病理生理

肠梗阻可引起全身和局部性的病理和生理变化，概括起来有下列几方面。

1.全身性病理生理改变

(1)水、电解质和酸碱失衡：肠梗阻时，肠道吸收功能发生障碍，胃肠道分泌的液体不能被吸收返回全身循环系统而积存在肠腔内。同时，肠壁继续有液体向肠腔内渗出，导致了体液在第三间隙的丢失。如高位小肠梗阻，出现大量呕吐，出现脱水，同时丧失电解质而出现电解质紊乱与酸碱失衡。胆汁及肠液均为碱性，含有的 Na^+、K^+ 较 Cl^- 多，加之组织灌注不良，易导致代谢性酸中毒。但在高位小肠梗阻时，胃液丧失多于小肠液，则有可能出现代谢性碱中毒。K^+ 的丢失可引起肠壁肌张力减退，引起肠腔膨胀。

(2)休克：肠梗阻如未得到及时适当的治疗，因大量失水、电解质可引起低血容量性休克。在术前由于体内代偿性调节，血压与脉搏的改变不明显，但在麻醉后，机体失去调节功能，休克症状可以迅速表现出来。另外，由于肠梗阻引起了肠黏膜屏障功能障碍，肠道内细菌、内毒素易移位至门静脉和淋巴系统，继发腹腔内感染或全身性感染，也可因肠壁坏死、穿孔而出现腹膜炎或感染中毒性休克。在绞窄性肠梗阻时，常因静脉回流障碍先于动脉阻断，导致动脉血仍不断流向肠壁、肠腔，从而出现感染和低血容量休克。

(3)脓毒血症：肠梗阻时，肠内容物淤积，细菌繁殖，从而产生大量毒素，可直接透过肠壁进入腹腔，致使肠内细菌易位引起腹腔内感染与脓毒症，在低位肠梗阻或结肠梗阻时更明显。因肠腔内有大量细菌，在梗阻未解除时，因静脉回流障碍，肠内毒素被吸收较少，一旦梗阻被解除、血液循环恢复后则肠腔内毒素被大量吸收而出现感染中毒性休克。因此，在解除梗阻前，应先清除肠内积存的感染性肠液。

(4)呼吸功能和心功能障碍：肠腔膨胀时腹压增高，导致膈肌上升和腹式呼吸减弱，从而影响肺内气体交换。同时，血容量不足、下腔静脉被压迫而导致回心血量减少，均可使心排血量减少。当腹腔内压力 >20 mmHg 时，产生腹腔间室综合征，可导致心、肺、肾功能障碍。

2.局部病理生理改变

(1)肠腔积气、积液:肠梗阻时,梗阻以上的肠腔内有明显的积气积液,造成肠管膨胀。一般梗阻性质越急者肠内积气较多,梗阻时间越长者则肠内积液较多。梗阻部位以上肠腔积气来自:①吞咽的空气。②重碳酸根中和后产生的CO_2。③细菌发酵后产生的有机气体。吞咽的空气是肠梗阻时很重要的气体来源,它的含氮量高达70%,而氮又是一种不被肠黏膜吸收的气体。CO_2的量虽然大,但是它易被吸收,不是产生肠胀气的主要成分。在小肠梗阻早期,由于吸收功能降低,水、电解质寄存在肠腔内,24小时后不但使吸收减少而且使分泌增加。

(2)肠蠕动增加:正常时肠管蠕动受到自主神经系统、肠管本身的肌电活动和多肽类激素的调节来控制。在发生肠梗阻时,各种刺激增强而使肠管活动增加。在高位肠梗阻频率较快,每3~5分钟可有1次,低位肠梗阻间隔时间较长,可10~15分钟1次,但如梗阻长时间不解除,肠蠕动又可逐渐变弱甚至消失,出现肠麻痹。

(3)肠壁充血水肿、通透性增加:正常小肠腔内压力为2~4 mmHg,发生完全性肠梗阻时,梗阻近端压力可增至10~14 mmHg,强烈蠕动时可达30 mmHg以上,在肠内压增加时,肠壁静脉回流受阻,毛细血管及淋巴管淤积,引起肠壁充血水肿,液体外渗。由于缺氧,细胞能量代谢障碍,致使肠壁通透性增加,液体可自肠腔渗透至腹腔,在闭袢性肠梗阻中,肠内压可增加至更高点,使小动脉血流受阻,引起点状坏死和穿孔。

总之,高位小肠梗阻易有水、电解质与酸碱失衡。低位肠梗阻容易出现肠腔膨胀、感染及中毒。绞窄性肠梗阻易引起休克。结肠梗阻或闭袢性肠梗阻则易出现肠穿孔和腹膜炎。如治疗不及时或处理不当,任何类型肠梗阻都可以出现上述的各种生理病理改变。

(三)临床表现

不同原因引起肠梗阻的临床表现虽然不同,但是肠内容物不能顺利通过肠腔则是一致的,因此,有不同程度的腹痛、腹胀、呕吐和停止排气排便等症状。

1.症状

(1)腹痛:腹痛是机械性肠梗阻最先出现的症状,是由于梗阻以上肠内容物不能向下进行,肠管强烈蠕动所致。呈阵发性剧烈绞痛,且在腹痛发作时,患者有自觉肠蠕动感,且有肠鸣,有时还可出现移动性包块。腹痛可呈全腹性或仅局限在腹部的一侧。在高位肠梗阻时,腹痛发作的同时可伴有呕吐,单纯性肠梗阻时,腹痛有逐渐加重再逐渐减轻的过程。减轻可以是梗阻有所缓解,肠内容物可以通向远段肠管,但也有可能是梗阻完全,肠管高度膨胀,腹腔内有炎性渗出或腹膜炎,肠管进入麻痹状态。这时腹痛虽减轻,但全身症状加重,特别是感染中毒性症状明显。绞窄性肠梗阻由于有肠管缺血和肠系膜嵌闭,腹痛往往是持续性腹痛伴有阵发性加重,疼痛也较剧烈。绞窄性肠梗阻也常伴有休克及腹膜炎症状。麻痹性肠梗阻的腹胀明显,腹痛不明显,阵发性绞痛尤为少见。

(2)腹胀:腹胀的发生在腹痛之后,低位梗阻的腹胀较高位梗阻明显。在腹壁较为薄弱的患者,常可显示梗阻部位上部肠管膨胀出肠型。高位小肠梗阻常表现为上腹尤其是上腹中部有饱胀,低位小肠梗阻为全腹性胀气,以中腹部明显。低位结肠梗阻时,呈全腹性广范围的胀气。闭袢性肠梗阻时临床上常表现为不对称的腹胀,有时能扪到该高度膨胀的肠袢,在确定诊断方面有重要价值。

(3)呕吐:呕吐是机械性肠梗阻的主要症状之一,高位梗阻的呕吐出现较早,在梗阻后短期即发生,呕吐较频繁。在早期为反射性,呕吐物为食物或胃液,其后为胃液、十二指肠液和胆汁。低位小肠梗阻的呕吐出现较晚,初为胃内容物,后期的呕吐物为积蓄在肠腔并经发酵、腐败呈粪样带臭味的肠内容物。如肠系膜血管有绞窄,呕吐物为有血液的咖啡色、棕色,偶有新鲜血液,在结肠梗阻时,少有呕吐的现象。

(4)停止排气排便:完全性肠梗阻时,停止排气排便是肠梗阻的主要症状,在梗阻发生早期,由于肠蠕动增加,梗阻部位以下肠内积存的气体或粪便可以排出,当早期开始腹痛时即可出现排气排便现象,易误认为肠道仍通畅,故在询问病史时,应了解在腹痛再次发作时是否仍有排气排便。在肠套叠、肠系膜血管栓塞或血栓形成时,可自肛门排出血性黏液或果酱样粪便。

2.体征

单纯性肠梗阻的早期,患者除在发作时出现腹痛外,生命体征等无明显变化,待发作时间较长,呕吐频繁,腹胀明显后,患者可出现脱水,甚至休克。当有绞窄性梗阻时可较早出现休克、感染性中毒症状。

腹部查体可观察到有不同程度的腹胀,腹壁较薄患者尚可见到肠型及肠蠕动波,肠型及肠蠕动波多随腹痛的发作而出现,肠型是梗阻近端肠袢胀气后形成,有助于判断梗阻的部位。触诊时,单纯性肠梗阻的腹部虽然胀气,但是腹壁柔软,按之有如充气的球囊,有时在梗阻的部位可有轻度压痛,特别是腹壁切口部粘连引起的梗阻,压痛点较为明显。当梗阻上部肠管内积存的气体与液体较多时,稍加振动可听到振水声。腹部叩诊多呈鼓音。肠鸣音亢进,有时不用听诊器亦可听到,肠鸣音的量和强度均有增加,且可有气过水声及高调的金属音。腹痛、肠型、肠鸣音亢进都是由于肠蠕动增强引起,常可同时出现。

当有绞窄性肠梗阻或单纯性肠梗阻的晚期,肠壁已有坏死、穿孔,腹腔内已有感染、炎症时,则体征表现为腹膜炎的体征,腹部膨胀,有压痛、反跳痛及腹肌紧张,肠鸣音微弱或消失。

(四)辅助检查

1.实验室检查

单纯性肠梗阻早期变化不明显。晚期由于失水和血液浓缩,白细胞、血红蛋白、血细胞比容都可增高,血 K^+、Na^+、Cl^- 与酸碱平衡都可发生变化。高位梗阻,呕吐频繁,大量胃液丢失可出现低血钾、低氯与代谢性碱中毒。在低位梗阻时,则可有电解质普遍降低与代谢性酸中毒。腹胀明显,膈肌上升影响呼吸时,出可出现低氧血症与呼吸性酸中毒或呼吸性碱中毒。因此,动脉血气分析应是一项重要的常规检查。当有绞窄肠梗阻或腹膜炎时,血常规、血液生化指标等改变明显。尿量在肠梗阻早期可无明显变化,但在晚期,如无适当治疗,可出现尿量减少、尿比重增加,甚至出现急性肾障碍。

2.影像学检查

(1)腹部 X 线检查:一般在肠梗阻发生 4～6 小时,腹部立位 X 线片可以显示肠管胀气或气液平面。空肠黏膜的环状皱襞在肠腔充气时呈鱼骨刺样;回肠扩张的肠管多,可见阶梯状气液平面;结肠胀气位于腹部周边,可显示结肠袋。小肠完全梗阻时,结肠可不显示,左侧结肠梗阻,右侧结肠将有充气,低位梗阻时,左半结肠都有充气。钡剂灌肠可用于疑有结肠梗阻的患者，它可显示结肠梗阻的部位与性质。但在小肠梗阻时忌用胃肠造影的方法，以免加重病情。

(2)CT：立位腹部X线片因密度和空间分辨率欠佳，只有46%～80%的肠梗阻患者能初步明确有无梗阻及梗阻的大致位置，且对梗阻原因及有无绞窄判断较为困难。CT具有早期诊断、准确性高、敏感性高等特点，对于肠梗阻的定位和定性诊断均有价值。肠梗阻CT特征性表现包括梗阻部位肠壁水肿增厚，边界因有渗出而不清，梗阻部位以上肠管扩张，肠腔内积气、积液等。当有绞窄性肠梗阻致使肠壁缺血时，增强CT扫描可观察到肠壁环形增厚、肠壁强化异常、肠系膜积液及其血管增粗模糊、腹水等表现。若肠壁旁出现小的气泡，常常提示肠壁坏死、穿孔可能。

(五)诊断

首先根据肠梗阻临床表现的特点，确定是否为肠梗阻，然后进一步确定梗阻的类型和性质，最后明确梗阻的部位和原因。这是诊断肠梗阻不可缺少的步骤。

1.是否肠梗阻

根据腹痛、腹胀、呕吐、停止排气排便四大症状和腹部可见肠型或蠕动波、肠鸣音亢进等，一般可做出诊断。但有时患者可不完全具备这些典型表现，特别是某些绞窄性肠梗阻早期，可能与急性胃肠炎、急性胰腺炎、输尿管结石等混淆。除病史与详细的腹部检查外，实验室检查与腹部X线检查可有助于诊断。

2.机械性还是动力性梗阻

机械性梗阻具有上述典型临床表现，早期腹胀可不显著。麻痹性肠梗阻无腹部阵发性绞痛等肠蠕动亢进的表现，相反是肠蠕动减弱或消失，腹胀显著，肠鸣音微弱或消失。立位腹部X线片对鉴别诊断较有价值，麻痹性肠梗阻显示大、小肠全部充气扩张；而机械性肠梗阻限于梗阻以上的部分肠管，即使晚期并发肠绞窄和麻痹，结肠也不会全部胀气。

3.单纯性还是绞窄性梗阻

该点极为重要，关系治疗方法的选择及患者的预后。有以下表现者应考虑绞窄性肠梗阻的可能。①腹痛发作急骤，初始为持续性剧烈疼痛或阵发性加重之间仍有持续性疼痛。有时出现腰背痛。②发展迅速，早期出现休克，抗休克治疗后改善不明显。③有腹膜炎的表现，体温上升，脉率增快，白细胞增高。④腹胀不对称，腹部有局部隆起或触及有压痛的肿块。⑤呕吐出现早而频繁，呕吐物、胃肠减压抽出液、肛门排出物为血性。腹腔穿刺出血性液体。⑥腹部X线检查见孤立胀大的肠管，CT扫描有绞窄性表现。⑦经积极的非手术治疗，症状体征无明显改善。

4.高位还是低位梗阻

高位小肠梗阻呕吐发生早而频繁，腹胀不明显。低位小肠梗阻腹胀不明显，呕吐出现晚而次数少，并可吐粪样物。结肠梗阻与低位小肠梗阻的临床表现类似，且因回盲瓣的单向通过作用而形成闭袢性肠梗阻。腹部X线检查有助于鉴别，低位小肠梗阻扩张的肠管在腹中部，呈阶梯状排列，结肠梗阻时扩大的肠管分布在腹部周围，可见结肠袋，胀气的结肠阴影在梗阻部位突然中断。腹部CT可以观察到肠腔由粗变细的部位从而明确梗阻部位。

5.完全性还是不完全性肠梗阻

完全性肠梗阻呕吐频繁，如为低位肠梗阻则有明显腹胀，完全停止排气排便。腹部X线检查可见梗阻以上肠管明显充气扩张，梗阻以下结肠内无气体。不完全性肠梗阻呕吐与腹胀均较轻，腹部X线所见肠管充气扩张都较不明显，结肠内可见气体存在。

6.什么原因引起的梗阻

根据肠梗阻不同类型的临床表现，参考年龄、病史、体征、影像学检查。临床上粘连性肠梗阻最为常见，多发生于以往有过腹部手术、损伤或炎症史的患者。过去嵌顿性或绞窄性腹外疝是常见的肠梗阻的原因，现在40岁以上的患者一定要警惕肿瘤的可能。病因的诊断可根据以下方面进行判断。

(1)病史：详细的病史可有助于病因的诊断，腹部手术史提示有粘连性肠梗阻的可能。腹股沟疝可引起绞窄性肠梗阻。腹部外伤可致麻痹性肠梗阻。慢性腹痛伴有低热并突发肠梗阻可能是腹内慢性炎症如结核所致。近期有大便习惯改变，继而出现结肠梗阻症状的老年患者应考虑肿瘤。饱餐后运动或体力劳动出现梗阻应考虑肠扭转。心血管疾病如心房颤动、瓣膜置换后应考虑肠系膜血管栓塞等。

(2)体征：腹部检查提示有腹膜刺激症状者，应考虑为腹腔内炎症改变或绞窄性肠梗阻引起。腹部有手术或外伤瘢痕应考虑腹腔内有粘连性肠梗阻。直肠指诊触及肠腔内肿块，指套上是否有血液，应考虑是否为肿瘤。腹部触及肿块，在老年人应考虑是否为肿瘤、肠扭转。在幼儿右侧腹部有肿块应考虑是否为肠套叠。具有明显压痛的肿块多提示为炎性病变或绞窄的肠袢。

(3)影像学诊断：腹部X线检查较为便捷经济，可作为初诊筛查。腹部CT准确性高，对于肠梗阻的定位和定性诊断均有价值。

（六）治疗

肠梗阻的治疗原则是纠正因肠梗阻引起的全身生理紊乱和解除梗阻。治疗方法的选择要根据肠梗阻的原因、性质、部位、全身情况及病情严重程度而定。不论采用何种治疗均应首先纠正梗阻带来的水、电解质与酸碱紊乱，改善患者的全身情况。

1.基础治疗

无论采取非手术还是手术治疗，均需应用的基本处理。

(1)禁食、胃肠减压：这是治疗肠梗阻的主要措施之一，胃肠减压的目的是减轻胃肠道积留的气体、液体，减轻肠腔膨胀，有利于肠壁血液循环的恢复，减少肠壁水肿，使某些原有部分梗阻的肠袢因肠壁肿胀而致的完全性梗阻得以缓解，也可使某些扭曲不重的肠袢得以复位，症状缓解。胃肠减压还可减轻腹内压，改善因膈肌抬高而导致的呼吸与循环障碍。有效的胃肠减压在机械性或麻痹性肠梗阻病例可能恢复肠腔的通畅，即使需要手术的病例用减压的方法使腹胀减轻后也可以大幅减少手术时的困难，增加手术的安全性。

(2)纠正水、电解质紊乱和酸碱失衡：这是肠梗阻最突出的生理紊乱，应及早给予纠正。当血液生化结果尚未获得前，要先给予平衡盐溶液。待有测定结果后再添加电解质与纠正酸碱紊乱。在无心、肺、肾功能障碍的情况下，最初输入液体的速度可稍快一些，但需进行尿量监测，必要时行中心静脉压测定，以防液体过多或不足。单纯性肠梗阻的晚期或绞窄性肠梗阻，常有大量血浆或血液渗出肠腔或腹腔，需要输血治疗。

(3)抗感染：肠梗阻后，肠壁血液循环有障碍，肠黏膜屏障功能受损而有肠道细菌移位，或是肠腔内细菌直接穿透肠壁至腹腔内产生感染。肠腔内细菌也可迅速繁殖。同时，膈肌升高影响肺部气体交换与分泌物排出，易发生肺部感染。常用的有以杀灭肠道细菌与肺部细菌的广谱头孢菌素或氨基糖苷类抗生素，以及抗厌氧菌的甲硝唑等。

(4)使用生长抑素：生长抑素是一种由14个氨基酸组成的环状肽类激素。它用于治疗炎性肠梗阻的药理基础是抑制肠管分泌腺分泌肠液，减少肠腔炎症水肿，降低肠腔内压力，从而减轻肠腔内消化液大量积聚导致的肠管扩张和缺血性改变，维护肠黏膜屏障的完整性，从而达到治疗的目的。奥曲肽是一种8肽的生长抑素类似物，与体内14肽的生长抑素一样，在治疗肠梗阻中有重要地位，其作用为：抑制胃酸分泌；抑制多种胃腺、肠腺、胰腺激素如胃泌素、血管活性肠肽、促胰液素、胰岛素和胰高血糖素分泌；减少胰液中碳酸氢盐和酶的分泌；抑制肠道蠕动；减少内脏和门静脉血流。奥曲肽可全面抑制胃肠、胰腺及胆汁分泌，增加肠管吸收，减少肠腔内液体潴留，减轻肠管扩张、炎症、坏死，促进肠管再通。

2.内镜治疗

(1)小肠梗阻：胃镜引导下放置经鼻长导管法对术后粘连性小肠梗阻有着独特的疗效。长导管到达小肠梗阻近端后，大幅增加肠内容引流的效率，可以有效减压，减轻梗阻肠管的扩张和水肿，利于肠梗阻的缓解，因而避免开腹手术，减轻患者痛苦，避免反复手术造成粘连，降低复发率，目前在日本已成为急性小肠梗阻非手术治疗的主要方法，其临床应用改变了单纯性小肠梗阻手术率较高的现状，增加了采用非手术治疗得到缓解和治愈率。该方法有一定的并发症，常见于置管过程中，导丝前端有可能造成食管、十二指肠穿孔和损伤，出血和穿孔可造成的腹腔内感染、压迫肠管发生溃疡。减压时由于吸引压力的作用，肠管有可能被吸入导管的侧孔，造成肠管坏死。另外，长时间放置可能导致鼻黏膜损伤、喉头水肿、吸入性肺炎等。

(2)大肠梗阻：内镜在治疗急性大肠梗阻中的应用主要分为2类：一类是对肿瘤可以根治性切除者，暂时解除梗阻症状，恢复肠道通畅，替代结肠造瘘术，在此基础上进行充分的术前准备，择期行肿瘤根治性切除加肠吻合术，避免二次手术创伤，改善患者的生存质量；二类是作为姑息性治疗的一种措施，适于肿瘤晚期、局部病灶不能切除的原发性、复发性大肠恶性肿瘤或盆腔恶性肿瘤浸润大肠致梗阻者，以及存在严重并发症不能耐受手术和拒绝手术治疗的患者。

采用非手术方法治疗肠梗阻时，应严密观察病情的变化。绞窄性肠梗阻或已出现腹膜炎症状的肠梗阻，经过2～3小时的非手术治疗，实际上是术前准备，纠正患者的生理失衡状况后即进行手术治疗。单纯性肠梗阻经过非手术治疗24～48小时，梗阻的症状未能缓解或在观察治疗过程中症状加重或出现腹膜炎症状或有腹腔间室综合征出现时，应及时改为手术治疗解除梗阻与减压。

3.手术治疗

手术是治疗肠梗阻的一个重要措施，手术目的是解除梗阻、祛除病因，手术的方式可根据患者的情况与梗阻的部位、病因加以选择。手术大体可归纳为下述4种。

(1)单纯解决梗阻的手术：这类手术包括粘连性肠梗阻的粘连松解术、肠切开取出异物、肠套叠或肠扭转复位术等。

(2)肠切除吻合术：肠梗阻由于肠道肿瘤所致，切除肿瘤是解除梗阻的首选方法。在其他非肿瘤性病变，因梗阻时间较长，或有绞窄引起肠坏死，或是分离肠粘连时造成较大范围的肠损伤，则需考虑将有病变的肠段切除吻合。对于绞窄性肠梗阻，应争取在肠坏死以前解除梗阻，恢复肠管血液循环，正确判断肠管的生机十分重要。如在解除梗阻原因后有下列表现，则说明肠管无生机：①肠壁呈黑色并塌陷。②肠壁失去张力和蠕动能力，肠管呈麻痹、扩大，对刺激无收缩反应。③相应的肠系膜终末小动脉无搏动。如果判断肠管是否坏死较为困难，可用等渗盐水纱布热敷肠管或用0.5%普鲁卡因在肠系膜血管根部注射以缓解血管痉挛。倘若观察10～30分钟，仍无好转，说明肠已坏死，应做肠切除术。若肠管生机一时难以确定，切除后会导致短肠综合征的风险，则可将其回纳入腹腔，缝合腹壁，并于24小时后再次行剖腹探查术。但在此期间内必须严密观察，一旦病情恶化，即应随时再行剖腹探查术。

(3)肠短路吻合术：当梗阻部位切除有困难，如肿瘤向周围组织广泛侵犯，或是粘连广泛难以剥离，但肠管无坏死征象，为解除梗阻，可分离梗阻部远、近端肠管作短路吻合，旷置梗阻部，但应注意旷置的肠管尤其是梗阻部近端的肠管不宜过长，以免引起盲袢综合征。

(4)肠造瘘术或肠外置术：肠梗阻部位的病变复杂或患者的情况差，不允许行复杂的手术，可在膨胀的肠管上或梗阻部的近端肠管作肠造瘘术以减压，解除肠管因高度膨胀带来的生理紊乱。小肠可用插管造瘘的方法，可先在膨胀的肠管上切一小口，放入吸引管进行减压，但应注意避免肠内容物污染腹腔及腹壁切口，肠插管造瘘宜选用较粗一些的导管以防阻塞，也应行隧道式包埋造瘘，以防有水肿的膨胀肠管愈合不良而发生瘘。当病变位于高位小肠，特别是完全性梗阻时，因造瘘后肠液丧失极为严重，不宜行肠造瘘术；小肠上部已发生坏死时，也不宜将肠袢外置，最好行一期切除吻合术。结肠宜选择外置造瘘，因远端有梗阻，结肠造瘘宜选用双瘘术式。当有梗阻病变的肠管已游离或已有坏死，但患者状况差不能接受肠切除吻合术，可将该段肠管外置后关腹。待患者一般状况好转后再在腹腔外切除坏死或病变的肠管，远、近端固定在腹壁上，近端插管减压、引流，以后再行二期手术，重建肠管的连续性。

二、粘连性肠梗阻

（一）病理

粘连性肠梗阻是肠梗阻最常见的一种类型，占肠梗阻的40%～60%，在我国20世纪60年代以后，大组的肠梗阻病例统计中，它居第1位。腹腔内粘连产生机械性肠梗阻有三种类型。

1.先天性粘连

不常见，约占肠梗阻的5%，如卵黄管退化不全，在脐与回肠之间形成粘连带。或由于胎粪性腹膜炎引起，在腹腔内形成广泛的粘连。或是肠转位不良引起的腹腔内腹膜侧壁带。

2.炎症后粘连

占粘连性肠梗阻的10%～20%，由于以往腹腔内器官发生过无症状的炎症，或是有炎症经非手术治疗，如阑尾炎、肠憩室炎、盆腔炎症性疾病、胆囊炎、肠道炎性疾病以及腹腔内其他炎症而产生的粘连。

3.手术后粘连

是粘连性肠梗阻中最常见的类型，约80%的患者属于这一类型，如阑尾切除术、妇科手术等。

（二）病因

粘连形成是机体的一种纤维增生的炎性反应，粘连起到血管桥的作用。当腹腔内有任何原因引起的炎症反应，局部将有水肿、充血，释放组胺，多种激肽与其他血管活性物质，大量纤维素渗出并沉积在浆膜面上形成一网络状物，其中含有许多多核白细胞及其他炎性细胞，纤维网络使邻近的浆膜面粘合在一起，其后，成纤维细胞出现在其中。局部的炎性反应是否形成纤维性粘连的决定因素之一是局部纤维分解的速度，如纤维素性网络能迅速吸收，纤维增生将停止而无粘连形成，反之，成纤维细胞将产生胶原束，成为纤维粘连的基础。同时，许多毛细血管伸入其中，纤维母细胞在胶原网中增殖，数周或数月后粘连为之形成。

至于有的纤维素被吸收，而有的则形成粘连的机制并不完全了解。虽有学者认为是因为浆膜面缺乏间质细胞覆盖的缘故。但并不为许多临床与实验所证实。Ellis 认为是局部组织缺血延缓了纤维素的吸收。除此，滑石粉、淀粉、纱布、棉花、肠内容物、缝合材料及其他异物均能引起粘连的产生。

粘连的产生是机体创伤、缺血、感染、异物所作出的炎性反应。因此，在许多情况下，腹腔内均可发生粘连，但有粘连不一定有肠梗阻，仅在粘连引起了肠管的不通畅才发生肠梗阻的症状。

粘连性肠梗阻一般都发生在小肠，引起结肠梗阻者少见，有时盆腔疾病也可引起乙状结肠粘连性肠梗阻，粘连引起的肠梗阻有下列类型。

（1）肠管的一部分与腹壁粘连固定，多见于腹部手术切口部或腹壁曾有严重炎症，损伤部分肠管呈锐角扭折。

（2）粘连带压迫或缠绕肠管形成梗阻。

（3）粘连带的两端固定形成环孔，肠管从环中通过而形成内疝。

（4）较长的一段肠管粘着成团，致使部分肠管变窄，或是相互粘着影响肠管的正常蠕动，出现梗阻。

（5）肠管以粘着部为支点发生扭转。

（6）肠管粘着远处腹壁或其他组织，受肠系膜长度的限制或肠管另一端较固定（如回盲部）肠管呈牵拉性扭转而有梗阻。

粘连性肠梗阻除粘连这一存在的因素外，还有其他因素，故有时并无症状或仅有部分梗阻的现象。当附加有其他因素时则出现症状。如，①肠腔已变窄，在有腹泻炎症时，肠壁、肠黏膜水肿，使变窄的肠腔完全阻塞不通。②肠腔内容物过多过重，致肠膨胀，肠下垂加剧了粘着部的锐角而使肠管不通。③肠蠕动增加，或是肠腔内食物过多，体位的剧烈变动，产生扭转。因此，有些患者粘连性肠梗阻的症状可反复发作，经非手术治疗后又多可以缓解。而另一些患者以往并无症状，初次发作即为绞窄性肠梗阻。

（三）诊断

1.症状与体征

粘连性肠梗阻的症状可以表现为完全性或不完全性梗阻，可以是单纯性也可以是绞窄性，与粘连的分类、产生梗阻的机制有关。多数患者在手术后肠袢与切口或腹腔内剥离面呈片状粘连。开始时，多先有部分肠梗阻的症状，当肠内容物淤积或肠壁水肿后则出现完全性梗阻，经非手术治疗后多能缓解,但也常有反复发作。粘连带、内疝或扭转引起的梗阻则多是初次发作呈完全性梗阻或绞窄性梗阻。

粘连性肠梗阻的临床表现与其他类型肠梗阻相同,但在有手术史的患者,又是肠袢与切口黏着引起的肠梗阻,常可在切口的某一部分出现膨胀的肠型或肠袢且可有压痛。

2.辅助检查

粘连性肠梗阻除症状、体征与辅助诊断提示为肠梗阻外,手术史,腹腔炎症病史,腹壁有手术或创伤瘢痕可提示为粘连性肠梗阻,但并不能以此作为肯定或否定的依据。

手术后早期(5～7 天)即可发生梗阻的症状,但不属于手术后麻痹性肠梗阻,与其手术后期由于粘连带、片状粘连所引起的梗阻有所不同。除有粘连外,且与术后早期炎性反应有关,既有肠腔梗阻又有炎症引起的局部肠动力性障碍。当然,也偶有在手术后早期出现绞窄性肠梗阻者,多因手术时做广范围的操作,导致了肠扭转或内疝。

(四)预防

手术后粘连是产生肠梗阻的一个原因,因此,人们试图采用一些方法来防止粘连的产生,概括起来有以下几种。

1.防止纤维素的沉积

应用各种抗凝药如肝素、右旋糖酐、双香豆素以及枸橼酸钠等,带来了严重渗血等并发症,不适用于临床应用。

2.清除纤维素沉积

应用机械或药物的方法以加速清除纤维素,加速纤维蛋白原的分解。如以等渗盐水灌洗腹腔清除纤维素;腹腔内注入胰蛋白酶、木瓜蛋白酶、胃蛋白酶加速清除细胞外蛋白基质。也有用透明质酸酶、链激酶、尿激酶、溶纤维性蛇毒者,但效果不肯定或有不良反应。

3.机械性分隔器官的接触面

应用腹腔内充气,各种物质的薄膜如腹膜、银箔、油绸、硅膜及大网膜等;腹膜腔内注入橄榄油、石蜡油、自体脂肪、羊水、聚维酮(聚乙烯吡咯酮)液等。也有用新斯的明灌肠或泻剂,以促进肠蠕动使肠与肠间不黏着。

4.抑制纤维的增生

肾上腺皮质激素与其他抗炎药物有一定的疗效,但带有组织不愈合的不良反应。总之,至今虽有许多学者作了不少的努力,采用了不同的方法,但都不能在临床应用中取得完满的结果。粘连的形成本身是机体对损伤的一种炎症反应,是愈合机制的一部分,组织的愈合修复有赖于这一机制,抑制它的发生也将影响愈合、修复。减少组织的损伤,减轻组织的炎症与修复反应,以及预防粘连引起的肠梗阻是当前临床外科医生应重视的问题。

腹腔内粘连的产生除一些不可能避免的因素外,尚有一些可避免的因素,如,①清除手套上的淀粉、滑石粉,不遗留丝线头、纱布、棉花纤维、切除的组织等异物于腹腔内,减少肉芽组织的产生。②减少缺血的组织,不做大块组织的结扎,有缺血可疑的部分,以大网膜覆盖,即使有粘连产生,已有大网膜相隔。③注意无菌操作技术,减少炎性渗出。④保护肠浆膜面,防止损伤与干燥。⑤腹膜缺损部分任其敞开,不做有张力的缝合。⑥清除腹腔内的积液、积血,必要时放置引流。⑦关腹前将大网膜铺置在切口下。⑧及时治疗腹膜内炎性病变,防止炎症的扩散。

为了防止粘连性肠梗阻在手术治疗后再发，或预防腹腔内大面积创伤后虽有粘连产生但不致有肠梗阻发生，可采取肠排列的方法，使肠袢呈有序的排列、黏着，而不致有肠梗阻。1934年 Wichmann 首先提出将肠袢排列固定的方法，1937 年 Noble 加以改良并推广应用，现多称为 Noble 法，他将肠管与肠管，系膜与系膜间进行缝合固定，每节长 18～24 cm，使整个肠管呈永久性的有序排列。这一方法费时（60～90 分钟）且有一些并发症。1960 年 Child 对此加以改进，改肠管间缝合为用不吸收线经系膜无血管区贯穿缝合固定，排列肠管，操作方便，并发症少。1956 年 White 报道用单球双腔管（M-A 管）自胃或上部空肠造口放入肠管内，一直经回盲部送入到升结肠部，然后将肠管作有序的排列，放置 10 天左右，待腹腔肠袢间粘连形成固定后再拔除，起到永久性排列固定的效果。虽也偶有因空肠造口、置管引起的瘘，肠黏膜被压迫形成溃疡等并发症，但方法简便，且肠腔内有支撑管，转折时不致成锐角而发生再梗阻，而这一现象却在 Noble 法仍有发生，产生再梗阻。因此，肠内置管排列的方法已为不少临床外科医师所采用。

（五）治疗

肠梗阻概论中的治疗原则适用于粘连性肠梗阻。单纯性肠梗阻可先行非手术疗法，无效时则应进行手术探查。反复发作者可根据病情行即期或择期手术治疗。以往有一种“粘连性肠梗阻不宜手术”的说法，认为术后仍有粘连，仍可发生肠梗阻，将会严重影响患者的生活、工作。目前，在非手术疗法难以消除造成梗阻粘连的条件下，手术仍是一有效的方法，即使是广泛的肠粘连，肠排列固定术有着明确的预防再发的效果。

手术后早期发生的肠梗阻，多为炎症、纤维素性粘连所引起，在明确无绞窄的情况下，经非手术治疗后可望吸收，症状消除。尤其近代有肠内、外营养支持，可维持患者的营养与水、电解质平衡，生长抑素可减少胃肠液的分泌，减少肠腔内液体的积蓄，有利症状的减轻与消除。

三、肠扭转

肠扭转在我国是常见的一种肠梗阻类型，是一段肠管甚至几乎全部小肠及其系膜沿系膜轴扭转360°～720°，因此，既有肠管的梗阻，更有肠系膜血管的扭折不通，血循环中断。受其供应的肠管将迅速发生坏死、穿孔和腹膜炎，是肠梗阻中病情凶险，发展迅速的一类。如未能得到及时处理，将有较高的病死率（10％～33％）。

（一）病因

肠扭转可分为原发性与继发性两类。

原发性的病因不很清楚，并无解剖上的异常，可能与饱餐后，肠腔内有较多的尚未消化的内容物，当有体位改变明显的运动时，小肠因有重量下垂而不能随之同步旋转而造成。

继发性肠扭转是由于先天性或后天获得的解剖改变，出现一固定点形成肠袢扭转的轴心。但是，扭转的产生常常是下列 3 个因素同时存在。

1.解剖因素

如手术后粘连、梅克尔憩室、乙状结肠冗长、先天性中肠旋转不全、游离盲肠等都是发生肠扭转的解剖因素。

2.物理因素

在上述的解剖因素基础上，肠袢本身需要有一定的重量，如饱餐后，特别是有较多不易消化的食物涌入肠腔内；或是肠腔有较多的蛔虫团；肠管有较大的肿瘤；在乙状结肠内存积着大量干涸的粪便等，都是造成肠扭转的潜在因素。

3.动力因素

强烈的蠕动或体位的突然改变，使肠袢产生了不同步的运动，使已有轴心固定位置，且有一定重量的肠袢发生扭转。

（二）诊断

1.症状与体征

肠扭转是闭袢型肠梗阻加绞窄性肠梗阻，发病急且发展迅速。起病时腹痛剧烈，腹胀明显，早期即可出现休克，症状继续发展逐渐加重，且无间歇期，肠扭转的好发部位是小肠、乙状结肠和盲肠。临床表现在不同部位的肠扭转也有不同。小肠扭转的患者常突发持续性腹部剧痛，并有阵发性加重，先有脐周疼痛，可放射至腰背部，这是由于牵拉肠系膜根部的缘故。呕吐频繁，腹部膨胀明显，早期即可有压痛，但无肌紧张，肠鸣音减弱，可闻及气过水声。腹部X线平片可因小肠扭转的部位不同而有不同的显示。全小肠扭转时，可仅有胃十二指肠充气扩张。但也可是小肠普遍充气并有多个液面。部分小肠扭转时，可在腹部的某一部位出现巨大胀气、扩大的肠袢，且有液平面。虽有这些临床表现，但在术前仅能作出绞窄性肠梗阻的诊断，手术中才能确定肠扭转的情况。

乙状结肠扭转常多见于乙状结肠冗长，有便秘的老年人。患者有腹部持续胀痛，逐渐隆起，患者有下腹坠痛感但无排气排便。左腹部明显膨胀，可见肠型，叩之呈鼓音，压痛及肌紧张均不明显。X线平片可见巨大双腔充气的肠袢，且有液平面，这一类乙状结肠较为常见，且可反复发作。另有一些患者呈急性发作，腹部有剧痛，呕吐，腹部有压痛、肌紧张，显示扭转重，肠管充血、缺血明显，如不及时处理可发生肠坏死。

2.影像学检查

盲肠扭转较少见，多发生在盲肠可移动的患者，可分为急性与亚急性两型。盲肠急性扭转不常见，起病急，有剧痛及呕吐，右下腹有肿块可触及，有压痛，可产生盲肠坏死、穿孔。亚急性起病稍缓，患者主诉右下腹部绞痛，腹部很快隆起，不对称，上腹部可触及一弹性包块。X线平片可见巨大的充气肠袢，伴有多个肠充气液面。

当疑有乙状结肠或盲肠扭转，而尚无腹膜炎症状时，可考虑应用泛影葡胺灌肠以明确诊断。结肠出现阻塞，尖端呈“鸟嘴”或锥形，可明确为乙状结肠扭转。盲肠扭转则显示泛影葡胺在横结肠或肝区处受阻。

（三）治疗

当肠扭转的诊断明确后，虽尚无腹膜刺激症状，也应积极准备进行治疗，如为乙状结肠扭转，在早期可试行纤维结肠镜检查与复位，但必须细心处理以防引起穿孔。早期手术可降低死亡率，更可减少小肠扭转坏死大量切除后的短肠综合征，后者将给患者带来终身的健康障碍。

小肠扭转 80%为顺时钟方向,可扭转 180°～720°,甚至 1080°,复位后应细致观察血液循环恢复的情况,明确有坏死的肠段应切除,对有疑点的长段肠袢宜设法解除血管痉挛,观察其活力,希望能保留较长的小肠,对保留的有疑问小肠应在 24 小时后行再次观察手术,切除坏死的肠段。坏死的乙状结肠、盲肠,可行切除,切除端应明确有良好的活力。可以做一期吻合,也可做外置造口,然后再做二期手术。小肠扭转复位后,少有再扭转者,不需做固定手术。移动性盲肠复位后可固定在侧腹壁上。乙状结肠扭转患者多有乙状结肠冗长、便秘,复位后可择期行冗长部切除以除后患。

四、成年人肠套叠

肠套叠多见于幼儿,成年人肠套叠在我国较为少见。

(一)病因与分型

肠套叠的产生可为原发性或继发性,前者多见于儿童也称原因不明型,与肠蠕动的节律失调或强烈收缩有关。继发性肠套叠多见于成年人,肠腔内或肠壁上有一病变,使肠蠕动的节律失调,近段肠管强有力的蠕动将病变连同肠管同时送入远段肠管中。因此,成年人肠套叠多继发于肠息肉、肠肿瘤、肠憩室、肠粘连以及肠腔内异物等。

根据肠套叠的套入肠与被套肠部位分为小肠-小肠型、小肠-结肠型。尚偶有胃空肠吻合后空肠-胃套叠,阑尾盲肠套叠。在小儿多为回结肠套叠,而在成年人、小肠-小肠型并不少见。

(二)诊断

1.症状与体征

由于成年人肠套叠是继发于肠袢病变,可有反复发作的病史,即发生套叠后也可自行复位,以后又套入再复位,也有套入后未复位但并不产生完全性梗阻或肠血管绞窄的现象,而出现慢性腹痛的现象。当然,也有部分患者第 1 次套入后即发生肠系膜血管循环障碍出现肠管坏死,因此,成年人肠套叠的症状不似幼儿肠套叠那样典型,少有便血的症状,也无典型的完全肠梗阻症状。有腹痛发作时,在腹壁不肥厚的患者多可摸到腹部包块,但不一定在右下腹部。

2.影像学检查

钡剂胃肠道造影对诊断肠套叠有较高的准确率,小肠套叠钡剂可显示肠腔呈线状狭窄而至远端肠腔又扩张,并出现弹簧状影像。结肠套叠呈环形或杯状充盈缺损。选择性肠系膜上动脉造影对小肠型肠套叠、纤维结肠镜对结肠型肠套叠均有助于诊断,全腹 CT 对肠套叠诊断有意义。

(三)治疗

成年人肠套叠多属继发,一般都应行手术治疗,即使是已经缓解,也应继续进行检查以明确有无原发病变并行择期手术。也正由于肠套叠部的肠管有病变,无论是否有肠坏死都可能要行肠切除及肠吻合。

五、腹内疝

腹内疝狭义地说是腹内容物、肠管通过腹腔内先天性形成的脏层腹膜的孔道、囊袋。不包括手术后所造成的肠系膜孔、间隙和粘连造成的间隙,也不包含少见的闭孔疝、坐骨神经孔疝、腰疝、膈疝。现在,临床上常广义地将先天性与手术后所造成的孔道、间隙形成的疝统称为腹内疝。腹内疝引起的肠梗阻并不常见,约占肠梗阻的2%。

(一)病因

Andreus 首先提出在胚胎发育期,中肠的旋转与固定不正常将导致内疝,腹腔内的一些腹膜隐窝或裂孔如十二指肠旁隐窝、回盲肠隐窝、回结肠隐窝、小网膜孔等。

1.十二指肠旁疝

是腹膜隐窝疝中最常见的一类。Hansmann 统计的 467 例腹内疝中,十二指肠旁疝占53%,盲肠旁疝占13%,乙状结肠间疝占6%。十二指肠旁疝可发生在左侧或右侧。左侧十二指肠旁疝是指肠管进入十二指肠升部左侧 Landzert 隐窝而形成,疝囊后方有腰大肌、左肾或输尿管,疝囊前方近疝囊颈部有肠系膜下静脉。如肠管一进入右侧 Waldeyer 隐窝(空肠系膜起始部,位于肠系膜上动脉后方)即形成右侧十二指肠旁疝,疝囊的前方为升结肠系膜,近疝囊颈部有肠系膜上动脉。

2.盲肠旁疝

盲肠内侧回肠上下方有回结肠隐窝和回盲肠隐窝。如这些隐窝过大过深,肠管有可能进入其中形成疝。

3.乙状结肠间疝

疝囊位于乙状结肠系膜根部与后腹膜之间,疝的后方为髂动脉与输尿管,疝囊颈前缘有乙状结肠动脉。

4.小网膜孔疝

小网膜孔大,肠蠕动又强烈时,小肠、结肠均可经小网膜孔疝入。肝十二指肠韧带构成疝囊颈的前壁,内有胆管、肝动脉及肝门静脉。

5.肠系膜裂孔疝

肠系膜裂孔是属于先天性肠系膜缺损,50%在小肠系膜上,20%在结肠系膜上,还有是在女性患者的阔韧带上,肠管可疝入,占腹内疝的10%。

6.手术后内疝

胃空肠吻合术后,上提的空肠袢与后腹膜间可形成间隙;末端回肠与横结肠吻合后形成的系膜间隙;乙状结肠造口后结肠与侧腹壁间留有间隙,以及肠切除吻合后肠系膜上留有的间隙;粘连形成的孔隙都可以形成内疝,但这些疝均无疝囊,属于假疝。

(二)诊断

1.症状与体征

腹内疝的临床表现不典型,可以表现为长年的腹部不适,腹胀或腹痛,有时与饱餐或体位改变有关。也可表现为慢性肠梗阻的症状,因此难以做出明确诊断,唯有手术史且出现肠梗阻,特别是有绞窄症状时,临床医师易考虑到内疝的存在。

2.影像学检查

腹部X线片可见充气的肠袢聚集一团并可有液平面,钡剂胃肠道检查或钡灌肠有时可显示有一团肠袢聚集在某一部位而不易分离。选择性动脉造影可以显示小肠动脉弓走行移位。由于这些影像诊断的阳性表现仅在肠管疝入时才能出现,因此,对那些症状反复发生疑有内疝的患者应做重复检查。

(三)治疗

当腹内疝的诊断明确后手术治疗是唯一的方法。因腹内疝有发生肠绞窄的潜在危险。在行腹内疝手术时,应注意疝颈部与疝囊附近的重要血管,在松解过紧的疝囊颈时或封闭疝颈时,不可损伤肠系膜上动脉等重要血管。松解过紧的颈部有困难时,可先切开疝囊无血管区,将膨胀的肠管先行减压,有利于肠管的复位。有肠管坏死时,应当切除坏死的部分。手术时,患者的肠管已自行复位,需仔细观察肠管有无疝入的痕迹,对照术前检查的结果,检查与封闭那些可能产生腹内疝的间隙。

六、肠堵塞

由于肠腔内容物堵塞肠腔而引起肠梗阻,在我国,尤其在农村并不罕见。这是一种单纯性机械性肠梗阻,常见的原因是胆石、粪石、寄生虫、吞食的异物、毛粪石、植物粪石、药物等。

(一)胆石堵塞

在国外文献中,胆石引起的肠堵塞可占肠梗阻的1%～2%,且多为老年妇女,但在我国较为少见。胆石堵塞多是先有胆囊结石,但仅有30%～60%患者有胆绞痛史。胆囊的浆膜与肠袢主要是十二指肠肠袢黏着,后有胆结石的重量压迫坏死,形成胆囊肠道自然通道,胆石自然进入肠道,体积小者当不致形成堵塞而随粪便自行排出。如体积较大,一般直径超过2.5 cm可造成堵塞,偶有多数体积较小结石积聚在一起或是以结石为核心,肠内其他物质附着在其上逐渐增大,也可由于肠壁水肿、溃疡、痉挛致有梗阻。梗阻的部位多在回肠,占60%～80%,因回肠是肠管中较窄的部位,其次是空肠(10%～15%),十二指肠与结肠为胆结石堵塞者较少。

胆石肠堵塞的症状是强烈的肠绞痛,胆结石得以下行时,疼痛可有缓解,当有引起肠强烈蠕动时又可引起腹痛,临床症状表现为单纯的机械性肠梗阻。X线腹部平片除见小肠胀气外,还可能看到肠腔内有胆石阴影,如发现胆道内有气体充盈(10%～40%患者)而以往又无接受过胆道与肠道吻合或肝胰壶腹括约肌(Oddi括约肌)成形术的患者,对这一诊断的可能性给予有力的佐证。近来,有学者对疑有十二指肠胆石堵塞的患者,应用内镜检查证实了诊断。

胆石堵塞的肠梗阻一般是在做好术前准备后行手术治疗,可以试行将结石挤入宽大的结肠,但不易成功。可行肠切开取石,如有肠坏死则需行肠切除吻合。并且要注意探查有无第二处堵塞部分。

(二)肠蛔虫堵塞

由于肠蛔虫团引起肠堵塞在我国较多见,特别是儿童,蛔虫感染率高,蛔虫在肠道大量繁殖,当蛔虫受到某些因素影响产生强烈的活动致扭结成团堵塞肠管,加之肠管受刺激后出现痉挛加重了梗阻。患者有阵发性剧烈腹部绞痛,伴有呕吐,并可呕吐出蛔虫。这类患者多消瘦,腹壁薄,故体检时常可触及包块并随触揉而变形,也可在触诊时感到肠管有痉挛收缩。由于蛔虫梗阻多为部分性,腹部一般无明显膨胀,肠鸣音虽有增高但不高亢。但是,有时因蛔虫团诱发肠套叠或过多、过大的蛔虫团引起肠壁坏死而出现腹膜炎的症状。临床症状与体征常可明确诊断。腹部X线平片偶可见小肠充气及液平面,有时还可显示肠腔内有蛔虫团块阴影。

诊断明确的患者可先行非手术治疗，禁食、减压、给予解痉药，温盐水灌肠，经胃管灌入植物油等。待症状缓解后再行驱虫。如经非手术治疗症状不缓解，或已出现腹膜刺激征时，则应行手术治疗。术时可将肠腔内的蛔虫推挤在一起，后用纱垫保护附近组织，然后切开肠壁将蛔虫取出，多者可达数百条。

（三）粪石梗阻

粪便堵塞常见于瘫痪、重病等身体虚弱无力排便的患者，也可见于习惯性便秘的患者，积存的粪便变干成团块状堵塞在结肠造成肠梗阻。在采用以牛奶为主要成分的管饲饮食的患者则更易有粪便堵塞的现象。患者出现腹胀，伴阵发性腹痛。体检时，可沿左侧结肠摸到粪块，直肠指诊可触及填满直肠肠腔的干硬粪块。在这类患者，症状可反复出现，因此，应及时清除直肠内积存的粪便，以防粪便堵塞。如有症状发生时可采用反复灌肠软化粪便加以清洗，必要时可用器械或手指将干涸的粪块取出。值得警惕的是下端结肠肿瘤也可产生粪便梗阻。

（四）其他

进食过多含有鞣酸的食物如柿子、黑枣，遇胃酸后成为胶状物，与其他高植物纤维物如竹笋等凝聚成块状物，经常服用氢氧化铝凝胶、考来烯胺（消胆胺，阴离子交换树脂）、胃肠道检查吞服过量的钡剂，有精神障碍的女患者吞食长发等均可产生不能消化的团状物，出现肠堵塞的症状。一般表现为单纯性肠梗阻，可先用非手术治疗，必要时可剖腹切开肠管取出异物。

七、功能性肠梗阻

功能性肠梗阻（肠麻痹）在临床上常称为肠麻痹，患者有腹胀，肠蠕动少或消失，不排气排便等现象，但无机械性梗阻，是临床常见的一种情况，尤其在腹部外科患者中常有产生，它可累及整个胃肠道，也可局限在胃、部分小肠或结肠。很多原因都可产生肠麻痹。

（一）临床表现与诊断

患者一开始即诉有腹痛，但无机械性肠梗阻具有的腹绞痛、肠鸣音消失或是细碎的声音或细微的泼水声。无腹膜炎的症状，除患者原已有腹膜炎，腹部 X 线平片具有确定性的诊断价值，小肠、结肠均有胀气，结肠下端梗阻虽也有这类表现，但腹部的体征却不相同，有机械性肠梗阻的表现，必要时，钡灌肠，纤维肠镜能提供进一步的诊断。

（二）治疗

肠麻痹的主要治疗方法是支持治疗，因为肠麻痹本身是自限的功能性症状，一旦产生肠麻痹的原因得到解除时，肠麻痹的症状也将得到解除。应用胃肠减压，防止吞咽更多的气体增加腹胀，预防呕吐，减轻腹胀改善呼吸功能。当然，积极寻找产生肠麻痹的原因加以处理是最主要的治疗措施。除此，也有用高压氧更换肠腔内的氮；应用某些刺激肠蠕动的药物，如硬脊膜外神经阻滞药、前列腺素 E_2 等，有时可获得一定的效果。由于功能性肠梗阻是继发于其他原因，因此，应认真鉴别原发病是否应进行外科治疗。

八、血运性肠梗阻

血运性肠梗阻是肠梗阻中少见的一种，在各种肠梗阻病因中占 30%左右，发生在肠系膜血管急性栓子栓塞或血栓形成、非闭塞性肠系膜血管缺血以及肠系膜静脉血栓形成与慢性肠系膜血管闭塞发生急性动脉痉挛、缺血等。它是由于肠系膜血管发生急性血循环障碍，导致肠管缺血并失去蠕动功能，肠内容物不能向前运行，患者出现剧烈的中上腹部绞痛、腹胀以及肠鸣音消失，并可以伴有不同程度的腹膜刺激征。这些症状随缺血的缓急和轻重程度而定。急性缺血病情发展迅速，肠梗阻的症状表现短暂，如不能得到及时的治疗则将出现肠坏死、腹膜炎。慢性缺血则可反复出现肠梗阻的症状，主要治疗是解除肠系膜血管缺血。

九、慢性小肠假性梗阻

慢性小肠假性梗阻是一原因尚不清楚的疾病，它有肠梗阻的症状，但不同于其他类型的肠梗阻，是一种可逆转、自限性疾病。主要应用非手术治疗，手术治疗可以说是有害无益。但有时，因其持续存在或反复发作，常疑为其他类型的肠梗阻，以致进行剖腹术。

（一）病因

假性肠梗阻，可以分为三种类型：①成年人巨结肠症，可由于长期应用泻剂、智力迟钝或精神异常而引起。②与系统性疾病有关，如血管疾病，神经系统异常肌张力降低以及淀粉样病变、肺小细胞癌、硬化性肠系膜炎等。③慢性小肠假性梗阻，原认为它无组织病理学的改变，称为慢性非特异性假性肠梗阻，实际上它可能有平滑肌退变，或肠肌层神经改变。也可能具有家族性或遗传性，但在多数病例仍未能获得组织病理异常改变的证据。

（二）诊断

1.症状与体征

患者有数年反复发作腹痛、腹胀与呕吐的病史，常有厌食、吸收不良与体重下降明显。有腹泻或便秘。可以发生在消化道的某一部分，但以小肠与结肠为多。食管的症状表现为吞咽困难，胃、十二指肠部为厌食、恶心、呕吐与腹痛，而无明显腹胀。小肠则表现为间歇性腹痛、腹胀与呕吐。结肠的症状有严重腹胀、腹泻与便秘交替。本病因无特征，诊断较为困难。当临床有怀疑时，应设法排除其他肠梗阻的可能性来确诊。

2.影像学检查

腹部X线平片有类似机械性肠梗阻之处，但病史不相符。胃肠道造影检查无梗阻发现，可观察到节段性巨食管、巨十二指肠、巨结肠或小肠扩张。纤维内镜可证实无梗阻。

（三）治疗

主要采用非手术治疗。应用对症治疗，如胃肠减压、营养支持等，特别是全肠外营养支持对解除症状甚为有效，有学者赞成采取家庭长期肠外营养，然为防止全肠外营养带来的一些不良后果如肠黏膜萎缩、肠道细菌易位等，仍应给予适量的肠内营养。如诊断明确，应避免外科手术治疗，即使是剖腹探查，肠壁组织活检也应慎重考虑，以免术后的肠粘连混淆了诊断，增加了诊断的困难性。有学者曾对局灶性的病变如对有十二指肠假性梗阻，而胃与空肠蠕动正常者行胃肠吻合术；小肠假性梗阻试行短路吻合术，但均无有效的结果。慢性肠假性梗阻可累及整个食管、胃与肠道。现在暂无症状的部分，将来也会被波及。因此，外科治疗无确定性效果。

（郭　雄）

第四节　急性阑尾炎

急性阑尾炎是“急腹症”最常见的病因之一，尽管近半数病例有典型的临床表现，但仍有许多患者出现模棱两可的症状和体征。即使经验丰富的外科医生也会遇到这样的情况：表现为典型的急性阑尾炎病例，术中却发现阑尾是正常的，许多疾病最初就常常被错误地诊断为阑尾炎；同样在一些认为不太可能是急性阑尾炎的病例，却恰恰是阑尾炎。常见的急腹症几乎都需要和急性阑尾炎做鉴别诊断，尽管超声、CT等现代影像技术有效地增加了阑尾炎诊断的准确率，但是误诊仍是一个难以避免的问题。另外，虽然目前的抗生素及医疗技术都有了显著的发展，但是阑尾切除术后的并发症也仍是一个普遍性问题，而并发症的发生率和外科医生的经验、手术技巧关系尤为密切，因此外科医生需要对急性阑尾炎的诊疗风险有充分的认识，这样才会最大限度地降低误诊和并发症的发生。

一、病理生理

阑尾的解剖位置变异已经有过太多的阐述，这里只介绍几种少见的情况。

1.阑尾畸形

阑尾畸形非常罕见，Collins曾对5万例阑尾炎病例进行回顾性调查研究，其中共发现8例阑尾畸形，4例为双重阑尾畸形，4例为发育不全。双重阑尾可以是阑尾重复呈双筒状包裹在同一肌层内，或形成两个完全分离的发育好的阑尾，或是一个正常阑尾伴有从盲肠长出的另一条发育不全的阑尾。第一种情况术中容易发现，不易造成漏诊，而第二种和第三种情况则容易因为已经找到阑尾而停止继续寻找，以致造成漏诊。阑尾发育不全是另一种少见的病例，多数人认为是发育不全的病例，实际上是萎缩性或结肠内阑尾，也有人称为短小阑尾。还有一种畸形为马蹄形阑尾异常，发病时称为马蹄形阑尾炎，更为少见，几乎是个案报道。有人认为马蹄形阑尾的发生可能为胚胎期阑尾炎，其末端与盲肠发生粘连而贴紧，在肠腔再度沟通时，末端逆向性合并，突破盲肠壁而愈合，则形成袢状阑尾，阑尾随着生长发育逐渐增长并呈弓形，如果手术时仅满足于切断一端根部，而把另一端根部误认为尖端切除，忽视残端处理，会导致术后发生残端瘘。

2.阑尾缺如

阑尾缺如的发现途径主要是手术（多数拟做阑尾切除术），另外就是生前无症状而做尸体解剖时发现，除此之外别无他法，所以发生率也很难估计。阑尾缺如多数情况下伴有盲肠的变异：①盲肠、阑尾均缺如（大小肠连接处异常）。②残余盲肠、阑尾缺如。③盲肠正常、阑尾缺如。④盲肠畸形、阑尾缺如。诊断阑尾缺如要审慎，术中如在回盲部未能发现阑尾，首先要考虑阑尾异位的可能性，不要臆断为先天性阑尾缺如。

3.阑尾憩室

阑尾憩室分为先天性和后天性两类，多数为假性憩室，真性憩室更为少见。真性憩室的发病原因为：①胎儿期阑尾腔再通时部分呈囊状形成憩室。②胎儿期胎胚上皮异位。③重复阑尾。后者即双重阑尾的最后一种情况，在分类上目前尚没有明确的定义。阑尾憩室炎多是在手术或尸检中发现，阑尾憩室通常很小，直径3～5 mm，也偶有多发憩室的情况。术前诊断很困难，偶有个案报道说可在术前用超声波确诊。阑尾憩室炎的穿孔风险比急性阑尾炎高4倍，而且穿孔多在阑尾发病早期。

4.阑尾套叠和扭转

阑尾套叠病因和发生机制与其他部位套叠相似。Fink把阑尾套叠分成解剖性因素和病理性因素两大类。

(1)解剖学因素：阑尾腔大，而阑尾相对窄小，并且阑尾游离，激烈运动或瞬时体位改变可导致阑尾向腔内套叠。

(2)病理因素：阑尾腔内有粪石、寄生虫、异物等，淋巴滤泡异常增生。

阑尾受到上述病理因素的刺激引起异常蠕动，常常以阑尾为中心形成套叠。其他因素如黏液囊肿、腺瘤、腺癌、类癌和子宫内膜异位等。Langsam根据阑尾套叠套入部和鞘部的不同，又把阑尾套叠分为4型。

一型：套叠发生在阑尾尾部，阑尾尾部为套入部，近段阑尾为套叠鞘部，远段套入到近段；二型：套叠起始于阑尾的基部，阑尾基部为套入部，盲肠形成套叠鞘部；三型：阑尾的近段形成套入部，远段为套叠鞘部，即近段套入近远段；四型：阑尾完全套入盲肠内。

临床上阑尾套叠症状与其他引起右髂窝疼痛的病变一样，术前很难确诊，但疼痛症状最重要特征就是周期性和间断性，和急性阑尾炎非常相似。有时也表现为间断性和慢性症状，出现无痛性直肠出血或腹部包块，容易并发肠梗阻，以目前的影像条件多数可在术前诊断。纤维结肠镜检查能够协助诊断，但是经常会误诊为盲肠息肉而摘除，引起肠瘘。

至于单独的阑尾扭转则比较少见，阑尾扭转的机制可能与下列因素有关：儿童及青少年、消瘦、剧烈运动、阑尾细长和肠蠕动加快。阑尾扭转时阑尾腔梗阻，首先发生静脉血流受阻，阑尾淤血水肿，随后动脉血流受阻，导致阑尾绞窄、坏疽和炎症，出现急腹症。临床上常表现为右下腹疼痛、伴呕吐及发热、血白细胞增高等类似急性阑尾炎的临床特征，但腹痛多无转移性，且腹痛突然发作、持续性伴阵发性加重，术前很难做出明确诊断。阑尾扭转后易发生绞窄或坏死，手术治疗是本病唯一安全、有效的方法。超声检查容易误诊为肿瘤，有时会延误手术治疗。

5.疝囊内阑尾

右侧疝囊内阑尾即“Amyand疝”，多数为绝经后妇女的股疝，男性则多见于右侧腹股沟疝，少见的病例还出现于脐、切口和左腹股沟。疝囊内阑尾的诊断主要根据临床表现。疝囊内的疼痛突然发作类似于绞窄性或嵌顿性疝，但是临床上通常没有肠梗阻的症状，多数在手术中发现。

二、临床表现

（一）症状与体征

1.疼痛

急性阑尾炎最初的疼痛多发生在脐周，属于内脏性质的疼痛，缺乏明确的定位。和腹膜炎患者一样，不活动通常是最佳的选择。患者通常活动会感觉难受，不过多数人愿意上厕所，因为排便或排气后疼痛会稍有缓解，但不久又会出现。有一点至今原因不清，就是阑尾炎经常半夜发生，患者常常从睡梦中醒来，这和功能性疾病截然不同。

疼痛通常在6～18小时逐渐转移到右下腹并固定，这时的疼痛就不是内脏而是体表，即腹膜刺激产生的疼痛。由于阑尾的位置不同而引起不同的临床体征已经有过太多的阐述，这里就不一一赘述了。这里只提两个问题，第一个比较有意思，就是在国外的描述中常规提到Rovsing征。一般医院收治的中国人几乎没有Rovsing征阳性的，而收治的10余例欧美人Rovsing征几乎都为阳性，这可能与欧美人结肠短粗而亚洲人结肠细长有关，但并无循证医学的证据。第二个问题是肛门指诊的价值，传统医学认为肛门指诊对疑难阑尾炎的诊断有重要作用，不过目前的研究已经明显地对这一观点提出质疑。1991年Dixon对于这个问题进行了一项大规模的调查研究，该项目涉及1 204例患者，结果发现直肠右侧的触痛对阑尾炎的诊断既无特异性也无敏感性，从而提出对可疑阑尾炎的患者没有必要进行肛门指诊的观点。

通常来说，疼痛的症状和体征是诊断阑尾炎最有利的证据，不过在统计学上的意义却不甚明显。在一项前瞻性研究中发现，患者出现右下腹痛的阳性预测值为34%、阴性预测值为77%、敏感性为94%、特异性为70%；右下腹压痛则对应为36%、82%、95%、70%；反跳痛为39%、63%、91%、80%；肌紧张为28%、9%、84%、95%。另外有报道提出，用指尖轻压麦氏点1分钟，若疼痛持续存在，则为阑尾炎，若压痛消失则考虑其他疾病。

提到疼痛就不可避免地涉及止痛的问题，术前止痛在我国传统的阑尾炎处置上属于禁忌，认为止痛会掩盖患者的体征。不过加拿大急诊医生协会和美国医生学院通过多家医院的调查研究，认为术前止痛是安全有效的，并且运用止痛药物会增加疾病诊断的准确性。1999年Vermeulen对340例病例的研究中发现，使用吗啡止痛的患者有更高的阳性预测值(65%)和更低的阴性预测值(71%)，不过和安慰剂相比没有统计学上的差异，只是在未手术治愈的患者中，止痛是百分百受欢迎的。

2.消化道症状

阑尾炎发病初期会逐渐出现一些消化道症状：畏食、恶心、呕吐、腹泻。

(1)畏食：急性阑尾炎患者几乎不能出现饥饿和食欲，如果出现，就要考虑诊断阑尾炎的正确性。畏食通常在疼痛之前出现，多数在年轻人群中常见。畏食在阑尾炎中的诊断价值有待商榷，过去认为在成年人的内脏疾病中多数能表现畏食，所以对阑尾炎的诊断价值不大。Berry等则认为畏食在阑尾炎的早期表现中占有重要地位。

(2)恶心、呕吐：恶心、呕吐通常都是在一起讨论的症状，不过在阑尾炎的诊断中有一点区别。恶心经常是在急性阑尾炎疼痛之前出现，而呕吐却通常发生在疼痛出现后几小时，如果先出现呕吐后出现腹痛，就需要考虑阑尾炎的诊断是否合理了。至于恶心呕吐的特异性就较差了，凡是腹部疾病刺激腹膜时都会引起恶心、呕吐，不过在小儿阑尾炎中更容易发生。

(3)腹泻：阑尾炎腹泻通常为水样泻，这也是阑尾炎容易误诊为胃肠炎的主要原因，这在小儿阑尾炎中更为常见。出现腹泻的患者阑尾穿孔率也较高，达到71%，多数认为是延误诊断的结果。是因为出现腹泻而延误诊断致使阑尾穿孔，还是已经穿孔的阑尾导致腹泻并发症的出现，从而引起腹泻患者的高穿孔率目前尚有争议。另外，在婴幼儿，一些感染性胃肠炎确实能够导致阑尾炎的发生。

3.体温升高

通常认为体温对于急性阑尾炎的诊断没有什么价值，然而一项前瞻性研究发现，体温是晚期阑尾炎非常重要的鉴别指标。一般在发病24小时后才出现体温升高，若体温逐渐升高则支持阑尾炎的诊断。在阑尾穿孔前，通常体温会略高于正常。挪威的一项研究结果显示，体温37.7℃作为鉴别急性阑尾炎和非特异性腹痛的临界值，其敏感性和特异性分别为55%和58%，不过体温超过37.7℃并不是急性阑尾炎的一项独立的鉴别指标，必须包括白细胞计数、中性粒细胞计数及C反应蛋白等。另外，俄罗斯的一些文献强烈推荐采用右髂窝皮温测量来鉴别阑尾炎，尚不讨论其技术上的可行性，其原理就有待商榷，阑尾炎早期引起皮温的升高从解剖学和病理生理学上都不太现实，若已经出现全身的体温升高，测局部的皮温意义又似乎不大。

4.动态观察

1969年Jones提出"动态观察"这一概念，这可以将阴性阑尾切除率有效地减少5%～10%。不过因为动态观察可能会延迟手术而增加穿孔的危险，所以也受到质疑。

提倡动态观察的学者认为，大多数穿孔性阑尾炎来院前症状就很明显，入院后也会得到及时治疗，因此症状不明显的留院观察而导致穿孔的危险就很小。至少有两项研究表明，入院后延迟手术与阑尾炎的各种并发症无明显关联，而且留院观察的患者阴性手术探查率也明显降低。然而Anderson的类似调查显示，入院后立即手术与留院观察后的阴性手术率并无差别。不过有一点可以肯定，留院观察后阑尾炎的诊断准确性会明显增加，因为症状通常不是好转就是恶化。显然对疑诊阑尾炎的患者进行动态观察是有效的，因为切除正常的阑尾也不是没有弊端的，因为后者一样能引起肠梗阻等并发症。

（二）实验室检查

1.白细胞计数

白细胞总数和淋巴细胞比率被作为急性阑尾炎的辅助诊断方法，在外科教材中一直被引用着，不过由于它对阑尾炎的特异性很低，所以其价值也饱受质疑。

通常术前白细胞计数最高，如无并发症的出现，术后增高的白细胞会迅速下降。有一项研究显示，白细胞计数对阑尾炎诊断的敏感性是90%，而特异性只有41%。而且白细胞计数对于阑尾炎是否有并发症也没有诊断价值。研究发现，有并发症的阑尾炎患者的白细胞计数并不显著高于无并发症者。另外，对于年龄而言，白细胞增多和核左移在年轻人和老年人之间也并无差异。总之，在炎性反应期白细胞计数都可以升高，除非患者有防御功能低下，所以白细胞计数要结合其他检查来综合考虑。

2.C反应蛋白

白细胞计数是急性阑尾炎早期非特异性的指标，不过在阑尾穿孔或脓肿形成后，C反应蛋白就会明显升高，而白细胞计数却不再上升，即C反应蛋白鉴别晚期阑尾炎比较有用。

研究显示，白细胞计数在诊断无并发症的阑尾炎时优于C反应蛋白，而C反应蛋白在反映阑尾穿孔或脓肿形成时优于白细胞计数。C反应蛋白在急性阑尾炎患者中的敏感性为68%，特异性为73%，阴性预测值为87%，阳性预测值为46%；白细胞计数的敏感性则为

83%，特异性为59%，阴性预测值为92%，阳性预测值只有32%。不过急性阑尾炎的患者C反应蛋白和白细胞计数至少有一项是增高的，如果二者都正常，基本就可以排除阑尾炎，预测值为100%。

3.其他实验室检查

(1)细胞因子：细胞因子在炎症的早期就被激活，通常是作为临床疾病严重程度的标志，在急性阑尾炎的诊治中，以白介素6应用价值较高。白介素6通常在阑尾炎术前增高，术后会迅速下降，对于无并发症的阑尾手术，在术后2天白介素6就会降至正常。另外，白介素6和阑尾炎的严重程度也密切相关，穿孔阑尾炎患者的血清白介素6水平无论术前还是术后都明显高于未穿孔者。在预测急性阑尾炎方面，白介素6的敏感性为84%，特异性为79%，阳性预测值为82%，要高于白细胞计数和C反应蛋白。

(2)5-羟色胺：血液中的5-羟色胺主要由消化道黏膜产生，尤其是小肠和阑尾，所以阑尾炎的患者5-羟色胺水平升高。5-羟色胺预测急性阑尾炎的敏感性为45%，特异性为95%；在坏疽性阑尾炎5-羟色胺的敏感性会升高，达到94%。5-羟色胺的代谢产物，尿5-羟吲哚乙酸在阑尾炎患者中显著升高，要远远高于除了胃肠炎之外的其他急腹症。5-羟吲哚乙酸对阑尾炎的诊断敏感性为98%，特异性为100%，阳性预测值为100%，阴性预测值为93%。

(三)影像学检查

1.超声检查

正常阑尾最大壁厚(2.0±0.5) mm，各年龄段相差不大，通常阑尾壁厚<3 mm考虑正常。超声检查是测定阑尾最粗段的两壁厚度和腔内尺寸相加的总和，急性阑尾炎征象为阑尾外径为6～7 mm，这一标准只是用来排除阑尾炎而不是证实阑尾炎，正常的阑尾也会很粗，也可能达到13 mm。一般阑尾炎的检出率决定于其炎症的严重程度，化脓性和坏疽性阑尾炎的超声敏感性可达到100%，不过穿孔性阑尾炎阳性率却较低，只有29%，这可能与肠腔胀气和腹肌紧张有关。急性阑尾炎的典型声像图改变如下。

(1)急性单纯性阑尾炎：发病时间短，阑尾轻度肿大，阑尾区纵断面图像似腊肠样改变，横断面图像呈靶环状，内部呈低回声，其内可见少量液性暗区。由于此型腔内积液少，其周围肠腔积气增加，超声难以显示。

(2)急性化脓性阑尾炎：阑尾化脓后肿胀增粗，阑尾腔内积脓液，阑尾明显肿大，阑尾区可出现长管状低回声区，周边不规则，管壁明显增厚，阑尾腔为无回声或为充满散在强光点的弱回声，有的还可见阑尾粪石的强光团伴声影。

(3)急性坏疽性阑尾炎：阑尾明显肿大，形态不规则，壁明显增厚，“粪石”周围可见不规则低回声区，穿孔部位管壁回声中断，周围有不规则液性暗区与腔内暗区相连。

(4)阑尾周围脓肿：阑尾正常结构消失，阑尾区见形态不规则的无回声、低回声或囊实混合性包块。边界欠清晰，内回声不均匀，内部为杂乱的强回声和不规则无回声暗区，部分见粪石强回声伴声影，阑尾周围有局限性积液。

超声检查和操作者的临床经验关系密切，所以其诊断的准确率常常令外科医生失望。另外肥胖、盲肠后阑尾等其他干扰因素也影响了超声检查早期阑尾炎诊断方面的应用。超声检查预测急性阑尾炎的敏感性为93%，特异性为74%，准确率为82%，还低于临床观察值(分别为 93%、96%和 100%）。不过对于女性患者，经阴道超声似乎能够提高阑尾炎的检出率，在一项女性患者的调查中，42%的阑尾炎可以同时经腹和经阴道检出，而 24%的阑尾炎仅经过阴道检出。

2.CT

CT 诊断急性阑尾炎的标准为阑尾最大外径＞6 mm，合并周围炎性改变（脂肪沉淀、蜂窝织炎、积液、腔外气体等）。其中以螺旋 CT 的应用价值较高，它可以在一个屏气过程中对全腹进行高清晰度的薄层扫描，能够有效地消除运动伪像，其诊断阑尾炎的敏感性为 90%～100%，特异性为 91%～99%，阳性预测值为 95%～97%，准确率为 94%～100%。Rap-to-pouslos 依据手术病理结果与 CT 表现对照后，提出与之对应的不同病理阶段的 CT 表现，共分为 0～5 级，CT 表现依次为充液直径＜6 mm 或充气＜8 mm 的阑尾；充液的阑尾直径 6～7.9 mm并阑尾周围无异常改变；充液的阑尾直径 6 mm 并阑尾壁增厚，但无阑尾周围渗出；充液的阑尾直径 6 mm 伴有阑尾周围渗出及条索状影；充液的阑尾直径 6 mm 伴有阑尾周围积液；脓肿或炎性肿块形成等。在多层螺旋 CT 上，急性阑尾炎 CT 表现则主要包括直接征象和间接征象。

（1）CT 直接征象：主要是阑尾肿大增粗（直径＞6 mm）和阑尾壁增厚，明显者可以超过 14 mm以上，增强扫描可有明显强化，可表现为“靶环征”，这是阑尾存活的表现，如果强化减低或缺失，往往提示坏死或穿孔。

（2）CT 间接征象：包括阑尾盲肠炎性改变和阑尾周围脓肿与肿块。阑尾的炎症改变常引起盲肠壁水肿增厚，阑尾开口处漏斗状狭窄形成“箭头征”，该征象有一定特异性，但较少出现，有时在盲肠与阑尾之间出现条状软组织密度影，形成“盲肠条带征”。这两种征象在盲肠充盈造影剂时显示较为清晰，盲肠壁的局部增厚，甚至可引起结肠后筋膜的增厚和结节隆起，阑尾周围可有少量的液体渗出。另一个重要的间接征象是阑尾盲肠出现“脂肪条纹征”，CT 表现为右下腹阑尾及盲肠周围脂肪间隙模糊，密度增加，阑尾周围脂肪层出现片絮状或条纹状密度增高影，边界不清。CT 还可显示为盲肠周围或盆腔内积液，右侧腰大肌模糊，或软组织内有积液或积气，边界不清或部分包裹，脓肿周围常有条纹状密度增高影，部分病例右侧椎筋膜增厚，呈“彗星尾”征。另外，蜂窝织炎、腹膜腔脓肿、阑尾壁强化伴缺损和阑尾周围或腹腔积气常高度提示阑尾穿孔，其中阑尾壁强化伴缺损和阑尾周围积气常是阑尾穿孔的直接征象。

螺旋 CT 的优点为更适合肥胖和盲肠后阑尾的患者，缺点为放射剂量问题，螺旋 CT 诊断阑尾炎时的放射剂量为胸部 X 线片的 100 倍。CT 检查的其他问题涉及造影剂的应用，总体来看，CT 扫描时应用静脉碘油造影还是肠道造影，目前尚无统一认识。静脉造影可更清楚显示增厚的阑尾壁即阑尾周围的炎症状况，提高诊断准确率。肠道造影主要为了确认回肠末端和盲肠，因为末端回肠炎在影像学上类似于阑尾炎。另外，CT 在诊断阑尾周围脓肿时有极大的优势，而且还可以在 CT 引导下穿刺引流，是一种安全有效的方法。

三、诊断及鉴别诊断

如前所述，几乎所有的急腹症都需要和急性阑尾炎做鉴别诊断，常见的鉴别诊断从外科学教材开始就已经有过太多的阐述，这里只介绍几种少见和特殊的情况。

1.结肠肠脂垂炎

结肠肠脂垂是指结肠浆膜面小的脂肪突起，出现梗死会引起腹痛，与急性阑尾炎的表现极为相似。结肠肠脂垂炎的疼痛一般表现较为强烈，患者常常能准确地指出疼痛部位，但体征通常较轻，很少会出现局限性腹膜炎。多数患者没有恶心、呕吐及腹泻等消化道症状，也很少发热。结肠肠脂垂炎几乎都是在手术中发现的，目前CT检查可提示诊断，若确诊多数不需要手术，内科保守治疗有效。

2.大网膜病变

大网膜梗死是一个罕见疾病，多数发生在小儿，多表现为急性的下腹疼痛，以右侧常见。大网膜梗死原因多是由于网膜扭转或绞窄所致，可分为原发性和继发性两种。原发性可由于剧烈活动，突然体位改变、饱餐后或胃肠炎时胃肠蠕动加强以及腹内压力改变等诱因，促使大网膜发生扭转。继发性大网膜梗死多与腹腔内炎症、创伤或手术后粘连等疾病有关。临床患者疼痛多在躺下后可以缓解，大网膜梗死仅24%伴有胃肠道症状，超声和CT检查能够显示受累区的炎性包块，因为临床表现无特异性，所以多数病例是在手术中确诊的。

3.乙状结肠憩室炎

乙状结肠憩室炎的症状和急性阑尾炎极为相似，也有人称为“左侧阑尾炎”。在早期的内脏性疼痛，乙状结肠憩室炎腹痛多发生在下腹部，而阑尾炎多发生在上腹部。乙状结肠憩室炎也可以出现恶心、呕吐，但通常没有阑尾炎那么明显，不过腹泻较为常见。乙状结肠憩室炎的疼痛多在左侧的耻骨弓上区域，有时也能因为乙状结肠冗长而粘连在右髂窝表现为阑尾炎区域的疼痛。

4.克罗恩病

克罗恩病的常见症状是右下腹痛，和急性阑尾炎相似。不过克罗恩病通常有前驱症状，在疼痛之前就可能扪及腹部包块。约25%的克罗恩病例会累及阑尾，即克罗恩病阑尾炎，这只能靠组织学上的诊断。由于克罗恩病术后易导致肠瘘，所以传统的观念不提倡在克罗恩病时切除阑尾，以避免肠瘘的发生。不过通过研究发现，克罗恩病的肠瘘多发生在粘连切口的末端回肠，和阑尾切除关系不大，所以目前的观点认为，只要阑尾有确切的炎症，无论有无克罗恩病都行手术切除。

四、治疗

急性阑尾炎既然是一种感染性疾病，理所应当需要抗生素治疗，因此从患者的角度来说，总希望能够运用抗生素来替代手术治疗，而且已经证明某些情况下，抗生素确实能够治愈部分类型的阑尾炎，因此就有学者提出只应用抗生素来治疗急性阑尾炎而不需手术。然而，目前这方面还只有一个小样本的研究发表，无法说明问题。从传统的外科角度，仍然坚持阑尾炎一经诊断就应及早行阑尾切除术，以降低急性阑尾炎带来的穿孔率和病死率。

1.传统技术

(1)切口的选择：McBurney切口仍然是目前应用最广泛的阑尾切口，它能够直接到达阑尾，缺点是不适合腹腔探查。第二种就是右侧腹直肌切口，它适合对于手术难度较大或怀疑有其他疾病的情况。至于哪种切口较好尚无定论，有报道说采用 McBurney 切口的患者平均住院天数要比采用右侧腹直肌切口者少 2～3 天。另外，还有"比基尼切口"和"Lanz 切口"，前者是耻骨上缘右侧距腹中线 6～8 cm 的横切口；后者是从距离右侧髂前上棘 1～2 cm 处开始向中间延伸至弓状缘下缘，两种切口的优点是术野显露较好，不过切口的并发症相对增加，而且若出现误诊的情况可能需要重新加一个新切口。

(2)手术探查：进入腹腔后若能看到游离气体溢出，这时要考虑消化道穿孔的可能，另外穿孔也能出现腹腔游离气体，不过它引起的气体量较少，一般很难察觉。通常情况下比较容易找到盲肠和阑尾根部，如果盲肠完全位于腹膜后，就需要打开侧腹膜，这时常常需要用手指将粘连的阑尾钝性分离，不过尽可能不直接抓取阑尾，而是提起系膜，一是因为发炎的阑尾肿胀、质脆，二是用手指接触阑尾后容易污染皮下组织和邻近腹腔。如果探查不到，要选择延长切口，年轻的外科医生总认为小的切口才是能力的体现，实际上这种想法有可能带来惨重的代价，在目前的医疗纠纷中仍然可以看到由于盲目钳夹而将卵巢误切的病例，甚至出现伤及髂血管的情况。

(3)阑尾切除：阑尾切除过程中的一些传统做法目前已经受到质疑。首先是残端的消毒问题，多数的术者习惯用腐蚀剂消毒残端，其作用至今也没得到证实；另外有学者采用电刀烧灼残端黏膜，这仍是一个不确定的做法，而且还会引起组织的坏死，引起相反的效果。第二个问题是残端的包埋问题，现在已经证明，荷包缝合后的阑尾残端包埋是没有必要的，这可能只是术者感觉上好一些，但是实践证明，它不会带来任何好处。最后是阑尾切除后是否放置引流的问题，传统的观念认为没有并发症的阑尾炎不需要留置引流，而当阑尾穿孔或有脓肿形成时需留置腹腔引流。不过一项对于阑尾穿孔导致弥散性腹膜炎行腹腔引流的前瞻性研究发现，引流并不能减少并发症的发生，反而会延长住院时间。对于弥散性腹膜炎，因不可能引流整个腹腔，所以引流的作用也甚微，而且引流管会被迅速地包裹成为腹腔逆行感染的途径。曾经对引流是否可以预防腹腔积液有过争议，不过目前科学证据表明，放置引流会增加术后败血症及其他并发症，不应再提倡。

2.腹腔镜技术

腹腔镜下阑尾切除的开展要比胆囊切除缓慢得多，原因是很多外科医生认为腹腔镜阑尾切除比传统手术并没有太多优势，许多的随机研究也认为二者的效果旗鼓相当。

(1)腹腔镜可能的优点。

1)术后疼痛较轻且恢复较快：有前瞻性随机研究发现，腹腔镜术后疼痛较轻、恢复较快。不过另外有一些研究认为，腹腔镜和开腹手术在这些方面没有显著差别，即使有些许差异，意义也不大。

2)术后并发症少：腹腔镜下阑尾切除术的切口感染率低，这是得到证实的结论，不过大样本的非随机研究中发现，其总的并发症与传统手术相比没有明显的统计学差异。

3)当发现阑尾正常时，可以较好地观察腹腔其他器官，这是开腹手术不容易做到的。值得注意的是，腹腔镜下的阴性阑尾切除率和开腹相似，似乎术者在腹腔镜下也比较愿意切除正常的阑尾。

4)对肥胖患者较开腹容易:不过肥胖对于腹腔镜也有一定的难度,肥胖患者的中转开腹率为16%,要高于正常体重者(11%),尤其对于经验少的低年资外科医生更为明显。

5)美容效果好:若采用三孔的腔镜技术,在美容效果上腹腔镜似乎并不占有多大优势,除非是肥胖的患者。不过单孔腔镜在美容效果上占有极大的优势,而巨并不增加并发症。

(2)腹腔镜可能的缺点。

1)手术时间延长:很多随机研究发现,腹腔镜下阑尾切除术较传统手术要延长10～30分钟,不过这明显与术者的经验有关。

2)术后腹腔脓肿的风险增加:一些前瞻性研究发现腹腔镜阑尾切除术后总的腹腔脓肿发生率增加,不过没有统计学意义。其他的分类研究则显示,穿孔阑尾炎应用腹腔镜手术后其出现的腹腔脓肿发生率明显增加,尤其以小儿明显,由于研究的病例数有限所以目前也无定论。考虑的因素可能与气腹有关,因为气腹可增加细菌移位入血的机会,另外,二氧化碳在一定程度上有利于厌氧菌的生长。

3)中转开腹:一旦中转开腹,腹腔镜的优势就所剩无几了。一般腹腔镜的中转率与阑尾病理类型有关,穿孔性阑尾炎和非穿孔性阑尾炎的中转率分别为26%和5%。

(3)腹腔镜具体操作中的相关问题:腹腔镜阑尾切除的具体过程就不再赘述了,这里只探讨两个细节,一是阑尾根部的处理;二是手指辅助。

阑尾根部的处理可以用切割闭合器或套扎器,经过大宗的前瞻性研究发现,切割闭合器要优于套扎器,前者中转开腹及切口感染的概率都要小于后者,不过切割闭合器的费用也较高。

以三孔法行腹腔镜阑尾切除,右下腹的孔正好在阑尾的上方,这样如果阑尾与周围组织粘连严重,可以用手指通过这个戳孔进行钝性分离,由于手指触觉的存在,分离坏死阑尾组织比较安全,保证了阑尾根部的显露,避免了阑尾切除不全,从而降低了中转开腹率。这个操作实际上类似于半辅助的腹腔镜,不过术者要注意预防戳孔的感染。

3.手术并发症及风险防范

(1)切口感染:切口感染是阑尾炎术后最常见的并发症,原因很多,也很难控制,目前尚无好的预防方法。既往有学者喜欢用抗生素或碘伏冲洗切口,不过前瞻性随机研究表明这种方法并无明显效果,所以在临床上也逐渐被淘汰了。还有一种方法就是术前往阑尾切口下注射抗生素。研究发现术前往切口周围注射甲硝唑会明显降低术后的切口感染率,不过这种方法目前还未被广泛认同。再者,又有学者提出延期缝合,即对穿孔及坏疽性阑尾炎采用延期缝合,不过统计分析并未发现这种措施的好处,而且也不容易被患者所接受。

(2)肝脓肿和肝门静脉炎:以现在的抗生素应用条件,急性阑尾炎出现肝脓肿和肝门静脉炎已经很少了,所以临床上也逐渐不被重视,年轻的外科医生也不太认识这种情况。肝脓肿的临床症状包括右上腹痛、寒战发热、食欲缺乏,查体8%～85%的患者出现黄疸,通常见碱性磷酸酶升高,超声和CT可定位。不过对于多发性肝脓肿外科引流几乎没有什么作用,主要靠抗生素支持治疗。至于肝门静脉炎,主要与阑尾炎的类型有关,3%的穿孔性阑尾炎患者会出现肝门静脉炎,不过有的病例没有明显临床症状,在CT检查时才发现肠系膜上静脉扩张、血管壁增厚等。

(郭　雄)

第五节　痔

痔是最常见的肛肠疾病。任何年龄都可发病，但随年龄增长，发病率增高。内痔是肛垫的支持结构、静脉丛及动静脉吻合支发生病理性改变或移位。外痔是齿状线远侧皮下静脉丛的病理性扩张或血栓形成。内痔通过丰富的静脉丛吻合支和相应部位的外痔相互融合为混合痔。

一、病因及发病机制

病因尚未完全明确，可能与多种因素有关，目前主要有以下学说。痔是最常见和多发的肛门良性疾病，人类对痔的认识已有 3 000 多年的历史，对痔的本质和发病机制一直存在争议，对痔本质和病因机制提出了很多学说，其中占主流的学说有：Galen 和 Hippoerates 提出的静脉曲张学说，Mal-gaigne 和 Bourger 的血管增生学说，以及 Gass 和 Adams 提出由于 Treitz 肌变性引起的黏膜滑动学说。长期以来痔的传统概念主要源于广泛影响的静脉曲张学说。直至 1975 年 Thompson 首次提出"痔是人人皆有的正常解剖结构，在直肠下端的唇状肉赘称肛垫，肛垫的病理性肥大即为痔。"即"肛垫学说"。1994 年 Lorder 等进一步提出内痔发生的肛垫下移学说：认为痔的发生是由于固定肛垫的悬韧带 Treitz 肌和 Park 韧带发生损伤或断裂，导致肛垫的脱垂和下移，这就是痔发生的病因学现代概念。我国制定的《痔诊治暂行标准》中定义"痔是肛垫病理性肥大，移位及肛周皮下血流淤滞形成的局部团块"。认为"肛垫"是由肛管内壁黏膜、血管、纤维支持结构共同构成的一正常解剖结构，在维持肛门自制功能方面有着重要的无法替代的作用，当其发生病理改变而出现临床症状时才可称为"痔"或"痔病"，这个概念已被临床医师普遍接受。在这一学说指导下，人们对痔的治疗观念发生了改变，打开了新的思路，提出了一些新的疗法，展现了新的治疗前景。

肛垫增大脱垂的发病机制尚不清楚。饮食摄入不足、如厕时久坐、慢性便秘都与痔的发生有关，其他因素包括腹泻、妊娠和家族史。痔位于肛管皮下，由结缔组织垫构成。这些肛垫围绕着直肠上动脉和直肠上、下、中静脉的终末支的直接动静脉交通血管。肛门皮下的平滑肌起源于联合纵肌，穿过肛门内括约肌，并插入皮下血管间隙。在这里平滑肌悬挂支持并构成痔垫的一部分。肛垫产生 15%～20%的肛门静息压。更为重要的是，它们就像合适的塞子，保证肛管的完全关闭。

另外，长期饮酒和进食大量刺激性食物可使局部充血；肛周感染可引起静脉周围炎，使静脉失去弹性而扩张；营养不良可使局部组织萎缩无力。以上因素都可诱发痔的发生。

二、病理

按齿线的位置及所在部位，痔可分为内痔、外痔和混合痔。

目前，国内外多采用 Banov 在 1985 年发表的内痔分度：出血但不脱出为Ⅰ度；脱出但可自行还纳者(便血可有可无)为Ⅱ度；脱垂痔需要手助还纳者为Ⅲ度；脱垂痔不能还纳者为Ⅳ度，通常包括内痔和外痔成分,范围从皮赘一直到肛管内部。嵌顿内痔和涉及环周直肠黏膜脱垂的血栓嵌顿痔也属于Ⅳ度痔。准确分度对于评价疗效和选择疗法是很重要的。应把Banov分度法作为诊治痔的常规步骤。由于每度痔的严重度也不相同,因此,使用一种描述系统比单依靠症状分类更为有用。大的Ⅲ度内痔如达齿线以下或痔组织太大,就需要手术切除。小的Ⅲ度痔可用非手术方法治疗。

三、临床表现

痔的症状包括出血、脱出、瘙痒和疼痛。大多数的外痔没有症状,除非发生血栓而表现为一个急性疼痛的肛周肿块。血栓溶解后形成的皮赘可导致肛门潮湿不洁以及继发的刺激症状。许多痔病的症状都来源于内痔。肛垫的非正常肿胀、悬挂支持肌肉的过度牵拉以及黏膜下动静脉丛的扩张可导致肛门上部和直肠下部组织脱出肛门。这些组织很容易受伤,导致出血。由于肛垫内动静脉交通支的存在,动脉血氧导致出血为鲜红色。直肠黏膜脱垂导致肛周皮肤黏膜下移,造成瘙痒和不适。

便血是痔病最常见的症状,典型表现为鲜红色,常滴入或喷入便盆中。黯红色血或大便与血相混提示近侧肠道出血。必须进一步检查。如果不能用痔来解释便血或肛门直肠检查没有发现出血源或患者有明确的结肠肿瘤高危因素时,则必须进行全面的结肠检查,包括结肠镜和气钡对照灌肠。除非进行了全面结肠检查,否则不能把便血归因于痔病。由痔病引起的贫血是很少的(0.5/10万),一般在行痔切除术后得到缓解。

很多肛门直肠疾病有相似的症状,所以要进行仔细的肛门直肠检查。视诊有助于发现诸如肛周脓肿和肛瘘等疾病。肛裂的主要症状是便后疼痛,也常便血。牵拉肛周皮肤很容易看到肛裂。视诊还很容易发现皮赘、血栓性外痔、混合痔和嵌顿痔。内痔用肛门镜检查。

门脉高压可引起肛管静脉曲张和痔是不同的,不是痔的病因。实际上,有门脉高压及曲张静脉的患者的痔发病率并不高。曲张静脉出血不同于痔出血,所以不能使用常规治疗痔病的方法来治疗曲张静脉出血。治疗直肠曲张静脉出血最好应纠正相应的门脉高压,经颈静脉肝内门腔分流术已被成功地用于治疗顽固性出血。如果需要局部治疗的话,应缝扎曲张静脉而不要切除它。

痔患者的评价应包括症状的分析,如前所强调的,便血的有无、数量、发生频率都很重要。脱垂组织的有无、脱垂时间以及是否可以还纳有助于对痔进行分度并指导治疗。除非发生血栓,痔一般不产生肛门疼痛,因此肛门疼痛提示其他病变,需要进一步检查。约20%的痔患者同时合并肛裂。新出现的肛门疼痛同时又找不到病变提示小的括约肌间脓肿的可能。

只有在发生血栓或血栓性外痔比较常见,常以急性发作的肛门疼痛以及可触及的肛周肿块而就诊。当局部压力过高时偶出血。外痔皮赘太大时会引起症状。内痔的症状包括便血和脱垂。脱垂痔是引起内裤污染和肛门溢液的原因之一,二者都可以继发肛门瘙痒。

脱垂痔进一步发展可发生嵌顿和绞窄。典型的症状包括疼痛、肛门挤压感、出血、产生黏液以及脱出组织不能自行还纳。

四、诊断

痔的诊断不难，主要靠肛门直肠检查。首先做肛门视诊，内痔除Ⅰ度外，其他三度都可在肛门视诊下见到。对有脱垂者，最好在蹲位排便后立即观察，可清晰见到痔块大小、数目及部位。直肠指诊虽对痔的诊断意义不大，但可了解直肠内有无其他病变，如直肠癌、直肠息肉等。最后做肛门镜检查，不仅可见到痔块的情况，还可观察到直肠黏膜有无充血、水肿、溃疡、肿块等。血栓性外痔表现为肛周暗紫色长条圆形肿物，表面皮肤水肿、质硬、压痛明显。

五、治疗

应遵循 3 个原则：①无症状的痔无须治疗。②有症状的痔重在减轻或消除症状，而非根治。③以非手术治疗为主。

（一）非手术治疗

过去在“静脉曲张”学说指导下，认为非手术治疗仅是“权宜之计”，只有手术将痔切除才行。目前，在“肛垫学说”指导下，药物、非手术治疗受到重视，特别是Ⅰ度、Ⅱ度内痔和部分Ⅲ度内痔多采用药物、非手术治疗。一般处理在初期的痔和无症状静止期的痔只需增加纤维性食物。改变不良的大便习惯，避免排便费力，保持大便通畅，防治便秘和腹泻。热水坐浴可改善局部血液循环。肛管内注入油剂或栓剂，有润滑和收敛作用，可减轻局部的瘙痒不适症状。血栓性外痔有时经局部热敷，外敷消炎止痛药物后，疼痛可缓解而不需手术。嵌顿痔初期也采用一般治疗，用手轻轻将脱出的痔块推回肛门内，阻止再脱出。

1.局部药物治疗

导致痔病的重要原因之一是局部一些特定的化学物质和机械性的刺激和损伤，如粪便中的细菌及其产生的毒素、食物中的辣素、酒精和干硬粪便等，都可对肛管黏膜产生不良刺激和不同程度的损伤因而产生痔的症状。保护直肠肛管的黏膜无疑是一种良好的治疗方法。复方角菜酸酯栓是以保护直肠肛管黏膜的栓剂，它的主要成分角菜酸酯在直肠肛管的潮湿环境下形成有弹性的黏液胶体状凝胶而被覆受损的痔黏膜表面，有效地将粪便与痔黏膜隔离开，为已有病理改变的黏膜提供一个减轻粪便机械性刺激和化学性刺激的良好的康复环境，并使复方角菜酸酯栓中的其他成分二氧化钛、氧化锌等持续与黏膜接触，充分发挥其收敛、减轻充血作用，从而达到消除或减轻症状的治疗目的。

2.口服药物治疗

针对改善痔静脉血管张力的口服药物，是近年来治疗痔的一个热点。痔血管（包括黏膜内和肛垫内动脉、静脉丛、毛细血管及动静脉吻合管）的血流动力学改变是痔的重要发病因素，影响痔血管平滑肌的血管活性物质很多，如五羟色胺、儿茶酚胺、乙酰胆碱和缓激肽等，由于这些血管活性物质的作用，可以使毛细血管前括约肌痉挛、动-静脉吻合管大量开放，出现局部缺血、代谢障碍，静脉丛静脉内压上升，静脉扩张屈曲、通透性增加等病理生理改变，导致局部炎性充血、水肿、黏膜组织糜烂、坏死，临床上出现便血、疼痛、不适、脱垂、瘙痒等症状。目前，针对以上病理生理改变进行治疗的口服药物有复方银杏叶萃取物胶囊、草木樨流浸液、爱脉朗等。以上药物虽然各有不同的药理作用，均作用于痔血管，提高静脉张力、促进淋巴回流、稳定毛细血管使其通透性正常，而起到治疗作用。

3.硬化疗法

Ⅰ、Ⅱ度内痔出血的效果较好。注射硬化剂的作用是使痔和痔块周围产生无菌性炎症反应，黏膜下组织纤维化，致使痔块萎缩。用于注射的硬化剂很多，常用的硬化剂有5%石炭酸植物油、5%鱼肝油酸钠、5%盐酸奎宁尿素水溶液、4%明矾水溶液等，忌用腐蚀性药物。

注射方法为肛周局麻下使肛门括约肌松弛，插入肛门镜，观察痔核部位，主要在齿状线上直肠壁左侧、右前和右后，向痔核上方处黏膜下层内注入硬化剂2～5 mL，注射后轻轻按摩注射部位。避免将硬化剂注入到黏膜层，这会导致黏膜坏死。当硬化剂注入到黏膜层时，膜立即变白，应将针进一步插深，但应避免进入肌层，回抽无血后注入硬化剂。如果一次注射效果不够理想，可在1个月后重复1次。如果痔块较多，也可分2～3次注射。不同文献报道，12%～70%的患者出现疼痛。阳痿、尿潴留和脓肿也有报道。30%的患者在治疗4年后复发。

4.双极透热疗法

直流电治疗和红外线激光凝固法这些技术的原理均是使肛管移行区水平以上的痔血管蒂凝固、闭塞、退化或硬化。组织损伤脱落的区域形成了一个溃疡，后者最终在治疗部位形成纤维组织。

5.冷冻治疗

是一种曾被用于治疗内痔的技术，但部分患者冷冻部位会出现长时间的疼痛、异味，需要另外的治疗。目前，冷冻治疗已经很少应用于痔的治疗。

（二）痔的手术治疗

根据手术治疗目的不同分为：痔核切除术和肛垫悬吊术。痔核切除术目前还是Ⅲ、Ⅳ期内痔、环状混合痔手术治疗的金标准。

根据创面开放程度分为经典的闭合式痔切除术、开放式痔切除术（痔外切内扎术、Milligan-Morgan术）和在其基础上的各种改良术式。

1.闭合式痔切除术

（1）操作方法：采用20 mL含有1∶200 000肾上腺素的1%的利多卡因做局部浸润麻醉或骶麻。仔细检查肛管直肠，确定需要切除的痔组织。

用血管钳钳夹需要切除的痔块和皮赘，用手术刀或剪刀切开肛缘皮肤，切除外痔血管团，暴露肛门外括约肌的皮下部。随后向肛管内切开，将痔组织从内括约肌解剖平面分离。当痔组织被全部游离后，缝扎蒂部，切除痔块。再将两切缘周围黏膜下的残余痔静脉丛切除，从而使手术后水肿的可能性降到最低。用可吸收缝线，也可用丝线间断或连续缝合闭合手术创面，缝合时可带有少许内括约肌以固定皮瓣。在第一个痔核被切除并缝合创面后，同法处理其他的痔组织。

（2）注意事项。

1）手术时应先处理较大的痔，在2～3个大的痔处理后，一些初期认为需处理的相对较小的痔核可能已不需处理或仅用手术刀或剪刀做一线状切口，剥除痔静脉丛即可。

2）黏膜缝合处要避免无效腔存留。

3)因闭合性伤口,肛门内无须过多敷料填塞,术后保持大便软化。

2.开放式痔切除术(痔外切内扎术)

(1)操作方法:外痔部分做“V”形放射状切口切除,“V”形切口的尖端应距肛缘 2.5～3 cm。暴露并保护肛门内括约肌下缘,沿内括约肌表面向上剥离可彻底去除皮下扩张的静脉丛,至肛管时应适当缩小手术切口以减少肛管上皮的损伤。分离至齿状线上方 0.5～1 cm,用弯血管钳夹被剥离的内痔基底部,钳夹时不宜过深,以免损伤过多的黏膜下肌,在钳下用 7 号丝线做“8”字缝扎或直接结扎,留下较长的单根结扎线以方便手术结束时观察残端有无出血及手术后结扎残端的脱落。由 Milligan 描述的经典手术,并不使用血管钳钳夹痔核基底,而是尽可能分离至痔核顶端,在直视下直接用丝线缝扎。在线结的下方约 0.5 cm 处剪去外痔皮瓣及内痔,残端埋入肛内。再运用同样的方法处理其他部位的痔核。手术结束前应再次观察保留的痔核残端结扎良好,无出血,并确保各切口间保留有足够的皮肤桥和黏膜桥。修整手术创缘,放置油纱条,敷料加压包扎。

(2)注意事项。

1)保留足够宽的皮肤桥和黏膜桥:通常皮肤桥宽应＞8 mm,黏膜桥宽应＞2 mm。有时除了在母痔区的三个痔核外,还有其他的一个或多个内痔,如果全部切除可能会无法保留皮肤和黏膜桥,笔者建议最好不切除小的痔核,而在手术结束前予以硬化注射。

2)尽可能不损伤内括约肌:对于合并有肛裂的痔患者,手术时可在左侧痔切除时行侧方肛门内括约肌切开术。一些肛肠外科医生认为在手术切除 3 个以上痔核时应常规切断内括约肌,以减轻术后疼痛和瘢痕导致的肛门狭窄。就此,不推荐常规采用肛门内括约肌切断术,尤其是那些可能有潜在的肛门损伤或功能下降的经产妇和老年人。

3.分段齿形结扎疗法

结扎治疗痔疾是中医学的传统方法之一。早在马王堆汉墓帛书中就已有“牡痔居窍旁……挈以小绳,剖以刀”的记载;宋《太平圣惠方》中也有“用蜘蛛丝缠系痔鼠乳头,不觉自落”的论述。在继承祖国传统结扎疗法,吸收开放性痔核切除术的基础上,1982 年,学者们经临床和实验研究,提出了分段齿形结扎治疗环状混合痔和晚期内痔(四个痔核以上)的手术方法,取得满意疗效,较好地避免了肛管狭窄、黏膜外翻等后遗症。

(1)操作方法:患者取侧卧位。麻醉成功后扩肛至四指,充分暴露后查明内痔部位、数量、形态及肛管内外的病变。根据痔核的形态,设计好痔核分段以及保留肛管皮肤桥、黏膜桥的部位和数量。

手术时,先将设计中的一个痔核,在内痔基底部的痔动脉区,用圆针丝线贯穿结扎内痔顶端的直肠上动脉。再在相应的外痔部分做放射状梭形切口,如外痔部分为静脉曲张,可做潜行剥离,尽量减少对正常肛管皮肤的损伤,分离至齿状线上 0.5 cm,用弯血管钳将内痔基底钳夹,丝线钳下结扎,剪去结扎后的大部分痔组织。同法处理其他痔核,然后修整创缘,并将创面适当向外延长,以利引流。

(2)注意事项。

1)一般保留 3～4 条肛管皮桥、黏膜桥,保留要求同开放式痔切除术中所述,皮肤桥和黏膜桥应尽可能保留在痔核自然凹陷处,并均匀分布。

2)痔核下端分离及结扎顶端的连线不在同一水平面,以保证内痔脱落后的创面呈齿形。

(三)痔的器械疗法

痔的器械治疗主要是通过引起瘢痕纤维化使黏膜固定于深部组织并减少血液供应,治疗内痔引起的便血或Ⅱ、Ⅲ度痔脱垂。

1.痔上黏膜环切术

(1)操作方法:痔上黏膜环切术(PPH术)是利用特制的圆形痔吻合器,经肛环形切除脱垂内痔上方、直肠下端肠壁的黏膜和黏膜下层组织,并在切除的同时对远近端黏膜进行吻合,使脱垂的内痔及黏膜被向上悬吊和牵拉,不再脱垂。因此,该手术的确切名称应为“痔上黏膜环切,肛垫悬吊术”。

术前肠道准备,采用鞍麻或骶麻,患者取折刀位或侧卧位。常规扩肛至四指。用无创伤钳分别在3个母痔处夹住肛缘处皮肤,经肛置入并固定透明环形肛管扩张器,取出内栓,导入肛镜缝扎器。在齿状线上约4 cm处用2-0缝线或7号丝线通过旋转缝扎器顺时针做黏膜下荷包缝合,根据脱垂的情况,必要时可做双荷包。轻轻收紧荷包线,荷包必须确保收紧时直肠腔完全关闭。取出肛镜缝扎器,打开圆形吻合器到最大限度,经肛管扩张器将其头端伸入到荷包缝合线上方,收紧缝线并打结。用带线器经吻合器侧孔将缝线拉出并结扎。关闭吻合器,同时牵拉荷包线使脱垂的黏膜进入吻合器套管,当完全关闭痔吻合器时,吻合器4 cm标志线应位于肛缘,此时,女性患者需进行阴道检查,确保阴道后壁未被拉进吻合器内。击发吻合器,同时完成直肠下端黏膜的切除和吻合。吻合器击发后,保持其在关闭状态约20秒,协助止血。将吻合器旋转2周,轻轻拔出。打开吻合器查证切除部分为完整的“面包圈”样肠黏膜。直肠指诊检查,确保吻合线环形且光滑。导入肛镜缝合器,检查吻合环部位是否有出血,缝合止血。

术后大部分患者脱出的内痔立即回缩到肛管内,部分脱垂严重的患者,吻合后可能仍有部分内痔脱出,术后第2日通常可回缩至肛管内。

(2)注意事项。

1)正确缝合荷包是手术成败的关键。①荷包应缝合在黏膜下层。如果缝合过深,会导致直肠壁全层切除并吻合,会将邻近组织带进吻合口(特别是女性阴道后壁)。②荷包的高度应在齿状线上约4 cm处。吻合口在齿状线上1～2 cm为宜,位置过低使吻合部位涉及肛垫,由于肛垫内血管较多,术后容易出血;位置过高,手术所产生的对肛垫向上的牵拉和悬吊作用减弱,手术效果不明显,甚至无效。③应根据内痔脱垂的严重程度决定是否用双荷包。脱垂严重的患者相应切除宽度要宽,可以做双荷包,向吻合器内牵引得深一些;脱垂较轻的患者可以只做单荷包;对于脱垂不对称的患者可以只做1个荷包缝合,再在脱垂较严重的一侧加一个半荷包牵拉,使该部位的切除更多一些。

2)手术医师应该在吻合后仔细检查吻合口并彻底止血。

3)严格选择手术适应证。主要适用于Ⅲ、Ⅳ期环形内痔,以及部分直肠黏膜脱垂患者。一般不用于孤立的脱垂性内痔。

4)PPH术后可能造成吻合口大出血、手术无效、肛旁甚至盆腔感染、直肠阴道瘘等严重并发症,应加以警惕。

2.选择性痔上黏膜吻合术(TST 术)

TST 术为全国肛肠诊疗中心所发明,被肛肠诊疗界誉为目前为止最安全的微创技术,是近期在 PPH 术式基础上发展起来的一种新型技术。TST 微创术利用了特制的肛肠镜形成不同的开环式窗口,利用吻合探头,锁定痔核,针对痔核的大小和多少来调节痔黏膜的切除范围,最大限度地保护了肛门的正常功能。主要适用于以非环状脱垂为主的Ⅲ、Ⅳ期痔疮患者。

(1)操作方法:TST 技术是以中医"分段齿形结扎术"为理论基础,发挥其合理的保留皮桥、黏膜桥的部位和数量,及结扎区呈齿形分布这一优点,结合 PPH 术使用吻合器切除下移肛垫上方黏膜、黏膜下组织,是传统中医与现代医学在肛肠外科微创治疗痔病领域的有益结合。

1)术前肠道准备,选择腰麻或骶管内麻醉,取俯卧式折刀位,会阴部常规消毒铺巾。

2)根据痔核的数目和大小选择适合的肛门镜:单个痔核的用单开口肛门镜;两个痔核用两开口肛门镜;三个痔核选用三开口肛门镜。

3)适度扩肛,插入肛门镜,拔除内筒后,旋转肛门镜,使拟切除的痔上黏膜位于开环式的窗口内。

4)单个痔核在痔上 3～4 cm 行黏膜下缝合引线牵引,两个痔核可分别进行两处黏膜缝合引线牵引或可用单线一次缝合两处,三个则可做分段性荷包缝合,如痔核较大脱出严重时可行双荷包引线牵引。缝合仅在黏膜及黏膜下层进行,避免伤及肌层。

5)逆时针旋开吻合器的尾翼,待吻合器的头部与本体完全松开后,将吻合器的头部插入扩肛器内,将荷包线围绕中心杆收紧打结,通过缝线导出杆将缝线自吻合器本体的侧孔导出,持续牵引,顺时针旋紧吻合器,脱垂的直肠黏膜通过肛门镜的窗口牵进吻合器的钉槽内。此时,感觉旋钮有阻力,吻合器指示窗的指针显示进入击发范围。已婚女性检查是否有缝住阴道后壁。打开机身保险,击发,完成切割和吻合。固定吻合器本体等待 30 秒后,逆时针旋松尾翼 3～5 圈,将吻合器拔出。

6)观察吻合口,如两个吻合口间存在缝合线搭桥,则可以直接剪断;两端凸起部分分别上钳后用 7 号丝线双重结扎。若有活动性出血则行"8"字缝扎止血。检查手术切除标本并送检病理。

(2)注意事项:基本同 PPH 术,但适应证主要适用于以非环状脱垂为主的Ⅲ、Ⅳ期痔疮患者,对于环状混合痔不适用。

3.胶圈套扎治疗

胶圈套扎治疗内痔,始于 20 世纪 50 年代末,它借助于器械,将具有弹性的乳胶圈套于痔核的根部,使痔核缺血、坏死、脱落,创面经组织修复而愈。国外使用较多,认为疼痛轻、出血少、安全有效,可在门诊完成。Salvati 有 45 000 例经验,只 1 例有感染,他曾随访 595 例患者 5～15 年,控制症状达 80%。

(1)套扎器械。

1)套圈:有内外两层金属套圈,内圈固定不动,乳胶圈置于内圈上。外层金属套圈连接带柄的金属杆,外圈推动时可将内圈上乳胶圈推出。

2)组织钳:可将痔核牵拉于套扎器的套圈内,内套圈连接封闭的管道,可外接电动吸引器。

3)扩胶圈圆锥体:将乳胶圈装入内层金属套圈备用。

4)胶圈套扎枪:枪中自带负压吸引及照明装置。

(2)使用方法:用负压吸引或组织钳将内痔核牵入金属内套圈内,推外套圈,将预置在内套圈上的乳胶圈推入到痔核根部。

(3)注意事项。

1)应套扎于齿状线上方 0.5 cm,套扎包括痔核上部的组织,但不要试图将整个痔核套扎;混合痔可从外痔部分,切离至齿状线上方,然后将内痔套扎。

2)每个痔核一次可套 2～3 个胶圈,以防胶圈断裂。胶圈不宜多消毒,以免弹力减弱。选择胶圈内径 12 mm,弹力为 22 kg 时,临床疗效较好。

3)套扎后 24 小时内勿排便,以防止痔核脱出,肛缘水肿疼痛。

4)套扎后可预防性使用抗生素。

4.微波治疗

(1)器械:微波痔治疗技术是利用微波对组织内部水分加热,热效应凝固组织蛋白,对痔黏膜下血管性衬垫组织具有良好的固化作用,又对痔周围血管有直接栓塞作用,使痔体萎缩。按 WHO 的治疗频段(2 450±30) mHz 标准,理疗输出功率为 0～60 W,治疗输出功率为 0～120 W,温度为 60～100 ℃。

(2)使用方法。

1)微波针:将微波针按 0.5 cm 的间距插入内痔痔核,利用微波的热辐射效应,通过微波针均匀地传输到痔核中,使痔核发生组织凝固,血管栓塞,达到枯痔效果。

2)微波腔外辐射器:将腔内辐射器距离肛门 5 cm 处固定后开启机器,输出功率一般设定为 20～30 W,每次 15 分钟,每日 2～3 次。主要用于痔术后创面水肿、促愈和肛门瘙痒的理疗。

3)微波腔内辐射器:将腔内辐射器外套一次性指套后粘涂痔疮膏后插入肛内 3～5 cm,输出功率一般设定为 5～10 W,以患者舒适为度。可用于痔术后肛门坠胀、狭窄、直肠子宫内膜异位症的对症治疗。

(3)注意事项:微波针状辐射器刺入痔黏膜后持续 5 秒就引起组织凝固,在拔出辐射器时易使附近黏膜损伤而引起少量出血遮盖视野,可将操作时间延长至 10 秒,即可防止此现象。

5.激光疗法

以激光代替刀的切割作用完成手术,也应归于手术治疗范畴。主要采用二氧化碳激光治疗仪和氦氖激光照射仪。

将要切除的痔块提起,在其根部齿状线上方先做“8”字贯穿缝合结扎,用弯止血钳在基底扎线上方挟住痔块,用功率 30～40 W 的 CO_2 激光将痔块迅速切除。对脱出范围不超过 1/2 肛周的 1～2 个嵌顿痔可一次切除;对脱出范围超过 1/2 肛周者可根据脱出痔块的大小决定切除数量,一般一次切除不超过 4 个,可选择性切除 2～3 个大痔块后,再将激光光纤刺入余下的痔块内以 20～30 W 功率进行汽化、凝固。

6.冷冻疗法

该法是利用低温引起黏膜-痔组织坏死技术,使痔体萎缩、凝固、坏死、脱落。有学者曾在冷冻疗法治疗内痔的基础上,将传统的枯痔钉治疗原理结合该方法,发明液氮浸冷弹射式冷针治疗内痔。治疗时将冷针头部粘结环轻触痔核，约 4 秒即可粘住痔核，将痔核轻拉，移近肛管中轴线，动弹射扳机，将冷针刺入痔核。刺入角度与直肠壁平行或不超过 30°，刺入深度不穿透痔核。冷针在痔核内位置应在黏膜下层，不得深入肌层。冷冻时间为 1～3 分钟。待冷针自动脱离痔组织，可见痔核内形成一条针形冰冻腔道，较大痔核可另刺第二次。如需治疗第二个痔核，可重复上述操作。治疗完毕后，用消炎膏棉条塞入肛内。该方法因使用烦琐、外痔治疗困难、术后疼痛和肛门排液等，现已不常用。

7.红外线凝固疗法

该方法直接使痔组织凝固、萎缩，适合于Ⅰ、Ⅱ期内痔止血，但复发率较高，对痔脱垂效果差。

（郭　雄）

第六节　肛裂

肛裂是齿状线下肛管皮肤层裂伤后形成的疼痛性线形溃疡，自齿状线向下延伸至肛门缘，疼痛程度与病变大小不相符。方向与肛管纵轴平行，长 0.5～1.0 cm，呈梭形或椭圆形，常引起肛周剧痛。位于肛管的本病多见于青中年人，绝大多数肛裂位于肛管的后正中线上；前壁的肛裂多见于女性（15%），男性少见（1%）。侧方出现肛裂者极少。若侧方出现肛裂应想到肠道炎症性疾病（如结核、溃疡性结肠炎及克罗恩病等）或肿瘤的可能。

一、流行病学

肛裂是一种可以发生在任何年龄的常见的肛门直肠良性疾病。中青年人易发此病，也可见于其他年龄，包括婴幼儿；此病在性别分布上没有明显差异。90%的患者肛裂发生在肛管的后正中线上，且为单发。10%的女性患者和 1%的男性患者可能在前正中线上发生肛裂。女性在妊娠期间或分娩后发生的肛裂症状，其肛管裂口常在肛管的前部。遇到肛裂部位不典型或多道裂口的肛裂患者，应警惕肛裂是否由一些特殊的疾病或原因引起，如炎性肠病、结核病、肛交、肛门恶性肿瘤或免疫缺陷综合征。

二、分类

根据发病特点不同，肛裂可以分为原发性肛裂和继发性肛裂，这是最常见的分类方法；也可以根据发病原因进行分类。肛裂也可以根据发病时的症状和愈合的时间进行分类，简便地分为急性肛裂和慢性肛裂。典型的急性肛裂是指在起病后 6 周内可以自发地或通过治疗愈合的肛裂，这种肛裂的病灶可以是表浅的，也可能深达肛门内括约肌。肛裂如果没有在 6 周内愈合，则可能继发前哨痔、肛乳头肥大、裂口两侧边缘硬结形成、肛管痉挛性狭窄或肛门内括约肌纤维化等改变，形成慢性肛裂，需要进一步外科手术治疗。根据发生的部位不同，肛裂可以分为典型肛裂和不典型肛裂。典型肛裂中肛管后裂是最常见的（约占 90%），而肛管前裂是少见的；非典型肛裂的肛管裂口可发生在其他任何部位，通常是其他一些疾病的继发性病变。

三、病理

在肛裂病变的早期阶段，病灶仅仅是肛管皮肤上的一个裂口，但其病灶周围组织会很快继发其他病理改变。其中最明显的就是裂口下方肛门口水平的皮肤发生水肿，形成肛裂标志性的体征——前哨痔。这种病理改变可能是由于轻度感染和淋巴水肿造成的，通常前哨痔会出现红肿、坠胀和水肿等表现，而后会发生纤维化形成永久性的皮赘，这种皮赘即使在肛裂治愈后也不会消失。

随着病情进一步发展，肛管裂口上方的肛瓣组织也会由于水肿和纤维化而出现肿大，形成肛乳头肥大。如果肛裂病灶长期存在，裂口侧方边缘组织会发生纤维化，形成硬结。在病程的任何阶段都有可能发生病灶部位的感染，感染可向周围组织蔓延，形成肛周脓肿。这种脓肿可以通过肛裂部位破溃至肛管，也可形成低位肛瘘破溃至肛周皮肤，即形成肛裂肛瘘复合体。通常这种肛瘘的外口位于中线或接近中线，在肛门后方距离肛缘较近；肛管后方的肛裂一般被认为是发生中线背部低位肛瘘的最主要原因。当肛管裂口比较表浅时，括约肌通常会出现强直性痉挛；而当裂口加深并露出括约肌纤维时，这种痉挛会变得更加明显。如果上述状态持续数月，括约肌在持续痉挛状态下可能形成瘢痕，从而使内括约肌发生更加严重的纤维化和强直性痉挛。

四、发病机制

对肛裂的病因和发病机制尚未有充分的认识，所以在选择最佳的治疗方法时仍存在一定的争议。在以往很长一段时间里，肛裂被认为是由于质硬的粪块强行通过肛管所引起的。1996 年，Schouten 等提出了肛管后联合处的肛管皮肤血流与肛门内括约肌静息压呈负相关的理论。用激光多普勒血流仪检测发现，肛管后中线的血供明显少于肛管其他部位，因此在这个区域更可能发生肛裂。同时也有发现，肛裂患者存在正常的肛门括约肌周期性松弛的能力减弱。由于一直无法找到单一的因素作为肛裂的发病原因，所以学者们推测可能是各种因素共同作用导致肛裂发生。我们将在以下内容中进一步阐述解释。

（一）肛管黏膜的轻微损伤

质硬的粪块通过肛管时，对疼痛十分敏感的齿状线远端肛管黏膜可发生撕裂。这会引起肛管的剧烈刺痛并进一步导致严重的肛门括约肌痉挛。这样的恶性循环不断持续，疾病会发展为慢性肛裂，这种肛裂的特点是裂口深，裂口边缘黏膜肥厚，肛门口前哨痔皮赘形成以及肛乳头肥大。

（二）肛门括约肌痉挛

肛管静息压是由 α 肾上腺素能神经纤维和自主肌纤维共同介导的肛门内括约肌的正常功能。由直肠自主扩张所引起的肛门内括约肌松弛被称为直肠肛管抑制反射（RAIR）。有研究发现，慢性肛裂的患者由于肛门内括约肌痉挛和肛管静息压增高（HPZ）可引起直肠肛管抑制反射节律发生变化。使用能够松弛肛门内括约肌的药物对慢性肛裂的愈合有一定的疗效。

（三）肛管黏膜缺血

通过对尸体的血管造影研究发现，肛裂患者的肛管后联合处黏膜缺乏血供。如果损伤因素不消除，这一区域的黏膜损伤会出现愈合延迟，进展为慢性病变。

（四）产伤

有一小部分女性患者在创伤性分娩后罹患慢性肛裂，这是由于阴道分娩时产道的间接剪切力或由于肛门内括约肌纤维化所导致的肛管黏膜顺应性下降，使其容易受到进一步的损伤。

（五）继发性肛裂的其他原因

引起肛裂的其他少见原因包括炎性肠病（如克罗恩病）、结核性肠炎、性病（如梅毒）、肛门恶性肿瘤、获得性免疫缺陷综合征及由于肛交或扩肛所引起的肛管损伤。

五、临床特点

肛裂最常见的症状是排便时肛门撕裂样剧烈疼痛，伴有大便末端表面少量鲜红色血迹。随后可出现持续数分钟到数小时不等的便后肛门严重烧灼样不适。对于有些肛裂患者来说，排便时疼痛异常剧烈以至于他们惧怕排便并导致便秘。一些患者会出现肛周瘙痒和潮湿。有些患者的前哨痔较大，常被误认为肛门口肿块或炎性外痔发作。有些患者由于肛裂疼痛加重进一步影响排尿，出现排尿困难、尿潴留和尿频。

在进行查体的过程中检查者应该注意手法轻柔，因为对肛裂患者进行经直肠肛门指检会造成患者肛管剧烈疼痛，所以患者通常很害怕直肠检查。对于典型的急性肛裂患者，通过仔细检查肛周区域可发现肛管黏膜的浅表性裂口。这需要在检查时轻轻地分开两侧臀部以充分打开肛门口。慢性肛裂患者常可在肛管后中线位置发现深度不等的黏膜裂口，裂口底部可显露浅色的肛门内括约肌。在触诊慢性肛裂边缘的硬结时，可有如同衣服上纽扣孔的感觉。在肛管病灶远端常可及前哨痔，而在病灶近端可及肛乳头肥大。由于急性肛裂的患者会发生剧烈疼痛，所以一般要暂缓行直肠镜检查。在触诊时可能会扪及括约肌痉挛和纤维化。偶尔在肛裂伴感染的患者肛门处发现瘘管形成。如果发现多发肛裂或肛裂位置不典型时，应提高警惕并设法排除或明确是否是其他特殊原因所引起的肛裂。克罗恩病所致的肛裂常为多发的，无症状的，并常位于偏心的位置。HIV 所致的肛裂常较深，底部较广或形成溃疡空洞，并伴有括约肌功能减退。

六、鉴别诊断

（1）特发性内括约肌狭窄：本病好发于老年人，常为女性，患者由于长期使用缓泻剂导致肛管丧失了排出正常固体大便时进行扩张的能力。其结果是，肛门内括约肌持续收缩并纤维化，使得肌纤维固定于其收缩状态无法伸展；其临床表现与慢性肛裂类似。一般情况下，患者没有明显临床症状；但当内括约肌极度收缩时会造成患者排便困难。如果在没有发现既往或现病史中有肛裂病史的情况，通过肛门指检扪及内括约肌紧缩，即可诊断本病。如果需要可采用与治疗慢性肛裂相同的肛门内括约肌切断术进行治疗。

（2）伴随有肛周皮肤皲裂的肛周瘙痒症。

（3）结核性溃疡。

（4）炎性肠病所引起的肛管溃疡。

(5)肛门鳞状细胞癌,侵犯肛管或肛门的直肠腺癌。

(6)梅毒性肛裂。

(7)以往肛门手术造成的瘢痕、狭窄和肛管黏膜缺失所导致的继发性肛裂;肥胖患者行小肠短路手术后可能会发生肛裂相关的肛门狭窄。

(8)除了发生于典型位置的肛裂和多发肛裂外,还有症状不典型的肛裂患者,应更加仔细地采集病史和进行体格检查,以排除诸如肺结核、炎性肠病、恶性肿瘤、性病或非正常性行为所引起的肛裂。

七、治疗

肛裂的治疗策略取决于肛裂病程的长短(急性或慢性)以及患者的症状主诉,发病原因和肛裂的并发症也会影响到治疗方法的选择。

(一)急性浅表性肛裂的治疗

保守治疗浅表性肛裂的原则是打破从剧烈疼痛到肛门括约肌痉挛的恶性循环。治疗方法包括以下几种。

(1)软化大便,如选择高膳食纤维饮食,增加水分的摄入,服用促成便药物(如 isphagula)和缓泻剂。

(2)温水坐浴,有助于改善肛周不适感并缓解括约肌痉挛。

(3)排便前后在肛管局部使用局部麻醉药物,如利多卡因乳膏等,可缓解肛管疼痛。

(4)如果存在感染,可使用抗生素、抗阿米巴及抗寄生虫药物。

一般来说,大多数急性肛裂的患者通过上述治疗后可得到缓解,其余的可能需要其他治疗,与治疗慢性肛裂基本一致,将在后文详述。

(二)持续性急性肛裂和慢性肛裂的治疗

1.药物治疗

药物治疗的目的是消除引起肛裂的致病因素,包括软化大便、松弛肛门括约肌、充分缓解疼痛和促进裂口愈合。

(1)温水坐浴:有助于改善肛周不适感并缓解括约肌痉挛。

(2)高膳食纤维饮食:可作为维持治疗以降低复发率。有研究表明,如果肛裂治愈后未坚持高膳食纤维饮食,30%~70%的患者会发生肛裂复发,而如果患者能坚持高膳食纤维的摄入则复发率可下降至15%~20%。因此,建议患者终身保持该饮食习惯。

1)药物括约肌切开术:病程趋于慢性的肛裂患者可局部使用含有硝酸盐或钙通道阻滞剂的软膏,这一非手术治疗的方法有较好的疗效,被称为药物括约肌切开术。理想的肛裂局部治疗方法应能够减轻疼痛,同时使裂口愈合,尽量减少复发和其他不良反应的发生,不损伤排便功能。

2)外用硝酸甘油(局部应用):是一种硝酸盐供体和血管扩张剂,有助于改善局部血流量。它也可以通过在细胞水平由硝酸甘油代谢释放一氧化氮从而减轻内括约肌痉挛。一氧化氮可通过鸟氨酸环化酶途径作用于内括约肌起到药物括约肌切开术的作用,从而缓解疼痛和促进愈合。0.2%和0.4%浓度的硝酸甘油都可以用于局部治疗，使用时戴上指套用手指涂抹药物于肛管局部，每天2～3次，连续使用8周。硝酸甘油缓解疼痛的效果可持续2～6小时，有报道称70%～80%的肛裂可愈合。与安慰剂相比，硝酸甘油可减少50%的复发率。使用剂量递增或专门的缓释装置进行给药的0.75 mL含0.3%硝酸甘油软膏，虽然给药量是肛门内缓释管或透皮贴给药的3倍，但并不能提高肛裂的治愈率。硝酸甘油用于治疗肛裂的主要并发症是头痛，其他并发症还包括高血压反弹、晕厥、渐进性心绞痛和过敏性皮炎。

3)外用地尔硫䓬(2%)：局部使用的2%地尔硫䓬是一种钙通道阻滞剂，通过每天使用2次，连续使用8周，可治疗肛裂。该药物通过阻断细胞中的钙离子通道使得平滑肌在受到刺激时收缩减弱，从而使肛门括约肌松弛，肛管静息压下降，促进愈合。有研究表明，外用地尔硫䓬效果良好，总治愈率可达到88%。与局部使用硝酸甘油软膏相比，外用地尔硫䓬的不良药物反应很少，主要包括头痛、嗜睡、情绪波动和肛周瘙痒。口服地尔硫䓬60 mg的疗效比外用地尔硫䓬差38%且药物不良反应较多。

4)外用硝苯地平(0.3%)：是一种钙通道阻滞剂，可使平滑肌松弛，有效率在94.5%左右。口服硝苯地平(20 mg，每天2次，持续6周)有效率低，不良反应多，一般不推荐使用。

5)外用氨甲酰甲胆碱：是一种副交感神经胆碱酯，可选择性激动M胆碱受体，促进氧化亚氮合成，从而降低肛管静息压。氨甲酰甲胆碱不被乙酰胆碱酯酶水解，所以作用时间较长。外用0.1%氨甲酰甲胆碱可使肛裂愈合，有效率约为60%，且不良反应极少。

6)肉毒杆菌毒素：可抑制神经末梢乙酰胆碱释放，并已经应用于诸如斜颈、贲门失弛缓症等疾病。通过抑制神经冲动到肌肉的传导，使得肌肉在用药后数小时内发生麻痹松弛。这一作用可持续3～4个月，直到有新的神经末梢再生。在治疗肛裂时可使用10～100 U肉毒杆菌毒素，通过肛裂病灶两侧和(或)病灶底部注射于肛门内括约肌内。有报道称用药后2周有效率为60%～80%，二次注射后可将有效率提高到100%。有研究发现，肉毒杆菌毒素对青年患者和老年女性患者更有效。这一治疗方法可在门诊进行。肉毒杆菌毒素的不良反应包括心脏传导阻滞、皮肤过敏、残余尿量增加、肌无力、直立性低血压伴有心率和血压的波动；约有10%的患者会出现一过性尿失禁。经济成本高也是制约肉毒杆菌毒素在临床中应用的另一原因。目前肉毒杆菌毒素治疗的具体剂量、重复次数和具体注射位置仍需进一步研究。虽然根据需要可以重复给予肉毒杆菌毒素治疗，但使用该治疗方法的临床数据仍十分有限。

7)外用枸橼酸西地那非：局部使用枸橼酸西地那非可通过抑制磷酸二酯酶提高细胞内cGMP的浓度，因为磷酸二酯酶可使cGMP降解，而后者是导致平滑肌松弛的主要介质。枸橼酸西地那非还可以通过间接地提高一氧化氮含量而产生疗效，因为后者浓度的增加可引起cGMP的降解。在实际使用时常将0.75 mL含10%枸橼酸西地那非乳膏用1 mL的预装注射器于肛门内注射使用。枸橼酸西地那非的不良反应有肛周短暂的瘙痒和烧灼感。然而到目前为止还没有足够的文献可以用来评估本药物对肛裂的治疗效果。

8)米诺地尔：是一种钾离子通道开放剂，可引起平滑肌松弛和血管扩张；但这种药物对肛裂的治愈率只有30%。

保守治疗和药物治疗是治疗肛裂的有效手段，它可以避免麻醉和手术，所以对于不适合或不愿意手术的患者应给予上述治疗。如果患者药物治疗失败或复发，应该进一步考虑手术治疗。

2.手术治疗

肛裂患者经保守治疗无效的、起初愈合后又复发的、肛门疼痛剧烈难以忍受的以及有其他并发症的可考虑手术治疗。一些继发性的肛裂也需要手术干预。对于那些经过保守治疗效果不佳的患者，如果肛门疼痛难以忍受，不需试用各种药物使内括约肌松弛的方法，可直接选择手术治疗，因为手术治疗是一种可以立即缓解疼痛并且不需要进一步处理而使患者获得满意疗效的治疗方法，且其并发症安全可控。

肛裂手术的主要原则是缓解肛门内括约肌痉挛，降低肛管最大静息压，改善组织血供，促进创面愈合。

根据文献报道，肛裂手术治疗有许多不同的术式，从扩肛术到目前公认的手术治疗肛裂的金标准——闭合式侧方内括约肌切开术。

(1)内括约肌切开术：1951 年，Eisenhammer 报道了通过切断肥大的肛门内括约肌缓解肌肉痉挛从而使肛裂愈合。手术时从侧方(左侧或右侧，具体方向根据术者的习惯)做横切口，要避免在 6 点钟处做切口，以避免发生术后肛门"锁孔"畸形。虽然闭合性内括约肌切开术被认为是手术治疗顽固性肛裂的金标准，但根据文献报道开放手术和闭合手术在手术疗效方面没有显著差别。此术式可在多种麻醉方式下进行，但在全麻状态下能更好地评估括约肌状态。许多医师习惯在局部麻醉下完成此手术，以便于患者更快恢复，但这也增加了术后的复发率；当然如果选择局部麻醉，此手术还可以作为日间手术。手术时在截石位 3 点钟到 5 点钟将手术刀的尖端刺入皮肤形成封闭式切口；然后术者将左手示指置于肛管中，引导刀刃由外向里在齿状线下方切断肛门内括约肌的下 1/3；注意保护肛管黏膜。剩下的肌纤维可通过手指钝性分离和止血压迫等操作离断。一般手术时留下的伤口不做处理。在开放手术中，可在内括约肌区域做肛周小的弧形或放射样切口，在确认内括约肌后用刀片或电刀将内括约肌切断。然后用 3-0 微乔可吸收缝线间断缝合切口。如果肛周合并有较大的前哨痔或皮赘，手术中可将前哨痔或皮赘一并切除，但这样会引起患者术后的疼痛不适。根据统计，闭合性内括约肌切开术和开放性内括约肌切开术在术后疗效和并发症发生率方面没有明显差别。

经典的内括约肌大部切开术和保守的部分内括约肌切开术孰优孰劣，目前尚无可靠的证据可以得出结论。在部分内括约肌切开术中，内括约肌仅游离至肛裂上缘水平；而经典的内括约肌大部切开术须将括约肌游离至齿状线水平。有些患者的肛管可能比较短，特别是女性患者，常因产伤会造成肛管较短。所以对于这种患者，特别是女性，在侧方内括约肌切开术中应注意内括约肌的边界，避免术后发生肛门失禁。其他患者如曾经罹患括约肌损伤、多次阴道分娩、炎性肠病和各种潜在的损伤性大便失禁，也需要在侧方内括约肌切开术前给予额外注意，以避免发生括约肌功能进一步下降。部分内括约肌切开术与经典的内括约肌切开术术后发生肛门失禁的可能性无明显差别。虽然经典的内括约肌大部切开术可以迅速地使症状缓解，但从长期效果来看两者无明显差别。

将肛门内括约肌切开后，可消除括约肌痉挛，从而使得肛裂加快愈合。侧方内括约肌切开术术后的疼痛缓解率可达到 99%，复发率为 3%；术后发生肛门排气失禁的概率为 6%，排便失禁为 1%。目前侧方肛门括约肌切开术的并发症包括大便失禁(12%～33%)、感染(1%～

2%)、瘘(1%)、皮肤瘀斑和血肿。侧方肛门括约肌切开术与后正中肛门括约肌切开术相比术后愈合快、痛苦少、发生术后肛门失禁的风险小。

在手术中可将二氧化碳激光和冷冻技术用于括约肌的分离和肛裂病灶的局部汽化,但由于该类技术成本较高,阻碍了其在临床中的广泛应用。已有报道称,射频消融技术可在肛裂括约肌切开术中用于一并处理合并的脓肿、肛乳头肥大、息肉、瘘管和痔等疾病。射频消融手术过程迅速、出血少,但射频消融技术需要一个射频发生器,而这是一项新技术,目前还没相关的临床随机试验提供可靠的数据,所以还需要更多的研究来分析其远期疗效。

治疗慢性肛裂到底是选择手术还是药物来达到松弛括约肌的目的,目前仍然存在争议。有研究表明,侧方肛门内括约肌切开术治疗慢性肛裂,其病灶愈合率在用药后 6 个月时明显好于硝酸甘油组(92.1%比 27.2%,$P<0.01$),而硝酸甘油组的不良反应明显高于手术组(84%比 30%,$P<0.01$)。在硝酸甘油组中 20%的患者由于无法耐受头痛而提前终止治疗,但是也有支持药物疗法的学者指出,有相当一部分肛裂患者通过药物治疗后得到治愈,且没有发生并发症,这部分患者的费用、风险和不适感都明显少于手术治疗。

(2)经肛裂病灶后方括约肌切开术:由于经肛裂病灶后方括约肌切开术在肛门后正中线上通过肛裂病灶切开内括约肌,此处血供较差,手术失败或术后复发的概率较大,所以不推荐此术式用于治疗肛裂。

(3)肛裂切除术:Gabriel 在 1948 年具体介绍了肛裂切除术,用该术式将前哨痔、肥大的肛乳头以及肛裂病灶两侧慢性硬化无法愈合的皮缘切除。在治疗肛裂时,一般同时行侧方内括约肌切开术或扩肛术。如果肛裂位置为截石位 6 点钟,则应尽量避免在肛裂病灶底部行肛门内括约肌切开术,以免形成锁孔畸形和由此引起的其他不良后果。肛裂切除术本身留下的伤口会引起很大不适,一般需要 4～6 周才能愈合。有些外科医师通过皮瓣移植来覆盖这些伤口以期加快创面愈合。

(4)扩肛术:由 Recamier 首次报道,操作简单,术中不需要使用任何特殊的器械或设备,术后也不需要特别护理。目前扩肛术由于可引起并发症而饱受非议,仍然有许多普通外科医师愿意选择此术式治疗肛裂。在深度全麻下双手各伸出两指插入肛门后向两侧扩张肛门括约肌,维持 3～4 分钟;具体操作可能在不同的外科医师间有差别,但都大同小异。一般来讲,可由一指开始,逐渐过渡到两指(双手各出一指),再用三指,最后达到双手各出两指。由于此操作无法控制具体扩张肌肉的位置,肛门内、外括约肌在不同部位形成撕裂可造成肛门内、外括约肌暂时性麻痹从而缓解疼痛。12%～27%的患者会发生术后肛门失禁,6%～7%的患者会发生术后肛裂复发。此术式也会发生出血、肛周损伤、内痔脱垂嵌顿、肛周感染、Fournier 坏疽、菌血症和直肠脱垂等并发症。1992 年,Sohn 和他的同事报道了他们在扩肛术中将肛管精确扩张至直径 4.8 cm,如应用直径 40 mm 乙状结肠直肠球囊,术后肛裂的治愈率为 93%和 94%,但是每组都并发发热症状。术后用肛管内超声和直肠肛管内测压仪显示,平均肛管静息压有明显下降(Sohn 等,1992)。扩肛术的禁忌证包括肛管先天性窄缩、直肠肛管角平直、老年性肛门括约肌松弛和较严重的内痔脱垂。无论是徒手行扩肛术还是利用充气球囊,术后发生肛裂复发和肛门失禁等并发症的概率要明显高于侧方内括约肌切开术。扩肛术还会引起不可控制的括约肌受损，所以对有些患者禁止开展扩肛术。

(5)V-Y推进皮瓣移位成形术：对于肛管静息压不高的肛裂患者，特别是产伤引起的肛裂，内括约肌切开术的疗效一般不佳，所以可以选择行V-Y推进皮瓣移位成形术。皮瓣一般在肛裂切除术或侧方内括约肌切开术后用来覆盖肛裂病灶表面的黏膜缺损，皮瓣成形术可在初次手术时一并完成，也可作为对术后肛裂愈合不佳而行的二次手术。皮瓣移位成形术是否可以和其他外科干预措施(如气囊扩张辅助控制性括约肌切开术，应用冷冻、激光、射频等能源的射频消融手术)一起用于治疗肛裂，目前尚无充分的临床经验。

(6)肛门内括约肌分离术：由P.J.Gupta提出，主要是在术中用手指钝性分离内括约肌，术后可使86%的患者疼痛症状迅速缓解，术后91%的患者在4周内痊愈，术后复发率为6%。这是一项简便易行的技术。

(7)直流电灼治疗：有报道，对少部分肛裂并伴有痔的患者在门诊采用直流电灼治疗。在选择的慢性肛裂患者中，对其他保守治疗方法无反应时，这种非手术的治疗被认为是安全有效的方法。

(三)复发

术后复发可能是由于疾病本身再次发生，也可能由于手术不彻底(如侧方内括约肌切开不完全)引起。医学治疗本身就是一个尝试的过程，如果失败了，患者应该在麻醉下再次行肛门指检或肛管内超声检查重新评估；如果是由于侧方内括约肌切开术切开不完全，可在前次手术同侧或对侧再次行手术治疗；如果初次内括约肌切开术切开完整，也可在对侧进行重复手术。

(四)特殊情况

继发性肛裂需要治疗引发肛裂的潜在疾病或消除病因。合并有克罗恩病或获得性免疫缺陷综合征的肛裂患者很难治愈，一般选择保守治疗。如果保守治疗失败，则可考虑行侧方内括约肌切开术。虽然对于这些肛裂患者可以反复给予手术干预，但也会带来肛门失禁等并发症发生率的增加。近来有研究表明，闭合性内括约肌切开术可使上述患者获益。HIV感染患者罹患肛裂依旧是一个十分棘手的问题，这些患者需要彻底的检查以明确是否是HIV相关性肛周溃疡；也可诊断性行部分内括约肌切开术治疗，观察其是否有效，再做出准确的判断。合并有肛管狭窄的肛裂患者可在行侧方内括约肌切开术的同时行推进式皮瓣肛门成形术。合并有Ⅰ度或Ⅱ度脱垂性痔的患者可在行侧方内括约肌切开术的同时行硬化剂注射或橡皮圈套扎治疗。合并有Ⅲ度脱垂性痔的患者可同时行侧方内括约肌切开术和痔切除术。罹患肛裂的同性恋者应行病灶处组织活检和伤口分泌物培养。这些溃疡病灶需要积极地清创治疗，病灶局部使用类固醇可能有效。只有对药物治疗无效的患者才建议行括约肌切开术。肛裂合并克罗恩病一般以腹泻和腹痛为主要症状，对于这些患者需要仔细评估，包括病灶组织活检。保守治疗是主要的治疗方法，但如果治疗无效，可考虑行侧方内括约肌切开术。

八、预防

大多数患者发病是从一次严重的便秘或腹泻开始的。患者经常可以回想起肛门撕裂样疼痛。预防便秘饮食和治疗措施可以有效地预防肛裂的发生。患者应该增强信心并努力做到不刻意免疫便意，培养定期排便的习惯并且避免排便时间过长。终身调整饮食习惯，保持高膳食纤维饮食，是肛裂患者必须坚持的预防肛裂复发的措施，它可以将复发率从 30％～70％减少到 15％～20％。

（郭　雄）

第五章　肝脏疾病

第一节　肝良性肿瘤

一、肝血管瘤

肝血管瘤是最常见的起源于间叶细胞的肝良性肿瘤。毛细血管瘤较海绵状血管瘤常见，且两者常同时出现。小的血管瘤一般无临床症状，均为偶然发现。研究发现，这些小病灶导致肝肿瘤鉴别诊断困难。血管瘤是先天性的且不会恶变，但没有准确的诊断，肝肿瘤就无法进一步准确治疗。尸检发现海绵状血管瘤的发生率呈多样化，有报道称发病率最高可达8%。在美国，血管瘤是排名第二的常见肝肿瘤，发病率超过了肝转移瘤。毫无疑问，随着上腹部影像学检查敏感度的增加，血管瘤的发现将从偶然到常规。海绵状血管瘤可具有巨大的体积和质量，有文献报道病灶重量可达6 kg。对巨大血管瘤的准确定义仍存在争议，有学者认为，直径超过4 cm，也有学者认为直径超过6 cm才能诊断巨大血管瘤。血管瘤一般呈单发，多发血管瘤约占10%。肝血管瘤可能与皮肤及其他器官血管瘤的发生有关。病灶一般分布均匀，贯穿肝实质，位于肝周边的大病灶可能形成蒂状结构。

（一）病理学

海绵状血管瘤常发生于30～50岁患者，多见于年轻女性，随着年龄的增长而增大，尤其在怀孕期间增大明显，这可能与雌激素分泌有关，即使口服避孕药，也不能抑制其增长。肝血管瘤的发病机制仍不清楚，它可具有原发性良性错构瘤的表现，病灶趋向于膨胀式增大，而非增生或肥大。术中，血管瘤表现为紫红色、边界清、富血供、表面光滑，切开后病灶由于血液的流出而部分塌陷，切面呈蜂窝状，这为血栓的形成，组织的纤维化、钙化等奠定了基础。在显微镜下，血管瘤由扩大的囊性血管腔构成，内衬覆一层内皮细胞。瘤体周围常有一层不同厚度的纤维组织与正常肝组织分隔，即形成所谓的假包膜。

（二）临床表现

大多数肝血管瘤无临床症状，除了位于肝被膜下及体积较大的病灶压迫邻近器官可产生症状。临床表现可为定位不明确的腹痛、腹胀、纳差、恶心、呕吐或发热，但很少出现梗阻性黄疸、胃排空障碍及肿瘤自发性破裂等并发症。尽管频繁的腹痛、腹部不适是手术切除肝血管瘤的适应证，但须排除其他疾病。Farges等报道了出现腹部不适的肝血管瘤患者中，42%是由其他疾病导致的不适症状，如胆囊疾病、肝囊肿、胃十二指肠溃疡及疝气等。手术切除肝血管瘤后仍出现间断性的上述症状，证实了腹痛、腹胀不一定是由肝血管瘤引起。

肝血管瘤相关性疼痛是由 Glisson 鞘的牵拉或炎症反应引起。有时，肝左叶巨大血管瘤造成邻近器官梗死或坏死也可引起突发性疼痛。肝血管瘤自发性或外伤性破裂导致腹腔内出血是罕见的并发症。回顾文献，仅 28 例有关报道危及生命的自发性出血来自肝血管瘤，占很小的比例。血小板减少症、低纤维蛋白血症的发生与海绵状血管瘤（Kasabach-Merritt 综合征）有关，可能由于海绵状血管瘤消耗了凝血因子等。

位于肝边缘的巨大血管瘤在查体时可以触诊到，但通过腹壁区分血管瘤与正常肝组织较困难，除非血管瘤有明显的钙化灶或已纤维化或形成血栓。另外，无并发症的肝血管瘤患者肝功能检测基本正常。

肝血管瘤行超声检查时显示为高回声。Farges 等发现 B 超可以诊断 80％的直径小于 6 cm的肝血管，但无法与肝细胞肝癌、肝细胞腺癌、局灶性结节性增生或转移癌鉴别。肝脏超声造影大幅提高了超声对肝血管瘤的诊断准确率，据报道其诊断准确率相当于肝增强 CT。CT 对肝血管瘤的诊断是非常有用的，平扫时表现为境界清楚的低密度肿块，增强时表现为从病灶边缘向中央逐渐强化的高密度影。随着影像技术的发展，MRI 对肝血管瘤的诊断有更高的准确性，有关报道称灵敏度、特异度及准确度分别是 90％、95％和 93％。肝血管瘤在 T_2 加权像上呈高信号，增强扫描 T_1 加权像也呈高信号。SPECT 增加了平面闪烁扫描的空间分辨率，其灵敏度和准确度接近于 MRI。报道称氟脱氧葡萄糖（FDG）-PET 对区分巨大肝海绵状血管瘤与肝恶性肿瘤很有意义。临床上，联合各种影像学手段检查是有必要的。腹腔镜探查通过观察病灶的色泽、形态以及腔镜器械触及肿瘤表面时典型的可回缩感，可初步诊断位置表浅的肝血管瘤。肝血管性瘤应避免行穿刺活检。海绵状血管瘤大多诊断较明确，除非病灶较小且无海绵状血管瘤的特征性表现。

（三）治疗

从定期随访到手术切除，各种不同的治疗方案可用于不同阶段肝血管瘤的治疗。对于体检偶然发现的直径小于 6 cm 的肝血管瘤可不予处理，对于体积较大的海绵状肝血管瘤应该权衡手术治疗与不予处理的利弊。Trastek 等随访了 34 例未经治疗的海绵状肝血管瘤患者，存活时间最长为 15 年，无一例发生出血、腹部不适及生活质量下降。同样的一个报道称随访 21 年后，2 例病灶较大且有症状，但最终未行手术治疗，至今仍有症状但血管瘤无明显增大，其余患者均无症状，病灶亦未发生破裂。近年来，许多纵向研究表明，对于无症状的巨大肝血管瘤，随访观察是安全的。

Nichols 等报道，41 例行手术切除的肝血管瘤患者中无死亡病例，仅有的术后并发症是切口感染。同样，Weimann 研究的 69 例患者中无死亡病例，复发率为 19％。另有一项研究随访了 104 例肝血管瘤和 53 例局灶性结节性增生患者，中位随访时间约 32 个月（7～132 个月），未发现病灶恶变及破裂。因此，手术切除虽可行，但无证据表明无症状肝血管瘤患者必须行手术切除治疗，因为肿瘤自发性破裂的概率极低。

对于有明显症状及严重并发症的患者，手术切除是唯一有效、可行的治疗方法。有报道认为肝动脉结扎有效，但是事实证明其效果不佳。肝动脉结扎或栓塞被认为是在特殊情况下应用的一种暂时性治疗方式，以便为医生留出足够的时间制订下一步治疗方案。放射性及皮质类固醇治疗方法已不推荐。非手术治疗取得成功一定程度上归根于病灶的自然退化。

手术切除需考虑病灶的大小及解剖位置。尽管有时手术切除是最合理、安全的治疗方法，但切除时应尽可能避免损伤正常肝实质，减少出血及降低术后胆瘘的发生率。在血管瘤切除术中，病灶与正常肝组织之间的纤维化界限是容易寻找的，可沿此界限钝性分离病灶。超声水刀的运用使手术更快、更美观。另外，近年来腹腔镜下肝血管瘤切除的报道越来越多。原位肝移植已被成功用于治疗有症状而不可切除的巨大肝血管瘤。

二、肝局灶性结节性增生

肝局灶性结节性增生(FNH)是仅次于肝血管瘤的肝良性肿瘤之一，占肝原发肿瘤的8%，在人群中的患病率约为0.9%。FNH通常无症状及并发症，也无恶变可能，一般情况下只需随访观察，只有在诊断不明确或者有症状时才需手术切除。

(一)病因与病理

1.病因

目前认为，FNH是肝实质对先天存在的动脉血管畸形的增生性反应，而非真正意义上的肿瘤。临床上，FNH偶与血管瘤等血管异常病变伴发也支持先天性血管异常病变学说。也有研究者认为FNH的发病可能与雌激素有关。

2.病理

FNH通常单发，直径多<5 cm，病灶边界清楚、无包膜，多位于肝包膜下，在肝表面形成脐凹，甚至突出表面呈蒂状。病理一般分为经典型和非经典型两种类型，经典型特征为异常的结节样结构、畸形的血管、增生的胆管，切面中央可见星状的瘢痕纤维组织，形成间隔向四周放射而分割的肿块。中央瘢痕包含有畸形的血管结构，异常增粗的动脉纤维间隔不断分支，供应各结节；非典型有毛细血管扩张型、细胞不规则型、混合增生及腺瘤型，此型缺乏异常结构的结节或畸形的血管，多数病例大体表现为不均匀的腺瘤球样改变，分叶轮廓不清，缺乏肉眼可见的瘢痕。

(二)诊断

1.临床表现

绝大多数FNH患者无临床症状，只有不到1/3的患者因为轻微的上腹疼痛不适或者腹部肿块等就诊，通常情况下FNH是在剖腹手术或体检时偶然发生。

2.影像学检查

FNH的术前诊断及鉴别诊断主要依靠影像学检查，超声、CT、MRI及血管造影等有助于病变的定性与定位，但都有一定的局限性，联合应用可以提高其确诊率。

(1)超声：FNH通常表现为轻微的低回声或等回声，很少为高回声，经常可见到分叶状轮廓及低回声声晕，而肿块内部回声分布均匀，可有点线状增强，边缘清晰，无包膜，星状瘢痕为轻微的高回声。彩色多普勒超声(CDFI)显示病灶中央有粗大的动脉向四周呈放射状，动脉血流速高而阻力低为FNH的特征性表现。85%～90%的FNH超声造影表现为动脉期早期增强，病灶中央动脉向四周呈放射状灌注，动脉晚期病变为均匀的高回声，门脉期及血窦期为轻微高回声或等回声，中央瘢痕在动脉期及门静脉期都是低回声。

(2)CT：平扫为低密度或等密度占位，有 1/3 的患者在肿块中央可见低密度星状瘢痕；89%～100%病变增强后动脉期即出现快速、显著、均匀的强化，中央瘢痕为低密度或轻微高密度，延迟期多数病灶为等密度，中央瘢痕可呈等密度或高密度。

(3)MRI：除瘢痕信号均匀，T_1WI 为等信号或稍低信号，T_2WI 为等或稍高信号；注射 Gd-DTPA后有两种典型的动态增强方式：①无瘢痕的 FNH 在动脉期明显增强，门静脉期和延迟期轻至中度增强或呈等或稍低信号。②有瘢痕的 FNH 在动脉期明显增强(瘢痕无增强)，门静脉期轻至中度增强或呈等或稍低信号、门静脉期和延迟期瘢痕逐渐增强。FNH 不典型影像表现有多发病灶、存在假包膜、无瘢痕、出血和不均匀增强等。

约有 50%的患者可见中央瘢痕，其 T_1 加权像为低信号，T_2 加权像高信号。超顺磁性物质的靶细胞分别为库普弗细胞和肝细胞，这些造影剂可以用来证实肝细胞源性病变，当 FNH 病灶内的库普弗细胞摄取造影剂后在 T_2 加权像使信号强度降低。

(4)血管造影：FNH 显示为多血管肿块，表现为中央动脉供血并向周边放射性灌注，肝实质期染色均匀，门静脉期呈现充盈缺损，病变不侵犯肝门静脉，无血管渗漏及动静脉瘘。

(5)核素检查：采用^{99m}Tc 硫胶闪烁照相，有 50%～70%的 FNH 显示硫胶浓集，可与不含库普弗细胞的肝癌、肝腺瘤等鉴别。

3.病理检查

病理检查是诊断 FNH 的金标准，穿刺或小块活检由于取材局限通常不能包括重要组织成分，难以作出正确诊断；对于非典型 FNH 可能由于缺乏 FNH 的典型病理特征，即使手术切除标本也难与肝细胞腺瘤及高分化肝癌鉴别，需要结合临床及实验室检查才能作出诊断。

(1)典型的 FNH 切面常见中央星状瘢痕，肿块内无出血、坏死。周围肝组织无肝硬化可作为诊断 FNH 的基本判断。镜下表现为纤维分隔的结节增生性肝细胞团，肝细胞分化良性，一般无明确的异型。纤维间隔内可见数量不等、分布不均的增生小胆管，部分呈簇状分布，常伴有数量不等的淋巴细胞浸润。在纤维瘢痕和纤维间隔内常有畸形血管，是本病的重要组织学特征之一。

(2)非经典型 FNH 分为 3 个亚型。①毛细血管扩张型，大体结节状表现不明显，切面缺乏星状瘢痕，组织学主要表现为短小的纤维间隔内有较多的扩张血管，血管内膜增生不明显，而血管肌层增厚，类似于血管瘤，矮小的纤维间隔内常可见毛细胆管增生。②混合细胞型，病变区域内见少许纤维间隔及少量畸形血管，主要表现为肝细胞实质性增生，类似于肝细胞腺瘤，病灶易见增生的胆管，而另一部分区域类似毛细血管扩张型 FNH。③伴肝细胞不典型增生型，可具有上述为同类型组织成分的表现，主要表现为肝细胞增大、细胞核深染、核形不规则，常见多核、核仁显著，并见核分裂象。

三、肝细胞腺瘤

肝细胞腺瘤(HCA)是临床较为少见的肝良性肿瘤，目前多认为起源于肝实质细胞，也有学者认为起源于肝始祖细胞，女性的发病率约为 10/10 万。

（一）病因和发病机制

HCA 的发生可能是由于：①长期口服避孕药可能使肝细胞坏死，促使肝细胞增生导致 HCA 发生。②继发于肝硬化或其他操作，如梅毒、病毒、静脉充血等所致的代偿性肝细胞结节增生。③源于胚胎发育期与正常组织结构脱离联系的孤立性肝胚胎细胞团。④一些代谢性疾病、药物导致的广泛肝损害和血管扩张可能引起 HCA 的发生，如糖原代谢病、Fanconi 贫血、Hurler 病、严重混合性免疫缺陷病、糖尿病、半乳糖血症和皮质类固醇、达那唑、卡马西平等药物。

（二）病理

据肝细胞核因子 1α（HNF1α）和 *β-catenin* 是否有变异和组织学上是否存在炎症，将 HCA 分为 4 种类型：伴有基因突变的 HCA；伴有 *β-catenin* 基因突变的 HCA；伴有或不伴有炎症的 HCA。其中伴有 *HNF1α* 基因突变的 HCA 占 30%～50%，病理表现主要为显著的脂肪变性，但缺乏细胞学异常且无炎性浸润。该型患者的发病年龄较轻，部分患者伴糖尿病，多有腺瘤的家族史。较常见细胞学异常和假性腺瘤形成，伴有 *β-catenin* 基因突变的 HCA 发生率为 10%～15%。无 *HNF1α* 或 *β-catenin* 基因突变而伴有炎性浸润的肿瘤约占 35%，类似于毛细血管扩张型 HCA。无任何特征的 HCA 发病率低于 5%～10%。有学者发现，在 *β-catenin* 突变的 HCA 中 46%的 HCA 发生了腺瘤与癌变间临界病变相关的肝细胞肝癌，而在炎性病变或 *HNF1α* 突变 HCA 中没有或极少发生肝细胞癌，表现为 HCA 的分子和病理学分类之间显著的基因表现型相关性，伴有 *β-catenin* 突变的 HCA 最具有恶变的风险。

（三）诊断

HCA 早期肿瘤较小，患者无肝炎、肝硬化病史，症状和体征无特异性，化验检查甲胎蛋白正常，诊断主要依靠超声、CT 等。

1.超声

可见病灶边界清晰、血供丰富，肿瘤内回声不均，周边有声晕，其中小的 HCA 多呈分布均匀的低回声，大的 HCA 病灶内可见丰富的斑点状及条状血流信号，呈“彩球征”，瘤周可测及条状大支血流环绕肿瘤走行或分支进入瘤内；脉冲多普勒可测及持续低速静脉频谱及低速低阻动脉频谱。超声造影可见动脉相，早期可见包膜下纡曲走行进入瘤内的粗大滋养动脉分支显影，后表现为均匀快速高增强，造影全过程肿瘤包膜局部呈持续高增强。

2.CT

平扫典型表现呈等密度或略低密度影，边界清楚、瘤体内可有更低密度的出血坏死区，合并新鲜出血时则出现高密度影。增强扫描动脉期明显强化，门静脉期呈略高密度或等密度影，延迟期为等密度。

3.MRI

典型表现 T_1 加权像和 T_2 加权像表现为混杂不均匀等信号或高信号影，较大 HCA 信号不均匀，病灶周围纤维组织增生形成包膜。如合并糖原贮积症，T_1 加权像及 T_2 加权像呈高信号。亚急性出血灶在 MRI T_1 加权像及 T_2 加权像表现为明显高信号。

（四）治疗

由于 HCA 有恶变倾向，此外还易发生破裂出血，因此经诊断应早期手术治疗。但也有学者认为，直径＜5 cm 或 AFP 正常者可以随访，直径＞5 cm 或 AFP 升高者应及时手术。手术根据肿瘤部位、大小选择肝叶、肝段或不规则肝切除术，若肿瘤包膜完整、位置表浅可沿包膜分离切除肿瘤，若肿瘤较大、位于第一、第二肝门或紧邻腔静脉、估计难以完整切除者可行包膜内肿瘤剔除术；若肿瘤巨大、位置深在，紧贴肝门和大血管，无法切除者可结扎患者肝叶肝动脉，同时用明胶海绵等行动脉栓塞。对于多发 HCA，可将大的主瘤切除，其余小瘤逐一剔除；无法手术切除完全的多发性 HCA 可行肝动脉结扎或肝动脉栓塞术，已致肝功能不全或有癌变倾向者，可行肝移植术。也可经皮射频消融治疗 HCA。HCA 破裂出血者，手术并发症多、死亡率高，应首选选择性肝动脉栓塞术。有口服避孕药史且肿瘤较小者可停服避孕药后观察肿瘤变化。

四、肝胆管囊性肿瘤

肝胆管囊性肿瘤(BCTs)，可发生于肝内外胆管任何部位。呈球形，外表光滑，直径为 2.5～25 cm，多在 10 cm 以上。中年女性多见。影像学检查的广泛普及使肝囊性病变的检出率明显提高。胆管囊腺瘤及囊腺癌是少见的肝恶性上皮性肿瘤，约占肝囊性病变的 5%，肝恶性肿瘤的 0.41%。BCTs 有恶变可能需要手术切除。BCTs 包括胆管囊腺瘤(BCA)及胆管囊腺癌(BCAC)。BCAC 是一种少见的肝恶性肿瘤。Ishak KG 首次报道了 6 例 BCAC 病例。目前，世界上多为个案报道，缺乏大规模的综合性研究。

(一)发病机制

目前胆管囊性肿瘤起源于胆道的具体机制尚不明确。有研究认为囊腺瘤是先天性的胆管畸变错构、肝内胆管囊肿恶变或胚胎时期异位胆囊发展而来。

(二)病理

1.大体表现

BCTs 大部分位于肝内，极少位于肝外。常为单发的巨大囊性病变，被较厚的纤维组织包裹，含有多个与胆管不相通的囊腔。囊壁明显增厚、界限清晰，可见附壁增生结节。有研究者统计 9 例 BCAC 的病理结果显示：2 例为单房，7 例为多房；病变直径为 4.5～18.5 cm，平均 11.8 cm；6 例位于左半肝，3 例位于右半肝；6 例腔内为黏液，1 例为血性液体；囊腔内均可见菜花样附壁结节，其中 5 例局限在囊腔内部，另外 4 例呈浸润性生长，突破纤维囊壁侵犯肝实质及相邻膈肌。

2.镜下表现

对于 BCAC，镜下可见分化良好的乳头状囊腺癌细胞，其间可见纤维血管基质。癌细胞为立方形或柱状，细胞核分层及有丝分裂象明显。囊壁富含疏松的纤维组织、炎性细胞浸润及充满含铁血红素的巨噬细胞。肿瘤细胞可表现为不同程度的周围浸润，如向邻近的肝窦、淋巴结、神经的浸润。按照肿瘤是否向周围侵犯及临床预后的不同特点，有学者将 BCAC 患者分为两型。①非浸润型：无周围肝实质及器官的浸润，术后 3 年生存率 80%(4/5)。②浸润型：肿瘤侵犯周围脏器包括膈肌、肝组织，术后 1 年生存率 75%，3 年生存率 0。但是两者的免疫组织化学及病理学特点没有明显差异。上述分型有利于准确诊断、决定治疗方案及预后的评估。非浸润型 4 例患者术后无肿瘤复发，提示囊腺癌增厚的囊壁能够限制肿瘤细胞的转移，实施适当的外科手术可使患者长期存活。浸润型有 3 例术后存活超过 1 年，优于肝内胆管细胞癌(平均存活 7 个月)。肝内胆管囊腺癌的病理特点与肝内胆管癌相似，如可出现 CEA、TPA 及 CA19-9 的阳性染色等。肝内胆管癌组织的 CEA 染色明显强于正常胆管，肝内胆管囊腺癌也表现出类似特点。CEA 染色及分布明显强于正常胆管细胞，是与肝内其他囊性病变相鉴别的要点。

(三)诊断

胆管囊腺瘤好发于中年女性；囊腺癌好发于 60 岁左右女性。患者平均年龄 55 岁。

1.症状与体征

BCTs 进展缓慢，囊肿较小时无明显不适，均为偶然发现。症状取决于病变大小、位置。腹部包块、腹胀伴腹痛为最常见症状。患者通常不伴有肝硬化及肝内胆管结石；胰、肾均不伴囊性病变。此外，肿瘤恶变可以导致水肿、黄疸。如果肿瘤增长迅速或伴有囊内出血、感染可引起新发症状如腹痛加重、寒战及发热等。

2.化验检查

无特异性肿瘤标记物能够确诊 BCTs。有研究显示，BCAC 患者术前碱性磷酸酶(ALP)、天门冬氨酸氨基转移酶(AST)明显升高且有统计学意义。虽然 CA19-9 在 BCAC 组高于 BCA 组，但没有统计学意义。抽取胆管囊性肿瘤囊液进行分析，发现肿瘤标记物 CEA 水平升高。只在个别 BCAC 患者囊液中观察到了不典型细胞，且没有特异性。

3.影像学检查

(1)超声表现：腹部多普勒超声为首选检查手段，不仅能够发现肝内无回声团块，内有乳头状突起或者低回声团块伴分隔囊腔，而且可以测量囊壁厚度，甚至探查膈膜血流。

(2)CT：BCTs 好发于左半肝，原因是肿瘤起源于胚胎时期的胆囊。多表现为单发囊肿，有学者观察 7 例 BCAC 全部为单发性囊肿。囊液密度一般＜30 Hu，但每个囊腔的密度可以不同，取决于囊内物质如：黏液、血浆、出血坏死物等。既往研究表明，BCTs 的影像学特点为大囊肿有分隔、多个囊腔、囊壁增厚、钙化不规则；囊腔内可见附壁结节或乳头状突起；增强扫描时囊壁无明显强化；膈膜及囊腔内附壁结节明显强化。由于 BCTs 的压迫可导致肿瘤远侧肝内胆管扩张。CT 不仅能够评价肿瘤的位置、大小，还有助于决定手术方式。

(3)MRI：T_1 加权像显示囊腔低信号；T_2 加权像显示囊腔高信号。如肿瘤出血则 T_1 加权像表现为高信号。一般来说，BCA 与 BCAC 单纯从影像学上很难鉴别。

(4)PET/CT：糖代谢显像剂 ^{18}氟-脱氧葡萄糖(^{18}F-FDG)可以通过观察组织内 FDG 摄取量确定其占位病变的性质，恶性肿瘤高摄取 FDG 是因为高表达的葡萄糖转运受体、高水平的己糖激酶和低水平的葡萄糖-6-磷酸化酶等因素导致 FDG 聚集并滞留在肿瘤细胞内从而使肿瘤细胞得以显像，且恶性肿瘤 FDG 摄取量明显高于正常组织及良性病变。有文献报道了 PET/CT 诊断肝内胆管囊腺癌的特点，但均为个案报道，尚需积累临床资料。

4.穿刺化验检查

文献表明，囊液 CEA、CA19-9 水平有助于确诊 BCTs。但也有学者认为囊液 CEA、CA19-9 的诊断不够精确，穿刺过程中有导致肿瘤转移的风险，因此术前不行细针穿刺囊液生化及病理检查。此外囊液肿瘤标记物数值偏差较大。术前囊液分析较少，大部分数据为术中超声定位细针穿刺获得，且需要稳定的试剂、浓度及操作，才能获得比较客观的结果。83.3%的 BCTs 及 75%的单纯肝囊肿 CEA、CA19-9 浓度均可超过正常值，而只有 50%BCAC 的 CEA 明显升高，可见 CEA 及 CA19-9 的特异性均较差。血浆与囊液的肿瘤标记物浓度无相关性。囊液的细胞学检查极少获得阳性结果。还有研究报道，术前 7 例 BCAC 患者进行了肝脏细针穿刺活检病理检查，其中 3 例发现恶性肿瘤细胞但没有特异性，仅有 1 例在超声定位下穿刺后诊断为 BCAC。因此认为囊液穿刺细胞、生化检查对诊断及良恶性的判定无明显帮助。

（四）治疗

一旦诊断为 BCTs 即应该施行外科手术完整切除囊肿。根据肿瘤的部位及大小行肝叶切除或不规则切除。

相对于原发性肝癌及肝内胆管癌而言，BCAC 远处转移少见，预后较好。也有文献总结 9 例 BCAC 患者的治疗及结果：肝叶切除者 5 例；囊肿及肝组织不规则切除者 2 例；1 例未手术仅行药物化疗；1 例开腹探查时发现囊腺癌已经广泛转移未进一步手术；3 年生存率为 50%。Jeong Kyun Seo 等研究了 20 例 BCTs 患者，其中囊腺瘤 13 例，囊腺癌 7 例。9 例（69.2%）囊腺瘤患者在确诊后 1 年内行手术治疗；所有囊腺癌患者确诊后 1 个月内均行手术治疗。平均随访 29 个月后，1 例 BCAC 患者因腹腔转移死亡，其余患者均无复发转移。随访 13 例 BCA 患者平均 78.5 个月（18～118 个月）没有发现 BCA 恶变为 BCAC。但 Ishak 将肝内胆管囊腺瘤与囊腺癌对比后，认为囊腺癌是由囊腺瘤恶变而来的。

五、肝囊肿

肝囊肿通俗点说就是肝中的“水泡”。绝大多数肝囊肿都是先天性的，即因先天发育的某些异常导致了肝囊肿形成。后天性的因素少有，如在牧区，人们染上了包囊虫病，在肝中便会产生寄生虫性囊肿。外伤、炎症，甚至肿瘤也可以引起肝囊肿。囊肿可以是单发的，小至 0.2 cm；也可以多到十来个、几十个，甚至也可有一个是大至几十厘米的。多发性肝囊肿患者有时还合并其他内脏的囊肿，如伴发肾囊肿、肺囊肿及偶有胰囊肿、脾囊肿等。

（一）病因

肝囊肿病因大多数系肝内小胆管发育障碍所致，单发性肝囊肿的发生是由于异位胆管造成。肝囊肿生长缓慢，所以可能长期或终身无症状，其临床表现也随囊肿位置、大小、数目以及有无压迫邻近器官和有无并发症而异。

1.潴留性肝囊肿

为肝内某个胆小管由于炎症、水肿、瘢痕或结石阻塞引起分泌增多，或胆汁潴留引起，多为单个。也可因肝钝性挫伤，致中心破裂的晚期。病变囊内充满血液或胆汁，包膜为纤维组织，为单发性假性囊肿。

2.先天性肝囊肿

由于肝内胆管和淋巴管胚胎时发育障碍，或胎儿期患胆管炎，肝内小胆管闭塞，近端呈囊性扩大及肝内胆管变性，局部增生阻塞而成，多为多发。

（二）诊断

1.症状与体征

肝囊肿是指肝的局部组织呈囊性肿大，对人体的健康影响不大。体积较小时，没有明显症状，常常在腹部超声检查或腹部手术时发现，不需要治疗。

当囊肿过大时，可出现消化不良、恶心、呕吐和右上腹不适或疼痛等症状。可采用以下治疗方法，如手术开窗引流、切除囊壁，也可经超声引导穿刺引流后，再注入无水乙醇使囊壁硬化，疗效均较满意。

少数肝囊肿可出现以下状况，如囊肿破裂、囊内出血、感染或短期内生长迅速，有恶变倾向等，因此对于所有肝囊肿需要定期检查观察，必要时施行手术治疗。

2.影像学检查

在影像诊断中超声波检查最为重要。在肝囊肿的定性方面，一般认为超声波检查比CT更准确。但在全面了解囊肿的大小、数目、位置以及肝和肝周围的有关脏器时，特别是对于需行手术治疗的巨大肝囊肿患者，CT检查对于手术的指导作用显然优于超声。一般情况下，肝囊肿患者并不需要做彩色超声及磁共振成像（MRI）检查。化验检查对肝囊肿的诊断价值不大。通常，肝囊肿并不导致肝功能的异常。但有时为了鉴别诊断，做某些血液检查仍然是必要的，特别是血液甲胎蛋白（AFP）检查，以排除原发性肝癌。

3.肝囊肿的并发症

（1）囊肿感染：囊肿感染是多囊肝的少见并发症。患者近期内有过腹部手术史，肾移植和慢性炎症为其危险因素。临床表现有：发热，右上腹痛，红细胞沉降率加快，血白细胞增多；近50%的患者伴血清碱性磷酸酶升高，而较少有胆红素及谷草转氨酶的升高，绝大多数以大肠埃希菌感染为主；CT片发现囊肿内有气泡形成提示感染，但如果近期有囊肿穿刺史或含气的胆管相通，CT上亦显示看到气体，囊肿穿刺抽液有利于诊断，治疗以囊液引流加抗生素治疗为主。

（2）其他并发症：可并发肝静脉流出道阻塞、梗阻性黄疸，部分患者伴有先天性纤维化。发病年龄从出生至24岁，常伴有脾大及门静脉高压表现。

（三）治疗

单发性巨大囊肿可考虑穿刺引流或切除。多发性囊肿可考虑部分肝切除术；囊肿破裂感染可应用抗生素治疗。多数肝囊肿一般无临床症状，当囊肿长大到一定程度，可能会压迫胃肠道而引起症状，如上腹不适饱胀；也有因囊肿继发细菌感染出现腹痛、发热而需要治疗的。

（张　祁）

第二节　原发性肝癌

一、流行病学

原发性肝癌是目前我国第4位常见恶性肿瘤及第2位肿瘤致死病因，严重威胁我国人民的生命和健康。原发性肝癌主要包括肝细胞癌(HCC)、肝内胆管癌(ICC)和HCC-ICC混合型3种不同病理学类型,三者在发病机制、生物学行为、组织学形态、治疗方法以及预后等方面差异较大,其中HCC占85%～90%,因此本节中的“肝癌”指HCC。肝癌发病年龄可由2个月婴儿至80岁以上老人,而40～49岁为发病年龄高峰。男性较女性的发病率显著高,高发地区男女之比为(3～4)∶1。美国为2.4∶1,英国为3.1∶1,加拿大为2∶1,我国为7.7∶1。女性肝癌发病较少,是否与内分泌系统有关,有待研究。20世纪70年代我国肝癌硬化死亡率为10.09/10万,每年9～11万人死于肝癌,其中男性死亡率达14.52/10万,为第三位恶性肿瘤;女性为5.61/10万,为第四位恶性肿瘤,上海地区最高(17.68/10万),云南最低(4.41/10万)。据部分城市和农村统计肝癌死亡率在部分城市中为第三位恶性肿瘤,仅次于肺癌(32.89/10万)和胃癌(21.51/10万),部分农村中为第二位恶性肿瘤,仅次于胃癌(25.94/10万)。死亡年龄从20岁组突然上升,40岁组达最高峰,70岁以后有所下降。

我国原发性肝癌的地理分布显示,沿海高于内地;东南和东北高于西北、华北和西南;沿海江河口或岛屿高于沿海其他地区。而且即使在同一高发区,肝癌的分布也不均匀。

二、病因学

和其他恶性肿瘤一样,原发性肝癌的病因仍不十分清楚。实验证明,很多致癌物质均可诱发动物肝癌,但人类肝癌的病因尚未完全得到证实。根据临床观察,流行病资料和一些实验研究结果表明,肝癌可能主要与肝炎病毒、黄曲霉素、饮水污染有关。

(一)病毒性肝炎

1.乙型肝炎病毒(HBV)

HBV与肝细胞癌(HCC)的关系已研究多年,发现乙肝病毒与原发性肝癌有一致的特异性的因果关系,归纳为:①二者全球地理分布接近,乙型肝炎高发区,其肝癌的发病率也高。我国肝癌三个高发区(启东、海门、扶绥)研究结果表明,HBsAg阳性者发生肝癌的机会较HBsAg阴性者高6～50倍。②原发性肝癌患者的血清学与病理证实,其HBsAg阳性高达89.5%,抗-HBc达96.5%,明显高于对照人群(5%以下);免疫组化也提示HCC者有明显HBV感染背景;在肝癌流行区及非流行区,男性HBsAg慢性携带者发生原发性肝癌的危险性相对恒定,且前瞻性研究表明,HBsAg阳性肝硬化者发生原发性肝癌的概率比HBsAg阴性肝硬化者高,且标记物项越多(除抗-HBs)患肝癌危险性越高。流行病学调查证明病毒感染发生在肝癌之前。③证实HCC患者中有HBV-DNA整合,我国HCC患者中有HBV-DNA整合者占68.2%。分子生物学研究提示HBV-DNA整合可激活一些癌基因(如*N-ras*、*K-ras*等),并使一些抑癌基因突变,已发现HBsAg的表达与*p53*突变有关。④动物模型(如土拨鼠、地松鼠、鸭等)提示动物肝炎与肝癌有关。

我国约10%人口为HBsAg携带者,每年约有300万人可能从急性肝炎转为慢性肝炎,每年约30万人死于肝病,其中11万死于肝癌。肝炎的垂直传播是肝癌高发的重要因素,表面抗原阳性的孕妇可使40%～60%婴儿感染乙型肝炎,这些婴儿一旦感染乙型肝炎,约有1/4可能发展到慢性肝炎,还有一部分发展到肝硬化和肝癌。国外有学者认为,高发区婴儿接种乙型肝炎疫苗，可减少80%的肝癌患者。

2.丙型肝炎病毒(HCV)

HCV主要经血传播，亦可由性接触传播，HCV与HCC关系的研究近年受到重视。在西班牙、希腊HCC的抗-HCV阳性率分别达到63%和55%，HBsAg阳性率为39%左右，而印度抗-HCV阳性率为15.1%，香港7.3%，上海为5%～8%，表明该型肝炎病毒与肝癌的关系有地理分布关系。

流行病学的证据说明HBV是肝癌发生的重要危险因素，但不是唯一的因素。HCV与肝癌的关系在部分地区如日本、西班牙、希腊可能是重要的，在中国的作用有待进一步研究。流行病学研究提示了病毒病因参与了肝癌的发病过程，随着分子生物学的发展，进一步从分子水平提示了病毒病因的作用机制。HBV在人肝癌中以整合型HBV-DNA和游离型HBV-DNA两种形式存在。病毒在整合前，首先要通过游离病毒的复制，因此在早期以游离型HBV-DNA存在于肝癌中，由于整合型HBV-DNA中，X基因存在断裂，部分或全部缺少，游离型HBV-DNA可能是X基因表达的反式激活因子。

(二)黄曲霉素(AF)

黄曲霉素和产生曲霉的产毒菌的代谢产物，动物实验证明有肯定的致癌作用。黄曲霉毒素B1(AFB1)是肝癌的强烈化学致癌物，能诱发所有实验动物发生肝癌；在人体肝脏中发现有纯代谢黄曲霉素及黄曲霉毒素B1的酶。霉变食物是肝癌高发区的主要流行因素之一，肝癌高发区粮食的黄曲霉素及黄曲霉素污染程度高于其他地区。这可能与肝癌高发区多处于温潮湿地带真菌易于生长有关，非洲和东南亚曾进行过黄曲霉素与肝癌生态学研究，发现男性摄入的黄曲霉毒素高的地方，肝癌发病率也高；摄入黄曲霉素的剂量与肝癌发病率呈线性函数关系：Y(肝病发病率)＝0.42×AFB lng/kg＋6.06。分子流行病学的研究也进一步证实黄曲霉素曲霉毒素B1(AFB1)与肝癌发生密切相关。

(三)其他

微量元素、遗传因素等在原发性肝癌发病中有一定作用。有学者认为硒是原发性肝癌发生发展过程中的条件因子。有资料表明，血硒水平与原发性癌发病率呈负相关。硒的适量补充可降低原发性肝癌发病率的1/3～2/3。国内外均有原发性肝癌高发家系的报道，我国江苏省启东市对原发性肝癌和健康对照组家庭中肝癌的发生情况进行调查，结果表明原发性肝癌高于对照组，统计学检验有显著差异。另外发现肝细胞癌与血色素沉着症(一种罕见的遗传代谢异常)的联系仅仅存在于那些患此病而长期生存以致产生肝硬化的患者。通常情况下遗传的是易患肿瘤的体质而非肿瘤本身。此外，饮酒、吸烟、寄生虫，某些化学致癌物、激素、营养等与人类肝癌的关系尚有不同的看法。迄今认为，原发性肝癌是多因素协同作用的结果，在不同的阶段、不同的地区，其主要因素可能会有所不同。肝炎病毒HBV、HCV、黄曲霉素、亚硝胺、饮水污染是原发性肝癌的主要病因。因此，管水、管粮、防治肝炎是预防肝癌的主要措施。

三、病理

（一）大体分型

肝癌大体分型如下。

1.巨块型

除单个巨大块型肝癌外，可由多个癌结节密集融合而成的巨大结节。其直径多在 10 cm 以上。

2.结节型

肝内发生多个癌结节，散布在肝右叶或左叶，结节与四周分界不甚明确。

3.弥漫型

少见，癌结节一般甚小，弥漫分布于全肝，与增生的肝假小叶有时难以鉴别，但癌结节一般质地较硬，色灰白。

中华医学会外科学分会肝脏外科学组根据肝癌直径分组：微小肝癌（≤2 cm），小肝癌（>2 cm，≤5 cm），大肝癌（>5 cm，≤10 cm）和巨大肝癌（>10 cm）。

（二）组织学分型

1.肝细胞癌

最常见，其癌细胞分类似正常肝细胞，但细胞大小不一，为多角，胞质丰富，呈颗粒状，胞核深染，可见多数核分裂，细胞一般排列成索状，在癌细胞索之间有丰富的血窦，无其他间质。本节主要阐述此病理类型。

2.胆管细胞癌

为腺癌，癌细胞较小，胞质较清晰，形成大小不一的腺腔，间质较多，血管较小。在癌细胞内无胆汁。

3.混合型肝癌

肝细胞癌与胆管细胞癌混合存在。

4.少见类型

（1）纤维板层型：癌细胞索被平行的板层排列的胶原纤维隔开，因而称为纤维板层肝癌（FCL）。以多边嗜酸肿瘤细胞聚成团块，其周围排列着层状排列的致密纤维束为特征。FCL 肉眼观察特征，绝大多数发生在左叶，常为单个，通常无肝硬化和切面呈结节状或分叶状，中央有时可见星状纤维瘢痕，这些有助于区别普通型 HCC，电镜下 FCL 的胞质内以充满大量线粒体为特征，这与光镜下癌细胞呈深嗜酸性颗粒相对应。有学者观察到 FCL 有神经分泌性颗粒，提示此癌有神经内分泌源性。

（2）透明细胞癌：透明细胞癌肉眼所见无明显特征，在光镜下，除胞质呈透明外，其他均与普通 HCC 相似，胞质内主要成分是糖原或脂质。电镜下透明癌细胞内细胞器较普通 HCC 为少。透明细胞癌无特殊临床表现，预后较普通 HCC 略好。

四、临床表现

早期小肝癌因缺乏临床症状和体征被称为“亚临床肝癌”或“Ⅰ期肝癌”，常能在普查、慢性肝病患者随访或健康检查时出现甲胎蛋白异常升高和(或)超声异常而发现。一旦出现临床症状和体征已属中晚期。

(一)临床症状

肝区痛,消瘦、乏力、食欲缺乏、腹胀是肝癌常见症状。

1.肝区痛

最常见,多由肿瘤增大致使肝包膜绷紧所致,少数可由肝癌包膜下结节破裂,造成肝癌结节破裂内出血所致。可表现为持续钝痛,呼吸时加重的肝区痛或急腹症,肿瘤侵犯膈肌疼痛可放散至右肩和右背,向后生长的肿瘤可引起腰痛。

2.消化道症状

因无特征往往易被忽视,常见症状有食欲缺乏、消化不良、恶心、呕吐、腹泻等。

3.全身症状

乏力、消瘦、全身衰竭,晚期患者可呈恶病质状。

4.黄疸

可因肿瘤压迫肝门,胆管癌栓、肝细胞损害等引起,多为晚期症状。

5.发热

30%～50%患者有发热,一般为低热,体温偶可达 39 ℃以上,呈持续或午后低热,偶呈弛张型高热。发热可因肿瘤坏死产物吸收、合并感染、肿瘤代谢产物所致。如不伴感染,为癌热,多不伴寒战。

6.转移灶症状

肿瘤转移之处有相应症状,有时成为本病的初始症状。如肺转移可引起咯血、咳嗽、气急等。骨转移可引起局部痛或病理性骨折,椎骨转移可引起腰背痛、截瘫,脑转移多有头痛、呕吐、抽搐、偏瘫等。

7.伴癌综合征

即肿瘤本身代谢异常或癌组织对机体的影响引起内分泌或代谢方面的症候群,可先于肝症状出现。

(1)自发性低血糖症:发生率 10%～30%,肝细胞能异位分泌胰岛素或胰岛素样物质;肿瘤抑制胰岛素酶或分泌一种胰岛 β 细胞刺激因子或糖原储存过多;肝组织糖原贮存减少,肝功能障碍影响肝糖原的制备。以上因素造成血糖降低,形成低血糖症,严重者出现昏迷、休克导致死亡。

(2)红细胞增多症:2%～10%患者可发生,肝癌切除后常可恢复正常,可能与肝细胞产生促红细胞生成素有关。肝硬化患者伴红细胞增多症者宜警惕肝癌的发生。

(3)其他:罕见的尚有高钙血症、高脂血症、皮肤卟啉癌、类癌综合征、异常纤维蛋白原血症等。

(二)体征

1.肝、脾肿大

进行性肝肿大是其特征性体征之一,肝质地硬,表面及边缘不规则,部分患者肝表面可触及结节状包块。合并肝硬化和门静脉高压者,门静脉或脾静脉内癌栓或肝癌压迫门静脉或脾静脉可出现脾大。

2.腹水

合并肝硬化和门静脉高压或门静脉、肝静脉癌栓所致。为淡黄色或血性腹水。

3.黄疸

常因癌肿压迫或侵入肝门内主要胆管或肝门处转移性肿大淋巴结压迫胆管所致梗阻性黄疸;癌肿广泛破坏肝脏引起肝细胞坏死形成肝细胞性黄疸。无论梗阻性或肝细胞性黄疸,亦无论肿瘤大小,一旦出现黄疸多属晚期。

4.转移灶的体征

肝外转移以肺、淋巴结、骨和脑为最常见。转移灶发展到一定大小时可出现相应的体征,而较小的转移瘤往往无体征。

五、影像学表现

由于电脑技术与超声波、X线、放射性核素、磁共振等的结合,大幅提高了肝癌早期诊断的水平。目前常用的影像学诊断方法有超声显像(US),CT、MRI、放射性核素显像(SPECT)和选择性血管造影(PAS)、选择腹腔动脉、肝动脉造影等。

(一)超声显像

US是肝癌定位诊断中最常用的分辨力高的定位诊断方法,单用二维B型超声对肝癌的确诊率为76%~82.2%。可检出2 cm以内的小肝癌。图像主要特征为肝区内实性回声光团,均质或不均质,或有分叶,与周围组织界限欠清楚,部分有“晕环”。可显示肿瘤位置、大小、并了解局部扩散程度(如有无门静脉、肝静脉、下腔静脉、胆管内癌栓、周围淋巴结有无转移等),近年术中B型超声的应用,提高了手术切除率,随着超声波技术的进展,彩色多普勒血流成像(DFI)可分析测量进出肿瘤的血液,以鉴别占位病灶的血供情况,推断肿瘤的性质。另外,以动脉CO_2微泡增强作用对比剂的超声血管造影有助于检出1 cm直径以下的多血管肝细胞癌,并有助于测得常规血管造影不易测出的少血管癌结节。

(二)电子计算机X线体层扫描

CT具有较高的分辨率,是一种安全、无创伤的检查方法,诊断符合率达90%。肝癌通常是低密度结节或与等密度、高密度结节混合的肿物。边界清楚或模糊,大肝癌常有中央液化,增强扫描早期病灶密度高于癌周肝,10~30秒后密度下降至低于癌周肝占位更为清晰,并持续数分钟。近年来一些新的CT检查技术如动床式动态团注增强CT、延迟后螺旋CT、电子束CT和多层CT的应用,极大地提高了扫描速度和图像后处理功能,能非常方便、快捷地完成肝脏的分期扫描,动态扫描及癌灶和血管的三维重建。近年来碘油-CT颇受重视,此乃CT与动脉造影结合的一种形式,包括肝动脉、肠系膜上动脉内插管直接注射造影剂,增强扫描,先经肝动脉注入碘油,约一周后做CT,常有助检出0.5 cm小肝癌,但也有假阳性者。

(三)MRI

可显示肿瘤包膜的存在,脂肪变性、肿瘤内出血、坏死、肿瘤纤维间隔形成,肿瘤周围水肿,子结节及门静脉和肝静脉受侵犯等现象。肝癌图像为T_1加权像,肿瘤表现为较周围肝组织低信号强度或等信号强度，T_2 加权像上均显示高信号强度。肝癌的肿瘤脂肪、肿瘤包膜及血管侵犯是最具特征性的征象，MRI 能很好显示 HCC 伴脂肪变者下弛豫时间短，在 T_1 加权图像产生等信号或高信号强度；而 HCC 伴纤维化者 T_1 弛豫时间长则产生低信号强度。MRI 证实 47％的肝癌病例有脂肪变性，此征象具有较高的特异性，而 T_2 加权图上 HCC 表现为不均匀的高信号强度，病灶边缘不清楚；肿瘤包膜在 T_1 加权图显示最佳，表现为肿瘤周围有一低信号强度环，0.5～3 mm 厚，而 MRI 不用注射造影剂即可显示门静脉和肝静脉分支，显示血管的受压推移，癌栓形成时 T_1 加权图为中等信号强度，T_2 加权图呈高信号强度。

（四）血管造影

肝血管造影不仅是诊断肝癌的重要手段，而且对估计手术可能性及选择合适的手术方式有较高的价值。尤其是应用电子计算机数字减影血管造影（DSA）行高选择性肝动脉造影，不仅能诊断肝癌，更为肝癌动脉灌注化疗，肝动脉栓塞提供了方便的途径。但近年由于非侵入性定位诊断方法的问世，肝动脉造影趋于少用。目前作为诊断，动脉造影的指征为：①临床疑有肝癌而其他显像阴性，如不伴有肝病活动证据的高浓度 AFP 者。②各种显像结果不同，占位病变性质不能肯定者。③需做 CTA 者。④需同时做肝动脉栓塞者。肝癌的肝动脉造影主要表现为：①早期动脉像出现肿瘤血管。②肝实质相时出现肿瘤染色。③较大肿瘤可见动脉移位，扭曲、拉直等。④如动脉受肿瘤侵犯可呈锯齿状、串珠状或僵硬状。⑤动静脉瘘。⑥“湖状”或“池状”造影剂充盈区。

（五）放射性核素显像

包括 γ 照相、单光子发射计算机断层显像（SPECT）、正电子发射计算机断层显像（PET）。采用特异性高、亲和力强的放射性药物^{99m}Tc-吡多醛五甲基色氨酸（^{99m}Tc-PMT），提高了肝癌、肝腺瘤检出率，适用于小肝癌定位及定性，AFP 阴性肝癌的定性诊断，鉴别原发性抑或继发性肝癌及肝脏外转移灶的诊断。图像表现为肝脏肿大失去正常形态，占位区为放射性稀疏或缺损区。近年来以放射性核素标记 AFP 单抗、抗人肝癌单抗、铁蛋白抗体等做放射性免疫显像，是肝癌阳性显像的另一途径。目前检出低限为 2 cm。

六、实验室检查

肝癌的实验室检查主要包括：肝癌标记物；肝功能检测；肝炎病毒（尤其是乙型与丙型）有关指标，免疫指标，其他细胞因子等。

细胞在癌变过程中常产生或分泌释放出某种物质，存在肿瘤细胞内或宿主体液中，以抗原、酶、激素、代谢产物等方式存在，具有生化或免疫特性可识别或诊断肿瘤者称为肿瘤标记物。理想的肿瘤标记物应具有高特异性，可用于人群普查，有鉴别诊断的价值，能区分良恶性病变；监视肿瘤发展、复发、转移，能确定肿瘤预后和治疗方案。

1.甲胎蛋白（AFP）

自 20 世纪 60 年代末用于临床以来，AFP 已成为肝癌最好的标记物，目前已广泛用于肝细胞癌的早期普查、诊断、判断治疗效果、预防复发。全国肝癌防治研究会议确定 AFP 诊断肝癌标准为：

（1）AFP＞400 μg/L，持续 4 周，并排除妊娠、活动性肝病及生殖胚胎源性肿瘤。

（2）AFP 在 200～400 μg/L，持续 8 周。

（3）AFP 由低浓度逐渐升高。

有 10％～30％的肝细胞癌患者血清 AFP 呈阴性，其原因可能是：肝细胞癌有不同细胞株，有的能合成 AFP，另一些仅能合成白蛋白，后者比例大，AFP 不升高；癌体直径≤3 cm 的小肝癌患者中，AFP 可正常或轻度升高（20～200 μg/L）；肿瘤不是肝细胞癌，而是纤维板层癌或胆管细胞癌。

肝癌常发生在慢性肝病基础上，慢性肝炎，肝炎后肝硬化有 19.9％～44.6％AFP 呈低浓度（50～200 μg/L）升高，因此肝癌的鉴别对象主要是良性活动性肝病。良性肝病活动常先有 ALT 升高，AFP 相随或同步升高，随着病情好转 ALT 下降，AFP 亦下降。对于一些 AFP 呈反复波动，持续低浓度者应密切随访。

原发性肝癌、继发性肝癌、胚胎细胞癌和良性活动性肝病均可合成 AFP，但糖链结构不同。肝细胞癌患者血清中的岩藻糖苷酶活性明显增高，使 AFP 糖链经历岩藻糖基化过程，在与植物凝集素扁豆凝集素（LCA）、刀豆凝集素（ConA）反应呈现不同亲和性，从而分出不同异质群。扁豆凝集素更能够反应肝组织处于再生癌变时 AFP 分子糖基化的差异。应用亲和层析电泳技术将患者血清 AFP 分成 LCA 或（ConA）结合型（AFP-R-L）和非结合型（AFP-N-L），其意义：①鉴别良恶性肝病，癌患者 AFP 结合型明显高于良性肝病。以 LCA 非结合型 AFP＜75％为界诊断肝癌，诊断率为 87.2％，假阳性率仅 2.5％。②早期诊断价值，Ⅰ期肝癌及直径 5 cm以下的小肝癌阳性率为 74.1％和 71.4％，故 AFP 异质体对肝癌诊断不受 AFP 浓度、深度、肿瘤大小和病期早晚的影响。

AFP 单克隆抗体：AFP 异种血清均难以区别不同来源 AFP，影响低浓度肝癌的诊断。

AFP 单克隆抗体能识别不同糖链结构的 AFP，可选用针对 LCA 结合型 AFP 的单克隆抗体建立特异性强、高敏感度的方法，有助于鉴别肝癌和其他肝病，同时有助于早期肝癌的诊断和肝癌高危人群的鉴别。有学者报道抗人小扁豆凝集素甲胎蛋白异质体单抗（AFP-R-LCA-McAb）的双位点夹心酶联免疫血清学检测，肝癌阳性率为 81.7％，良性肝病等假阳性仅占 2.1％。

2.γ-谷氨酰转肽酶同工酶Ⅱ（GGT-Ⅱ）

应用聚丙烯酰胺凝胶（PAG）梯度电泳，可将 GGT 分成 9～13 条区带，其中Ⅱ、Ⅲ为肝癌特异条带，阳性率为 27％～63％，经改良用 PAG 梯度垂直平板电泳可提高阳性率至 90％，特异性达 97.1％，非癌肝病和肝外疾病阳性小于 5％，GGT-Ⅱ与 AFP 浓度无关，在 AFP 低浓度和假阴性肝癌中阳性率也较高，是除 AFP 以外最好的肝癌标志。

3.γ 羧基凝血酶原（DCP）

肝癌患者凝血酶原羧化异常，而产生异常凝血酶原即 DCP。原发性肝癌细胞自身具有合成和释放 DCP 的功能，肝癌时血清 DCP 往往超过 300 μg/L，阳性率为 67％，良性肝病也可存在，但一般低于 300 μg/L，正常人血清 DCP 一般不能测出。AFP 阳性肝癌病例 DCP 也会升高，两者同时测定具有互补价值。

4.α-L-岩藻糖苷酶(AFU)

AFU属溶酶体酸性水解酶类,主要功能是参与含岩藻糖基的糖蛋白、糖脂等生物活性大分子的分解代谢。肝细胞癌时血清AFU升高的阳性率为75%,特异性为91%,在AFP阴性肝癌和“小肝癌”病例,AFU阳性率分别为76.%和70.8%,显示其与AFP无相关性,且有早期诊断价值。

5.碱性磷酸酶(ALP)及其同工酶Ⅰ

在无黄疸和无骨病患者,血清ALP超过正常上界的2.5倍,应疑为肝内占位性病变,尤其是肝癌存在,但早期小的肝癌病例,ALP升高不明显。应用PAG电泳分离出的ALP同工酶Ⅰ(ALP-Ⅰ)对肝细胞癌具有高度特异性,但阳性率仅25%,且不具有早期诊断意义。但与其他标记物具有互补诊断价值。

6.醛缩酶(ALD)同工酶

ALD有A、B、C三种同工酶,ALD-A主要见于原发性和继发性肝癌及急性重型肝炎。该同工酶对底物1,6-二磷酸果糖(FDP)和1-磷酸果糖(FIP)的分解能力不同,因而FDP/FIP活力比对肝癌诊断有一定价值,原发性肝癌阳性率为71.5%。

7.5′-核苷酸磷酸二酯酶(5′NPD)

同工酶V(5′NPDV)常见于肝癌患者,将V带迁移系数(Rf)≥0.58作为阳性标准,在AFP阳性肝癌为84.6%~85.7%,在AFP阴性肝癌为56.4%~91.0%,与AFP联用互补诊断率达94.0%~95.4%,术后此酶转阴,但在转移性肝癌阳性率为72%~88%,肝炎肝硬化阳性率为10%,提示肝癌特异性差,而对良恶性肝病有一定鉴别意义。

8.α_1抗胰蛋白酶(AAT)

人肝癌细胞具有合成、分泌AAT的功能,AAT是一种急性时相反应物,当肿瘤合并细胞坏死和炎症时AAT可升高,对肝癌诊断特异性为93.6%,敏感性为74.7%,AFP阴性肝癌的阳性率为22.7%。而在良性肝病则为3%~12.9%。

9.M_2型丙酮酸同工酶(M_2-PrK)

Prk有R、L、M_1、M_2(K)型4种同工酶,脂肪肝及肝癌组织中主要是M_2(K)型可视为一种癌胚蛋白,肝癌患者的M_2-PrK阳性率达93%,良性肝病则在正常范围内,ELISA夹心法正常值为(575.8±259.5) ng/L。

10.铁蛋白和同功铁蛋白

肝脏含有很丰富的铁蛋白,同时肝脏又是清除循环中铁蛋白的主要场所。当肝脏受损时铁蛋白由肝组织逸出而且受损的肝组织清除循环中铁蛋白能力降低致使血清铁蛋白升高。肝癌患者较良性肝病患者铁蛋白增高更明显,诊断特异性为50.5%。同功铁蛋白在肝癌时由于肝癌细胞合成增多,释放速度加快,故对肝癌诊断意义较大。正常人为16~210 μg/L,300 μg/L为诊断界值,肝癌诊断率为72.1%,假阳性率为10.3%,AFP阴性或低AFP浓度肝癌阳性率为66.6%,直径<5 cm的小肝癌阳性率为62.5%。

为提高肝细胞性肝癌诊断率,上述标记物可做以下选择。

(1)临床拟诊或疑似肝癌者,除AFP外,比较成熟的可与AFP互补的有GGT-Ⅱ、DCP、AFU、M_2 PrK、同功铁蛋白等需临床进一步验证。

(2)AFP 低浓度持续阳性,疑为 AFP 假阳性者,可加做 AFP 分子异质体。

(3)AFP 阴性可选择联合酶谱检查,如 GGT-Ⅱ+AAT 或加 ALP-1、AFU+GGT-Ⅱ+AAT 等。

七、诊断

(一)病理诊断

(1)肝组织学检查证实的原发性肝癌者。

(2)肝外组织的组织学检查证实为肝细胞癌。

(二)临床诊断

(1)如无其他肝癌证据,AFP 对流法阳性或放射免疫法≥400 μg/L,持续 4 周以上,并能排除妊娠、活动性肝病、生殖胚胎源性肿瘤及转移性肝癌者。

(2)影像学检查有明确肝内实质性占位病变,能排除肝血管瘤和转移性肝癌,并具有下列条件之一者。①AFP≥200 μg/L。②典型的原发性肝癌影像学表现。③无黄疸而 ALP 或 GGT 明显增高。④远处有明确的转移性病灶或有血性腹水,或在腹水中找到癌细胞。⑤明确的乙型肝炎标记阳性的肝硬化。

八、鉴别诊断

(一)甲胎蛋白阳性肝癌的鉴别诊断

由于 AFP 存在胚胎期末胚肝、卵黄囊,少量来自胚胎胃肠道,因此有时出现 AFP 假阳性。

分娩后 AFP 仍持续上升者应警惕同时存在肝癌。生殖腺胚胎性肿瘤,通过仔细的生殖器与妇科检查鉴别。胃癌、胰腺癌,尤其伴肝转移者常不易鉴别,其 AFP 异常升高的发生率为 1%。但 AFP 浓度多较低,常无肝病背景。B 型超声可鉴别胰腺癌,继发性肝癌呈"牛眼征",胃肠钡餐、胃镜有助鉴别胃癌。而且胃癌、胰腺癌转移致肝多见,而肝癌转移胃、胰极少见。肝炎、肝硬化伴 AFP 升高是 AFP 阳性肝癌的最主要鉴别对象,尤其是不伴明显肝功能异常的低中浓度 AFP 升高者。以下几点有助鉴别:①有明确的肝功能障碍而无明确肝内占位者。②AFP与 ALT 绝对值、动态变化呈相随关系。③AFP 单抗、AFP 异质体、异常凝血酶原等测定,B 型超声检查。

(二)AFP 阴性肝癌的鉴别诊断

AFP 阴性而肝内有占位性病变者,常见的鉴别对象为:

1.肝血管瘤

与肝癌鉴别的最常见疾病,以下几点有助鉴别:①多见于女性、病程长,发展慢,一般情况好。②无肝病背景。③肝炎病毒标记常阴性。④超声显示边清而无声晕,彩色多普勒常见血管进入占位区。⑤增强 CT 示填充,并常由周边开始。⑥肿块虽大但常不伴肝功能异常。

2.继发性肝癌

常有原发癌史,多为结直肠癌、胰腺癌、胃癌,无肝病背景;肝炎病毒标记常阴性;癌胚抗原增高,显像示散在多发病灶,超声示"牛眼征",动脉造影示血管较少,^{99m}Tc-PMT 阴性。

3.肝脓肿

以尚未液化或已部分机化的肝脓肿鉴别，以下几点有助鉴别：①有痢疾或化脓性病史。②无肝炎、肝硬化背景。③肝炎病毒标记多阴性。④有或曾有炎症表现，如发热伴畏寒。⑤影像学检查在未液化或脓稠者颇难鉴别，但边缘多模糊且无声晕等包膜现象；已液化者需与肝癌伴中央坏死相鉴别，增强或造影示无血管。

4.肝囊肿、肝包虫

病程长，无肝病史，包虫病患者常有疫区居住史；一般情况较好；肿块虽大而肝功能障碍不明显；超声波显像示液性占位，囊壁薄，常伴多囊肾；包虫皮试可助包虫诊断。

5.肝腺瘤

较少见，女性多于男性，常有口服避孕药多年历史，常无肝病史，^{99m}Tc-PMT 扫描呈强阳性，此点鉴别价值高，因腺瘤分化程度较肝癌好，故摄取 PMT 却无排出通道而潴留呈强阳性。

九、分期

肝癌的分期对于预后评估、合理治疗方案的选择至关重要。国外有多种分期方案，如：BCLC、TNM、JSH、APASL 等。结合中国的具体国情及实践积累，依据患者一般情况、肝肿瘤情况及肝功能情况，建立中国肝癌的分期方案（CNLC），包括：CNLC Ⅰa 期、Ⅰb 期、Ⅱa 期、Ⅱb 期、Ⅲa 期、Ⅲb 期、Ⅳ期，具体分期方案及治疗路线描述见图 5-1。

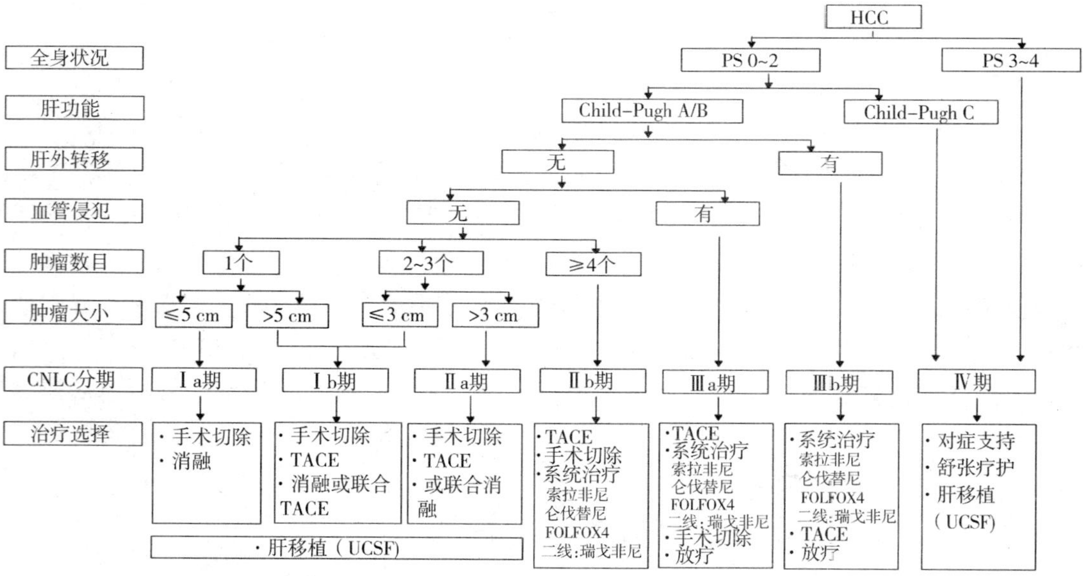

图 5-1　原发性肝癌（HCC）分期及治疗策略

CNLC Ⅰa 期：体力活动状态（PS）评分 0～2 分，肝功能 Child-Pugh A/B 级，单个肿瘤，直径≤5 cm，无血管侵犯和肝外转移。

CNLC Ⅰb 期：PS 0～2 分，肝功能 Child-Pugh A/B 级，单个肿瘤，直径>5 cm，或 2～3 个肿瘤、最大直径≤3 cm，无血管侵犯和肝外转移。

CNLC Ⅱa 期：PS 0～2 分，肝功能 Child-Pugh A/B 级，2～3 个肿瘤，最大直径>3 cm，无

血管侵犯和肝外转移。

CNLC Ⅱb期：PS 0～2分，肝功能Child-Pugh A/B级，肿瘤数目≥4个，肿瘤直径不论，无血管侵犯和肝外转移。

CNLC Ⅲa期：PS 0～2分，肝功能Child-Pugh A/B级，肿瘤情况不论，有血管侵犯而无肝外转移。

CNLC Ⅲb期：PS 0～2分，肝功能Child-Pugh A/B级，肿瘤情况不论，血管侵犯不论，有肝外转移。

CNLC Ⅳ期：PS 3～4，或肝功能Child-Pugh C级，肿瘤情况不论，血管侵犯不论，肝外转移不论。

十、治疗

主要目的是根治，延长生存期，减轻痛苦，原则为早期诊断、早期治疗、综合治疗及积极治疗。手术切除仍为肝癌最主要、最有效的方法，目前的肝癌治疗模式为以外科为主的多种方法的综合与序贯治疗。

肝癌治疗领域的特点是多种治疗方法、多个学科共存，而以治疗手段的分科诊疗体制与实现有序规范的肝癌治疗之间存在一定矛盾。因此，肝癌诊疗须加强重视多学科诊疗团队(MDT)的模式，特别是对疑难复杂病例的诊治，从而避免单科治疗的局限性，促进学科交流。肝癌治疗方法包括肝切除术、肝移植术、局部消融治疗、经动脉化疗栓塞术(TACE)、放射治疗、全身治疗等多种手段，合理治疗方法的选择需要有高级别循证医学证据的支持，但也需要同时考虑地区经济水平的差异。

(一)外科治疗

肝癌的外科治疗是肝癌患者获得长期生存最重要的手段，主要包括肝切除术和肝移植术。

1.肝切除术

肝部分切除是目前治疗肝癌的最佳手段。随着影像诊断技术、肝外科技术、围术期处理技术的进步和术前综合治疗的应用，肝部分切除单就解剖部位来说已经没有禁区，肝切除术后病死率由原来的10%～20%下降至5%以下，有选择的病例进行根治性肝部分切除的5年生存率达26%～50%。小肝癌术后的5年生存率为60%～70%。

(1)肝切除术的基本原则：①彻底性：完整切除肿瘤，切缘无残留肿瘤。②安全性：保留足够体积且有功能的肝组织(具有良好血供以及良好的血液和胆汁回流)以保证术后肝功能代偿，减少手术并发症、降低手术死亡率。

(2)术前患者的全身情况及肝脏储备功能评估：在术前应对患者的全身情况及肝脏储备功能进行全面评价，常采用美国东部肿瘤协作组提出的功能状态评分(ECOGPS)评估患者的全身情况；采用肝功能Child-Pugh评分、吲哚菁绿(ICG)清除实验或瞬时弹性成像测定肝脏硬度评价肝脏储备功能情况。包括中国学者的许多研究结果提示：经过选择的门静脉高压症患者，仍可接受肝切除手术，其术后长期生存优于接受其他治疗。因此，更为精确地评价门静脉高压的程度，有助于筛选适合手术切除的患者。如预期保留肝脏组织体积较小，则采用CT和(或)

MRI测定剩余肝脏体积，并计算剩余肝脏体积占标准化肝脏体积的百分比。通常认为肝功能Child-Pugh A级、ICG-R15＜10%的患者实施手术切除安全性较高；剩余肝脏体积须占标准肝脏体积的40%以上（肝硬化患者），或30%以上（无肝硬化患者）也是实施手术切除的必要条件。

（3）肝癌切除的适应证：肝脏储备功能良好的CNLC Ⅰa期、Ⅰb期和Ⅱa期肝癌是手术切除的首选适应证。尽管以往研究结果显示对于直径≤3 cm肝癌，切除和局部消融疗效无差异，但最新研究显示，手术切除后局部复发率显著低于射频消融，两种治疗后长期生存无差异的原因可能在于复发后患者接受了更多的挽救性治疗。大量观察数据结果显示，手术切除的远期疗效更好。

对于CNLC Ⅱb期肝癌患者，在多数情况下手术切除疗效并不优于TACE等非手术治疗。但如果肿瘤局限在同一段或同侧半肝者，或可同时行术中射频消融处理切除范围外的病灶，即使肿瘤数目＞3个，手术切除有可能获得比其他治疗方式更好的效果，因此也推荐手术切除，但需更为谨慎的术前评估。

对于CNLC Ⅲa期肝癌，如有以下情况也可考虑手术切除：①合并门静脉主干或分支癌栓者，若肿瘤局限于半肝，门静脉分支癌栓（分型Ⅰ/Ⅱ型）是手术适应证，可考虑手术切除肿瘤并经门静脉取栓，术后再实施TACE、门静脉化疗或其他系统治疗；门静脉主干癌栓（Ⅲ型）者手术切除尚有争议。一项随机对照研究发现，对于可切除的有门静脉癌栓的患者，术前接受三维适形放疗，可改善术后生存。②合并胆管癌栓且伴有梗阻性黄疸，肝内病灶亦可切除者。③伴有肝门部淋巴结转移者，切除肿瘤的同时行淋巴结清扫或术后外放射治疗。④周围脏器受侵犯，可一并切除者。

此外，对于术中探查发现不适宜手术切除的肝癌，可考虑行术中肝动脉、门静脉插管化疗或术中其他的局部治疗措施等。

（4）肝癌根治性切除标准：术中判断标准：①肝静脉、门静脉、胆管以及下腔静脉未见肉眼癌栓。②无邻近脏器侵犯，无肝门淋巴结或远处转移。③肝脏切缘距肿瘤边界＞1 cm；如切缘≤1 cm，但切除肝断面组织学检查无肿瘤细胞残留，即切缘阴性。

术后判断标准：①术后1～2个月行超声、CT、MRI（必须有其中两项）检查未发现肿瘤病灶。②如术前血清AFP升高，则要求术后2个月血清AFP定量测定，其水平降至正常范围内（极个别患者血清AFP降至正常的时间会超过2个月）。血清AFP下降速度可早期预测手术切除的彻底性。

（5）肝切除手术技巧：常用的肝手术切除技术主要是包括入肝和出肝血流控制技术、肝脏离断技术以及止血技术。术前三维可视化技术有助于在获得肿瘤学根治性的前提下，设计更为精准的切除范围和路径以保护剩余肝脏的重要管道。腹腔镜肝切除术具有创伤小和术后恢复快等优点，回顾性研究发现腹腔镜肝切除的长期疗效与开腹手术相似，但仍有待前瞻性的多中心随机对照研究证实。已有证据显示腹腔镜肝切除术后患者预后优于射频消融，特别是肿瘤位于周边部位；在有经验的中心，腹腔镜肝切除出血更少；ICG荧光、3D腹腔镜、机器人辅助将成为腹腔镜肝切除的重要工具，并将有助于提高肝癌患者手术切除效果。

解剖性切除与非解剖性切除均为常用的手术技术。有研究发现宽切缘（切缘距离肿瘤边界较大)的肝切除效果优于窄切缘的肝切除,特别是对于术前可预判存在微血管癌栓的患者。对于巨大肝癌,可采用不游离肝周韧带的前径路肝切除法。对于多发性肝癌,可采用手术切除结合术中局部消融(如射频消融等)方式治疗。对于门静脉癌栓患者,行门静脉取栓术时应暂时阻断健侧门静脉血流,防止癌栓播散。对于肝静脉癌栓或腔静脉癌栓者,可行全肝血流阻断,尽可能整块去除癌栓。合并右心房癌栓者,可经胸切开右心房取出癌栓,同时切除肝肿瘤。合并腔静脉或右心房癌栓时手术风险较大,应慎重选择。对于肝癌伴胆管癌栓者,在去除癌栓的同时,若肿瘤已侵犯部分胆管壁,则应同时切除受累胆管并重建胆道,以降低局部复发率。

因切除范围较大而导致剩余肝脏体积过小引起剩余肝脏功能不全,是影响根治性切除的主要原因。为了提高肝癌的可切除性,可采用如下方法:①术前 TACE 可使部分不能Ⅰ期手术切除患者的肿瘤缩小后再切除。②经门静脉栓塞(PVE)主瘤所在半肝,使剩余肝脏代偿性增生后再切除肿瘤。临床报道其并发症不多,但需 4～6 周时间等待对侧肝脏体积增生,为减少等待期间肿瘤进展的风险,可考虑与 TACE 联合。③联合肝脏分隔和门静脉结扎的二步肝切除术(ALPPS),适合于预期剩余肝脏体积占标准肝脏体积小于 30%～40%的患者。术前评估非常重要,需要综合考虑肝硬化程度、患者年龄、短期承受两次手术的能力等;此外可借助腹腔镜技术或消融技术等降低二次手术的创伤。ALPPS 可在短期内提高肝癌的切除率,但同时也存在高并发症发生率及死亡率,初步的观察结果显示 ALPPS 治疗巨大或多发肝癌的效果优于 TACE。需注意短期内两次手术的创伤以及二期手术失败的可能性,建议谨慎、合理地选择手术对象。④对于开腹后探查发现肝硬化程度较重、肿瘤位置深在、多结节的肝癌,术中局部消融可降低手术风险。

(6)切除术后转移复发的防治:肝癌切除术后 5 年肿瘤复发转移率高达 40%～70%,这与术前可能已存在微小播散灶或多中心发生有关,故所有患者术后需要接受密切随访。一旦发现肿瘤复发,根据复发肿瘤的特征,可以选择再次手术切除、局部消融、TACE、放射治疗或全身治疗等,延长患者生存时间。对于具有高危复发风险的患者,两项随机对照研究证实术后 TACE 治疗具有减少复发、延长生存的效果。另一项随机对照研究结果显示肝切除术后接受槐耳颗粒治疗可减少复发并延长患者生存时间。对于 HBV 感染的肝癌患者,核苷类似物抗病毒治疗可减少复发、延长生存时间。此外,对于伴有门静脉癌栓患者术后经门静脉置管化疗联合 TACE,也可延长患者生存时间。大规模临床研究显示,索拉非尼治疗并未改善早期肝癌患者的术后生存,有小型临床研究提示,对于复发高危患者术后的索拉非尼治疗可减少肿瘤复发并延长生存时间。

2.肝移植术

肝移植可以彻底消除肝内微转移的隐患及具有恶变潜能的硬化肝,是唯一可能永久治愈肝癌的方法。肝移植治疗小肝癌疗效良好,对于处于肝硬化失代偿期,不能耐受肝切除的患者,首选肝移植在国内外已成为共识。

(1)肝癌肝移植适应证:合适的肝癌肝移植适应证是提高肝癌肝移植疗效、保证宝贵的供肝资源得到公平合理应用、平衡有(或)无肿瘤患者预后差异的关键。关于肝癌肝移植适应证,国际上主要采用米兰(Milan)标准、美国加州大学旧金山分校(UCSF)标准等。国内尚无统一标准,已有多家单位和学者陆续提出了不同的标准,包括杭州标准、上海复旦标准、华西标准和三亚共识等，这些标准对于无大血管侵犯、淋巴结转移及肝外转移的要求都是一致的，但对于肿瘤的大小和数目的要求不尽相同。上述国内标准在未明显降低术后总体生存率和无瘤生存率的前提下，均不同程度地扩大了肝癌肝移植的适用范围，使更多的肝癌患者因肝移植手术受益。但仍需多中心协作研究以支持和证明，从而获得高级别的循证医学证据。经中国肝癌专家组充分讨论，现阶段推荐采用 UCSF 标准，即单个肿瘤直径≤6.5 cm；肿瘤数目≤3 个，其中最大肿瘤直径≤4.5 cm，且肿瘤直径总和≤8.0 cm；无大血管侵犯。

(2)肝癌肝移植术后复发的预防和治疗：原发肿瘤的复发是肝癌肝移植术后面临的主要问题。其危险因素包括肿瘤分期、血管侵犯、血清 AFP 水平、免疫抑制剂累积用药剂量等。早期撤除或术后无激素方案、减少肝移植后早期钙调磷酸酶抑制剂的用量可降低肿瘤复发率。肝癌肝移植术后采用 mTOR 抑制剂的免疫抑制方案(如雷帕霉素、依维莫司)也可能减少肿瘤复发，提高生存率。

肝癌肝移植术后一旦肿瘤复发转移(75%发生在肝移植术后 2 年内)，病情进展迅速，复发转移后患者中位生存时间为 7～16 个月。在多学科诊疗的基础上，采取包括变更免疫抑制方案、再次手术切除、TACE、局部消融治疗、放射治疗、系统治疗等综合治疗手段，可延长患者生存。

(二)局部消融治疗

尽管外科手术是肝癌的首选治疗方法，但因肝癌患者大多合并有肝硬化，或者在确诊时大部分患者已达中晚期，能获得手术切除机会的患者仅为 20%～30%。近年来广泛应用的局部消融治疗，具有对肝功能影响少、创伤小、疗效确切的特点，使一些不适合手术切除的肝癌患者亦可获得根治机会。

局部消融治疗是借助医学影像技术的引导对肿瘤靶向定位，局部采用物理或化学的方法直接杀灭肿瘤组织的一类治疗手段。主要包括射频消融(RFA)、微波消融(MWA)、无水乙醇注射治疗(PEI)、冷冻治疗、高强度超声聚焦消融(HIFU)、激光消融、不可逆电穿孔(IRE)等。局部消融最常用超声引导，具有方便、实时、高效的特点。CT、MRI 及多模态图像融合系统可用于观察和引导常规超声无法探及的病灶。CT 及 MRI 引导技术还可应用于肺、肾上腺、骨等转移灶的消融等。

消融的路径有经皮、腹腔镜或开腹 3 种方式。大多数的小肝癌可经皮穿刺消融，具有经济、方便、微创的特点。位于肝包膜下的肝癌，特别是突出肝包膜外的肝癌，经皮穿刺消融风险较大、影像学引导困难的肝癌，或经皮消融高危部位的肝癌(贴近心脏、膈肌、胃肠道、胆囊等)且无法采用人工胸水或腹水等热隔离保护措施，可考虑经腹腔镜消融和开腹消融的方法。

局部消融治疗适用于 CNLC Ⅰa 期及部分Ⅰb 期肝癌(即单个肿瘤，直径≤5 cm；或 2～3 个肿瘤，最大直径≤3 cm)；无血管、胆管和邻近器官侵犯以及远处转移，肝功能分级 Child-Pugh A/B 级者，可获得根治性的治疗效果。对于不能手术切除的直径 3～7 cm 的单发肿瘤或多发肿瘤，可联合 TACE。下面介绍几种常见的消融手段。

1.RFA

RFA 是肝癌微创治疗常用消融方式，其优点是操作方便、住院时间短、疗效确切、消融范围可控性好，特别适用于高龄、合并其他疾病、严重肝硬化、肿瘤位于肝脏深部或中央型肝癌的患者。对于能够手术的早期肝癌患者，RFA 的无瘤生存率和总生存率类似或稍低于手术切除，但并发症发生率、住院时间低于手术切除。对于单个直径≤2 cm 肝癌，有证据显示 RFA 的疗效类似或高于手术切除，特别是位于中央型的肝癌。对于不能手术切除的早期肝癌患者，系统评价分析以及一些长期研究的结果表明，RFA 可获得根治性的疗效，应推荐其作为不适合手术的早期肝癌的一线治疗。RFA 治疗的精髓是对肿瘤整体灭活和足够的消融安全边界，并尽量减少正常肝组织损伤，其前提是对肿瘤浸润的准确评估和卫星灶的识别。因此，十分强调治疗前精确的影像学检查。超声造影技术有助于确认肿瘤的实际大小和形态、界定肿瘤浸润范围、检出微小肝癌和卫星灶，为制订消融方案灭活肿瘤提供了可靠的参考依据。

2.MWA

MWA 是常用的热消融方法，在局部疗效、并发症发生率以及远期生存方面与 RFA 相比都无显著差异。其特点是消融效率高、所需消融时间短、能降低 RFA 所存在的“热沉效应”，对于血供丰富的较大肿瘤以及临近血管肿瘤显示出优势，治疗时间短且不受体内金属物质影响，为高龄难以耐受长时间麻醉以及支架、起搏器植入术后患者提供了机会，近年来临床应用逐渐增多。建立温度监控系统可以调控有效热场范围，使 MWA 过程更加安全。随机对照研究显示，RFA 与 MWA 两者之间无论是在局部疗效和并发症方面，还是生存率等方面差异均无统计学意义。MWA 和 RFA 这两种消融方式的选择，可根据肿瘤的大小、位置，选择更适宜的消融方式。

3.PEI

PEI 适用于直径≤3 cm 肝癌的治疗，局部复发率高于 RFA，但 PEI 对直径≤2 cm 的肝癌消融效果确切，远期疗效类似于 RFA。PEI 的优点是安全，特别适用于癌灶贴近肝门、胆囊及胃肠道组织等高危部位，但需要多次、多点穿刺以实现药物在瘤内弥散作用。肝癌消融治疗后的评估和随访：局部疗效评估的推荐方案是在消融后 1 个月左右，复查动态增强 CT 或 MRI，或超声造影，以评价消融效果。对于治疗前血清 AFP 升高的患者，检测血清 AFP 动态变化。消融效果可分为：①完全消融：经动态增强 CT 或 MRI 扫描，或超声造影随访，肿瘤消融病灶动脉期未见强化，提示肿瘤完全坏死。②不完全消融：经动态增强 CT 或 MRI 扫描，或超声造影随访，肿瘤消融病灶内动脉期局部有强化，提示有肿瘤残留。对治疗后有肿瘤残留者，可以进行再次消融治疗；若 2 次消融后仍有肿瘤残留，应放弃消融疗法，改用其他疗法。完全消融后应定期随访复查，通常情况下每隔 2～3 个月复查血清学肿瘤标记物、超声检查、MRI 或 CT，以便及时发现可能的局部复发病灶和肝内新发病灶，利用消融微创、安全和简便易于反复施行的优点，有效地控制肿瘤进展。

（三）介入治疗

主要包括 TACE 和肝动脉置管持续化疗灌注（HAIC）等。TACE 目前被公认为是肝癌非手术治疗的最常用方法之一。对于部分肝癌患者经 TACE 等治疗后效果不好的情况下，可以酌情使用 HAIC 治疗。本节重点介绍 TACE 治疗。

1.TACE 的适应证

①CNLC Ⅱb、Ⅲa 和部分Ⅲb 期肝癌患者，肝功能 Child-Pugh A 级或 B 级，PS 评分 0～2 分。②可以手术切除，但由于其他原因（如高龄、严重肝硬化等）不能或不愿接受手术治疗的

CNLC Ⅰb、Ⅱa 期肝癌患者。③门静脉主干未完全阻塞，或虽完全阻塞但门静脉代偿性侧支血管丰富或通过门静脉支架植入可以复通门静脉血流的肝癌患者。④肝动脉-门脉静分流造成门静脉高压出血的肝癌患者。⑤肝癌切除术后，DSA 可以早期发现残癌或复发灶，给予 TACE 治疗。

2.TACE 的禁忌证

①肝功能严重障碍(肝功能 Child-Pugh C 级)，包括黄疸、肝性脑病、难治性腹腔积液或肝肾综合征等。②无法纠正的凝血功能障碍。③门静脉主干完全被癌栓栓塞，且侧支血管形成少。④合并活动性肝炎或严重感染且不能同时治疗者。⑤肿瘤远处广泛转移，估计生存时间<3 个月者。⑥恶病质或多器官衰竭者。⑦肿瘤占全肝体积的比例≥70%(如果肝功能基本正常，可考虑采用少量碘油乳剂和颗粒性栓塞剂分次栓塞)。⑧外周血白细胞和血小板显著减少，白细胞<3.0×10^9/L，血小板<50×10^9/L(非绝对禁忌，如脾功能亢进者，排除化疗性骨髓抑制)。⑨肾功能障碍：血肌酐>2 mg/dL 或者血肌酐清除率<30 mL/min。

3.TACE 操作要点和分类

第一步行肝动脉造影，通常采用 Seldinger 方法，经皮穿刺股动脉途径插管(或对有条件的患者采用经皮穿刺桡动脉途径插管)，将导管置于腹腔干或肝总动脉行 DSA 造影，造影图像采集应包括动脉期、实质期及静脉期；应做肠系膜上动脉等造影，注意寻找侧支供血。仔细分析造影表现，明确肿瘤部位、大小、数目以及供血动脉。第二步行肝动脉插管化疗、栓塞。根据操作的不同，通常分为：①肝动脉灌注化疗(TAI)：经肿瘤供血动脉灌注化疗，常用化疗药物有蒽环类、铂类等。②肝动脉栓塞(TAE)：单纯用栓塞剂堵塞肝肿瘤的供血动脉。③TACE：把化疗药物与栓塞剂混合在一起，经肿瘤的供血动脉支注入。TACE 治疗最常用的栓塞剂是碘油乳剂(内含化疗药物)、标准化明胶海绵颗粒、空白微球、聚乙烯醇颗粒和药物洗脱微球。先灌注一部分化疗药物，一般灌注时间不应<20 分钟。然后将另一部分化疗药物与碘油混合成乳剂进行栓塞。碘油用量一般为 5～20 mL，不超过 30 mL。在透视监视下依据肿瘤区碘油沉积是否浓密、瘤周是否已出现门静脉小分支影为界限。在碘油乳剂栓塞后加用颗粒性栓塞剂。提倡使用超液化乙碘油与化疗药物充分混合成乳剂，尽量避免栓塞剂反流栓塞正常肝组织或进入非靶器官。栓塞时应尽量栓塞肿瘤的所有供养血管，以尽量使肿瘤去血管化。

4.TACE 术后常见不良反应和并发症

TACE 治疗的最常见不良反应是栓塞后综合征，主要表现为发热、疼痛、恶心和呕吐等。发热、疼痛的发生原因是肝动脉被栓塞后引起局部组织缺血、坏死，而恶心、呕吐主要与化疗药物有关。此外，还有穿刺部位出血、白细胞下降、一过性肝功能异常、肾功能损害以及排尿困难等其他常见不良反应。介入治疗术后的不良反应会持续 5～7 天，经对症治疗后大多数患者可以完全恢复。并发症：急性肝、肾功能损害；消化道出血；胆囊炎和胆囊穿孔；肝脓肿和胆汁瘤形成；栓塞剂异位栓塞(包括碘化油肺和脑栓塞、消化道穿孔、脊髓损伤、膈肌损伤等)。

5.影响 TACE 远期疗效的主要因素

①肝硬化程度、肝功能状态。②血清 AFP 水平。③肿瘤的容积和负荷量。④肿瘤包膜是否完整。⑤门静脉有无癌栓。⑥肿瘤血供情况。⑦肿瘤的病理学分型。⑧患者的体能状态。⑨有慢性乙型病毒性肝炎背景患者的血清 HBV-DNA 水平。

6.TACE术后评估及间隔期间治疗

一般建议第1次TACE治疗后4～6周时复查CT和(或)MRI、肿瘤相关标志物、肝肾功能和血常规检查等；若影像学检查显示肝脏肿瘤灶内的碘油沉积浓密、瘤组织坏死且无增大和无新病灶，暂时可以不做TACE治疗。至于后续TACE治疗的频次应依随访结果而定，主要包括患者对上一次治疗的反应、肝功能和体能状况的变化。随访时间可间隔1～3个月或更长时间，依据CT和(或)MRI动态增强扫描评价肝脏肿瘤的存活情况，以决定是否需要再次进行TACE治疗。但是，对于大肝癌/巨块型肝癌常需要2～4次的TACE治疗。目前主张综合TACE治疗，即TACE联合其他治疗方法，目的是控制肿瘤，提高患者生活质量和让患者带瘤长期生存。

（四）放射治疗

放射治疗(简称放疗)分为外放疗和内放疗。外放疗是利用放疗设备产生的射线(光子或粒子)从体外对肿瘤照射。内放疗是利用放射性核素，经机体管道或通过针道植入肿瘤内。

1.外放射治疗

(1)外放射治疗适应证。①CNLC Ⅰa、部分Ⅰb期肝癌患者，如无手术切除或局部消融治疗适应证或不愿接受有创治疗，也可考虑采用肝癌立体定向放疗(SBRT)作为替代治疗手段。据报道其生存时间与手术切除或局部消融治疗类似。②CNLC Ⅱa、Ⅱb、Ⅲa期肝癌患者，有证据表明TACE联合外放疗，可改善局部控制率、延长生存时间，较单用TACE、索拉非尼或TACE联合索拉非尼治疗的疗效好，可适当采用。③CNLC Ⅲb期肝癌患者部分寡转移灶者，可行SBRT，延长生存时间；外放疗也可减轻淋巴结、肺、骨、脑或肾上腺转移所致疼痛、梗阻或出血等症状。④一部分无法手术切除的肝癌患者肿瘤放疗后缩小或降期，可转化为手术切除；外放疗也可用于等待肝癌肝移植术前的桥接治疗；肝癌手术切缘距肿瘤≤1 cm的窄切缘术后可以辅助放疗，减少病灶局部复发或远处转移，延长患者无疾病进展期。

(2)外放射治疗禁忌证：肝癌患者如肝内病灶弥散分布，或CNLC Ⅳ期者，不建议行外放射治疗。

(3)外放射治疗实施原则与要点：肝癌外放疗实施原则为综合考虑肿瘤照射剂量、周围正常组织耐受剂量，以及所采用的放疗技术。

肝癌外放疗实施要点为：①放疗计划制订时，肝内病灶在增强CT中定义，必要时参考MRI等多种影像资料，可利用正常肝组织的再生能力，放疗时保留部分正常肝不受照射，可能使部分正常肝组织获得增生。②肝癌照射剂量，与患者生存时间及局部控制率密切相关，基本取决于周边正常组织的耐受剂量。肝癌照射剂量：立体定向放疗一般推荐30～60 Gy/3～6次；常规分割放疗为50～75 Gy；新辅助放疗门静脉癌栓的剂量可为3 Gy×6次。③正常组织耐受剂量需考虑：放疗分割方式、肝功能Child-Pugh分级、正常肝(肝脏-肿瘤)体积、胃肠道瘀血和凝血功能状况等。④肝癌放疗技术：建议采用三维适形或调强放疗、图像引导放疗(IGRT)或SBRT等技术。IGRT优于非IGRT技术，螺旋断层放疗适合多发病灶的肝癌患者。呼吸运动是导致肝脏肿瘤在放疗过程中运动和形变的主要原因，目前可采取多种技术以减少呼吸运动带来的影响，如门控技术、实时追踪技术、呼吸控制技术、腹部加压结合4D-CT确定内靶区技术等。

(4)外放射治疗主要并发症:放射性肝病(RILDs)是肝脏外放疗的剂量限制性并发症,分典型性和非典型性两种:①典型 RILD:碱性磷酸酶(AKP)升高>2 倍正常值上限、无黄疸性腹腔积液、肝肿大。②非典型 RILD:AKP>2 倍正常值上限、丙氨酸转氨酶>正常值上限或治疗前水平 5 倍、肝功能 Child-Pugh 评分下降≥2 分,但是无肝肿大和腹腔积液。诊断 RILD 必须排除肝肿瘤进展、病毒性或药物性所致临床症状和肝功能损害。

2.内放射治疗

放射性粒子植入是局部治疗肝癌的一种方法,包括^{90}Y 微球疗法、^{131}I 单克隆抗体、放射性碘化油、^{125}I 粒子植入等。粒子植入技术包括组织间植入、门静脉植入、下腔静脉植入和胆道内植入,分别治疗肝内病灶、门静脉癌栓、下腔静脉癌栓和胆管内癌或癌栓。氯化锶(^{89}Sr)发射出 β 射线,可用于靶向治疗肝癌骨转移病灶。

(五)系统治疗

对于晚期肝癌患者,有效的系统治疗可以减轻肿瘤负荷,改善肿瘤相关症状,提高生活质量,延长生存时间。目前系统治疗效果仍不尽如人意,患者可以参加合适的临床研究。

姑息一线、二线系统治疗的适应证主要为:①合并有血管侵犯或肝外转移的 CNLC Ⅲa、Ⅲb 期肝癌患者。②虽为局部病变,但不适合手术切除或 TACE 的 CNLC Ⅱb 期肝癌患者。③合并门静脉主干或下腔静脉瘤栓者。④多次 TACE 后肝血管阻塞和(或)TACE 治疗后进展的患者。相对禁忌证主要为:①ECOGPS 评分>2 分,肝功能 Child-Pugh 评分>7 分。②中重度骨髓功能障碍。③肝、肾功能明显异常,如氨基转移酶(AST 或 ALT)>5 倍正常值上限和(或)胆红素显著升高>2 倍正常值上限、血清白蛋白<28 g/L 或肌酐清除率(CCr)<50 mL/min。④具有感染、发热、活动性出血或肝性脑病。对于不能耐受或者不愿接受一线和二线系统治疗的肝癌患者,可建议中医中药及最佳支持治疗。

1.一线治疗

(1)索拉非尼(Sorafenib):多项临床研究表明,索拉非尼对于不同国家和地区、不同肝病背景的晚期肝癌患者都具有一定的生存获益。常规推荐用法为 400 mg,口服,每日 2 次;可用于肝功能 Child-Pugh A 级或 B 级的患者。而相对于肝功能 Child-Pugh B 级,Child-Pugh A 级的患者生存获益更明显。需注意对 HBV 和肝功能的影响,提倡全程管理基础肝病。最常见的不良反应为腹泻、体质量下降、手足综合征、皮疹、心肌缺血以及高血压等,一般发生在治疗开始后的 2~6 周。

(2)仑伐替尼(Lenvatinib):仑伐替尼适用于不可切除的 CNLC Ⅱb、Ⅲa、Ⅲb 期、肝功能 Child-Pugh A 级的肝癌患者,其一线治疗效果不劣于索拉非尼,HBV 相关肝癌具有较好的生存获益。仑伐替尼已经获得批准用于肝功能 Child-Pugh A 级的晚期肝癌患者。用法为:体质量≥60 kg 者,12 mg,口服,每日 1 次;体质量<60 kg 者,8 mg,口服,每日 1 次。常见不良反应为高血压、腹泻、食欲下降、疲劳、手足综合征、蛋白尿、恶心以及甲状腺功能减退等。

(3)系统化疗:FOLFOX4 方案在我国被批准用于治疗不适合手术切除或局部治疗的局部晚期和转移性肝癌。多项Ⅱ期研究报道含奥沙利铂的系统化疗联合索拉非尼可使客观缓解率有所提高,无进展生存时间和总生存时间均有延长,且安全性良好。对于肝功能和体力状态良好的患者,可考虑此联合治疗,但尚需临床随机对照研究提供高级别循证医学证据。另外,三氧化二砷对中晚期肝癌具有一定的姑息治疗作用，在临床应用时应注意监测和防止肝肾毒性。

2.二线治疗

(1)瑞戈非尼(Regorafenib)：瑞戈非尼被批准用于既往接受过索拉非尼治疗的 CNLC Ⅱb、Ⅲa 和Ⅲb 期肝癌患者。用法为 160 mg，每日 1 次，连用 3 周，停用 1 周。在我国，初始剂量可采用一次 80 mg 或 120 mg，每日 1 次，根据患者的耐受情况逐渐增量。常见不良事件是高血压、手足皮肤反应、乏力及腹泻等。

(2)其他二线治疗方案：美国 FDA 批准纳武利尤单克隆抗体(Nivolumab)和帕博利珠单克隆抗体(Pembrolizumab)用于既往索拉非尼治疗后进展或无法耐受索拉非尼的肝癌患者。目前，中国企业自主研发的免疫检查点抑制剂，如卡瑞利珠单克隆抗体、特瑞普利单克隆抗体、信迪利单克隆抗体等正在开展临床研究。免疫治疗与靶向药物、化疗药物、局部治疗的联合方案也在不断地探索中。免疫相关毒性反应(irAEs)可发生在皮肤、神经内分泌、胃肠道、肝、肺、心脏、肾脏等各个系统。需特别警惕免疫性肠炎、肺炎、肝炎和心肌炎等严重不良反应。一般而言，中度或重度 irAEs 需要中断免疫检查点抑制剂并启用糖皮质类固醇免疫抑制剂治疗，处理应根据不良反应发生的部位和严重程度而异。

其他免疫调节剂(如干扰素 α、胸腺肽 α_1 等)、细胞免疫治疗(如嵌合抗原受体 T 细胞疗法即 CAR-T、细胞因子诱导的杀伤细胞疗法即 CIK)均有一定抗肿瘤作用，但尚待大规模的临床研究加以验证。

此外，美国 FDA 批准卡博替尼用于一线系统治疗后进展的肝癌患者，批准雷莫芦单克隆抗体用于血清 AFP 水平≥400 ng/mL 肝癌患者的二线治疗。但是，这两种药物尚未在国内上市。国产小分子抗血管生成靶向药物阿帕替尼用于肝癌患者二线治疗的临床研究正在进行中。

(六)其他治疗

1.中医中药治疗

中医中药治疗能够改善临床症状，提高机体的免疫力，减轻放化疗不良反应，提高患者的生活质量。我国药监部门业已批准了若干种现代中药制剂，如槐耳颗粒可用于手术切除后的辅助治疗。另外，榄香烯、华蟾素、康莱特、康艾、肝复乐、金龙胶囊、艾迪、鸦胆子油以及复方斑蝥胶囊等用于治疗肝癌，具有一定的疗效，患者的依从性、安全性和耐受性均较好，但是需要进一步规范化临床研究以获得高级别的循证医学证据支持。

2.抗病毒治疗及其他保肝治疗

合并有 HBV 感染特别是复制活跃的肝癌患者，口服核苷(酸)类似物抗病毒治疗应贯穿治疗全过程。宜选择强效低耐药的药物如恩替卡韦、替诺福韦酯或丙酚替诺福韦等。对于 HCV 相关肝癌，如果有肝炎活动建议应行直接抗病毒药物(DAA)或聚乙二醇干扰素 α 联合利巴韦林抗病毒治疗。肝癌患者在自然病程中或治疗过程中可能会伴随肝功能异常，应及时适当地使用具有抗炎、降酶、抗氧化、解毒、利胆和肝细胞膜修复保护作用的保肝药物，如异甘草酸镁注射液、甘草酸二铵、复方甘草酸苷、双环醇、水飞蓟素、还原型谷胱甘肽、腺苷蛋氨酸、熊去氧胆酸、多烯磷脂酰胆碱、乌司他丁等。这些药物可以保护肝功能、提高治疗安全性，降低并发症和改善生活质量。

3.对症支持治疗

对于晚期肝癌患者，应给予最佳支持治疗，包括积极镇痛、纠正贫血、纠正低白蛋白血症、加强营养支持，控制合并糖尿病患者的血糖水平，处理腹水、黄疸、肝性脑病、消化道出血及肝肾综合征等并发症。针对有症状的骨转移患者，可使用双磷酸盐类药物。另外，适度的康复运动可以增强患者的免疫功能。同时，要理解患者及家属的心态，采取积极的措施，包括药物治疗，调整其相应的状态，把消极心理转化为积极心理，通过舒缓疗护让其享有安全感、舒适感，而减少抑郁与焦虑。

十一、预后

肝癌曾经被认为是不治之症，随着近 30 年来肝癌临床研究的进展，肝癌的生存率有着明显提高。总的 5 年生存率提高 10％左右，而对于行根治性切除的肝癌患者，5 年生存率达 50％以上。

影响肝癌预后的因素较多，肿瘤的生物学特性、机体的免疫功能、治疗方式及患者的合并症等均对预后起着一定作用。目前认为，分化程度高、巨块型、具有完整包膜的肿瘤有着更好的预后，而分化程度低、弥漫型、无包膜、有血管侵犯、门静脉瘤栓及卫星灶则往往提示预后不良。近年来，有关肿瘤与免疫关系的研究发展迅速，越来越多的研究表明机体的免疫功能影响着肿瘤的发生、发展及预后。不同的治疗方式是影响肝癌患者预后的最主要因素。研究表明，手术治疗仍是肝癌治疗的最佳方法，其远期疗效优于其他手段。目前有大量临床资料表明，手术根治性切除肿瘤是治疗肝癌获得长期存活的重要手段。此外，患者如合并慢性肝炎、肝硬化、不同肝功能的分级，也有着不同的预后，肝功能越差，也提示预后较差；男性、酗酒往往和预后不佳相关。

（张　祁）

第三节　转移性肝肿瘤

转移性肝癌在临床上极为常见，在西方国家，转移性肝癌和原发性肝癌的比例约为 20：1，在我国，两者发生概率相近。

一、结、直肠癌肝转移

近年来，结、直肠癌的发病率逐年升高，已位居我国常见恶性肿瘤的第 4 位。肝是结、直肠癌血行转移最主要的靶器官。有 15％～25％结、直肠癌患者在确诊时即合并有肝转移。而另 15％～25％的患者将在结、直肠癌原发灶根治术后发生肝转移；其中绝大多数(80％～90％)的肝转移灶无法获得根治性切除。而且，结、直肠癌肝转移(CRLM)也是结、直肠癌患者最主要的死亡原因。肝转移灶无法切除患者的中位生存期仅 6.9 个月，5 年生存率接近 0；因此如何提高结、直肠癌肝转移的诊断和综合治疗水平，改善患者预后，延长患者生存期，是当今我们研究的重点和热点。不少国家将 CRLM 作为一个单独疾病来对待。如欧洲成立了结、直肠转移治疗组(ECMTG)并制定了关于 CRLM 的共识;英国、加拿大、西班牙均对此有专家共识,而我国的临床工作者们也总结国内外先进经验和最新进展,于 2010 年编写了《结直肠癌肝转移诊断和综合治疗指南(V2010)》,而后经过多次修订,目前最新的为 2020 版,用以指导我国 CRLM 的诊断和治疗。

(一)定义及分类

按照国际通用分类,CRLM 可以分为两类。①同时性肝转移:结、直肠癌确诊时发现的或结、直肠癌原发灶根治性切除术后 6 个月内发生的肝转移。②异时性肝转移:结、直肠癌根治术 6 个月后发生的肝转移。考虑到结、直肠癌确诊时合并肝转移与结、直肠癌原发灶根治术后的肝转移在诊断和治疗上有较大差异,因此,本节按“结、直肠癌确诊时合并肝转移”和“结、直肠癌根治术后发生肝转移”两方面进行阐述。

(二)发病机制

结、直肠癌肝转移是一个多环节、多步骤复杂的动态过程。近年来人们在结、直肠癌肝转移的机制方面已经做了很多研究工作,证实了一些可能控制此过程中的关键分子,为治疗和预测结、直肠癌肝转移的新靶点提供诸多新的思路,比如蛋白水解酶、黏附分子、β-干扰素、胰岛素样生长因子、细胞外信号调节激酶等;但其具体的发生机制,有待于进一步明确。

(三)临床表现

结、直肠癌肝转移患者的临床表现除了原发灶的症状之外,其余的和原发性肝癌患者相似,但较后者发展慢,症状也轻;早期可能没有症状,随着瘤体的生长,可出现肝区或者上腹部的不适,甚至出现腹部包块;晚期患者可出现贫血、腹水等,当转移瘤压迫胆总管时,可出现皮肤、巩膜黄染;当腔静脉受压时会出现下肢肿胀及腹壁静脉曲张;大多数患者肝功能基本正常,但有部分患者可出现肝功能指标和肿瘤标记物的异常,同时,影像学检查(B 超、CT、MRI 等)能发现肝占位。

(四)诊断

1.结、直肠癌确诊时肝转移的诊断

(1)实验室检查:患者可先出现血清谷氨酰转肽酶(γ-GT)升高,不到 10%的患者血清丙氨酸转氨酶(ALT)和胆红素升高,对诊断有价值;研究表明碱性磷酸酶(AKP)、乳酸脱氢酶(LDH)、γ-GT、天门冬氨酸转氨酶(AST)和癌胚抗原(CEA)对诊断和检测肝转移更有价值。

(2)影像学检查:对已确诊结、直肠癌的患者,常规应进行肝超声和(或)增强 CT 检查,必要时加行 MRI 检查;PET-CT 检查不作为常规推荐,可在病情需要时酌情应用。

1)超声检查:是目前应用最为广泛、首选的肝转移的筛查方法。其可表现为多种影像特征:无回声、低回声、强回声、强回声伴声影、混合性回声等;此外,还可以在超声引导下行肝穿刺活检。

2)CT 检查:是目前诊断肝转移最精确的影像学方法。平扫表现为肝实质内多发散在结节状低密度灶,边界清晰或模糊,有时可见钙化。常规增强扫描时,部分病灶出现边缘性环形强化,部分病灶也可无强化。病灶中央无强化区为圆形或不规则坏死,对于转移灶,即使< 1 cm的病灶,也可存在中心圆形或者不规则坏死,此为肝转移灶特征性表现。坏死性转移灶

根据灶内坏死形态和程度不同可表现出：瞳孔征、厚环征、薄环征、液-液平征、壁上结节征等征象。动态增强扫描时，动脉期结节出现环形强化，而门脉期强化范围无扩大为转移灶的重要特点。部分病灶可出现“牛眼征”，即病灶中央低密度坏死区周围伴环状强化，环外另见一圈低密度带，病理上，环形强化区为肿瘤组织，外带为受压的肝细胞和肝窦。

3）MRI 检查：平扫时，T_1 WI 多数转移灶呈低信号，中心见更低信号坏死区，T_2 WI 多呈高信号，中心坏死区信号更高；增强时多数病灶呈不均匀或环形强化，中心坏死区无强化，部分富血供转移瘤可表现为均匀强化，延迟后呈低或等信号。

4）PET-CT 检查：PET-CT 已逐步成为检测 CRLM 及其术前分期的重要诊断工具。尽管它有着很高的灵敏度，但其特异性较低，易产生假阳性结果。同时该检查也存在着费用较高、病灶定位较差等缺点，因此 PET-CT 检查不作为常规推荐。

（3）肝转移灶的经皮针刺活检仅限于病情需要时应用。

（4）结、直肠癌手术中必须常规探查肝以进一步排除肝转移的可能，对可疑的肝结节必要时可考虑术中活检。

2.结、直肠癌原发灶根治术后肝转移的诊断

结、直肠癌根治术后的患者，应根据术前肿瘤标记物的升高情况，定期检测 CEA 等肿瘤标记物；同时，应定期随访肝超声和（或）增强 CT 扫描，怀疑肝转移的患者应加行肝 MRI 检查，PET-CT 扫描不作为常规推荐。

（五）治疗

1.手术治疗

手术完全切除肝转移灶仍是目前能治愈结、直肠癌肝转移的最佳方法，故符合条件的患者均应在适当的时候接受手术治疗。对部分最初肝转移灶无法切除的患者应经多学科讨论慎重决定转化性化疗，创造一切机会使之转化为可切除病灶，适时接受手术治疗。

（1）适应证：随着技术的进步，肝转移灶的大小、数目、部位、分布等已不再是影响判断结、直肠癌肝转移患者是否适宜手术的单一决定因素。目前主要应从以下 3 个方面来判断。①结、直肠癌原发灶能够或已经根治性切除。②根据肝解剖学基础和病灶范围肝转移灶可完全（RO）切除，且要求保留足够的肝功能，肝残留容积 30%～50%。③患者全身状况允许，没有不可切除的肝外转移病变。

（2）禁忌证包括：①结、直肠癌原发灶不能取得根治性切除。②出现不能切除的肝外转移。③预计术后残余肝容积不够。④患者全身状况不能耐受手术。

（3）结、直肠癌确诊时合并肝转移的手术治疗。

1）结、直肠癌原发灶和肝转移灶一期同步切除：如下情况，建议结、直肠癌原发灶和肝转移灶同步切除。①肝转移灶小且多位于周边或局限于半肝。②肝切除量低于 50%。③肝门部淋巴结、腹腔或其他远处转移均可手术切除。

2）结、直肠癌原发灶和肝转移灶二期分阶段切除：如下情况，建议结、直肠癌原发灶和肝转移灶二期分阶段切除。①术前评估不能满足一期同步切除条件的患者，建议先手术切除结、直肠癌原发病灶，二期分阶段切除肝转移灶，时机选择在结、直肠癌根治术后 4～6 周。②若在肝转移灶手术前进行治疗，肝转移灶的切除可延至原发灶切除后 3 个月内进行。③急诊手术不

推荐原发结、直肠癌和肝转移灶一期同步切除。④可根治的复发性结、直肠癌伴有可切除肝转移灶倾向于进行二期分阶段切除肝转移灶。

(4)结、直肠癌根治术后肝转移的手术治疗：既往结、直肠原发灶为根治性切除且不伴有原发灶复发，肝转移灶能完全切除且肝切除量低于70%(无肝硬化者)，应予以手术切除肝转移灶，通常可先行新辅助化疗。

(5)肝转移灶手术方式的选择：①肝转移灶切除后至少保留3根肝静脉中的1根且残肝容积≥50%(同时性肝转移)或≥30%(异时性肝转移)。②转移灶的手术切缘一般应有1 cm正常肝组织，若转移灶位置特殊(如紧邻大血管)时则不必苛求，但仍应符合R_0原则。③如是局限于左半或右半肝的较大肝转移灶且无肝硬化者，可行规则的半肝切除。④建议肝转移手术时采用术中超声检查，有助于发现术前影像学检查未能诊断的肝转移病灶。

(6)肝转移灶切除术后复发：在全身状况和肝条件允许的情况下，对于可切除的肝转移灶术后的复发病灶，可进行2次、3次甚至多次的肝转移灶切除。

2.可切除结、直肠癌肝转移的新辅助及辅助治疗

(1)结、直肠癌确诊时合并肝转移的新辅助治疗：在原发灶无出血、梗阻或穿孔时可考虑应用新辅助治疗，方案可选FOLFOX、FOLFIRI或CapeOX，也可联合分子靶向药物治疗；如贝伐珠单抗可能会带来肝手术中更多的出血和手术后更多的伤口问题，故建议手术时机应选择在最后一次使用贝伐珠单抗后的6～8周；而西妥昔单抗的治疗只在基因野生型的患者中应用；为减少化疗对肝手术的不利影响，新辅助化疗原则上不超过6个周期，一般建议2～3个月完成并进行手术。

(2)结、直肠癌根治术后发生肝转移的新辅助治疗：①原发灶切除术后未接受过化疗的患者，或者发现肝转移12个月前已完成化疗的患者，可采用新辅助治疗(方法同上)，时间为2～3个月。②肝转移发现前12个月内接受过化疗的患者，新辅助化疗作用有限，可考虑直接切除肝转移灶，继而术后辅助治疗；也可考虑术前联合肝动脉灌注化疗。

(3)肝转移灶切除术后的辅助治疗：肝转移灶完全切除的患者均应接受术后辅助化疗；特别是没有进行过术前化疗及辅助化疗的患者，建议时间为6个月；也可考虑同时联合肝动脉灌注化疗和分子靶向药物治疗。

3.不可切除的结、直肠癌肝转移的综合治疗

结、直肠癌肝转移的综合治疗包括全身和介入化疗、分子靶向治疗以及针对肝病灶的局部治疗如射频消融、无水乙醇注射、放射治疗等。部分初诊无法切除的肝转移灶，经过系统的综合治疗后可转为适宜手术切除，其术后5年生存率与初始肝转移灶手术切除的患者相似；综合治疗也可明显延长无法手术的结、直肠癌肝转移患者的中位生存期，明显改善生存质量。

(1)治疗策略。

1)结、直肠癌确诊时合并无法手术切除的肝转移：①结、直肠癌原发灶存在出血、梗阻或穿孔时，应先行切除结、直肠癌原发病灶，继而全身化疗(或加用肝动脉灌注化疗)，可联合应用分子靶向治疗；每2～3个周期治疗后，进行肝超声检查、增强CT和(或)MRI，予以评估，如果肝转移灶转变成可切除时，即予以手术治疗；如果肝转移灶仍不能切除，则继续进行综合治疗。②结、直肠癌原发灶无出血、梗阻或穿孔时也可选择先行切除结、直肠癌的原发病灶，继而进一步治疗，具体方案同上；或者先行全身化疗（或加用肝动脉灌注化疗），时间为2～3个月，并可联用分子靶向治疗；如果转移灶转化成可切除时，即手术治疗（一期同步切除或分阶段切除原发病灶和肝转移灶）；如果肝转移灶仍不能切除，则视具体情况手术切除结、直肠癌原发病灶，术后继续对肝转移灶进行综合治疗。

2）结、直肠癌术后发生的无法手术切除的肝转移：①FOLFOX和FOLFIRI化疗方案是目前结、直肠癌肝转移的一线化疗方案，并可互为二线；在肝转移发生前12个月内使用过FOLFOX作为辅助化疗的患者，应采用FOLFIRI方案，并可加用分子靶向治疗，或联用肝动脉灌注化疗。②既往采用氟尿嘧啶/LV或单用卡培他滨治疗者、既往未化疗者或FOLFOX辅助化疗距今＞12个月者，可采用FOLFOX或FOLFIRI化疗方案或既往有效的化疗方案，并可加用分子靶向药物治疗，或联用肝动脉灌注化疗；化疗有效，肝转移灶转为可切除的患者，即应接受肝转移灶切除手术，术后再予以辅助化疗；如果肝转移灶仍不能切除，则应继续进行综合治疗。③应用肝门静脉选择性地栓塞或结扎可以使肝转移灶切除术后预期剩余肝代偿性增大，增加手术切除的可能。此方法被用于预计手术切除后剩余肝体积不足30％的肝转移患者。

（2）治疗方法。

1）全身化疗和肝动脉灌注化疗：①FOLFOX、FOLFIRI、CapeOX方案或联合分子靶向治疗，如果病情进展可以考虑互为二线，如果病情第二次进展，则可以改用分子靶向治疗（未用过此类药者）或进行最佳支持治疗。②FU/LV联合分子靶向治疗可用于不能耐受伊立替康、奥沙利铂的患者。其不良反应低。但生存期也比上述方案短。如果病情进展，应改用FOLFOX、FOLFIRI或CapeOX（均可联合分子靶向治疗），病情再次进展时进行最佳支持治疗。③对于最初联合化疗难以耐受的患者，推荐卡培他滨单药或氟尿嘧啶（LV）治疗，均可联合分子靶向治疗。④上述治疗期间可在适当时机联合应用肝动脉灌注化疗，可能有助于延长总体生存。单纯肝动脉灌注化疗并不比全身化疗更具优势。

2）分子靶向治疗：在结、直肠癌肝转移的治疗中加入分子靶向药物，其有效性已得到广泛的证实。目前认为，化疗联合应用靶向分子药物治疗是提高肝转移灶切除率的最有前景的治疗方法。如西妥昔单抗、贝伐珠单抗。尽管分子靶向药物的治疗效果可喜，但目前的研究资料不建议多种靶向药物联合应用。

3）射频消融：现有资料表明，单独使用射频消融治疗肝转移的生存率仅略微高于其他非手术治疗者，目前仅作为化疗无效后的治疗选择或肝转移灶术后复发的治疗，建议应用时选择肝转移灶最大直径＜3 cm且一次消融最多3枚者。以下情况也可考虑射频消融。①一般情况不适宜或不愿意接受手术治疗的可切除结、直肠癌肝转移患者推荐使用射频消融，射频消融的肝转移灶的最大直径＜3 cm且一次消融最多3枚。②预期术后残余肝体积过小时，建议先切除部分较大的肝转移灶，对剩余直径＜3 cm的转移病灶进行射频消融。

4）放射治疗：无法手术切除的肝转移灶，若全身化疗、肝动脉灌注化疗或射频消融无效，建议放射治疗，但不作常规推荐。

5）其他治疗方法：包括无水乙醇瘤内注射、冷冻治疗和中医中药治疗等，但其疗效并不优于上述各项治疗，仅作为综合治疗的一部分应用。

二、神经内分泌肿瘤肝转移

神经内分泌肿瘤(NET)为起源于弥散性神经内分泌系统的一类肿瘤，是少见的临床疾病，近年来发病率有所增加，每年约5.25/10万。此类肿瘤种类繁多，表现多样，早期症状不典型且缺乏特异性，而且可发生于全身各个部位，位置隐蔽，生长缓慢，常见于胃肠道(约67.5%)，其次为呼吸系统(约25.3%)，少数发生于甲状腺、肾、卵巢、前列腺、乳房及皮肤等。最近研究表明，不同部位的NET发病率与种族、性别有关，欧美地区以空回肠、肺、直肠多见，亚太地区以直肠、肺、胰腺、胃多见；男性好发部位依次是小肠、直肠、胰腺，女性好发部位是肺、阑尾、胃。与其他恶性肿瘤相比，NET进展缓慢，通常在诊断时已经发生转移，最常见的转移部位是肝。多项研究表明，转移是影响NET患者预后和生存期的重要因素，但即使发生转移，仍能存活较长时间；对于已经发生肿瘤转移者，如能手术切除原发灶及转移灶，则可降低肿瘤负荷，减轻肿瘤相关物质过量分泌引起的相应症状，从而提高患者的生存质量。

(一)发病机制

关于NET及其肝转移的发生、发展机制仍不明确。多数学者认为，家族遗传性的NET，如Ⅰ型多发性神经内分泌肿瘤、VHL综合征、神经纤维瘤病、结节性硬化症，它们的发病机制基本明确与染色体突变有关；散发型NET的发病及转移机制可能与染色体异常有关；转移的发生与原发肿瘤的部位、肿瘤大小、分化程度均相关。当前，对于与NET发生、侵袭相关的癌基因、抑癌基因及信号转导途径已受到关注，并且系列研究成果已逐渐用于临床。

(二)分类

(1)世界卫生组织将神经内分泌肿瘤分为5种类型：①高分化内分泌瘤。②高分化内分泌癌。③低分化内分泌癌。④外分泌及内分泌混合型癌。⑤瘤样病变；根据肿瘤分泌的物质是否引起典型的临床症状可将其分为功能性肿瘤和无功能性肿瘤。

(2)神经内分泌肿瘤转移的判定。至少存在下列3种情况之一即为发生转移：①局部浸润至周围器官或组织。②存在淋巴结转移。③存在远处转移。

(三)临床表现

不同类型及不同部位的NET，其临床表现不尽相同；比如功能性的胰腺NET(胰岛素瘤)表现为Whipple三联征；无功能性的胰腺NET表现为上腹疼痛、上腹部不适、黄疸、消瘦等；食管NET主要表现为吞咽困难、胸骨后不适等；直肠NET表现为排便习惯改变、便血、腹痛、肛门不适等；胃NET表现为上腹不适、疼痛，呕血、黑便等；肺NET表现为咯血、咳嗽、发热、胸痛、呼吸困难等。很大一部分患者在初诊时，就发现有肝转移，有文献报道称：肝转移见于50%～75%的小肠类癌、80%～85%的胰腺NET；其临床表现无特异性，部分患者可出现右上腹隐痛，乏力等表现，CT检查可发现肝单发或多发占位；部分患者可发生“类癌综合征”，包括腹痛、面色潮红、腹泻、哮喘、消瘦、周围性水肿、心脏病和糙皮病等，这些症状通常在类癌肿块较大或出现肝转移时出现，可能是因为类癌(分化较好的神经内分泌肿瘤)分泌活性物质(如5-HT)的量超过自身降解及肝的代谢能力进入血流所致。

（四）诊断

1.实验室检查

(1)肝功能检查：部分患者可出现肝功能的损害，表现为转氨酶(ALT、AST)、胆红素(TBIL)、碱性磷酸酶(AKP)等升高，当肝弥散性病变、肝功能严重受损时，还可出现清蛋白及凝血功能的下降。

(2)激素水平：对于功能性的NET，都会出现特定的激素水平升高，而导致相应的临床症状。如，胰岛素瘤时，血清胰岛素浓度＞36 pmol/L，血清胰岛素水平和血糖比值＞0.3；胃泌素瘤时，血清胃泌素浓度＞1 000 ng/L。

(3)肿瘤标记物检查：常见的肿瘤标记物如CEA、CA19-9等，大多为正常；目前NET常用的诊断标记物包括：嗜铬蛋白A(CgA)、人白细胞介素6(IL-6)、可卡因-安非他明调节的转录蛋白免疫反应(CART-LI)等。研究表明，血浆中CgA＞5 000 μg/mL时，提示NET预后较差，同时CgA也可作为生长抑素类制剂治疗NET的疗效评估指标；血清IL-6对于早期诊断无功能性胰腺NET有一定意义，并可作为预后标记物；CART-LI联合CgA可使NET的诊断敏感性提高至85%～91%，尤其对胰腺恶性NET诊断，可提高至95%。

2.影像学检查

(1)超声检查：是目前首选的肝转移筛查方法，其影像学表现跟其他类型的肝转移癌类似，表现为无回声、低回声、强回声、混合性回声等；此外，还可以在超声引导下行肝穿刺活检。

(2)CT检查：神经内分泌肿瘤肝转移时，一般而言，大多为多发性或者弥散性病变，肝的CT表现多样；平扫可表现为完全囊性、低或高密度。经治疗后，转移灶可发生钙化，实质部分发生坏死甚至形成囊肿，部分可引起肝包膜回缩；增强后动脉期病灶实质部分明显强化，静脉期可退至与肝实质等密度。

(3)MRI检查：其影像学表现跟其他类型的肝转移癌类似，多数形态呈不规则、多发、大小不等的结块影，表现为长T_1低信号和长T_2高信号；增强时多数病灶呈不均匀或环形强化，中心坏死区无强化，部分富血供转移瘤可表现为均匀强化，延迟后呈低或等信号。

3.病理检查

病理检查是NET诊断的金标准，同时也可依据病理诊断标准，判断分化程度，区分良、恶性肿瘤；有研究表明，分化好的NET患者转移率要明显低于分化差者；此外，通过肿瘤大体标本测量发现，肿瘤大小是NET转移的重要预测因子之一，将2 cm作为转移判断值，具有最佳的敏感度和特异度，肿瘤直径＞2 cm的NET转移率明显高于直径＜2 cm的NET。

（五）治疗

1.手术治疗

目前，对于神经内分泌肿瘤肝转移的治疗而言，在排除远处多发转移和患者身体状况佳的情况下，同时满足肝转移灶小且多位于周边或局限于半肝，肝切除量低于50%；首选同时切除原发灶、转移淋巴结和肝转移灶，术后进行综合治疗。如患者情况无法耐受同期切除，可考虑先切除原发灶，二期切除转移灶。目前肝部分切除逐渐成为主要的手术方式。

大量的回顾性分析发现，对局部晚期或转移性胰腺神经内分泌肿瘤联合多脏器切除，不增加围术期并发症发生率和死亡率，行手术切除患者，可显著延长生存期；Sarmiento等报道23

例胰腺神经内分泌肿瘤肝转移患者，其中9例接受R0/R1切除，14例接受肝转移灶减瘤切除（残留肿瘤体积＜10％），无围术期死亡，5年存活率71％，中位生存期76个月，症状控制率24％；Norton等统计了16例神经内分泌肿瘤肝转移的患者，施行手术治疗；均切除原发病灶，肝转移灶手术有肝叶切除或肝三段切除6例、楔形切除10例，加用射频治疗2例，切缘均阴性；中位随访期32个月，5年生存率为82％；Sarmiento等报道行内分泌肿瘤肝转移灶切除170例，其中R0切除率44％，5年复发率84％，经切除后（R1、R0）症状控制率达96％，5年存活率61％；即使再次出现症状复发，相对未切除的患者，减瘤后的患者症状轻且较容易用生长抑素（SST）类制剂控制。

2.经超声定位肝转移灶局部治疗

包括射频消融、乙醇注射等，既可经皮穿刺也可经腹腔镜实施。适用于肝多发转移，无法手术切除；或肝转移灶切除后再发转移；或经介入治疗后病灶明显缩小的病例。一般要求单个病灶直径≤4 cm且病灶不紧贴肝大血管。

3.介入治疗

如肝多发转移，无法手术切除，也不适合射频治疗，可以选择行经肝动脉介入治疗；包括肝动脉栓塞化疗（TACE）、单纯肝动脉栓塞（TAE）和单纯化疗药物灌注（TAI或TACP）等方式。大多数肝转移灶的血供比较丰富，且主要来源于肝动脉，而正常肝组织的供血主要来源于肝门静脉，这成为肝动脉化疗或栓塞治疗神经内分泌肿瘤肝转移的理论基础。文献报道的栓塞剂种类繁多，包括碘油、300～500 μm PVA微粒或Embosphere栓塞微球、明胶海绵颗粒，甚至NBCA、ONYX胶等，一般栓塞2～3个疗程达到最佳治疗效果，目前尚无不同栓塞剂治疗效果的比较研究。常用的细胞毒药物包括多柔比星、链佐星（链脲霉素）、丝裂霉素、氟尿嘧啶等，均已应用达15年之久。介入治疗的绝对禁忌证包括肝门静脉主干完全闭塞、肝衰竭、肝脓肿、既往胆肠吻合手术史；相对禁忌证包括肿瘤体积大于肝体积的75％、肾减退。其主要不良反应为栓塞后综合征，发生于90％的患者，主要表现为疼痛、发热、肝酶增高。10％的患者可出现严重不良反应：包括急性肝衰竭、急性肾衰竭、类癌危象、消化性溃疡出血、胆囊炎等。

研究表明，有80％接受栓塞化疗的患者可获得完全缓解或部分缓解，中位进展时间为15个月，5年生存率为50％；也有文献表明，介入治疗在大部分患者中可改善症状，在35％～40％的患者中可观察到影像学的客观反应，经治疗后，患者的中位生存期为23～36个月。有学者研究发现，TACE对肝内肿瘤负荷＞75％的肝转移癌的治疗效果，结果表明对于胰腺神经内分泌肿瘤肝转移，影像学有效率为82％，临床有效率65％，无进展生存期和总生存期分别达9.2个月和17.9个月，均显著高于黑色素瘤或胃肠道间质瘤肝转移。当然，对于肝内广泛转移的患者，应行分次栓塞，以避免发生急性肝衰竭和严重并发症。近年来，有中心使用含有^{90}Y的放射性微球进行放疗栓塞治疗肝转移癌取得了较好的效果。King等使用SIR-Sphere配合肝动脉灌注氟尿嘧啶治疗34例不可切除的胰腺神经内分泌肿瘤肝转移患者，3个月时临床有效率为55％，6个月时为50％，影像改善率为50％，总生存期达（29.4±3.4）个月；但放射性微球价格昂贵、不易获得，目前应用十分有限。

对于神经内分泌肿瘤肝转移，上述3种介入治疗方式，何种方式效果更好目前尚无明确结论。有研究比较了TACE和TAE对胰腺神经内分泌肿瘤肝转移的治疗效果，结论是两者无显著差异，TACE既不增加治疗效果，也不导致额外风险；而Gupta等研究了123例胰腺神经内分泌肿瘤肝转移患者，包括69例类癌和54例胰岛细胞瘤，结果对类癌肝转移，TAE的治疗效果优于TACE，而对于胰岛细胞瘤，TACE的有效率和患者生存期均优于TAE。

4.全身化疗

化疗被认为是目前分化差、快速进展的神经内分泌肿瘤的治疗方法，对于分化好、生长较慢的肿瘤，如肿瘤年生长<25%，化疗益处十分有限。有文献报道，多药联合较单药治疗效果好。首选化疗药物为链佐星，单独应用的有效率为26%，链佐星联合氟尿嘧啶的有效率为68%，链佐星联合多柔比星的有效率为69%；可见，应采用联合方案化疗，以取得更好疗效。研究显示，以链佐星为基础的联合化疗能提高神经内分泌肿瘤治疗的有效率，联合方案包括链佐星+氟尿嘧啶、链佐星+多柔比星、链佐星+环磷酰胺，脲霉素+氟尿嘧啶+多柔比星等；联用干扰素(IFN)和生长抑素(SST)类制剂，可使单药治疗无效的肿瘤缩小率达35%；但目前多数关于化疗的疗效评价相关临床研究均为回顾性的，且由于评估的肿瘤为异源性，无统一完善的标准。

5.生物治疗

主要包括IFN和SST类制剂的治疗。IFN被认为是低增殖肿瘤的首选治疗药物，也可与SST类似物联合治疗。其作用机制尚未明确，可能与抑制细胞增殖、免疫细胞介导的细胞毒作用、抑制血管生成及阻断细胞周期来减慢肿瘤生长有关。干扰素在症状和生物学反应方面可获得较高的有效率(80%)，但也会带来相应的不良反应，如发热、白细胞减少等。目前常用的是IFN-α。IFN治疗类癌的有效率为40%～60%，肿瘤缩小率为10%～15%。最近有研究显示，IFN-β对消化道神经内分泌肿瘤有更强的抑制作用。

SST类似物通过与SST受体(SSTR)结合抑制多肽释放改善临床症状，改善患者的生活质量，同时阻断细胞周期的G1期，抑制肿瘤生长；另外，还通过非SSTR依赖途径调节免疫、抑制血管形成、促进凋亡等阻止肿瘤细胞生长。有学者用长效SST类制剂治疗晚期无功能胰腺神经内分泌肿瘤，21例患者中有8例病情稳定平均>49个月，13例患者在18个月后病情进展；同一研究组的另一研究发现，转移性胰腺神经内分泌肿瘤患者，经6个月长效SST类制剂治疗反应良好的，3年存活率100%，而无反应的患者仅52%。

6.肝移植

在目前肝移植供体缺乏的情况下，为神经内分泌肿瘤肝转移患者实施肝移植，有很大争议，必须要考虑到这类疾病进展缓慢的特点及权衡肝移植术和其他治疗方法的利弊而选择适当的治疗方案。然而近年来一些单中心和多中心的回顾性分析研究证明，虽然肝移植有很大的风险，但相比较其他类型的继发性恶性肿瘤而言，神经内分泌肿瘤肝转移患者肝移植术后可长期缓解症状，一部分患者甚至可得到治愈。

由于肝移植治疗效果的不确定性和较高的复发率，术前选择合适的患者及手术时机非常重要。对原发病灶局限伴广泛肝转移且全身情况良好的病例，经严格挑选可考虑行原发病灶切除加同种异体肝移植术。国外有学者建议神经内分泌肿瘤肝转移患者存在以下3种情况可行肝移植术：①肿瘤不能行治愈性切除或大部分切除。②肿瘤对药物或介入治疗无反应。③有引起生命危险的激素相关物质释放。他们还排除了低分化的神经内分泌肿瘤及分化良好但细胞增殖指数高（Ki-67＞10％）的肿瘤；依此标准，1997—2001年共实施9例肝移植，随访时间为4～45个月；结果发现这组病例肝移植术后激素相关物质释放引起的相应症状完全消失，患者得到了一个相对较长的疾病缓解期，甚至有些患者可能治愈。

中华医学会外科学分会胰腺外科学组也于近年提出了胰腺内分泌肿瘤伴肝转移患者的肝移植指征：确定为内分泌肿瘤肝转移，胰腺、原发病灶可完整切除，肝双侧叶不可切除的多发转移灶，肿瘤Ki-67＜10％（如Ki-67＜5％，预后更好），无肝外转移和区域淋巴结转移，存在无法用药物控制的、明显影响患者生活质量的症状，无其他肝移植禁忌证。

（张　祁）

第六章　胆道疾病

第一节　胆囊结石

胆囊结石是影响人类健康的常见病、多发病，其发病率呈逐年上升趋势。本病多见于成年人，女多于男。男女之比约1∶3，但随着年龄增长其性别差异减小。

一、病因

胆囊结石是多种发病因素作用的结果，因素之间常相互影响，如随着年龄增长和多次怀孕、妇女趋于肥胖、口服避孕药等都会导致其发病增加。胆囊结石类型按化学成分主要分为两种，即胆固醇结石和胆色素结石。由于结石的类型不同，形成原因也不尽相同。

（一）胆固醇结石

在胆囊结石中，有70%～80%为胆固醇结石，对其确切的形成机制至今尚未清楚，目前考虑与脂质代谢异常、促成核因子作用、胆囊功能异常、致石基因等多种因素密切相关。

1.脂质代谢异常

胆汁中胆固醇过饱和是胆石形成的前提条件。胆盐在胆汁中呈离解状态，但当其浓度增大超过一定的临界浓度后，胆盐的分子便互相聚合形成微胶粒。一定量比例的卵磷脂、胆盐、胆固醇便可以溶解于胆汁，溶液中多余的胆固醇则形成结晶析出。

有研究认为胆汁中的微泡可能是胆固醇除了微胶粒以外的另一种载运形式，并且当胆盐的浓度降低时，微泡是胆固醇溶解于胆汁中的主要形式。

2.促成核因子

有研究发现，胆囊胆固醇结石患者的胆汁出现胆固醇结晶的速度要快于相同胆固醇饱和度的对照胆汁。胆固醇结石形成时的最基本单位是四边形的胆固醇层状晶体，再由此等晶体的堆积而形成结石，可以认为胆固醇结石的形成首先是从成核开始的。成核时间的长短可能是决定胆固醇过饱和胆汁是否在胆囊内形成结石的重要因素。

在正常情况下，胆囊胆汁中存在促/抗成核因子，并且两种因子力量相对平衡；胆固醇结石患者的胆囊胆汁中促成核的力量增加，使促/抗成核力量平衡破坏，则成核过程迅速发生，成核时间缩短。目前认为胆囊黏蛋白和钙具有明显的促进成核作用，是胆汁中重要的促成核因子。

3.胆囊功能的异常

（1）胆囊黏膜功能异常：黏膜对水、电解质的吸收增加，胆汁浓缩钙盐过饱和沉淀，胆囊黏膜分泌过量的黏蛋白，促使胆固醇成核。

（2）胆囊收缩功能异常：胆囊收缩功能异常、排空延迟，使得胆囊内胆汁滞留，而已形成的胆固醇结晶不能被及时的排入肠道，聚集成石。

4.致石基因的作用

（1）胆固醇转运：胆小管侧膜胆固醇转运蛋白——三磷腺苷结合盒（ABC）G5/G8、调控其表达的核受体-肝X受体α（LXRα）及肝高密度脂蛋白受体——B_1型清道夫受体（SRB1）。胆石症患者胆汁胆固醇主要来源于SRB1摄取血液高密度脂蛋白胆固醇进入肝，在核受体LXRa转录调节增强作用下，胆固醇转运蛋白ABCG5/G8功能上调，将胆固醇大量转运入胆汁，使肝向胆汁分泌过多胆固醇。NiemannPick C1样蛋白1（Niemann Pick C1 like 1，NPC1L1）是小肠吸收胆固醇的主要转运蛋白，在女性胆石症患者中明显降低，提示女性胆石症患者肝NPC1L1表达下调导致肝重吸收胆汁胆固醇减少。

（2）肠道吸收：近期研究显示，胆石症患者空肠黏膜*NPC1L1*基因表达显著增加，同时乙酰辅酶A胆固醇酯转移酶2的基因表达也增加。胆石症患者的小肠胆固醇摄取和酯化增加，表示从肠道吸收胆固醇的来源增多，可能成为胆石发病的重要机制。

（3）胆囊舒缩功能：体内、体外研究显示，胆石症患者的胆囊收缩素（CCK）受体数目减少、受体表达降低以及信号传导减弱；纤维母细胞生长因子19（FGF19）是新近发现的调节胆囊舒张的因子，小鼠实验显示末端回肠分泌FGF15（在人体是FGF19）的作用是使胆囊充盈，二者都参与胆囊的运动调节，在胆石形成的动力机制中占有突出地位。

（二）胆色素结石的形成机制

确切的成石机制尚未明了，多数学者赞同胆色素结石的形成是一种与细菌感染、胆汁淤滞、胆汁成分代谢失常等多种因素相关的多机制参与的病理过程。

1.细菌和寄生虫感染

（1）细菌感染：细菌感染在胆色素结石中的重要作用已得到普遍认同。胆汁、胆石中细菌的存在，是细菌在胆结石形成中起作用的最可靠、最客观的证据。胆管感染的细菌多直接或间接来源于肠道，促进胆色素的沉淀和聚集，形成结石。

（2）寄生虫感染：寄生虫感染也是引起结石的一个重要因素，国内以华支睾吸虫（俗称肝吸虫）多见，吸虫可以直接破坏胆管上皮细胞，使其脱落、坏死、增生，引起胆管壁的狭窄、增厚，死虫、虫卵等可作为胆石的核心，加上胆汁淤积，易并发胆管细菌感染等都是诱发结石的原因。

2.胆管梗阻、胆管狭窄与胆汁淤积

在胆管梗阻、感染、炎症的情况下，胆管壁炎性增生、纤维化，继而弹性张力减弱，使胆管内压力明显下降，致使胆汁流速减慢而造成胆汁淤滞，为成形的结石提供了足够的时间和停留的场所。同时胆管狭窄上方的胆流产生旋涡，为结石的形成提供了外加动力，易使细小的微粒发生聚集形成结石。

3.肝细胞的代谢与胆汁成分的改变

成石性胆汁中胆红素的主要变化是结合胆红素含量减少，不溶性胆红素包括游离胆红素和单结合胆红素含量增加。此外，胆汁中胆汁酸含量的下降、钙盐过饱和也是胆红素钙结石形成的先决条件。

二、诊断

（一）症状与体征

胆囊结石引起的临床表现因其结石的大小、临床症状的轻重以及有无并发症不尽相同。

1.无症状胆囊结石

约60%的胆囊结石患者无明显临床表现，于查体或行上腹部其他手术而被发现，被称为无症状性胆囊结石。有些患者仅有所谓的“慢性胃病症状”，主要表现为胃肠道功能紊乱和腹部隐痛，如右上腹不适、隐痛、食后上腹部饱胀、压迫感、打嗝、嗳气，部分患者进食油腻食物后上述症状加重，另有些患者除右上腹隐痛外常有右腰背部、右下胸部、右肩胛区疼痛等症状。

2.症状性胆囊结石

主要包括：①腹痛：疼痛多在夜间或进油腻食物后发生，于心窝部或右肋缘下阵发性剧痛，重者大汗淋漓、辗转不安，可伴右肩背部放射，持续十几分钟至数小时后自然缓解或用解痉药后缓解。②可有恶心、呕吐。③合并感染者伴有寒战、高热等全身炎症表现，合并胆道梗阻或压迫胆道者可出现黄疸。④合并症包括胆绞痛、急性胆囊炎、急性胆管炎、胆源性急性胰腺炎、Mirizzi综合征、胆囊肠道瘘、胆石性肠梗阻等。此外，有报道指出隐性结石5～20年后发生胆囊癌者占3.3%～50%。

结石造成胆道梗阻后，引起梗阻上游的胆囊或胆管扩张，结石可因此而松动、向上漂浮使梗阻解除。或造成梗阻的结石不大，也可能被驱过胆囊管或Oddis括约肌而使梗阻解除。随后炎症消退，症状消失。经过一段平静的间隙期后，一般都会再次发作。处于间隙期的患者，又像出现梗阻前一样，或无任何临床症状，或有突发的胆绞痛伴恶心、呕吐。胆绞痛可诱发心绞痛。

3.体征

早期右上腹局部可仅有压痛无反跳痛，后期病变加重，由于胆囊周围有炎性渗出波及腹膜，右上腹的压痛范围加大，伴明显肌紧张、反跳痛，在呼吸时右上腹有疼痛。检查右上腹胆囊部位时患者可因疼痛而暂时停止吸气，称Murphy征阳性，有时右上腹可触及一巨大压痛肿块。如出现合并症，则腹部的体征范围较广。

（二）影像学检查

1.腹部X线

平片上显影的结石约占胆囊结石的20%，有时可显示肿大的胆囊影像，它常表示为胆囊积水或积脓，少见的胆囊慢性炎症或钙化，在平片上可显示胆囊不透光的轮廓，称为“瓷胆囊”。

2.口服法胆囊造影

当胆囊在片中显示后，可以通过多个体位摄片了解胆囊位置、大小、有无固定或可移动的充盈缺损等，在胆囊显影后食脂餐可以了解胆囊收缩功能。

3.腹部超声

胆囊结石的超声诊断率可达94%～97%，典型图像为胆囊液性腔内有强回声团伴声影，改变体位时除结石嵌顿在颈部外多可移动。结石充满囊腔时，液性腔消失，在胆囊床是边界清楚的弧形强回声带。结石位于胆囊颈部则表现为胆囊肿大。如果见到胆总管内结石回声可明确诊断，但未见结石回声不能排除胆总管十二指肠后段结石的可能。

4.CT/MRI 检查

CT 除可提示胆囊增大，胆囊壁增厚，阳性胆囊、胆管结石，胆总管扩张之外，还可见到胰腺肿胀、胰周有渗出液等征象。当胆囊积脓时，由于炎症碎屑或黏稠脓液，使胆汁出现不均质，比正常胆汁密度高，需结合患者资料综合分析。正常胆囊 MRI 呈圆形或椭圆形，胆囊的 MRI 信号强度与胆汁浓度有关，对阴性结石判断优于 CT。

（三）实验室检查

急性发作期可见血常规中白细胞计数和中性粒细胞占百分比升高，当炎症对肝功能损害或胆道梗阻时，可有血清 ALT、AST、TBIL 等生化指标增高。如同时有血、尿淀粉酶增高，提示可能合并急性胰腺炎。

（四）病理变化

胆囊结石并发急性炎症的临床病理过程，可以分为三个阶段。

1.第一阶段

胆囊内开始形成结石，结石可能为单个、大的胆固醇结石，也可以为多数的小结石。胆囊多只呈轻度的慢性炎症改变，仍保存其正常的吸收、浓缩功能，可以通过口服法胆囊造影显示结石。此时患者常无明显的自觉症状，或只有轻微的不典型的消化道症状，但结石可以在胆囊内增大或形成更多的结石。

2.第二阶段

胆囊结石梗阻出现并发症，或起源于梗阻而发展起来的一些病理改变。结石嵌顿于胆囊颈部引起不同程度的胆绞痛，导致胆囊内压力升高，胆囊内容物不能排出，高浓度的胆汁酸盐将引起胆囊黏膜的损害，而胆囊黏膜的炎症、充血、水肿、渗出，将进一步增高胆囊内的压力，由此可发生水肿、出血、坏疽、化脓等类型的急性胆囊炎。老年患者的胆囊血管可能具有相同于全身血管的病理改变基础，故更易发生血管栓塞、出血、胆囊壁坏疽以至穿孔。随着结石梗阻的缓解，胆囊的急性炎症便迅速好转；部分被破坏的黏膜修复或溃疡愈合，形成纤维瘢痕组织，水肿消退，组织出血被吸收，急性炎症消退，取代之为慢性炎性细胞浸润和胆囊壁的纤维组织增生而变厚，即进入慢性胆囊炎阶段。

多数发作周期引起组织改变，胆囊可能表现为肿大、积液或直至萎缩成一炎症瘢痕组织。此时，胆囊的吸收浓缩功能多数减退或完全丧失；口服法胆囊造影多不显影，静脉法胆道造影时，若胆囊管仍通畅，可以显示胆囊内的结石和胆囊形态上的改变，有时胆囊腔可以被结石所占据，只余胆囊的颈部显影。

3.第三阶段

出现胆囊外的并发症，并发症的发生及其严重性，一般与病程，特别是患者的年龄有密切关系；60 岁以上的胆石症患者，并发症发生率高，疾病的死亡率也较高。在诸多并发症中，常见于胆囊者为：胆囊积液、积脓、胆囊肠道内瘘（十二指肠、横结肠）、胆囊癌等。在此时亦可常见胆囊和胆道的感染、阻塞性黄疸、化脓性胆管炎、肝功能损害等。

三、分类

(一)按化学成分分类

胆固醇含量是结石化学成分分类的主要指标。

1.胆固醇结石

胆固醇结石的胆固醇含量一般高于 60%。

2.胆色素结石

胆色素结石的胆固醇含量一般为 40%~45%。

(二)按结石剖面结构分类

1.5 型分类

具体包括:①叠层型。②放射型。③放射叠层型。④联合型。⑤无定型。

2.8 型分类

具体包括:①放射状石。②放射年轮状石。③岩层状叠层石。④铸型无定型石。⑤沙层状叠层石。⑥泥沙状石。⑦黑色石。⑧复合结构石。

(三)按 CT 扫描分类

(1)高密度钙化影。

(2)高密度环影。

(3)等密度影。

(4)轻度钙化影。

(5)低密度影。

四、治疗

自 1882 年 Langenbuch 首次成功实施开腹胆囊切除术以来,胆囊切除术便成为目前治疗胆囊结石的主要方法,但医务工作者们一直在不断寻求和探讨更为安全有效、痛苦少、微创伤和更易于患者接受的治疗方法。近年曾出现许多对胆囊结石病的新治疗方法,有的曾风行一时,最终还需通过实践的检验。目前胆囊结石治疗分非手术治疗和手术治疗。

(一)非手术治疗

1.口服溶石药物治疗

目前口服溶石治疗的主要药物是鹅去氧胆酸及熊去氧胆酸。

(1)鹅去氧胆酸(CDCA):吸收后转运至肝,在肝与甘氨酸和牛磺酸结合,随胆汁分泌至胆道。CDCA 的作用机制可以归纳为:①通过抑制肝 HMG-COA 限制胆固醇的生物合成。②减少肠道胆固醇的吸收。③降低 7α-羟化酶活性,以抑制内源性胆酸的生物合成,同时减少胆固醇进入可交换的胆固醇池。④CDCA 有增加血中低密度脂蛋白的作用。

其不良反应包括:①血清转氨酶升高,一般为暂时性,很少超过正常的 2 倍。②血清胆固醇持续升高。③大剂量时发生腹泻。

(2)熊去氧胆酸(UDCA):是 CDCA 的 7-β 同分异构体。其作用优于 CDCA,且无 CDCA

的不良反应。二者的作用机制不同，UDCA 对胆固醇的生物合成和胆酸生物合成没有抑制作用，可使胆汁中 UDCA 含量增加。UDCA 的不良反应少，效果可能较好。

CDCA 和 UDCA 只对胆固醇结石有效，仅适用于直径<1 cm 的结石，数量可以是单个或多个，结石为透 X 线者，且胆囊功能良好的患者。持续服药半年到 2 年有效。由于疗程长，能坚持治疗者不足 10%。复发率高，药物有不良反应，药价昂贵，使其应用受到限制。

2.灌注溶石法

甲基叔丁醚（MTBE）和单辛脂（MO）能溶解胆固醇结石，MTBE 作用较 MO 至少强 50 倍。可经皮肝穿刺胆囊置管注入 MTBE，也可通过胆囊管内镜套管插管注入 MTBE 溶石。MTBE 能迅速有效地溶解胆固醇结石，其沸点为 55.2 ℃，较乙醚的沸点高，进入人体内不会立即挥发，接触 24 小时左右胆固醇结石可以溶解。应用条件要求胆囊结石数量较少、能透 X 线、胆囊功能良好、无急性炎症。必须注意注药前应尽可能抽尽胆汁，MTBE 的比重是 0.74，有胆汁存在则分层，会影响溶石效果。MTBE 药液应定时更换，以保证有效药液与胆石接触。综合文献资料，应用此药接触溶石的不良反应包括：①上腹部烧灼痛。②引起肠炎和溶血，多在药液灌注过快时发生。③局限性肝实质坏死和出血性肺炎。因此，用 MTBE 溶石存在一定的危险，目前已很少应用。

3.体外冲击波碎石（ESWL）治疗

目前临床上多把 ESWL 与溶石合用，因存在结石复发问题，费用亦高，效果不甚确切，所以 ESWL 在临床应用受到一定限制。

（1）分类。按冲击波的发生原理不同分为 3 种类型：①液电冲击波。②电磁冲击波。③压电冲击波。

（2）适应证。我国首届（1991）胆道 ESWL 会议制订的适应证是：①症状性胆囊结石。②口服胆囊造影确定胆囊功能正常。③胆囊阴性结石。④5～25 mm 单颗或 5～15 mm 的 2～5颗结石。

（3）禁忌证。①口服胆囊造影胆囊不显影或胆囊位置过高或有畸形致结石定位困难。②阳性结石。③胆囊萎缩或胆囊壁增厚达 5 mm 以上。④胆囊急性炎症时期。⑤凝血机制有障碍。⑥有心、肺、肝、肾疾病以及十二指肠溃疡，特别是心脏有起搏器者不宜选择行此治疗。⑦妊娠期。⑧碎石 3 次仍无效者。

（4）并发症及预防：常见并发症有胆绞痛，约 1/3 患者发生；皮下瘀斑，约 14%患者出现；胰腺炎，约1.2%患者发生；此外尚有发热、黄疸、心律失常、胆管炎、黑便、血尿、血丝痰、胆道出血等，严重者有休克发生。目前临床上已很少使用该方法。

（二）手术治疗

1.保胆取石

近年来国内不少学者对于传统的切胆理论提出了怀疑和挑战，争论的焦点主要是切胆和保胆。这些学者提出了保胆取石的新概念，开展了内镜微创保胆取石的临床实践。近年来国内外学者报道严格掌握适应证开展保胆取石取得了不错的短期疗效，但远期疗效仍有待于进一步研究。

（1）保胆取石不同阶段：保胆取石术经历了胆囊造口取石术、经皮胆镜碎石清除术

(PCCL)和纤维胆道镜保胆取石术 3 个阶段。早期的胆囊造瘘取石术结石复发率太高，目前仅用于危急病例无法行胆囊切除而病情不允许继续非手术治疗者；PCCL 由学者于 1988 年首先实施并获得成功，并作为一项新技术得到推广，但其所用的硬性胆囊镜不能弯曲，故术后因结石遗漏所致的"复发率"较高，因此该手术逐渐被废弃；纤维胆道镜弥补了硬性胆囊镜的缺点，其导光及显像系统均由光导纤维组成，末端可弯曲，能全面探查胆囊内部的情况，并允许使用取石网或篮进行微创取石，避免了对胆囊黏膜的损伤。

(2)适应证：为了减少术后胆囊结石的复发，避免保胆取石术的滥用，多数学者认为，胆囊结石患者在具备以下条件时可以考虑保胆手术。①胆囊大小基本正常，胆囊壁厚＜3 mm。②胆囊功能良好。③胆囊管无结石梗阻。④胆囊结石少。⑤近期无急性发作。⑥患者有明确的保胆要求，并且完全理解结石复发的可能性。

(3)禁忌证：出现以下情况之一，应视为保胆手术的禁忌证，必须胆囊切除。①胆囊炎症明显。②胆囊充满型结石。③胆囊分隔。④胆囊萎缩。⑤伴发胆管结石或急性胰腺炎。⑥可疑胆囊恶性肿瘤。⑦胃大部切除术后。⑧严重糖尿病患者。

(4)手术方法：术前 B 超检查可充分了解胆囊大小、壁厚情况、结石数目及大小，并且可对胆囊底的位置进行定位。在肋缘下 2 cm 做 2～3 cm 皮肤切口，逐层切开入腹。对个别胆囊位置较深者，不易探及，常需扩大切口。直视下寻找胆囊，用卵圆钳通过小切口将胆囊底提出到腹壁外，也可通过腹腔镜引导的方法完成上述操作。注意牵拉胆囊动作要轻柔，以防将其撕裂。将胆囊壁浆膜层与周围腹膜固定数针，或者用纱布垫保护切口，以防胆汁流入腹腔。于胆囊底做一长约 1 cm 切口(视结石大小而定)，用 0 号丝线缝扎 3 针并牵拉固定。插入纤维胆道镜，通过吸引器吸净胆汁，注入生理盐水清洗视野。在纤维胆道镜直视下，用取石网或取石篮套取结石。禁用钳夹、勺刮，以免结石破碎。取净后再反复用纤维胆道镜检查，确认无残留结石及胆囊管通畅，胆汁反流良好后，用 5-0 可吸收线缝合胆囊黏膜下层及浆肌层。关闭腹壁切口，皮肤用免缝胶带拉拢。

一些体型偏胖的患者，术中无法将胆囊底提出腹壁外，可以采用腹腔镜下在腹腔内切开胆囊行取石操作，取石操作完成后在腹腔镜下缝合胆囊壁。此方法在操作过程中应注意尽量减少胆汁污染腹腔。

2.开腹胆囊切除术

传统的开腹手术分顺行性切除和逆行性切除两种，如遇胆囊三角解剖异常或炎症、水肿、严重粘连不易分离时，亦可采用顺逆结合的方法切除胆囊。

(1)开腹手术适应证：胆囊结石伴急性胆囊炎，发病 72 小时以内，有明确手术指征(化脓性、坏疽性、梗阻性)；慢性胆囊炎胆囊结石反复发作，经非手术治疗无效，超声提示胆囊壁增厚者；有症状的胆囊结石，尤其是易造成嵌顿的小结石；胆囊萎缩已无功能；胆囊内、外瘘，特别是胆囊造口术后的黏液性瘘管；糖尿病患者的胆囊结石。

(2)开腹手术禁忌证：不能用胆囊病变解释的右上腹部慢性疼痛，超声和胆囊造影未发现胆囊异常；梗阻性黄疸病因未明确前不应盲目切除胆囊；严重心、肺、肝、肾功能不全或有其他严重内科疾病不能耐受胆囊切除者。对符合以下情况的急性胆囊炎患者可以先用非手术治疗，待急性期过后施行择期手术：①初次发作症状较轻的年轻患者。②非手术治疗后病情迅速缓解者。③临床症状不够典型者。④发病已 3 天以上，无紧急手术指征、非手术治疗症状减轻者。

(3)顺行性胆囊切除：①显露和处理胆囊管，沿肝十二指肠韧带外缘剪开胆囊颈部左侧的腹膜，仔细分离出胆囊管，距胆总管 0.5 cm 处钳夹切断胆囊管结扎。②处理胆囊动脉，解剖胆囊三角，找到胆囊动脉，注意其与肝右动脉的关系，证实其分布至胆囊后，在靠近胆囊一侧钳夹、切断并结扎，近端双重结扎。如能清楚辨认局部解剖关系，可先于胆囊三角区将胆囊动脉结扎切断后，再处理胆囊管。这样手术野干净、出血少，可放心牵拉胆囊管，使扭曲盘旋状的胆囊管伸直，容易认清和胆总管的关系。如胆囊动脉没有被切断、结扎，在牵拉胆囊时，很可能撕破或拉断胆囊动脉，引起大出血。③剥除胆囊：在胆囊两侧与肝面交界的浆膜下，距离肝边缘 1～1.5 cm 处，切开胆囊浆膜，如近期有过急性炎症，即可用手指或纱布球沿切开的浆膜下疏松间隙进行分离。如胆囊壁增厚、与周围组织粘连不易剥离时，可在胆囊浆膜下注入少量无菌生理盐水或 0.25%普鲁卡因，再进行分离。分离胆囊时，可从胆囊底部和胆囊颈部两端向中间会合，切除胆囊。如果胆囊和肝之间有交通血管和迷走小胆管时，应予结扎、切断，以免术后出血或形成胆瘘。④处理肝：剥除胆囊后，胆囊窝的少量渗血可用热盐水纱布垫压迫 3～5 分钟止血。活动性出血点应结扎或缝扎止血。止血后，可将胆囊窝两侧浆膜用丝线做间断缝合，以防渗血或粘连。但若胆囊窝较宽、浆膜较少时，也不一定做缝合。

(4)逆行胆囊切除术：①切开胆囊底部浆膜，用卵圆钳夹住胆囊底部做牵引，在胆囊周边距肝界 1 cm 处的浆膜处切开。②分离胆囊，由胆囊底部开始，在胆囊的浆膜下间隙分离胆囊至体部。分离时的结扎、切断都必须紧靠胆囊壁进行。遇粘连紧密、分离困难，可切开胆囊底，用左手示指伸入胆囊内做引导，在胆囊壁外周进行锐性分离。③显露、结扎胆囊动脉，当分离达胆囊颈部时，在其内上方找到胆囊动脉，在贴近胆囊壁处将动脉钳夹、切断、结扎，近端双重结扎。④分离、结扎胆囊管，将胆囊颈部夹住向外牵引，分离覆盖的浆膜，找到胆囊管，分离追踪到与胆总管的交界处。看清二者的关系，在距胆总管 0.5 cm 处钳夹、切断后，切除胆囊。胆囊管残端用中号丝线结扎后加缝扎。

3.腹腔镜胆囊切除术

腹腔镜胆囊切除术现已成为一种成熟的外科技术，并以创伤小、患者痛苦少、恢复快为特点，为广大患者所接受。但应严格掌握手术的适应证、禁忌证，并加强技术训练。

(1)适应证：①有症状的胆囊结石。②有症状的慢性胆囊炎。③直径>3 cm 的胆囊结石。④充满型胆囊结石。⑤有症状的和有手术指征的胆囊隆起性病变。⑥急性胆囊炎经过治疗后症状缓解有手术指征者。⑦患者对手术的耐受良好者。

(2)禁忌证：①合并急性胆管炎，或 Mirizzi 综合征。②胆源性胰腺炎。③急性胆囊炎合并严重并发症如胆囊积脓、坏疽、穿孔等。④原发性胆总管结石及肝内胆管结石。⑤胆肠内瘘。⑥胆囊癌或胆囊隆起性病变疑为癌变。⑦腹腔感染、腹膜炎。⑧中、后期妊娠。其他尚有慢性萎缩性胆囊炎。伴有出血性疾病、凝血功能障碍。重要脏器功能不全，难以耐受手术、麻醉以及安放有心脏起搏器者。全身情况差不宜手术或患者已高龄。国外有学者将手术医生经验不足认定为腹腔镜胆囊切除术的手术禁忌证。

腹腔镜手术的适应证范围随着技术的发展不断扩大。某些原来是手术禁忌证的疾病也不断被尝试用腹腔镜来完成。如继发胆总管结石已部分能用腹腔镜手术来解决。

(3)手术步骤。

1)制造气腹:沿脐窝下缘做弧形切口,约 10 mm 长,若下腹有过手术,可在脐上缘以避开原手术瘢痕,切开皮肤。术者与第一助手各持布巾钳从脐窝两侧把腹壁提起。术者以右手拇指、示指夹持气腹针,腕部用力,垂直或略斜向盆腔刺入腹腔。在穿刺过程中针头突破筋膜和腹膜时有 2 次突破感;判别针尖是否已进入腹腔。可接上抽有生理盐水的注射器,当针尖在腹腔内时呈负压。接上气腹机,若充气压力显示不超过 1.73 kPa,表明气腹针在腹腔内。开始充气时不应过快,采用低流量充气,1～2 L/min。同时观察气腹机上的腹腔内压力,充气时压力应不超过 1.73 kPa,过高说明气腹针的位置不正确或麻醉过浅及肌肉不够松弛,要做适当调整。当腹部开始隆起和肝浊音界消失时,可改为高流量自动充气,直至达到预定值(1.73～2.00 kPa),此时充气 3～4 L,患者腹部完全隆起,可以开始手术操作。

在脐部气腹针处用巾钳将腹壁提起,用 10 mm 套管针穿刺,第 1 次穿刺带有一定的“盲目性”,是腹腔镜中较危险的一个步骤,要格外小心。将套管针缓慢地转动,用力均匀地进针,进入腹腔时有一个突然阻力消失的感觉,打开封闭的气阀有气体逸出,此即穿刺成功。连接气腹机保持腹腔内恒定压力。然后将腹腔镜放入,在腹腔镜的监视下进行各点的穿刺。一般在剑突下 2 cm 穿刺,放入 10 mm 套管以备放电凝钩、施夹器等器械;在右锁骨中线肋缘下 2 cm 或腹直肌外缘和腋前线肋缘下 2 cm 各用 5 mm 的套管针穿刺(目前多采用三孔法),以放入冲洗器和胆囊固定抓钳。这时人工气腹和准备工作已完成。由于制造气腹和第 1 次套管针穿刺可误伤腹腔内的大血管和肠管,且术中不易发现,有学者采取在脐部开一小口,找到腹膜,直接把套管针放入腹腔充气。

2)解剖 Calot 三角区:用抓钳抓住胆囊颈部或 Hartmann 囊,向右上方牵引。最好将胆囊管牵引与胆总管垂直,以便明显区分两者,但注意不能把胆总管牵引成角。用电凝钩把胆囊管上的浆膜切开,钝性分离胆囊管及胆囊动脉,分清胆总管和肝总管。因该处离胆总管较近,尽量少用电凝,以免误伤胆总管。用电凝钩上下游离胆囊管,并看清胆囊管和胆总管的关系。在尽量靠近胆囊颈的地方上血管夹,两个血管夹之间应有足够的距离,血管夹距离胆总管至少应有0.5 cm。在两钛夹之间用剪刀剪开,不能用电切或电凝以防热传导而损伤胆总管。而后在其后方找到胆囊动脉,并置血管夹后离断。仔细剥离胆囊,电凝或上血管夹止血。

3)切除胆囊:夹住胆囊颈向上牵引,沿着胆囊壁小心剥离,术者左手或助手应协助牵拉使胆囊和肝床有一定的张力。将胆囊完整地剥下,放在肝右上方。肝床用电凝止血,用生理盐水仔细冲洗,检查有无出血和胆漏(在肝门处置一纱布块,取出后检查有无胆汁染色)。吸尽腹腔内积水后将腹腔镜转换到剑突下套管中,让出脐部切口,以便下一步从结构比较松弛、容易扩张的脐部切口取出＞1 cm 的含结石的胆囊,如果结石较小也可以从剑突下的戳孔取出。

4)取出胆囊:从脐部的套管中将有齿爪钳送入腹腔,在监视下抓住胆囊管的残端,将胆囊慢慢地拖入套管鞘内,连同套管鞘一起拔出。在抓胆囊时要注意将胆囊放在肝上,以避免锋利的钳齿误伤肠管。如果结石较大或胆囊张力高,切不可用力拔出,以免胆囊破裂,结石和胆汁漏入腹腔。这时可用血管钳将切口撑大后取出,也可用扩张器把该切口扩张至 2.0 cm,如果结石太大可将该切口延长。如有胆汁漏至腹腔,应用湿纱布从脐部切口进入将胆汁吸净。结石太大不能从切口中取出时也可以先把胆囊打开，用吸引器吸干胆囊内的胆汁，钳碎结石后一一取出，如果发现有结石落入腹腔中要予取尽。检查腹腔内无积血和液体后拔出腹腔镜，打开套管的阀门排出腹腔内的二氧化碳气体，然后拔出套管。在放置 10 mm 套管的切口用细线做筋膜层缝合 1～2 针，将各切口用无菌胶膜闭合。

（张　祁）

第二节　肝外胆管结石

肝外胆管结石较常见，其中绝大多数为原发性肝外胆管结石。继发性肝外胆管结石常由肝内胆管结石下降引起，少部分来自胆囊结石。肝外胆管结石可位于肝总管或胆总管，但大多数位于胆总管下端。结石嵌顿时可引起胆管梗阻，并发感染可导致急性梗阻性化脓性胆管炎，严重时危及患者生命；结石嵌顿于胆总管壶腹部则可引起胆源性胰腺炎；结石梗阻并发感染可导致胆源性肝脓肿、胆管出血，以及胆汁性肝硬化。

一、病因

1.原发性肝外胆管结石

发生在肝外胆管的原发性胆管结石，病因和形成机制尚未完全明了。研究结果认为这种结石的生成与胆道感染、胆汁淤滞、胆道寄生虫病有密切关系。结石外观多呈棕黑色、质软、易碎、形状各异、大小及数目不一，有的状如细沙或不成形的泥样，故有“泥沙样结石”之称。这种结石的组成是以胆红素钙为主的色素性结石。经分析其主要成分为胆红素、胆绿素和少量胆固醇以及钙、钠、钾、磷、镁等矿物质和多种微量元素。在矿物质中以钙离子的含量最高并易与胆红素结合成胆红素钙。此外，尚有多种蛋白质及黏蛋白构成网状支架；有的在显微镜下可见寄生虫的壳皮、虫卵和细菌聚集等。

2.继发性肝外胆管结石

其形状、大小、性状基本上与同存的胆囊结石相同或相似，数量多少不一，可为单发或多发，若胆囊内多发结石的直径较小，并有胆囊管明显扩张者，结石可以大量进入胆总管、肝总管或左右肝管。

二、病理

肝外胆管结石的病理变化决定于两个因素。①梗阻是否完全：视结石的大小和部位而有不同，亦与胆总管括约肌的功能状态有关。②有无续发感染：常视结石的成因和性质而异，其炎症的范围和严重性亦有较大差别。由结石而引起的胆总管阻塞通常是不完全或间歇性的，因结石在胆道内可以移动或滑动；但有时也可造成完全性的急性梗阻，这与结石所处的部位有关。自胆囊进入胆总管的继发性结石虽然体积较小，但所引起的梗阻常呈急性，特别是当结石嵌顿在壶腹部时，可能造成一时性的完全梗阻。相反，如为胆总管原发性结石，因系逐渐长大，后期虽可至巨大的程度,但因胆总管可有相应的代偿性扩张,一般不致引起完全梗阻,有时甚至可以完全没有梗阻症状。结石若位于胆总管中段,一般仅有不完全梗阻。结石嵌顿在壶腹部或阻塞在肝管内时,可引起完全性梗阻。结石阻塞胆总管后,胆汁的排出首先受到障碍,于是已经通过肝细胞的胆红素将重新回入血液中,形成梗阻性黄疸。感染的程度取决于病程的长短和胆道是否有梗阻及梗阻程度。一般早期感染较轻。当胆石的阻塞与胆管黏膜的炎症水肿相互作用,导致胆总管之急性完全性阻塞时,阻塞部位以上的胆管中的脓液和细菌毒素将被迅速吸收入血液循环(所谓胆血反流),导致急性梗阻性化脓性胆管炎,患者可因严重的中毒性休克而死亡。偶尔,肝外胆管结石并发感染后还可以导致胆管穿孔发生胆汁性腹膜炎。

三、诊断

(一)症状与体征

肝外胆管结石的临床表现及病情的轻、重、危,完全取决于结石阻塞时的程度和有无胆道感染。阵发性上腹部绞痛,寒战发热和黄疸三者并存(夏科三联征),是结石阻塞继发胆道感染的典型表现。由于胆总管扩张,加上胆囊收缩、胆总管蠕动,可使结石移位或排除。一旦梗阻解除,胆汁不流通的症状即缓解。若胆道感染严重,并发急性梗阻性化脓性胆管炎时,病情发展迅速,近 50%的患者很快出现烦躁、谵语或嗜睡、昏迷以及血压下降和酸中毒等感染性休克表现,如不及时治疗,常在 1～2 天甚至数小时内因循环衰竭而死亡。多数患者有一次或多次急、慢性胆囊炎发作史或胆道蛔虫病史,而后在一次剧烈的胆绞痛后出现黄疸,表示结石已进入胆总管,或在胆总管内形成后已发生嵌顿和阻塞。胆石所致的胆道阻塞通常是不完全和非持续性的,完全性阻塞毕竟较少见,因此约有 20%的患者可以不感右上腹绞痛,约 40%的患者虽有绞痛但无黄疸,其余患者则多数在腹痛发生后数小时至 1～2 天开始有黄疸,且持续数天后即可逐渐消退。如胆总管内结石不能排出至十二指肠,则腹痛势必再发,并可再度出现黄疸,且复发的次数往往愈趋频繁,程度也多愈加严重。但也有少数病例在一次发作后相隔 10 余年不再复发,至下次发作时胆总管内之结石已大至直径 1～2 cm,或者发作时仅有轻微腹痛而不复出现黄疸者。少数病例于某次发作后可致胆道完全阻塞,黄疸持续不见消退,颜色甚深呈黄绿色,皮肤瘙痒显著,粪便呈陶土色,且有明显消瘦现象。此类患者胆道探查时往往可见巨大的结石嵌顿在壶腹部,或有多量泥沙样结石壅塞在胆总管或肝管内。少数情况术中胆总管内见不到结石,大多因胆管内压力过大或由于麻醉后括约肌松弛而自行排入肠内。然而,在结石移动的过程中,患者多有反复的胆绞痛发作史,发作时除阻塞外常并有胆道感染症状,胆囊不肿大,一般较易与胰头部癌区别。患者发作时多无腹肌强直,但上腹部或右上腹可有轻度触痛。肝增大,质地坚实,稍有触痛,胆囊则多不可扪及。脾时有增大,多数患者黄疸明显,病容憔悴,神情抑郁,时有消瘦现象。若出现并发症则有相应的体征,如黄疸和休克征等。

(二)实验室与影像学检查

1.实验室检查

可见白细胞总数升高、中性粒细胞分类升高,肝功能检查可见 ALT、AST、ALP、GGT 及总胆红素、直接胆红素升高等。若胆管梗阻时间较长、黄疸或短期内反复发作胆管炎使肝功明显受损，可出现低蛋白血症和贫血征象。

2.X线平片

胆总管的原发结石和继发结石，分别是以胆色素和胆固醇为主的混合结石，故X线平片不能显示。

3.超声

对胆囊结石的准确率达98%，但因受十二指肠等空腔脏器的影响，对肝外胆管结石的准确率仅为50%左右，特别对十二指肠后段胆管难以显示，假阳性及假阴性率均较高。

4.CT

对肝外胆管结石的诊断优于超声，准确率可达80%左右，但难以显示胆管系统病理改变和结石数量、大小、分布等状况。

5.ERCP、PTC

均可清晰显示胆管系统的全貌，能比较准确提供肝内外胆管和胆囊结石的大小、数量、位置以及肝内外胆管扩张、狭窄等病理改变状况，是获得术前准确诊断最重要的检查方法。ERCP基本无创、并发症较少，PTC为有创、并发症稍多，可根据患者和病变的具体情况选择。一般情况下多选择ERCP检查。

6.磁共振胆胰管造影（MRCP）

可以良好显示胆、胰管的管道系统，并且无创，其检查准确率优于CT和超声。

（三）并发症

1.急性化脓性胆管炎

是原发性胆管结石最常见的并发症，又称胆道感染，原发性胆管结石的临床表现大多与它有关。急性化脓性胆管炎主要表现为右上腹痛、寒战高热和黄疸，引起胆道感染的常见细菌为革兰阴性杆菌或是厌氧菌（以大肠埃希菌为多见），更常是混合性感染。当结石嵌顿于胆管下端即出现急性化脓性胆管炎，经过消炎解痉治疗，局部炎症水肿消退，结石浮动，嵌顿解除，上述症状和体征消退，因而表现为波动性黄疸。超声可发现肝内外胆管扩张或胆管结石；可有白细胞增多等实验室发现。一般认为急性化脓性胆管炎应先进行消炎解痉、利胆补液治疗，症状缓解后再行择期手术。但在非手术治疗过程中要严密观察，一旦出现急性梗阻性化脓性胆管炎，应考虑急诊手术。

2.胆源性肝脓肿

由于肝胆管结石并发感染未能及时手术引流或肝内小肝管结石嵌顿所致化脓性小胆管炎，炎症波及周围组织而形成，以多发性小脓肿多见，可有右上腹痛也可能没有腹痛，表现为寒战、高热，为弛张热型，黄疸可有可无，病程一般较长。本病经过短期非手术治疗未能奏效，应手术引流胆道。若为弥散性小脓肿，引流胆道即可；若除单个大脓肿或多发性脓肿外尚有较大的脓肿时，除做胆道引流外，同时要行脓肿引流。

3.胆道出血

是原发性胆管结石较严重的并发症。

4.胆源性肝硬化

是原发性胆管结石的晚期并发症，属于晚期胆道病。严重时伴有门静脉高压、脾大及脾功能亢进。除有肝胆管结石的症状外，还有肝硬化和门静脉高压的表现。如果患者无门静脉高压症，则应尽早行胆道探查术，将肝内结石尽量取净，一部分患者肝功能可望恢复。若伴有门静脉高压症则处理较复杂困难，患者情况允许可一期行胆道探查取石和脾切除手术，然后再行彻底的肝胆管结石手术来处理复杂的肝内病变。否则应行分期手术，首先做胆道探查取石，再次行门静脉高压手术，最后处理复杂的肝胆管手术。这类患者病情重，处理困难，病死率高，有时不管怎样做手术都预后极差。因而对于肝胆管结石最好在没有出现症状或才出现症状时即行手术，以减少肝功能损害。

5.胆管癌

大多数学者认为胆管癌的发生与原发性胆管结石有关，特别是肝内胆管结石并感染者发生肝内胆管癌较多，又称胆管细胞型肝癌，往往被原发性胆管结石的症状所掩盖，术前容易漏诊。原发性胆管结石患者近来出现上腹痛发作频繁并加剧，且局限于某一个部位。腹部查体右上腹或剑突下明显压痛，尚可扪及有压痛的包块，应怀疑此病。进一步做超声和 CT 检查可同时发现肝内结石及肝内局限性或弥散性占位性病变，基本可明确诊断。这类患者一般 AFP 为阴性。由于为肝胆管结石反复炎症纤维化增生所致，胆管细胞型肝癌多为硬癌，内有较多的纤维结缔组织，主要为局部浸润性生长，肝内跳跃性转移及远处转移较少。

6.胆源性胰腺炎

原发性胆管结石合并急性胰腺炎远少于继发性胆管结石，可能与原发性胆管结石患者大多存在 Oddi 括约肌呈松弛状态有关。

四、治疗

肝外胆管结石患者多因出现疼痛、发热或黄疸等急性胆管炎发作时就诊。急性炎症期手术难以明确结石位置、数量和胆道系统的病理改变，不宜进行复杂的手术处理，需要再手术的机会较多。但若梗阻和炎症严重，非手术治疗常难以奏效。因此急诊情况下恰当掌握手术与非手术治疗的关系，具有重要性。一般情况下，应尽量避免急诊手术，采用非手术措施，控制急性炎症期，待症状缓解后，择期手术为宜。经强有力的抗炎、抗休克、静脉输液保持水、电解质和酸碱平衡，营养支持和对症治疗，PTCD 或经内镜乳头切开取石，放置鼻胆管引流减压，多能奏效。经非手术治疗 12～24 小时，不见好转或继续加重，如持续典型的夏科三联征或出现休克、神志障碍等严重急性梗阻性化脓性重症胆管炎表现者，应及时行胆道探查减压。肝外胆管结石外科治疗原则和目的主要是取净结石、解除梗阻、胆流通畅、防止感染。

（一）十二指肠镜的应用

1.内镜下乳头括约肌切开术（EST）

EST 已成为较为安全、成熟的技术。对于肝外胆管结石，85％的病例可通过 EST 进行清除。与传统开腹手术比较，具有痛苦少、恢复快、不受多次手术后胆管周围粘连和年老体弱等因素限制的优点。除全身状况极差者，食管、幽门、十二指肠球部狭窄，十二指肠镜无法通过者，患有严重凝血机制障碍及出血性疾病患者外，均可采用该术式。EST 成功率 79％～98％，结石清除率 75％～96％，联合应用利胆排石中药可提高 EST 取石疗效。EST 也存在一定的并发症：如高淀粉酶血症、急性胰腺炎、出血、穿孔、胆道感染等。行 EST 取石，肝外胆管结石直径在 1.5 cm 以下者，多采用取石网篮钳取结石；泥沙样结石可用气囊拖石；当结石直径≥1.5 cm时，特别是胆总管末端不呈圆柱状扩张者；乳头小而纵皱襞又短或无纵皱襞以及乳头旁大憩室，切开范围明显小于结石横径者；伴胆总管末端炎性狭窄，且 EST 后仍有狭窄段残留，或伴继发性硬化性胆管炎者，采用内镜机械碎石(EML)为宜，碎石后再用网篮或气囊取出结石。EML 可在 X 线透视下进行，用碎石网篮套住结石，利用其上的金属外壳与网篮间的切割作用将结石压碎。EML 的成功率在 79%～90%，失败的原因多为结石填塞胆总管。

2.内镜下乳头气囊扩张术(EPBD)

是除 EST 外内镜治疗肝外胆管结石的又一选择。EPBD 优点是操作相对简单，侵入性少，减少了出血和穿孔的危险并能长期保存括约肌功能，而括约肌功能的保存对于减少肝外胆管结石的复发、胆管炎、胆囊炎等远期并发症具有临床意义。不足之处是术后胆道感染及胰腺炎发生率不低于 EST，甚至高于 EST。有学者认为 EPBD 只是引起无症状高淀粉酶血症发生率升高，而不是胰腺炎。对于单纯的肝外胆管结石，EPBD 与 EST 取石效果相当，但中远期结石的复发率 EPBD 明显低于 EST。

3.内镜下鼻胆管引流术(ENBD)

并发症少且多不严重。ENBD 把诊断和治疗有机地融合于一体，其独特的临床价值为：①对合并生命征不平稳、无法耐受取石的重症患者，特别是合并 AOSC 者，ENBD 可迅速解除胆道梗阻、降低胆道压力、减少内毒霉素及细菌代谢产物的吸收，从而改善患者的内环境、败血症、低血压状态，为二期治疗创造条件。②为二期腹腔镜下胆总管探查术(LCBDE)中寻找胆总管提供标记。LCBDE 中胆总管可一期缝合，保持其完整性，避免传统手术胆总管 T 管引流所致的大量胆汁丢失及其并发症；鼻胆引流管起到术后胆总管支架作用；无论 EST、网篮或胆道镜下碎石后取石，均不同程度导致胆管的擦伤和热灼伤，炎性渗出可通过鼻胆管得到了充分的引流，加速创面愈合；术后通过鼻胆管的再次造影，了解胆管情况，为进一步彻底治疗提供依据，避免再次手术的盲目性。③对于有明显手术禁忌证者，如内镜取石失败、ENBD 成功，则可解除胆道梗阻，缓解症状。

(二)开腹胆总管探查取石

因术式自身的优点仍然是治疗肝外胆管结石的主要手段：①手术对器械及麻醉的要求相对较低，能在广大基层医院广泛开展。②手术方式成熟，并发症发生率较低。③对有上腹部手术史或粘连严重者或许是唯一选择。④术中可充分发挥术者手指的触觉优势，能做更完善的肝实质、胰头等上腹部脏器的探查。

(三)腹腔镜胆总管探查取石术

主要适于单纯性肝外胆管结石，并经术前或术中胆道造影证明确无胆管系统狭窄和肝内胆管多发结石者。因此这一方法多数为继发性肝外胆管结石行腹腔镜胆囊切除术时探查胆总管。切开胆总管后多数需要经腹壁戳孔放入纤维胆道镜用取石网篮套取结石，难度较大，需要有熟练的腹腔镜手术基础。取出结石后可根据具体情况决定直接缝合胆总管切口或放置 T 形管引流。

（四）中西医结合非手术治疗

一般性胆管炎发作在有力的抗炎、非手术治疗过程中使用一些中药方剂疏肝、利胆、解痉、止痛作为辅助治疗，有一定效果。中西医结合排石法，对于结石小、数量少、不伴胆管狭窄、Oddi括约肌功能正常者，曾有排石成功的报道。但较大的结石不能排出，多发结石难以排净，并易再发。特别是明显胆管梗阻并发重症胆管炎、不明结石数量和大小、是否存在胆管狭窄等情况下，经非手术治疗不能在短时间内缓解、好转者，仍应及时进行胆总管手术探查引流，以免发展成严重的胆源性感染性休克等严重后果。

（张　祁）

第三节　肝内胆管结石

肝内胆管结石又称肝胆管结石，原发于肝内胆管，多为胆色素性结石，是我国常见而难治的胆管疾病。

一、病因

肝胆管结石病的病因目前还不完全清楚。肝内结石的形成与胆道慢性炎症、细菌感染、胆道蛔虫、胆汁淤滞、营养不良等因素有关。胆管内慢性炎症是导致结石形成的重要因素，胆汁淤滞是结石形成的必要条件，胆流滞缓并有胆道慢性炎症最易形成肝内胆管结石。

二、病理

1.基本病理改变

胆道梗阻、胆道感染和肝实质破坏。受累区域的肝胆管扩张、胆管呈环状或节段性狭窄；管壁增厚、胆管壁及周围纤维组织增生并慢性炎症细胞浸润；汇管区大量炎性细胞浸润和纤维细胞增生，伴有肝实质损害，严重者形成肝段或肝叶的纤维化萎缩和功能丧失。合并胆道感染时可造成胆源性脓毒症、肝脓肿、膈下脓肿、胆管支气管瘘及胆道出血等严重并发症。有2.0%～9.0%的肝胆管结石病例在病程后期可并发肝胆管癌。

2.临床病理特点

肝胆管结石病的重要临床病理特点是：①结石沿肝内病变胆管树呈区段性分布。②结石多并存不同程度的肝胆管狭窄，胆管狭窄是引起结石形成和复发的重要因素。肝胆管结石合并一级分支以上肝管的狭窄时易导致受累肝段或亚肝段萎缩；合并双侧肝门部肝管狭窄者，晚期常发生胆汁性肝硬化及胆源性门静脉高压症。③由于长期反复发作的胆道梗阻和(或)感染可导致肝胆管结石病变区域内胆管树、伴行血管以及肝实质弥散性不可逆性损害，包括胆管壁结构破坏、多发性胆管狭窄和不规则性胆管扩张、胆管积脓、肝门静脉及肝动脉小分支狭窄、肝实质纤维化和萎缩、慢性肝脓肿、继发性肝内胆管癌等毁损性病变，这类病变只能通过手术切除才能得到有效的控制。④在肝胆管结石病的病变范围内肝组织发生萎缩，其余正常肝组织发生增生肥大,形成肝脏萎缩-增生性改变即萎缩-增生复合征。这一病理特征对于正确判断肝胆管结石的病变部位和选择合理治疗方法具有重要意义。

3.分型

根据结石在肝内的分布、相应肝管和肝的病变程度以及合并肝外胆管结石的情况分为2个主要类型和1个附加型。

(1)Ⅰ型:区域型,结石沿肝内胆管树局限性分布于一个或数个肝段内,常合并病变区段肝管的狭窄及受累肝段的萎缩。临床表现可为静止型、梗阻型或胆管炎型。

(2)Ⅱ型:弥漫型,结石遍布双侧肝叶胆管内,根据肝实质病变情况,又分为3种亚型。

1)Ⅱa型:弥漫型不伴有明显的肝实质纤维化和萎缩。

2)Ⅱb型:弥漫型伴有区域性肝实质纤维化和萎缩,通常合并萎缩肝区段主肝管的狭窄。

3)Ⅱc型:弥漫型伴有肝实质广泛性纤维化而形成继发性胆汁性肝硬化和门静脉高压症,通常伴有左右肝管或汇合部以下胆管的严重狭窄。

(3)E型:附加型,指合并肝外胆管结石。根据胆管下端Oddi括约肌功能状态,又分为3个亚型。

1)Ea:胆管下端正常。

2)Eb:胆管下端松弛。

3)Ec:胆管下端狭窄。

三、诊断

(一)临床表现

肝内胆管结石病因其病变程度及病理类型的不同,临床表现可以是多样性的,如早期无明显临床症状的局限于肝内胆管某段肝管内的结石,至后期遍及肝内外胆管系统甚至并发胆汁性肝硬化、肝萎缩、肝脓肿等。

1.症状

肝内胆管结石在病程间歇期可无症状或仅表现为上腹轻度不适。急性期的临床表现主要是急性胆管炎,包括胆道梗阻三联症(疼痛、寒战发热、黄疸)、重症胆管炎的五联症(胆道梗阻三联症+休克、精神症状)。在无合并肝外胆管结石的患者,当一侧或一叶的肝内胆管结石造成半肝或某一肝段的肝内胆管梗阻并继发感染时,可出现畏寒、发热等全身感染症状;部分患者在出现精神症状和休克等急性重症胆管炎的表现时,仍可无明显的腹痛和黄疸。

2.体征

查体可有压痛,并可扪及肝不对称性增大,易误诊为肝脓肿或肝炎。肝内胆管结石的临床表现以间断性右上腹痛伴发热为主要特点。无感染症状时,患者可自觉全身发热,往往无明显黄疸。但部分患者胆道感染使整个胆道系统梗阻时会出现黄疸表现。

3.临床特点

①发病年龄30～50岁。②上腹部疼痛,可能为典型胆绞痛或持续性胀痛,有的患者疼痛不明显,而寒战发热非常厉害,周期发作。③可有长期的胆道病史或伴有寒战发热、黄疸的急

性胆管炎史。④患侧肝区及下胸部有经常性疼痛不适，常放射至背、肩部。⑤一侧肝管梗阻时，可无黄疸或黄疸甚轻。⑥合并有重症胆管炎时，全身情况比较严重，且急性发作后恢复较慢。⑦检查时，肝区压痛和叩击痛明显，肝呈不对称性增大并有压痛。⑧全身状况受影响明显，90%患者有低蛋白血症，1/3 患者有明显贫血。⑨晚期有肝、脾肿大及门静脉高压表现。

（二）影像学检查

肝内胆管结石的诊断，除了在临床上提高对本病的认识外，确诊主要依靠影像学的检查发现，主要有超声、胆道 X 线检查、CT、经皮经肝穿刺胆道造影（PTC、PTCD）、逆行胰胆管造影（ERCP）、胆道子母镜、磁共振胆胰管造影（MRCP）、胆道镜等。

1.超声

为无创性检查，方便易行，是肝内胆管结石诊断的首选方法，一般估计诊断准确率为 50%～70%。肝内胆管结石的超声图像变化较多，一般要求在结石远端的胆管有扩张才能作出肝内胆管结石的诊断，因为肝内管道系统的钙化也可有结石样的影像表现。肝内胆管结石的诊断不受肠道气体的干扰，诊断的准确性优于肝外胆管结石，诊断正确率达 70%～80%。但肝内胆管分支较多，不仔细扫描易漏诊，而且应与肝内钙化点相鉴别。术中超声（术中于肝脏面、膈面全面超声扫描）可提高肝内胆管结石的诊断率达 91%，残石率降至 9%。

2.CT

肝内胆管结石多为含胆红素钙的色素性结石，CT 能清楚地显示出来，诊断符合率为 50%～60%。CT 还能显示出肝门的位置、胆管扩张及肝肥大、萎缩的变化，系统地观察各个层面 CT 照片，可以了解结石在肝内胆管分布的情况。

3.MRCP

MRCP 不同于 ERCP 的无创性检查，影像清晰度略逊于 ERCP，对肝内胆管结石有较大诊断价值。

4.胆道造影

胆道造影（包括 PTC、ERCP、TCG）是用于肝内胆管结石诊断的经典方法，一般均能作出正确的诊断，PTC、ERCP、TCG 的诊断符合率为 80%～90%、70%～80%、60%～70%。X 线胆道造影应满足诊断和手术的需要。

（1）PTC、PTCD：穿刺路径有前路、后路、侧路三种，以侧路成功率高，并发症少，操作方便，造影时影像清晰。对超声诊断肝内胆管结石者，PTC、PTCD 有很好的鉴别诊断价值，尤其是超声引导下 PTC，成功率较高。

（2）ERCP：ERCP 对肝内胆管结石具有较高的诊断价值，可清晰显示肝内胆管结石，确定结石的部位、大小、数量，肝内胆管的狭窄或远端扩张。需注意以下几点：①ERCP 时，注入造影剂要充足，充分显示肝内胆管，才能明确诊断肝内胆管结石。②在 ERCP 胆管显影后，可头低足高位、俯卧位，使肝内胆管充分被造影剂灌注和显影。③可使用带气囊的导管，在 ERCP 胆管显影后，把位于十二指肠乳头部位的气囊充气或充水，堵住乳头，使造影剂不会流入肠道，肝内胆管充分显示。

（3）胆道子母镜：通过母镜的活检管道放入较细的子镜。母镜的活检管道直径 5.5 mm，子镜的外径4.5 mm。只用母镜行 ERCP，然后对十二指肠乳头做高频电切（ECT），一般是小切口 0.5～1.0 cm 或对十二指肠乳头行扩张，便于子镜进入胆总管，可直接观察胆总管、1～2 级肝内胆管。可判断肝内胆管结石是否存在及大小、部位、数量，肝内胆管是否有狭窄、扩张等。胆道镜包括术前、术中、术后三种方式。术前胆道镜是先行 PTC，每周更换较粗的导管，5～6 周后窦道形成。然后从窦道进镜，直视肝内胆管，可诊断肝内胆管结石，并行取石治疗。术中胆道镜是在手术中切开胆总管，从切口进镜观察肝内胆管结石并行取石治疗。术后胆道镜是经手术后“T”管形成的窦道进镜（一般术后 6 周），诊断肝内胆管结石并治疗。胆道镜检查对肝内胆管结石有明确的诊断及治疗价值。

5.胆道测压

通过胆道测压可以了解胆汁通过胆道排泄是否正常，但对于某一分支肝内胆管结石胆道测压的临床意义不大；对左右肝管接近肝门部位的结石伴胆管狭窄，可发现胆汁排泄不良，在病变上方引起胆管扩张、胆汁潴留，胆道压力增高。现在已有电子胆道测压仪精确地测量胆管内的压力，应根据病情选择使用。

6.核素闪耀扫描

常用核素^{99m}Tc，静脉注入后经网状内皮系统摄取后，排泄入胆道。扫描时可分层、定点，获得三维图像，显示与邻近结构的关系，对诊断提供较好的依据。但对肝内胆管结石的诊断不理想。

四、治疗

肝胆管结石的治疗主要靠外科手术，原则是去除病灶，取尽结石，矫正狭窄，通畅引流，防止复发。针对肝胆管结石病复杂的肝内外胆道及肝病变有多种手术和非手术治疗方法，应根据肝内胆管结石数量及分布范围、肝管狭窄的部位和程度、肝的病理改变、肝功能状态及患者的全身状况，制定针对具体病例的个体化治疗方案并选择合适的手术方法。

（一）选择手术方法应遵循的原则

（1）肝胆管结石病的外科治疗应以根治性清除病灶为主要目标。

（2）对于Ⅰ型肝胆管结石，应首选病变肝段规则性切除以达到治愈的目的。对于肝和胆道病变广泛的Ⅱa型和Ⅲb 型结石常需联合多种术式和辅助方法进行治疗，对于其中Ⅱb 型结石充分切除区段性病灶是保证联合手术治疗效果的前提条件。对于合并胆汁性肝硬化但肝功能仍处于代偿状态的Ⅱc 型结石应根据胆道病变的复杂性、肝硬化及门静脉高压症严重程度等选择同期或分期胆道手术与门脉减压手术来处理合并存在的胆道、肝和肝门静脉系统病变。对于肝功能陷于失代偿的Ⅱc 型结石，肝移植术是唯一有效的治疗方法。

（3）主要肝胆管的狭窄必须修复矫正，但胆管空肠 Roux-en-Y 吻合术和胆管空肠吻合术的适应证应严格掌握。对于肝内病变已经去除，其下游胆管内结石已清除，肝门部肝管无狭窄，结石无复发危险的病例，应避免采用此类术式。

（4）对于结石残留或有复发可能的病例，可在术中设置连通胆道的空肠皮下盲袢，作为术后胆道镜取石的通路。

（二）肝胆管结石的手术方法

（1）胆管切开取石术：是治疗肝胆管结石系统手术中的基本手段。单纯胆道取石引流手术多用于急症和重症病例，旨在暂时通畅胆流、控制胆道感染、改善肝功能以挽救患者生命或为二期确定性手术做准备。只有对少数结石数量较少且受累的肝管及肝病变轻微、取尽结石后肝内外无残留病灶、胆管无狭窄通过联合切开肝门部胆管和肝胆管以及经肝实质切开肝内胆管，直视下探查结合术中胆道造影、术中超声、术中胆道镜检查可全面了解胆道结石的部位、数量、胆管狭窄梗阻及胆管下端的通畅情况。经肝外胆管途径盲目的器械取石是肝胆管结石手术后高残留结石率的重要原因。充分切开肝门部胆管狭窄，必要时切开二级肝管可在直视下去除主要肝管的结石，结合胆道镜明视下取石，能有效地清除肝管内结石，显著降低结石残留率。

(2)肝部分切除术。切除病变肝段以最大限度地清除含有结石、狭窄及扩张胆管的病灶，是治疗肝内胆管结石的最有效手段。手术适应证包括Ⅰ型及Ⅱb型肝胆管结石。对于区域型结石，切除含结石的肝段或肝叶；对于弥漫型结石，切除局限于肝段或肝叶的区域性毁损病灶。需切除的区域性毁损病变主要包括：肝叶或肝段萎缩；难以取净的多发性结石；难以纠治的肝管狭窄或囊性扩张；合并慢性肝脓肿；合并肝内胆管癌。肝胆管结石的肝切除范围主要取决于结石分布及毁损性病变范围。肝胆管结石的病变范围是沿病变胆管树呈节段性分布的，因此其肝叶切除要求以肝段、肝叶为单位做规则性切除，以完整切除病变胆管树及所引流的肝脏区域，这是取得优良疗效的基本条件和关键。无论是针对区域型肝内胆管结石时病变肝段或弥漫型肝内胆管结石时毁损性病灶，肝切除范围不够，遗留病变，常是术后并发症及症状复发的根源。对于左肝管系统的广泛结石，应选择规则性左半肝切除，不应将只切除肝左外叶而联合胆管空肠吻合术作为首选术式。如果只施行肝左外叶切除，必然遗留了左内叶肝管结石、病变肝组织和左肝管狭窄，而通过肝外胆管及肝断面上左肝管残端途径取石几乎不可能全部清除散布于左内叶第二级和第三级肝管内的结石，术后症状复发则难以避免。对于局限于左外叶且合并左肝管主干内的结石，在切除病变肝段、取除其下游肝管内结石后即可达到有效治疗目的，无须做左半肝切除。针对右肝内胆管结石的规则性右肝切除常有较大的技术困难。肝右叶结石时，右肝萎缩，而左肝代偿性增大，使第一肝门以及肝段或叶间裂以下腔静脉为中轴向右后上方旋转移位；肝右叶与膈肌、腹后壁、邻近组织及肝后下腔静脉之间常形成紧密粘连，给游离肝右叶特别是分离右后叶与下腔静脉之间的粘连、显露肝门区以及正确判断肝段切除平面造成困难。手术时需借助影像学诊断方法准确判断肝胆管和肝病变区域以及病肝切除范围，且需对肝内胆管结石和狭窄所致胆系及肝脏的复杂病变有深入的认识及较丰富的肝胆道外科手术经验。对于分布在双侧肝叶的区域性结石伴引流肝段萎缩的病例，在预留残肝功能体积足够的条件下，可同时做规则性双侧病变肝段切除。

(3)肝门部胆管狭窄修复重建术：由于肝门部胆管狭窄病变类型比较复杂，常需结合多种手术方法进行治疗，常用治疗肝门部胆管狭窄的手术方法主要有以下3类。

1)胆管狭窄成形、空肠 Roux-en-Y 吻合术：适用于肝内病灶和上游肝管狭窄已去除的肝门部胆管狭窄病例。在充分切开肝门部狭窄胆管并进行原位整形的基础上，以 Roux-en-Y 空肠袢与胆管切口侧-侧吻合修复胆管缺损。对有结石残留或复发可能的病例，可将空肠袢残端顺位埋置于皮下作为术后取石的通路。但胆-肠吻合术缺乏 Oddi 括约肌对胆系的控制功能，在上游肝管狭窄未纠正和肝内结石未取净的情况下行不恰当的胆肠内引流可引发或加重胆道感染等严重并发症。目前尚无确实的证据表明各种在胆管空肠吻合口或空肠袢上附加抗反流措施能有效防止肠液向胆管的反流，不建议做此类附加手术。

2)胆管狭窄成形、游离空肠段吻合术：适用于肝内病灶和上游肝管狭窄已去除，尚有结石残留或有结石复发可能而胆管下端通畅的病例。充分切开肝门部胆管狭窄并进行原位整形，截取长度适当的游离空肠段，用其输出端与胆管切口进行端-侧吻合，修复胆管壁的缺损，将其输入端关闭并顺位埋置于皮下，作为日后用胆道镜清除残留或复发结石的通路。尚可用胆囊代替空肠段来完成本手术。

3)胆管狭窄成形、组织补片修复术：适用于肝内病灶及上游肝管狭窄已去除，结石已取尽且无复发可能，而只存在肝门部胆管轻度狭窄的病例。充分切开狭窄段及其两端的胆管，切除瘢痕化的胆管组织，缝合肝胆管瓣形成胆管的后壁，胆管前壁的缺损用带血运的肝圆韧带瓣、胆囊瓣、胃瓣、空肠瓣或其他自体组织补片修复。

(4)肝移植术：适合于肝脏和胆管系统均已发生弥散性不可逆损害和功能衰竭的Ⅱc型肝胆管结石。

（张　祁）

第四节　胆道恶性肿瘤

一、胆管癌

（一）概述

本病相对少见。胆管癌(CCA)可发于胆道树任何部位。依肿瘤发生部位分为肝内胆管癌，肝门部胆管癌和下段胆管癌。肝门部胆管癌最常见，占60%～80%。胆管癌易发生神经侵犯。原发性硬化性胆管炎、胆总管囊肿和肝内胆管结石可能和本病的发生有关。

CCA是一种来源于胆管上皮的肝胆系统恶性肿瘤，可分为肝内胆管癌(ICC)和肝外胆管癌(ECC)。

肝内胆管癌又称外周型胆管癌(PCC)，为来自肝内胆管二级分支以下胆管树上皮的恶性肿瘤，约占胆管癌的10%。ICC具有发生隐匿、恶性程度高、发展迅速、临床预后差等特点。世界范围内ICC占原发性肝癌的10%～20%。其发病率近年来呈上升趋势，欧洲每年新增原发性肝癌约50 000例，其中20%为ICC。由于ICC位于肝实质内，过去通常将其称为胆管细胞性肝癌，与肝细胞肝癌一道统称为原发性肝癌。但ICC具有更高的淋巴结转移率，而淋巴结转移是影响ICC预后的重要因素，肝切除和淋巴结清扫已成为提高ICC患者预后的常规手术。因ICC生物学行为(肿瘤发生、侵袭和转移等)与肝细胞肝癌显著不同，而与肝外胆管癌一致，因此更多的学者主张将肝内胆管癌归入胆管癌的范畴。

肝外胆管癌是指发生在左右肝管至胆总管下端的胆管癌，约占胆管癌的90%，按其发生部位，可分为：①上段胆管癌或称高位胆管癌、肝门胆管癌，肿瘤位于肝总管、左右肝管及其汇合部，位于后者部位的癌肿又称Klatskin瘤。②中段胆管癌瘤位于胆囊管水平以下、十二指肠上缘以上的胆总管。③下段胆管癌，肿瘤位于十二指肠上缘以下、肝胰壶腹以上的胆总管。其中肝门部胆管癌占肝外胆管癌的55%～75%，中下段胆管癌占25%～45%。因肝门部胆管癌特殊的解剖部位和病理学特点，在处理上不同于中下段胆管癌，因此，通常将肝门胆管癌和中下段胆管癌分别讨论。

胆管癌的发病率有逐年上升的趋势，不同地域之间发病率差异很大，主要原因是各地环境危险因子不同。欧洲每年新发胆管癌为10 000例，年龄标化的年发病率为1.5/10万，绝大部分患者发病时超过65岁，高峰年龄为70～80岁。男性略多于女性，可能与原发性硬化性胆管炎的男性发病率高有关。西方国家肝内胆管癌的发病率持续增加，可能与其国家的工业化有关。美国每年新增胆管癌约2 500例，胆管癌的发病率为1/10万至2/10万，日本和以色列最高分别为5.5/10万人和7.3/10万人，年龄多在50～70岁。在我国，尚无胆管癌发病率的精确数字，但从临床资料总结发现，肝外胆管癌的发病率已高于胆囊癌，患者的年龄大多在50～70岁，男性与女性的比例为2∶1～2.5∶1。

胆管癌预后很差，总的5年生存率不足5%。肝内胆管癌的5年生存率为13%～42%，平均生存时间为18～30个月。肝门胆管癌的预后最差，平均生存时间短于肝内胆管癌和中下段胆管癌，为12～24个月。可能与肝门胆管癌特殊的解剖部位有关，因其起病隐匿、难以早期发现，大多数患者就诊时已属晚期，肿瘤常因侵犯周围重要血管和肝而不能根治性切除，且术后极易复发(复发率高达60%～90%)，75%的患者在1年内死亡。因此，改善胆管癌预后的关键是早期诊断、早期治疗，以及合理的综合治疗。

1.病因学

胆管癌的确切原因尚不明确。目前，已确认胆管慢性炎症和胆道梗阻诱发的胆道细胞损伤是胆管癌发展进程中的两个主要因素，炎症状态下胆汁微环境中释放的细胞因子可导致细胞恶性转化。胆管癌可能与以下危险因素相关。

(1)原发性硬化性胆管炎(PSC)：在西方国家，与胆管癌发病关系最密切的疾病是PSC。一项瑞典研究发现8%的PSC患者在5年之内发生胆管癌。PSC患者容易在早期(30～50岁)罹患胆管癌，常见为多病灶并难以切除。PSC患者胆管癌危险性增加是由于上皮性炎症不断增生并随着胆汁中内源性诱变剂产生而发生，并且胆汁淤积可进一步增加发生胆管癌的危险性。在因PSC而行肝移植术切除的肝标本中，36%～40%可发现隐灶性胆管癌。

(2)肝吸虫病：肝吸虫病是另一个比较明确的危险因子。麝猫后睾吸虫感染在泰国、老挝、马来西亚北部存在地方性，这些地区胆管癌的发生率高。肝吸虫致癌机制可能与成虫在胆管内蠕动的机械性刺激，虫体代谢产物和胆汁成分的化学刺激有关。感染麝猫后睾吸虫的叙利亚仓鼠可观察到胆管上皮细胞的恶性转化。另外，地方性的致癌因素比如用盐腌的鱼引起的人体亚硝酸复合物增加被认为对麝猫后睾吸虫感染有协同作用。

(3)先天性胆管扩张症：与胆管癌的发生有一定关系。癌变率可高达30%，其中75%发生在成年人胆管囊肿(包括Caroli病)，平均年龄40～50岁。未经治疗的胆管囊肿患者在30岁时发生恶性肿瘤的可能性达15%～20%，较散发性病例发病年龄明显提前，病程越长癌变的危险性越高。肿瘤发病的机制可能与下列因素有关：胆胰管异形汇合、胰液反流入胆道、慢性炎症、细菌感染。胆管囊肿伴有肝内外胆管结石时，癌变的风险更大。

(4)胆胰管连接异常(APBDJ):易发生包括胆囊癌在内的胆道恶性肿瘤。胆总管囊肿患者患胆道肿瘤的风险均增加,其中胆囊癌的发生率约为12%。

(5)肝炎病毒:病毒性肝炎是亚洲较常见的危险因素,10%以上的胆管癌患者患有肝炎。我国是HBV感染的高发区,HBV携带者约占总人口的9%。大量的流行病学和分子生物学研究已证实了HBV是HCC和肝内胆管细胞癌重要的致病因素。中美合作对上海市区1997年6月至2001年5月间年龄在35~74岁的658例胆道癌新病例进行流行病学调查,收集390例胆囊癌、195例胆管癌和73例壶腹癌的临床资料,结果胆管癌患者血清中HBV的感染率高达72%,国内外学者先后在肝外胆管癌组织中检测出HBV-DNA及HBV-DNA的翻译产物,提示HBV的慢性感染与肝外胆管癌的发病密切相关。近来研究发现表明,HCV也是肝细胞癌危险因子,并且在胆管癌组织中已识别出HCV的RNA。HBV和HCV为嗜肝细胞性病毒,由于肝细胞与胆管细胞在胚胎发生上有同源性、在解剖学上有连续性且内环境也相同,因此HBV和HCV可感染肝细胞和肝内、外胆管细胞。当HBV和HCV感染胆管上皮细胞,在免疫作用下造成病毒性胆管细胞损伤,但其确切致癌机制尚不清楚。

(6)胆石症:在西方非常少见,但在亚洲相当普遍,接近10%的肝内胆管结石患者将产生胆管癌。在日本,有6%~18%接受肝切除的胆管癌患者有肝内胆管结石,在中国台湾则高达70%。在我国,20世纪80年代前肝内外胆管结石的发病明显高于胆囊结石,20世纪80年以后随着生活水平提高和环境卫生明显改善,胆囊结石的发病明显高于胆管结石。肝内胆管结石与肝内胆管癌密切相关,癌变率0.36%~10%。一般认为,是肝胆管结石对胆管壁的长期机械刺激以及所引起的慢性胆道细菌感染和胆汁滞留产生的致癌物质(如胆蒽和甲基胆蒽等)等因素,导致胆管壁的慢性增生性炎症,继而引起胆管黏膜非典型上皮增生。对不同级别的胆管癌和胆管结石伴发黏膜上皮不典型增生的细胞DNA含量进行测定,提示此不典型增生是胆管癌的癌前病变,以后可逐渐移行成腺癌。

(7)溃疡性结肠炎:胆管癌发生率为0.4%~1.4%,较一般人群高9~21倍,平均年龄40~50岁;病程长、全结肠受累更易患胆管癌;药物治疗和肠切除术不能降低其发生率。与溃疡性结肠炎致胆囊癌相同,发病机制不明,可能为:胃肠道中的梭状芽孢杆菌使肠肝循环中的胆汁酸→还原→3-甲基胆蒽(致癌物质),以及胆道感染等因素有关。

(8)伤寒和副伤寒杆菌感染和带菌者:患胆管癌危险性比正常人高100倍以上,机制不明。

(9)胆管腺瘤和乳头状瘤:临床少见,但具有恶变倾向,是癌前病变。

(10)手术:行胆管空肠鲁氏Y形吻合术、肝胰壶腹括约肌成形术后,由于肠内容物及细菌反流入胆管内,长期反复感染和机械性损害也可导致胆管黏液上皮增生、癌变。

(11)其他:暴露于某些化学物质和放射性核素可能诱发胆管癌(如亚硝胺、石棉、胶质二氧化钍、氡等)。某些药物如异烟肼、甲基多巴、口服避孕药等,以及EB病毒感染、错构瘤等也可能是胆管癌发生的危险因素。口服亚硝胺类化学物质可诱发仓鼠的胆管癌,如同时伴有胆道不完全性梗阻,则胆管癌发生率更高。

据上海市胆道癌临床流行病学调查资料,既往有胆囊炎病史者胆管癌的危险性升高,调整的比数比(*OR*)为1.9(95%*CI* 1~3.3)。肝硬化者胆管癌的危险性明显增加,*OR*为3(95%*CI* 1~9.1)。尚无证据显示吸烟与普通人群胆管癌发生有关,但吸烟与PSC患者胆管癌的发生密切相关。近来研究提示，肥胖也是肝外胆管癌发生的危险因素之一。

2.病理学

(1)大体分型：胆管癌可分为乳头型、结节型、硬化型和弥漫型。肿瘤可以多中心和伴发胆囊癌。

1)硬化型：最常见，多位于肝门部。呈生姜样质硬肿块，剖面灰白色或淡黄色，胆管壁极度增厚，中央仅见纤细腔道，甚至完全闭锁，与正常胆管交界处呈漏斗样缩窄。肿瘤常沿胆管周围组织、神经淋巴间隙、血管浸润扩展，并可侵犯肝实质。有时肿瘤沿黏膜向近或远端胆管浸润延伸，黏膜增厚和发白处即为肿瘤组织。

2)乳头型：少见，多位于胆管下段和壶腹部。肿瘤呈息肉状或菜花样向腔内生长，扩张的胆管壁薄，隔着胆管壁能扪及质软肿瘤，边界清晰、稍能推动。癌细胞分化程度高，很少向胆管周围、血管、神经侵犯，手术切除率高，预后好。

3)结节型：少见，多位于胆管中下段。肿瘤小而局限，呈结节状凸向胆管腔，管腔不规则狭窄，胆管壁稍增厚。肿瘤可侵犯胆管周围组织、血管和肝。此类型癌细胞分化程度高、生长缓慢，切除率较高，预后稍好。

4)弥漫型：极少见。肿瘤细胞分化程度低，肝内外胆管受到广泛侵犯，胆管壁广泛增厚，呈一条索状管道结构，管腔狭窄，管周结缔组织炎症反应明显与硬化性胆管炎难以鉴别。手术切除率极低，预后极差。

(2)组织分型：98%以上为腺癌。高分化腺癌最常见，占60%～70%，中分化占15%～20%，低分化及未分化腺癌少见。镜检时，胆管癌大部分是分化良好的有黏液分泌的腺癌，甚至在其转移灶中有时也很难找到腺体及细胞的异形。癌细胞呈腺泡状、小腺腔、腺管状或条索状排列。癌细胞为柱形，核长卵型，浅或深染，异型性不明显。同一腺腔中细胞异质性，核质比例升高，核仁明显，间质和周围神经浸润。腺腔周围的间质富于细胞，并呈同心圆排列，这些都是胆管癌的重要特征。其中，正常的腺上皮和那些核大、核仁明显的腺上皮存在于同一腺腔中最具有诊断价值。硬化型胆管癌伴有明显纤维化。部分胆管癌伴有神经内分泌分化，这种癌的预后较差。胆管癌可向肝十二指肠韧带旁、肝总动脉与腹腔动脉周围淋巴结转移，亦可向胰头后和肠系膜上动脉周围淋巴结扩散，肝转移亦较多见，但较少发生远处转移。

(3)转移途径：直接侵犯和淋巴转移是胆管癌的主要转移方式，血行转移和种植转移少见。胆管癌常沿胆管周围组织、神经淋巴间隙、血管浸润扩展，并可侵犯肝实质。有时肿瘤可沿黏膜向近或远端胆管浸润延伸。胆管癌具有较高的淋巴结转移率。

(二)诊断

1.症状与体征

取决于肿瘤的部位，60%～70%的胆管癌位于肝管的分支，剩余20%～30%发生于远端肝胆管或肝内，占5%～15%。肝外的表现为无痛性黄疸，肝内的则表现为疼痛，共同的症状包括瘙痒(66%)、腹痛(30%)、体重减轻(30%～50%)和发热(20%)，疼痛通常位于右上腹，呈持续性钝通，其他的症状如白陶土样大便，尿色变深。体征上有肝增大(25%)、黄疸(90%)。

肝外胆管癌患者多因胆道阻塞引起的无痛性黄疸来就诊，肝内胆管癌患者通常出现疼痛。常见的症状包括黄疸(66%)、腹痛(30%～50%)、体重减轻(30%～50%)、发热(20%)、白陶土便、茶色尿。体征包括黄疸(90%)、肝肿大(25%~40%)、右上象限肿块(10%)、胆囊增大。肝内胆管癌患者很少出现黄疸,多出现右上象限钝痛及体重减轻。当患者出现胆汁淤积性黄疸、腹痛、体重减轻三联征时,要考虑到肝、胆道、胰腺的恶性病变的可能。胆管癌应与胰头癌、Vater 壶腹癌、十二指肠癌、胆囊癌及术后出现的胆道良性狭窄、原发性硬化性胆管炎(PSC)、胆总管结石、Mirizzi 综合征等进行鉴别。

2.影像学检查

(1)超声检查:是诊断胆道扩张、除外胆总管结石的有效方法,作为阻塞性黄疸的首选的检查方法。文献报道超声定位的敏感性为 94%。国外有学者报道多普勒在胆道梗阻水平、肝脏受浸润、胰腺受浸润、静脉受浸润方面可与 CT 门静脉造影术及血管造影术媲美。

(2)CT:在胆道系统肿瘤的诊治过程中,最主要的贡献在于对肝外胆道的走行结构和对其邻近器官的显示,故 CT 的优势在于发现肿瘤有无对血管及周围组织的浸润。增强 CT 是一种比较敏感的诊断肝内胆管肿瘤的方法。螺旋 CT 大剂量对比剂多时相增强扫描对肝门胆管癌的诊断和分期有较高价值。动态 CT 能够确立的胆管癌可切除与否的准确率接近 60%,与 MRI 对肿瘤、胆道扩张的发现率接近。

(3)MRI:与平扫 CT 相比有以下优势:①高对比性,病变检出率高。②组织特异性强。③多方向、多层面图像,提供的信息多。MRI 产生较 CT 强的对比效果,从而利于发现肿瘤周围肝实质的改变。但在发现及准确诊断肿瘤方面,二者差异无统计学意义。同时 MRI 也有其弱点:①呼吸、体位移动时产生的伪影多。②显示钙化不敏感。一般来说,与 CT 相比 MRI 的空间分辨能力较差,MRI 的图像质量是由空间分辨能力、对比度及摄影时间之间的平衡来决定的。MRCP 是一种新胆道成像技术,可产生胆道的三维图像,肝、胰腺及血管结构,可用于评价狭窄的上端、下端及肝内损害。国外有学者研究认为 MRCP 在确定肿块的范围方面优于 ERCP。MRCP 可获得与直接胆道造影相类似的胆胰管影像,是一种无创性胆道显像技术,可清晰地显示肿瘤阻塞部位和范围、有无肝实质侵犯和转移。同时,可提供胆管的走行的直观信息,可显示肝外胆管及肝内胆管的二级分支的二维或三维图像,可从多方位、不同角度进行扫描观察,弥补平面图上组织影像重叠遮盖的不足,对梗阻部的确诊率为 100%,梗阻性质的确诊率为 95.8%。

(4)侵入性检查方法(ERCP、PTC):可提供细胞学方面的数据及术前用于胆汁引流,肝内胆管多用 PTC。PTC 是传统的胆管癌诊断方法,对超声或 CT,检查显示有肝内胆管扩张的患者可进行该项检查,可清晰地显示肝内、外胆管的形态、分布及梗阻部位,尤其在诊断肝内胆管癌方面有较高的价值。较常见的严重并发症有术后出血、胆汁漏出,使部分患者失去一期手术切除机会,故术中应严格无菌操作,避免多次、多部位穿刺。

(5)ERCP:对中、下段胆管癌有一定诊断意义,能很好地观察到狭窄长度及梗阻程度,可提供十二指肠乳头及胆胰管情况,有助于与壶腹部肿瘤、胰头癌相鉴别;结合 PTC 诊断胆管癌的部位、侵及范围,有助于手术切除价值的判断;可作为经内镜途径放置支架、导管的手段。但不能直接显示肿块的大小、范围以及周围情况及易诱发胆道感染。近年来,已不将 PTC、ERCP 作为胆管癌的常规诊断方法。

(6)选择性动脉造影:偶可在术前应用以判定肿瘤是否已侵及大血管及能否切除等。

(7)其他:如 PET 应用^{18}F-FDG 作为示踪剂,可靠地发现直径 1 cm 的肿瘤及远处转移,有助于发现 PSC 基础上的原发胆管癌;腔内超声、超声内镜有助于发现肿瘤的范围、胆管受侵程度、血管(肝门静脉、肠系膜上动脉、肝动脉等)浸润与否、进展程度,特别是对十二指肠、胰腺的浸润和淋巴结转移的有无具有重要意义。经皮胆管内镜检查,放射剂示踪成像均有助于病变及其转移与否的诊断。

3.实验室检查

ALP、TBIL 和 DBIL 有明显的异常升高,CEA 和 CA19-9 近来有报道:CEA 对胆管癌既不敏感也无特效性,CA19-9 有 67%～89%的敏感性,在其>100 U/mL 时有 86%～98%的敏感性,如果联合 CEA、CA19-9 当 CEA>5.2 ng/mL,CA19-9>180 U/mL 时几乎是 100%的敏感性和特效性,近来有用 CA242、CA125 来诊断胆管癌。

(三)治疗

手术治疗仍然是唯一可以治愈的方法。手术与非手术治疗的生存对比有明显的差别,根治性手术的中位生存时间在 3 年,而非根治性手术的生存时间在 1 年以内。手术切除是治疗肝门胆管癌最主要和最有效的方法,Chamberlain 等认为,对所有的患者都应该持积极手术态度,手术方式包括根治性手术和姑息性手术。根据切缘有无癌细胞残留,又可分为:R0 切除,即切缘镜下检查无癌细胞;R1 切除,切缘镜下可见癌细胞;R2 切除,切缘内眼可见癌细胞。虽然根治性手术切除可获得较长时期生存,但因肿瘤多靠近肝门部位,早期易侵犯两侧门静脉、肝动脉和二级胆管,手术切除率低,虽然近年来早期诊断水平和手术技巧不断提高,手术切除率仍然没有超过 50%,约为 48.5%。

不同部位胆管癌的手术方式不同。上、中、下段胆管癌与周围脏器的关系不同。上段胆管癌邻近肝脏、门静脉和肝动脉;下段胆管癌邻近胰腺;中段胆管癌介于两者之间。胆管癌的部位不同,其术式的选择也不同。高位胆道恶性梗阻的经典治疗手段是胆管癌切除(或肝脏部分切除)及肝内胆管空肠吻合(或肝-肠吻合)。肝门部胆管癌的标准术式为尾状叶合并肝叶切除。若癌肿较小且限于肝门部或有肝功能不全,手术耐受力差,可选择尾状叶合并肝门部肝切除或肝门部胆管切除;若肝门部胆管癌向胰腺浸润或向下段胆管进展,应同时行胰十二指肠切除术。中、下段胆管癌的标准术式为胰十二指肠切除术。一般认为,壶腹部癌侵犯周围组织的时间较晚是其切除率和患者术后生存率均高于胆管下段癌和胰腺癌的主要原因。中、下段胆管癌切除了淋巴结及胰头、十二指肠,故手术效果一般优于上段胆管癌切除术。上端胆管癌 5 年生存率为 9%～18%,下端胆管癌 5 年生存率为 20%～30%,约 5%患者为多部位胆管癌。在确诊的胆管癌中约 50%的患者有腹膜或淋巴结的转移,但影像方法术前难以确定,预后多不良。如何在术前及术中评估肝门部胆管癌的可切除性和合理选择手术方式仍然是外科医生所面临的难题。

1.可切除性评估

评估手术可切除肿瘤的因素有:肿瘤在胆道内的范围;血管浸润与否;肝大或肝萎缩;远处转移。放射学拟定的胆管癌不可切除标准为:左右胆管受侵并延及肝内二级胆管;肝动脉受侵;门静脉包绕或闭塞接近其分叉处;一侧肝叶萎缩伴对侧肝门静脉包绕、受侵;一侧肝叶萎缩伴对侧二级胆管受侵;远处转移。

术前和术中对肝门部胆管癌进行可切除性理性评估，不仅对选择合理的手术方式有指导价值，而且可避免因盲目实施根治性手术而导致病死率增加。评估肝门部胆管癌的可切除性，不仅需要考虑肿瘤的生长部位及对周围组织的侵犯程度，而且需要综合考虑患者的全身情况、肝代偿能力、肿瘤切除后胆道重建的难度以及手术者自身的技术水平。

(1)术前可切除性评估：根治性切除对肝门部胆管癌预后起决定性作用，为达到根治性切除，常需扩大切除范围，为减少手术的盲目性，术前评估十分重要，目前尚难达到十分准确的水平。术前评估不仅包括患者一般情况，还要了解肿瘤局部情况，包括肿瘤部位、周围组织特别是血管是否侵犯以及肝脏储备功能，切除后残肝体积及功能情况。影像学检查是术前评估的重要依据，影像学评估通常包括以下 4 个方面：①肿瘤在胆道系统中的部位和范围。②是否有血管侵犯。③是否伴肝叶萎缩。④有无远处转移性病变。目前常用 Bismuth-Corlette 分型指导手术方式，但不能反映出肿块与周围其他结构的关系，亦不能作为病程的定期。美国纽约 Sloan-Kettering 肿瘤中心提出的改良 T 分期系统逐渐被国内外认可，其包括了肿瘤对胆管及肝门静脉的侵犯程度和肝叶萎缩程度。Jarnagin 等回顾分析了 225 例肝门部胆管癌患者后指出，改良 T 分期不仅能预示肿瘤是否可切除，而且与切缘阴性率及预后相关，并且将其手术禁忌证归纳为以下三方面。①患者因素，合并其他疾病不能耐受手术，严重的肝硬化。②局部的肿瘤相关因素，肿瘤累及双侧二级胆管；包绕门静脉分叉部主干血管鞘或致阻塞；一侧肝叶萎缩伴对侧肝门静脉受累；一侧肝叶萎缩伴对侧次级胆管受侵；一侧肿瘤累及次级胆管伴对侧肝门静脉分支受侵。③转移因素：组织病理学证实淋巴结转移超出肝十二指肠韧带水平，如肝内、肺或腹膜转移。

由于影像学检查有一定误差，因此有学者建议对初步评估为肿瘤可切除的患者常规行腹腔镜检查，会更准确地评估肝门部胆管癌的可切除性。

(2)术中可切除性评估：肝门部胆管癌能否切除，最后还取决于术中的具体情况和探查结果。探查时首先确定有无大量腹水、腹膜种植转移、肝蒂外淋巴结和远处淋巴结转移、肝硬化及硬化程度，再探查肝门部情况。由于肝门部胆管癌的解剖位置特殊，肿瘤虽小但位置较深，手术中需解剖肝门才能确定病变的范围。一些病例有时需要切除肝方叶才能显露肝门，另一些病例甚至需要切断远侧胆总管后将其向上翻起才能显露肝门。术中需探明肿瘤的侵犯范围，包括确定肿瘤上缘的高度、肿瘤侵犯肝门部肝实质的深度、二级肝管受累情况、肝内是否有转移，肝固有动脉或左、右肝动脉是否受侵犯，双侧肝门静脉干是否受侵犯。一般术前对尾状叶受累情况的判断较困难，而术中则较准确和直观。肿瘤若位于左右肝管汇合部，肝脏常呈均匀对称性肿大；若位于一侧肝管，则该侧肝叶常常萎缩，而另一侧肝叶增大。若上述探查结果符合前述的可切除条件，则对该肿瘤的切除是可行的。

胆管癌可切除性的评估依赖于术前影像学发现及术中探查情况，术前胆道影像学发现(尤其是 PTC、MRCP)及血管影像学结果(选择性肝动脉造影、肝门静脉造影、下腔静脉造影等)对可切除性判断具有重要价值。另外，术者熟悉肝门部解剖特点、掌握肝门部游离技巧、具备切肝、血管重建、胆管成形和高位胆-肠吻合等技术是保证安全实施手术的必要前提。

2.手术方式的合理选择

胆管癌以直接浸润与淋巴转移为主的多途径、多方向性转移。神经周围间隙浸润与预后密切相关;肿瘤血管产生是肝门部胆管癌浸润和转移过程的重要环节;肝十二指肠韧带结缔组织内转移是术后复发的重要因素;肝门区淋巴结、肝十二指肠韧带纤维结缔组织及邻近肝组织最易受侵犯。因此,肝门部胆管癌手术切除后的晚期复发率高,故完整地切除肿瘤,彻底清扫肝门区淋巴结、实现肝门区大血管的骨骼化,并根据浸润范围联合肝脏(含尾叶)、肝外脏器切除及肝动脉、门静脉切除应是实现根治切除的基本要求。肝切除术的可行性评价:手术前应对每一个胆管癌患者做出全面详细的术前评估。评估的主要内容为:①癌肿的侵及范围以及有无行肝切除术的必要。②癌肿在肝内浸润的肝叶、肝段定位。③癌肿与重要结构的关系。④患者机体状况能否耐受手术。⑤手术小组的技术条件及技术能力。

根治性切除是目前对可切除的肝门部胆管癌的首选治疗方式已被公认。根治性切除的定义是根治性(治愈性)切除为肿瘤的纵轴和横轴前沿 5 mm 以外镜下无癌残留,同时清除肝十二指肠韧带内可能转移的淋巴结,R0 切除是指切缘镜下无癌残留。为了达到根治性切除,常采取以下策略。

(1)单纯肝外胆道切除及肝十二指肠韧带、肝门部血管“骨骼化”:单纯肝外胆道切除及肝十二指肠韧带、肝门部血管“骨骼化”是基本的术式,对于早期的 BismuthⅠ型及部分Ⅱ型的患者,单纯的肝门切除不但是安全的,而且也可以获得良好的疗效。对合适的患者应争取做单纯肝门切除,不要盲目地扩大手术范围。由于多数患者确诊时多为进展期肝门部胆管癌,单纯局部切除很难达到 R0 切除,切缘肿瘤阳性率高达 44%～75%。Neuhaus 报道 14 例 BismuthⅠ型及Ⅱ行单纯肝外胆管切除的患者,R0 切除率仅42.9%,所有患者生存率未达 5 年,均死于肿瘤复发。因此单纯肝外胆管切除往往只适合少数患者。

(2)联合肝切除治疗:胆管癌上行性的浸润特征要明显于下行性的浸润特征。因此联合肝叶或部分肝切除术在肝门部胆管癌根治术中是十分重要的。国际著名医疗中心的联合肝叶切除率为 60%～90%,肝门部胆管癌的根治性切除率达 50%～80%,手术病死率为 6%～12%,5 年生存率达 30%～50%。国内联合肝叶切除的比例还远达不到这一水平,未合并肝叶切除的病例,尤其是尾状叶没有切除,局部的复发率很高,尽管复发后,不少患者带瘤生存期仍然较长,不乏生存 1～2 年以上者。国内也有报道联合肝叶切除占手术切除 64.06%,根治性切除率为 51.56%。对于 BismuthⅣ型病例,不合并肝切除的情况下,绝大多数达不到 R0 切除的目的。

(3)联合中肝叶切除:早有学者指出,为了更清晰显露肝门、提高切除率,可以采用中肝切除(肝方叶切除)的方法。主要指切除Ⅳ段、Ⅴ段和Ⅷ段或者只是下段部分,连同部分左右胆管、汇合部、胆总管及肿瘤一并切除,在提高切除率方面确有成效。Ⅱ型肝门部胆管癌位置较高,由于肝门部特殊位置,为了增加显露,便于吻合及有利于根治,常需切除肝方叶主要是下段就可以。对于Ⅲb 型肿瘤,如果肿瘤侵犯处离Ⅱ、Ⅲ段开口较远,则可不必行左半肝切除,因第Ⅳ肝段胆管汇入点至Ⅱ、Ⅲ段胆管汇合点之间有一段距离,仅做Ⅳ肝段即可,切除后肝门区可出现一很大空间,有利于肝(胆管)肠吻合。但为了达到切缘阴性率,仅仅肝方叶切除仅适应于少数患者。但中肝切除的前提是,要尽可能保留左右肝动脉、肝门静脉左右支和以备吻合的胆管。而大多数情况,由于肝门部胆管癌很容易浸润到门静脉分叉部,肝右动脉亦常被包绕其中,从而在一定程度上限制了切除范围,并不能达到标准的 R0 切除。虽然提高了切除率,但并不是根治性切除，而且切除之后具有两个肝断面，肝肠吻合也非常复杂，增加了胆漏等并发症的发生率。所以很多学者不主张中肝切除。Sano报道126例肝门部胆管癌行肝切除者仅1例做了中肝切除。也有学者支持这种方法，因为这样做可以最大程度地保留肝脏，对于预防术后肝功能衰竭具有重要意义，特别适合于合并肝硬化或肝功能较差，健侧肝代偿增生不良者。

(4)联合尾叶切除：尾叶紧贴胆管分叉处后方，易受肿瘤侵犯，也是残癌发生的重要部位。一些学者对肝门部胆管癌切除术后病理检查尾叶胆管癌浸润发生率进行统计，1990年Nimura等报道为98%，1993年Ogura等报道为36%，2000年Tabata等报道为46%。自1979年Blum-gart施行了第1例肝门部胆管癌联合尾叶的根治切除术以来，联合尾叶的切除报道增多。Tsao等报道联合尾叶切除率高达89%，根治率高达79%。Leeds研究小组报道一组英国最大的病例，1993—2003年共有106例，其中56例行外科手术，而尾叶切除率为77%。荷兰的VanGulik等报道99例采用第1段和第Ⅳ段切除，切除率高达95%。一般认为尾叶切除可提高根治切除率，日本不少学者推荐胆管癌常规切除尾叶，并且取得好的效果。但也有报道指出，仅对涉及左肝管或尾叶胆管的中央型肝门部胆管癌附加尾叶切除，而对于主要累及右肝管而无肝门侵犯者，不行尾叶切除。国内有报道对40例根治性切除患者进行随访，发现未切除尾叶的合并肝切除的复发率为91.7%，而合并尾叶的肝切除的复发率为25%，合并尾叶切除者75%存活5年，与非尾叶切除比较具有显著意义；有学者认为，复发病灶位置多在近尾叶的肝门处，肝尾叶切除率低是复发的重要因素，对于肝尾叶处理应积极，行半肝切除时应切除尾叶。由于尾叶位置深在，毗邻重要血管，术中易引发难以控制的大出血或胆管损伤，术后肝功能衰竭的发生率升高。目前在对累及左肝管的肝门部胆管癌行尾叶切除似已达成共识，Ⅱ型和Ⅲa型附加尾叶切除也在许多中心逐渐开展，但Ⅰ型是否也需切除尾叶尚存争议。因此，如何在切除尾叶所带来的高远期存活率和保存尾叶所换来的低风险、低并发症发生率二者之间进行平衡取舍，已成为能否在尾叶切除中取得突破性进展的关键。

(5)联合半肝切除：肝门胆管癌沿胆管方向黏膜下浸润是其生物学行为最显著的特点，甚至在早期肝门胆管癌未出现周围组织浸润之前，肿瘤已沿胆管方向往黏膜下扩散，并且向肝内方向浸润。因此一些学者主张放宽肝切除指征以获取更多的阴性切缘，对于Ⅲ、Ⅳ型患者，联合半肝切除可明显提高根治率及远期生存率。有报道41例手术切除病例中，半肝切除组根治切除率73.6%，非半肝切除组根治性切除率40.9%，非半肝切除组BismuthⅢ～Ⅳ型根治性切除率23.1%，具有统计学意义。有学者报道肝门胆管癌切除后病理报道肝组织受累高达54.3%，并且认为，根治性切除应该是整块标本全周无癌的立体概念，而不仅是胆管切缘的无癌，采用半肝切除的根治效果是肯定的。P.Neuhaus等报道联合半肝切除的5年生存率达到23%和18%。但联合半肝切除后并发症及病死率明显提高。有学者回顾性分析86例手术切除患者，半肝切除组和未切肝组分别有21例(35.8%)和3例(9.1%)术后出现各种并发症，半肝切除组显著高于未切肝组。Kawasaki等总结75例肝门部胆管手术切除病例，其中同期肿瘤切除加左半肝切除者41例，右半肝切除者9例，术后病死率达33%，平均术后生存期为15个月。但随着切肝技术的发展，联合半肝切除的术后并发症状逐渐减少，Nishio等报道日本单一中心1977—2004年400例肝门部胆管癌治疗结果，其中301例通过手术治疗，包括16例肿瘤局部切除和285例实施了肿瘤局部切除联合肝部分切除手术，总住院病死率为7.6%，但近

5年病死率降低到2.5%。

因此联合半肝切除治疗晚期肝门部胆管癌特别是Ⅲ期及Ⅳ期的患者已经得到公认，并且逐渐完善。

(6)右三叶切除或左三叶切除：为了提高根治率，扩大肝叶切除范围技术逐渐发展。20世纪80年代后，肝门部胆管癌的扩大根治术在国内、外少数中心医院开始报道，并使根治手术的范围继续扩大，对Ⅲ期及Ⅳ期患者，联合右三叶及左三叶切除在国内外逐渐开展。但影响扩大肝切除范围的瓶颈是余肝的功能储备和增生代偿及广泛性的肝切除手术后肝衰竭。1990年Makuuchi提出半肝门静脉栓塞可提高胆管癌梗阻性黄疸肝切除术的安全性的观点后，使联合肝三叶切除手术在提高肝门部胆管癌根治率、生存率及降低术后病死率等方面得到显著的进步。Kawasaki等对140例的肝门部胆管癌患者中2779例行根治性手术切除，其中69例采取扩大肝切除术，扩大肝切除使根治率达到75%，术后5年生存率达到40%。Seyama等在1989—2001年治疗的93例肝门部胆管癌患者中，施行扩大半肝切除的58例患者，5年生存率为40%，无手术死亡。

德国柏林的Neuhaus率先将肿瘤学“无瘤”原则应用于肝胆外科，提出的扩大右半肝及门静脉切除术治疗胆管癌5年生存率已达到72%。他认为，肝门部胆管癌不仅要求行根治性切除，更重要的是贯彻肿瘤学的“无瘤”原则：不接触、广泛切缘阴性和整块切除。英国Leeds研究小组61例外科手术的病例中，包括44例合并肝切除和12例肝移植术，总切除率53%(56/106)。其中17例肝门静脉或肝动脉受侵并切除重建后，5年生存率只有18%，可能与没有采用无瘤技术和扩大切除有关。但切除后与没有血管受侵的27例病例生存率也没有显著差异，表明肝门静脉切除还是有意义的。但也有报道，情况并非如此乐观。Pittsburg肝移植中心的经验，28例肝门部胆管癌经广泛切除，手术后30天内病死率为24%，而只有1例生存5年。肝门部胆管癌广泛切除术时所得到的好处为其高并发症率和高手术病死率所抵消。因此，我们在术前注意评估，术中判断不能达到根治目的的手术，任何扩大手术是不适宜的。扩大性根治性切除的目的应该为提高组织学阴性切缘率，从而提高术后生存率，否则是盲目的“扩大性”切除。

(7)肝胰十二指肠切除：肝门部胆管癌可向肝外或向下浸润，其根治难度大，为达到根治的目的，通常联合肝叶和胰十二指肠切除。肝胰十二指肠切除术的主要适应证为肿瘤侵犯十二指肠或肿瘤由肝门向胆管末端弥散性生长侵犯胰头，需同时清扫十二指肠后方和胰腺上缘的淋巴结，且实施肝胰十二指肠切除后估计可达根治者。目前国外学者报道实行肝胰十二指肠切除病例的生存率并不高，且具有较高的术后并发症及病死率。因此肝胰十二指肠切除手术创伤大，风险性大，在肝门部手术治疗中不占主导地位，不宜普及与推广。但对于有些一般状况较好的病例，在严格掌握适应证，谨慎选择的情况下也是可行的。

3.淋巴结清扫

目前基本认为，联合区域淋巴结清扫是达到根治的主要措施之一，但淋巴结清扫范围仍没有统一标准。胆总管旁淋巴结是淋巴转移途径中最关键的一站，从该淋巴结转移至肝门静脉旁、肝总动脉旁和胰头周围淋巴结，再转移至腹主动脉旁淋巴结是主要的淋巴转移途径。

但Bismuth等很早就有报道，不同于胃肠道肿瘤，淋巴结清扫在肝门部胆管癌中与其预后关系不大。Leeds 小组 56 例手术治疗的病例，常规清扫肝十二指肠韧带、十二指肠后和腹腔动脉干周围淋巴结，17 例患者清扫到腹主动脉旁和肠系膜下动脉周围。淋巴结阳性者 5 年生存率为 22%，阴性者为 38%，尽管生存期的中位数分别为 15.4 个月、36.1 个月，是有一定差距的，不过没有统计学意义，而扩大清扫的病例并发症发生率高达 59%。Neuhaus 主张，肝门处和肝十二指肠韧带处的淋巴结应该在整块切除中清扫，至于胰十二指肠、腹腔干和主动脉周围的淋巴结清扫，主要用于确定分期。Kitagawa 研究 110 例患者，淋巴结阴性的 5 年生存率为 31%，而局部淋巴结阳性或腹主动脉旁淋巴结阳性者的 5 年生存率分别为 15%和 12%。

4.全肝切除后肝移植术

肝移植术作为一项成熟的技术已广泛应用于临床，近年对肝门部胆管癌患者采用肝移植治疗已在世界范围开展。肝移植可完整去除肿瘤，移除肝门区域所有神经、淋巴组织和血管，真正做到根治切除，预防新发和复发，改善生活质量，延长生存期。肝门部胆管癌具有肝内转移，生长缓慢、肝外转移较晚的特点，故有学者提出原位肝移植（OLT）治疗，其适应证为：①已确诊为国际抗癌协会分期（UICC）Ⅱ期患者，开腹探查证实无法切除者。②拟行 R0 切除但因肿瘤中心性浸润，只能做到 R1 或 R2 切除者。③切除后肝内局部复发者。但由于供肝少、免疫排异及复发等原因，早期尝试的结果是令人失望的，近来仍有不少学者在做积极的探索。Robles 等报道 36 例，OLT 术后 1 年、3 年、5 年存活率分别是 82%、53%、30%。主要死亡因素是肿瘤组织学类型、肿瘤复发、肿瘤侵犯血管等，认为 OLT 可以获得 R0 切除，远期存活率优于单纯引流术，对无远处扩散的肝门部胆管癌患者是较好的选择。

Neuhaus 在 1999 年报道的 95 例中有 14 例施行了肝移植加胰十二指肠切除，所谓超根治术，提高了Ⅳ型肝门部胆管癌手术 R0 切除率（93%），但 5 年生存率只有 38%，低于扩大右肝切除加门静脉切除者。可能原因有：存在潜在的肝外转移灶，术前或术中的肿瘤细胞种植，通过淋巴或神经鞘膜的胰腺周围的转移，应用免疫抑制药易致肿瘤复发。

最新欧洲肝移植登记处显示，201 例肝门部胆管癌行肝移植者 1 年、3 年、5 年、10 年生存率分别达到 67%、41%、31%、22%。更有甚者，Mayo Clinic 小组最近报道 28 例患者，行肝移植加新辅助放化疗后，5 年生存率竟高达 82%，已经达到了因良性病变行肝移植的效果。但主要是经过选择的病例，大多数是年轻的Ⅰ期和Ⅱ期的病例，有 3 例在围术期死亡，说明新辅助放化疗对手术的安全性是有影响的。Leeds 小组报道只是在 1991—2001 年做了肝移植12 例，肝切除组 5 年生存率为 28%，移植组为 20%，移植并没有多大优势，2001 年以后 1 例都没报道。由于肝移植治疗肝门部胆管癌的确切疗效尚不能完全肯定，所以目前不能算是最佳适应证，但随着结合放疗、化疗等方法的应用，建立统一的病例选择标准、采用肝移植和有效的辅助治疗方案，有助于提高其远期疗效。

50%～90%的胆管癌患者发现时多已不可切除，预后差，诊断确诊后生存期多不超过 12 个月。常规的切除方法强调达到切缘无癌，现通过准确的选择切除范围，使这些患者有一个较长的生存期。不可切除的胆管癌患者缓减方法应该首先提高生活质量及缓减症状（疼痛、瘙痒、黄疸），其次提高生存期。

5.其他治疗

对于不能根治切除的肝门部胆管癌患者可行姑息性手术，主要目的是解除梗阻性黄疸所造成的肝损害及全身影响，从而缓解患者的症状，延长患者的生命，增加患者接受其他治疗的机会。

(1)引流治疗：对于不能手术切除病灶的患者，其致死的原因往往是由于黄疸、肝衰竭。因此可以通过各种引流术保持胆道通畅，从而起到缓解症状、提供接受其他辅助治疗的机会，延长生命的作用，但是引流术对肿瘤本身没有任何影响。根据引流胆汁的去向，可以分为内引流术和外引流术两种。

1)内引流术：是指将淤积的胆汁通过人为建立的通道引入患者的肠道内，与外引流术相比，其优点在于胆汁进入患者肠道，无大量胆汁丢失及电解质紊乱，同时，没有外置引流管及引流袋，方便患者生活。其方法主要包括术中肝管空肠吻合术、置管内引流术及内支架引流术。术中肝管空肠吻合主要适用于术中判断肿瘤无法切除而行姑息性旁路内引流者。需要根据患者的具体情况，例如肿瘤所在位置，胆管直径等，主要分为：①经左肝外叶肝胆管引流术，切除部分左肝外叶，将残端显露的左肝外叶肝胆管与空肠吻合。②经左肝管空肠吻合术，适用于左肝管扩张，左右肝管相通的患者。③经左肝第Ⅲ肝胆管引流术，切断肝圆韧带，在肝圆韧带基地部或左边 1 cm 处切开肝表面，找到第Ⅲ肝胆管与空肠吻合。④经右肝第Ⅴ段肝胆管引流术，切除胆囊，在胆囊床穿刺找到浅而扩张的第Ⅴ肝胆管与空肠吻合。⑤经右肝第Ⅵ段肝胆管引流术，切除右侧第Ⅵ肝段外下极部分，显露肝断面第Ⅵ肝胆管与空肠吻合。胆肠吻合内引流虽然恢复了肠肝循环，解决了胆汁丢失及生活不便等问题，但手术操作复杂、费时，晚期癌症患者，免疫力低下，重度低蛋白血症，易发生术后吻合口漏。

2)内置支架胆道引流术：金属内支架胆道引流术效果可与手术内引流术相媲美，并具有以下优点。①创伤小，用较细的导引导管就可置入较大直径的支架。②对胆管壁有持久的扩张力，对于高位胆道梗阻有较大的优势。胆道内支架通过扩张狭窄胆道，而不伤及肝门结构。③胆道支架属于微创治疗，减轻了患者心理负担，方便了患者的日常生活和工作，缩短了住院时间，从而提高了生存质量。原则上，肝内胆管增粗越显著、分支胆管系越丰富的胆管，越适合放置金属支架予以引流。按 Bismuth 分型来说：Ⅰ型患者金属支架放置于总肝管，Ⅱ型患者支架近端置于右肝内胆管，Ⅲa 型置于右肝内胆管，Ⅲb 型置于左肝内胆管，Ⅳ型置入双支架或“Y”形支架效果最好。胆道支架的置入可以分为手术置入、ERCP 置入及 PTCD 置入。对于术前检查已经明确无法手术切除的患者，一般采用后两者，以避免全麻开腹对患者的打击，但是对于尚不能确定是否可行手术切除者，手术置入是其首选方式。手术方式置入记忆合金胆道支架，有以下优点：①术中可以探查肿瘤的位置以及大小，能更准确判断肿瘤的分期，避免对部分还有手术切除机会的患者行单纯引流手术。②术中可以取组织送病理检查，以明确病理性质，有利于手术后的进一步治疗。③术中支架置入操作简单方便，能准确判断和调整支架置入位置，保证支架两端距离肿瘤有足够的长度，延长胆道再次出现梗阻的时间，从而延长患者的生存期。④术中可以同时行相应的肝内胆管或胆总管置管外引流，保证术后胆道减压，预防胆漏发生。一旦短时间内支架引流欠通畅，还可以经引流管冲洗胆道、介入再次放支架或者持续开放外引流。尽管理论上认为只要有小部分肝(约 25%)得到引流即可达到退黄的效果，但未被引流的部分由于胆汁引流不畅而有较高的胆管炎及肝脓肿的发生率。因此，目前认为双支引流优于单支引流的观点占主导地位。临床实践中，主要是由于双支引流操作技术要求较高尚未得到普遍应用。韩国有报道通过 ERCP 技术对肝门部胆管癌的患者行 Y 形金属胆道支架置入术，操作成功率高，无术后早期并发症。

3)外引流术主要指皮肝穿刺外引流术(PTC 或 PTCD)：是最为简便易行的治疗手段，其优点是操作简便，通过胆道引流解除梗阻，引流出 30%～50%的肝内胆汁，即能使黄疸消退，从而延长生命，提高生存质量；不足之处是大量胆汁流出，水、电解质紊乱，消化道功能受到严重影响，且外引流的连接袋给患者生活带来诸多不便，而且容易脱落和阻塞。

经皮肝穿刺胆道内外引流已成为治疗肝门部胆管癌致恶性梗阻性黄疸的一个常用姑息性治疗手段，其优点是手术打击小，患者大多可以耐受，置入猪尾巴引流管，十二指肠段卷曲，引流管脱落的机会很小，置入胆管段多个侧孔，引流确切，对于预计无法进行外科手术根治或吻合、无法耐受手术及为术前减黄者，均可进行经皮经肝胆道内外引流术。引流术后，如内引流通畅，可关闭外引流，这样避免了胆盐的流失，减少感染机会及患者行动方便，提高患者生活质量。当内引流因梗阻而闭塞时，开放外引流，继续解除胆道梗阻，不用再次置管，是一种比较理想的引流方式。

(2)化疗：尽管目前尚没有完全证实局部化疗对肝门胆管癌有效，但是最新报道认为对于术后患者辅以化疗却可以明显延长生存期，并被认为是独立的预后因素。以氟尿嘧啶(5-FU)为基础的化疗对于术后患者有明显的益处。一项针对胆道癌化疗敏感性测定的报道认为，单用氟尿嘧啶有效率为 10%～20%，与顺铂联用有效率 33%，而胆道癌细胞对于蒽环类、铂类也具有相对敏感性，1 年生存率达 58.3%，平均生存期 14.5 个月。吉西他滨单药或与氟尿嘧啶类(氟尿嘧啶或卡培他滨)联用疗效优于最佳支持治疗，但这个结论尚无大型随机对照试验验证。最近有研究表明，吉西他滨联合奥沙利铂方案在一般状况良好的患者中有效率达 35.5%，而在 23 例一般状况较差的患者中有效率为 22%。

近来，甲酰四氢叶酸联合氟尿嘧啶在胆道肿瘤的化疗方面研究的比较活跃。奥沙利铂是一种新形式的铂剂，2,2-脱氧胞嘧啶核苷联合奥沙利铂对肝功能损害小，有希望成为有较高反应率的药物。单独放射治疗或联合局部化疗对广泛转移的患者不合适，系统地化疗比较合适，但是国外报道反应率比较低。总之，目前仍缺少系统研究和行之有效的化疗方案，效果不佳，应用尚不广泛。

(3)放疗：放疗方式可以分为单纯外照射、外照射结合腔内放疗。文献报道，放疗结合手术、内外引流术者均比单纯行手术切除、引流者明显延长中位生存期，而单用放疗并没有显示出患者有生存期或生活质量的受益。由于肝门部胆管癌位置特殊，周围都是重要脏器，无法行高剂量照射。近年来，随着放射技术的发展，出现了立体定位定向放射治疗、三维适形放射治疗等新技术。国内文献报道，立体定向适形放疗技术对于治疗局部晚期肝门胆管癌有效。

胆管癌对放疗有一定的敏感性，可用于术前、术中和术后，为防止和减少局部复发，国外学者积极主张将放疗作为辅助治疗。但放疗的照射反应太大，多数患者不能耐受。部分胆管癌对化疗药物氟尿嘧啶或 2,2-脱氧胞嘧啶核苷较敏感；2,2-脱氧胞嘧啶核苷与顺铂联合有 30%～50%的部分缓解率；一少部分患者可转变为可手术治疗，从而提高生存质量。

(4)光动力学治疗：有报道认为光动力学治疗可以延长失去手术切除机会的胆管癌患者的生存期，中位生存期达到 21 个月，但是并没有大宗病例报道。

总之，肝门胆管癌的非手术治疗手段主要适用于晚期肿瘤无法手术切除者，结合患者的具体情况，施以各种引流术解除黄疸是其基本治疗，但是引流术对于肿瘤本身没有任何影响，因此，结合针对肿瘤的放射治疗、化疗，以期能达到延长生命、改善生活质量的目的。但是，目前对于肿瘤确实有效的放化疗甚至光动力治疗，其有效率比较低。因此，目前需要解决的主要问题是找到对肿瘤细胞有强大杀伤作用的放化疗方法以及发现新的治疗手段，比如针对肝门胆管癌细胞的免疫疫苗及其他分子生物学手段。

二、胆囊癌

（一）流行病学

胆囊癌是胆道系统最常见的恶性肿瘤。美国胆囊癌的年发病率约为 2.5/10 万，约占消化道肿瘤的第 5 位，每年有 4 000～6 500 人死于胆囊癌。国内目前尚缺乏胆囊癌发病率的大宗流行病学调查资料。我国大陆原发性胆囊癌发病率占同期胆道疾病的 0.4%～3.8%。近 10～15年来，我国不同地区胆囊癌患病情况调查显示该疾病的发病率呈上升趋势，占同期胆道疾病的比例也逐渐升高。根据我国 2004—2005 年度恶性肿瘤的死亡调查报告，胆囊癌在我国城市居民恶性肿瘤死亡率排序中已经占第 10 位，为 2.13/10 万。男女构成比方面，国内外资料都表明胆囊癌患者女性明显多于男性；国外女性发病率是男性的 2.8 倍，我国男女发病之比为 1∶2.54。发病年龄方面，我国大陆原发性胆囊癌的发病年龄分布在 25～87 岁，平均 57 岁，50 岁以上者占 70%～80%；发病高峰年龄段为 50～70 岁，尤以 60 岁左右居多。

（二）病因

胆囊癌的病因及发病机制目前还未研究清楚。其发生被认为与以下的高危因素有一定关系。

1.胆结石

胆囊结石在胆囊癌的发病中起共同因素，这一观点已被大多数学者所认可，但目前仍缺乏直接证据证实胆囊结石是胆囊癌的直接病因。西方国家胆囊癌合并胆囊结石的比例较高，达 54.3%～100%；国内的资料显示 20%～82%的胆囊癌患者合并有胆囊结石。反过来从胆结石的角度来看，其中有 1.5%～6.3%合并胆囊癌。Lowenfels 等的研究发现，胆囊结石患者发生胆囊癌的风险比无胆囊结石者高 4～5 倍；并且胆囊结石的发病时间越早，其发生胆囊癌的风险越高。胆囊癌的发生不仅与有无胆囊结石有关，据报道还与胆囊结石的大小、数目、重量及体积有关。结石＞3 cm 者患胆囊癌的相对危险度比结石直径 1 cm 者显著升高。胆囊结石引起胆囊癌的发病机制尚不十分清楚。病理学研究发现，胆囊结石的长期慢性刺激可以导致胆囊黏膜发生从炎性增生到不典型增生最终至原位癌的演变，而且不典型增生病变与胆囊癌的位置相似，因而推测胆囊癌可能来自不典型增生。但是，也有一些研究显示，部分国家虽然报道的胆囊结石发病率较高，但胆囊癌的发病率却相对较低，并不支持胆囊结石与胆囊癌相关的这一观点。此外，也有研究表明结石大小与胆囊癌的发病风险并无关系。将外源性胆囊结石植入胆囊的动物实验并不能导致胆囊癌变。因此，胆囊结石与胆囊癌之间的确切关系还有待于进一步的深入研究。

Mirizzi综合征是胆囊结石的一种少见并发症，由于胆囊管或胆囊颈部结石嵌顿或合并炎症导致了梗阻性黄疸和胆管炎。Mirizzi综合征占整个胆囊切除术的0.7%～1.4%。大多数学者认为胆囊结石可以引起胆囊黏膜持续性损害，并可导致胆囊壁溃疡和纤维化，上皮细胞对致癌物质的防御能力降低，加上胆汁长期淤积，有利于胆汁酸向增生性物质转化，可能是胆囊癌高发的原因，而Mirizzi综合征包含了上述所有的病理变化。多中心病例对照研究发现，由于胆总管或胆囊管梗阻而发生胆汁进入小肠减少的病史是胆囊癌的一个重要的危险因素，相对危险度为4.4，而Mirrizi综合征由于胆管的梗阻，恰恰会导致胆汁入肠明显减少。

2.慢性胆囊炎

研究表明，胆道肿瘤的发生与胆道的梗阻、感染，致使胆酸转化为更活跃的物质有关，如去氧胆酸和石胆酸是与芳香碳氢化合物致癌因素有关的物质。目前认为，细菌感染可能通过以下机制引起肿瘤的发生：①抑制宿主机体免疫应答反应，导致肿瘤发展。②促进宿主产生致癌物质。③有些细菌被动成为致瘤病毒的宿主，病毒在细菌内增殖并与细菌共同作用促进肿瘤的生成。④部分细菌可产生雌激素类物质，从而促进肿瘤的发生、发展。而在胆囊癌的发生过程中，可能是厌氧菌与需氧菌共同作用的结果。慢性胆囊炎常可引起胆囊钙化。胆囊钙化有两种类型——完全壁内钙化和选择性的黏膜钙化。钙化胆囊与发生胆囊癌的危险性增加有关，部分黏膜钙化的胆囊癌的发生率约为7%，发生胆囊癌的相对危险度为13.89。因此，部分胆囊黏膜钙化是胆囊癌的危险因素，而完全壁内钙化尚未发现其与胆囊癌有显著的关系。

3.胆囊腺瘤

胆囊腺瘤多为有蒂、单发，目前被公认为是胆囊癌的癌前病变。一般认为其癌变率在10%左右。若合并胆囊结石则癌变的危险性增加。有学者提出以下病理学特征提示腺瘤是癌前病变：①组织学可见腺瘤向癌移行。②在腺癌组织中有腺瘤成分；随着腺瘤的增大，癌发生率明显增加。③患者的发病年龄从腺瘤到腺癌有递增的趋势。④良性肿瘤中有94%的肿瘤直径＜10 mm，而恶性肿瘤中有88%的肿瘤直径＞10 mm。⑤腺瘤或浸润癌患者以女性居多。胆囊腺瘤无论单发还是多发，都具有明显的癌变潜能。一般认为多发性、无蒂、直径＞1 cm的腺瘤和伴有结石的腺瘤以及病理类型为管状腺瘤者，癌变概率更大。

4.胆囊腺肌病

胆囊腺肌病是一种增生性疾病，病理上主要以胆囊黏膜和肌层的增生为特点，从而形成胆囊壁内憩室、囊肿和罗-阿窦增多。既往认为其无恶变可能，但近年来国外陆续有在胆囊腺肌增生症的基础上发生胆囊癌的报道。病理分型为基底型、弥漫型腺肌增生症或无腺肌增生症的患者中仅有3.1%发展成胆囊癌，节段型腺肌增生症的胆囊癌发生率显著高于非节段型腺肌增生症。因此，胆囊腺肌增生症，尤其是节段型，目前已被认为是一种胆囊癌的癌前病变。

5.异常胆胰管连接

异常胆胰管连接（AJPBDS）是一种先天性疾病。主胰管和胆总管在十二指肠壁外汇合，由于结合部位过长及缺少括约肌而造成两个方向的反流，相应地引起了多种病理改变。AJPBDS患者胆系肿瘤高发的机制尚不清楚，近年来，对AJPBDS患者胆道上皮的基因改变研究甚多，结果发现AJPBDS患者胆胰混合液对胆道上皮细胞具有诱变性，胆囊黏膜上皮增殖活性增强且*K-ras*基因突变，使其遗传性质改变，最终发生癌变，并且在胆道上皮细胞形态学变化之前遗传物质已经发生变化。关于胰胆管合流异常引起胆囊癌的机制，目前最合理的解释是胰液的反流。胰液引起胆囊癌的机制，可能是由于胆汁中的卵磷脂被胰液中的膦酸酯酶 A_2 水解产生脱脂酸卵磷脂，后者有损害细胞膜的作用，它积聚在胆囊壁内刺激胆囊上皮，使上皮细胞发生变性、非典型增生以致癌变。

6.其他因素

胆囊癌的发生可能与伤寒、化学致癌物、吸烟、女性激素、地域及人种和年龄等因素有关。流行病学资料显示，肥胖、高脂肪及热量饮食、糖尿病，以及体重指数超标，都被认为与胆囊癌的发生可能有关。

（三）胆囊癌大体和组织病理学分型

1.大体类型

可分为三种。①浸润型：最多见，占 75%～80%，可分为局部浸润型和弥漫浸润型。局部浸润型：亦称内生型，表现为胆囊壁局限性增厚和僵硬；弥漫浸润型：表现为胆囊壁弥散性增厚和僵硬，呈浸润性灰白色肿块，生长迅速，易侵犯周围组织及器官，如肝脏、胆管及结肠肝曲等。②腔内生长型：亦称外生型，约占 15%；肿瘤可呈息肉状、菜花样或结节状突入胆囊腔内，外周浸润少。③混合型：表现为胆囊壁增厚、僵硬及萎缩，可侵犯周围组织及器官，同时向胆囊腔内生长形成肿块。

2.胆囊癌组织病理学分型

根据 WHO 2010 年版胆囊癌病理学类型，最常见的病理学类型为腺癌。其他还包括腺鳞癌、鳞状细胞癌、未分化癌、神经内分泌来源肿瘤及间叶组织来源的肿瘤等。部分肿瘤虽属良性病变，但其生物学行为介于良性和恶性之间，术后需密切随访。

（四）诊断

1.临床表现及检查

（1）胆囊癌早期没有典型的特异性的症状，因此很难做到早期诊断，而一些早期胆囊癌往往是在因为胆囊结石或慢性胆囊炎行手术切除术中或术后病理发现的（约 2%）。原发性胆囊癌早期无特异性症状和体征，患者常表现为胆囊或肝脏疾病的症状，甚至仅有胃病的临床表现，易于忽视。大多数病例以上腹部疼痛不适为主诉，继而发生黄疸、体重减轻等。故在临床上遇到有这些表现的患者时，应做进一步检查。

（2）晚期胆囊癌的主要症状是右上腹疼、黄疸、右上腹包块及体重下降。黄疸主要发生于有肝十二指肠韧带处淋巴结转移及肝外胆管受阻塞的患者，此时患者往往已无法手术根治。对于因合并胆总管内结石梗阻的胆囊癌患者，在早期也可以出现黄疸。

（3）胆囊癌的转移早而广泛。最常见的是引起肝外胆管梗阻、严重黄疸、肝功能衰竭及肝肾综合征。肝床面的胆囊癌常常较早侵犯肝，形成肝内占位性病变而不发生黄疸。胆囊癌常发生肝内广泛转移。

（4）实验室检查，胆囊癌缺乏特异的血清肿瘤标记物。血清 CEA、CA19-9、CA125 等均可升高，其中以 CA19-9 较为敏感，但无特异性。

（5）影像学检查。

1）超声：疑诊为胆囊癌时，首选超声检查。超声对于发现晚期胆囊癌有较高的敏感性，但对早期胆囊癌的诊断作用有限且对胆囊癌的分期不可靠。进展期胆囊癌在超声上可以表现为三种形式。①不均匀的、主要是低回声的肿物填充大部分或是完全占据胆囊腔，其间可以见到无回声的包裹性胆汁或是坏死液化灶；可发现胆囊结石、磁化胆囊或是肿瘤钙化形成的声影。此种表现占到所有胆囊癌的40%～65%。②局灶性或弥散性的胆囊壁不对称性增厚，此种表现在20%～30%的胆囊癌病例上可以见到。③胆囊腔内息肉性病变，15%～25%的胆囊癌病例中见到这种表现。恶性息肉的直径往往＞1 cm，并且有一个增厚的宽基。在超声上，息肉样肿物不随体位的改变而活动。

2)CT及MRI：胆囊癌的表现与超声上的表现一样，分为三种类型。①胆囊内的大肿块几乎填充或是取代了胆囊腔，并且常常侵犯临近的肝组织，这一征象强烈提示为胆囊癌。在CT平扫上，胆囊癌常表现为低密度，在静脉注射造影剂后则有40%的病例表现为等于或高于肝实质的富血管灶的强化。早期动脉期时，大的原发性胆囊癌病灶周边可能会出现明显不规则强化，在静脉期及延迟期造影剂可能会滞留在胆囊癌的纤维间质成分中，这一点可以与肝中叶的原发性肝细胞癌的“早进早出”相鉴别。MRI上，T_1加权相胆囊癌常常表现为低强度或是等强度的信号，T_2加权相上表现为中等高强度的信号特征。CT或MRI上也可以见到超声上见到的肿块内夹杂的液体或是钙化成分。②局灶或弥散性不对称性胆囊壁增厚，此种胆囊癌在CT或MRI上表现为不对称性、不规则性或是广泛的胆囊壁增厚，造影剂强化后动脉期明显强化而门静脉期表现为持续强化或是变为与肝等密度或等强度。③胆囊腔内息肉样病变。强化方式与上述两种形式的胆囊癌相似。

3)PET-CT：对于几乎完全占据或是取代胆囊腔的胆囊大肿块，PET-CT上胆囊的区域可以出现^{18}F-FDG的强烈摄取，提示为恶性病变。然而其特异性不强，无法排除此区域的其他恶性病变。而对于表现为局灶或弥散性胆囊壁增厚的胆囊癌，虽然病灶也可以出现^{18}F-FDG的强烈摄取，但因为慢性胆囊炎时也可以出现类似的^{18}F-FDG的聚集，假阳性较多，限制了PET-CT的使用价值。因此，总的来说PET-CT对胆囊癌的诊断价值有限。

(6)病理学诊断，病理是胆囊癌诊断的金标准。术前怀疑为胆囊癌的病理，术中应常规行快速冷冻病理检查。而对于因胆囊结石或息肉行胆囊切除的病理，切除胆囊后应常规剖开胆囊壁查看胆囊黏膜及息肉，如有可疑之处，应将可疑部位送术中快速冷冻病理检查。一旦确诊，应根据肿瘤浸润情况及时开腹行肝床补充切除。

2.胆囊癌的TNM分期

AJCC(第8版)发布的TNM分期系统提供了胆囊癌临床病理学诊断的统一标准，对胆囊癌的局部浸润深度、邻近器官侵犯程度、门静脉和肝动脉受累情况、淋巴结转移及远处转移等临床病理学因素给予了全面评估，有助于评估胆囊癌的可切除性、选择治疗方法及判断预后。

AJCC第8版胆囊癌分期标准：

原发肿瘤(T)

Tis：原位癌

T_{1a}：侵及固有层

T_{1b}：侵及肌层

T_{2a}：腹腔侧肿瘤侵及肌周结缔组织，未超出浆膜

T_{2b}:肝脏侧肿瘤侵及肌周结缔组织,未侵入肝脏

T_3:穿透浆膜和(或)直接侵入肝脏和(或)一个邻近器官或结构

T_4:侵及门静脉或肝动脉主干,或直接侵入两个或更多肝外器官或结构

局部淋巴结(N)

N_0:无区域淋巴结转移

N_1:1～3 枚区域淋巴结转移

N_2:≥4 枚区域淋巴结转移

远处转移(M)

M_0:无远处转移

M_1:有远处转移

分期:

0 期:Tis、N_0、M_0

Ⅰ期:T_1、N_0、M_0

ⅡA 期:T_{2a}、N_0、M_0

ⅡB 期:T_{2b}、N_0、M_0

ⅢA 期:T_3、N_0、M_0

ⅢB 期:$T_{1\sim3}$、N_1、M_0

ⅣA 期:T_4、$N_{0\sim1}$、M_0

ⅣB 期:任何 T、N_2、M_0 或任何 T、任何 N、M_1

相对于第 7 版,第 8 版 AJCC 癌症分期系统主要更新内容包括:①对 T_2 期胆囊癌进行细分,将腹腔侧肿瘤分期定义为 T_{2a}期,肝脏侧为 T_{2b}期。②按转移阳性淋巴结数目划分 N 分期,1～3 枚淋巴结发生转移定义为 N_1 期,≥4 枚淋巴结转移定义为 N_2 期;为了准确判断 N 分期,建议最少检出淋巴结数目为 6 枚。

3.胆囊癌的临床分型

胆囊癌起源于胆囊底部、体部、颈部的比例分别为 60%、30%、10%。不同肿瘤部位的进展期胆囊癌,其肿瘤侵犯的器官及组织结构存在差异,预后也存在差异,手术方式和范围应根据肿瘤部位进行相应的调整。一项国际多中心的研究结果表明,T_2 期肝脏侧的肿瘤(T_{2h})较腹腔侧的肿瘤(T_{2p})更易发生血管侵犯(51%比 19%)、神经浸润(33%比 8%)及淋巴结转移(40%比 17%),3 年和 5 年累积生存率分别为 52.1%、73.7%和 42.6%、64.7%。

中华医学会外科学分会胆道外科学组提出的胆囊癌的临床分型中,建议 T_2 期及以上胆囊癌根据肿瘤起源部位及侵犯方向分为 4 型。

(1)Ⅰ型:腹腔型;T_2 期肿瘤位于腹腔游离侧,未浸透浆膜,T_3 期及以上肿瘤穿透浆膜,可侵犯邻近器官或结构。

(2)Ⅱ型:肝脏型;T_2 期肿瘤位于肝脏侧,T_3 期穿透浆膜,侵犯肝脏,未侵犯邻近器官或结构。

(3)Ⅲ型:肝门型;T_2 期包括颈部及胆囊管癌,T_3 期及以上肿瘤穿透浆膜,可侵犯胆管和(或)肝门血管结构。

(4)Ⅳ型:混合型;T_2 期肿瘤为弥散性浸润,未浸透浆膜,T_3 期及以上肿瘤穿透浆膜,既可侵犯肝脏,同时可侵犯一个或以上邻近器官或结构。

全国多中心回顾性研究结果显示,胆囊癌的不同临床分型与 T 分期、N 分期、血管侵犯及神经浸润等肿瘤生物学行为相关;不同临床分型患者根治性切除术后中位生存时间的差异有统计学意义。在 1 059 例根治性切除患者中,腹腔型患者的中位生存时间为 48 个月,肝脏型为 21 个月,肝门型为 16 个月,混合型为 11 个月。

(五)治疗

1.手术治疗

根治性切除手术是唯一可能治愈胆囊癌的方法。胆囊癌的外科治疗建议在具有经验丰富的肝胆胰外科医师和病理科医师的医疗中心完成。

(1)肝脏切除范围:Tis 或 T_{1a} 期:可行单纯胆囊切除术。无证据表明联合肝切除可改善预后。

T_{1b} 和 T_{2a} 期:联合肝脏切除是否获益尚不明确。鉴于肝脏楔形切除未明显增加手术难度及并发症,在获得确切循证医学证据之前推荐联合距胆囊床 2 cm 以上的肝组织楔形切除。

T_{2b} 期:T_{2b} 期胆囊癌合并血管、神经侵犯及淋巴结转移的比例高,联合肝切除可延长总体生存时间。肝切除的手术切除范围可为肝楔形切除或肝脏 4b＋5 段切除,二者优劣尚不能确定。

T_3 期:对于肝床受累＜2 cm、无肝十二指肠韧带淋巴结转移者,肝脏 4b＋5 段切除即可达到 R_0 切除。以下情况应结合患者全身状况进行评估,推荐行右半肝或右三叶切除:①胆囊癌肝床受累≥2 cm。②肿瘤局限于右半肝,且转移灶数目为 2 个。③肿瘤侵犯肝右动脉。④肿瘤位于胆囊管、颈,侵犯胆囊三角或合并肝十二指肠韧带淋巴结转移(T_3N_1 期),均提示癌细胞可经肝门淋巴管或 Glisson 系统转移至整个右半肝。

T_4 期:对于合并远处转移的 T_4 期胆囊癌(即 M_1 期),已无根治性手术机会。对于无远处转移的 T_4 期胆囊癌(M_0 期)是否可行联合器官切除及血管重建的扩大根治术,目前尚有争议。但多数专家认为,随着外科技术的进步,行扩大根治术仍有望达到 R_0 切除,能改善患者预后。手术范围根据肝脏被侵犯程度及邻近器官受累情况而定,肝切除范围为右半肝或右三肝。

(2)联合器官切除或联合血管切除重建:胆囊癌联合器官切除应强调以 R_0 切除为首要前提。如能实现 R_0 切除,可根据病情选择创伤更小的术式。如胆囊癌单纯合并十二指肠上段侵犯,无胰头浸润,可联合远端胃及十二指肠上段切除,避免行肝胰十二指肠切除;如胆囊癌侵犯胆管下端或胰头,可实施肝胰十二指肠切除术。对伴有肝动脉侵犯、肝脏转移或需切除肝脏、肝外胆管以外器官的患者,联合器官切除生存获益有限。联合血管切除重建的患者整体预后差,需慎重选择。

(3)淋巴结清扫范围:胆囊癌的淋巴结分组第 1 站为胆囊颈部(12c 组)、胆总管旁(12b 组)淋巴结。第 2 站为门静脉后方(12p 组)、肝总动脉旁(8 组)、肝固有动脉(12a 组)、胰头后上方(13a 组)、肝门部(12h 组)淋巴结。第 3 站为腹腔动脉(9 组)、胰头周围(13b、17、18 组)、肠系膜上动脉周围(14 组)、腹主动脉周围(16 组)淋巴结。其中第 1、第 2 站为区域淋巴结,第 3 站为远处淋巴结。

胆囊癌淋巴结清扫的准确范围目前仍有争议。多数 T_{1a}期胆囊癌的研究纳入病例数少，且大部分患者未行淋巴结清扫，故而报道的淋巴结转移率差异较大。2011 年的一项 Meta 分析共纳入 5 项研究 280 例 T_{1a}胆囊癌患者，其中仅 5 例(1.8%)出现淋巴结转移。Kohn 等分析了 2004 — 2014 年美国国家肿瘤数据库 246 例 T_{1a}期胆囊癌患者资料，其中 88 例(36%)患者行淋巴结清扫，淋巴结转移率达 13%。但尚无证据表明清扫淋巴结可改善预后。对于 T_{1b}期及以上分期胆囊癌，建议行区域淋巴结清扫。

建议术中行第 16 组淋巴结的活检，如快速冰冻病理学检查结果阳性，则表明存在远处转移，应放弃根治性切除手术。在胆囊癌根治性手术中，应至少获取 6 枚淋巴结送检。胆囊癌行扩大淋巴结清扫并不能改善预后。

(4)肝外胆管处理：预防性肝外胆管切除并不能使患者获益。建议术中行胆囊管切缘活检，如胆囊管切缘为阳性，应切除肝外胆管。

(5)胆囊管癌的处理。胆囊管癌经典定义：①病灶局限于胆囊管。②胆囊其余部位、肝脏及肝外胆管无肿瘤侵犯。③病理学检查结果证实为恶性肿瘤。该定义近年来泛指肿瘤中心位于胆囊管的恶性肿瘤。胆囊管癌易经肝十二指肠韧带侵犯胰头、肝脏 Glisson 鞘，对周围神经、淋巴结(管)、血管的侵犯比例高于胆囊底、体部癌，预后更差。因此，胆囊管癌手术中应切除肝外胆管，较同期胆囊底、体癌的切除范围大。T_{1b}期胆囊管癌应行肝脏楔形整块切除＋肝外胆管切除＋淋巴结清扫术。≥T_2 期胆囊管癌需行右半肝或右三叶切除＋肝外胆管切除＋区域淋巴结清扫术。

(6)术中或术后诊断的胆囊癌的处理：术中或术后诊断的胆囊癌指术前临床诊断为胆囊良性疾病而行胆囊切除术，术中或术后经病理学检查确诊的胆囊癌，文献报道为“意外胆囊癌”。“意外胆囊癌”是不规范的医学诊断命名，其他实体恶性肿瘤亦未见使用此类命名，应予以纠正，应命名为早期、进展期或晚期胆囊癌，病理学分期明确的按 TNM 分期命名。

Tis 期或 T_{1a}期：若术中胆囊完整切除，无破溃，无胆汁溢出，且胆囊置入标本袋内取出者，单纯胆囊切除术已达根治目的，不需要二次手术。

≥T_{1b}期：需行再次根治性手术，以利于改善患者长期生存。再次手术时应重视对胆囊管切缘送检，如快速冰冻病理学检查结果阳性，需联合肝外胆管切除。

术后诊断的胆囊癌发生 Trocar 孔种植转移的概率约为 10.3%。但多项研究结果显示，切除 Trocar 窦道并不能改善患者预后，因此，再次手术不需要常规切除 Trocar 孔窦道。

术后诊断的胆囊癌再次手术的理想时机为术后 4～8 周。再次手术时，建议常规先行腹腔镜探查，排除腹膜、肝脏等远处转移。

初次行胆囊切除手术时，若发生过胆囊破溃或胆汁溢出，则为再次手术的不良预后因素；若再次手术时发现肿瘤残留，即区域淋巴结、肝脏、肝外胆管或周围器官有病理学检查证实的肿瘤转移，则预后更差。

(7)腹腔镜和机器人手术：腹腔镜或机器人手术术中若发生胆囊破溃、胆漏或“烟囱”效应等，可能增加穿刺孔转移及腹膜播散的风险，因此，对于 T_3 和 T_4 期胆囊癌不推荐行腹腔镜或机器人手术。T_1 和 T_2 期胆囊癌腹腔镜或机器人根治术仅限于具备娴熟腹腔镜或机器人技术的肝胆胰外科中心作为探索性研究。

(8)姑息性外科治疗：晚期胆囊癌患者行姑息性减瘤手术并不能改善患者预后，不推荐实施。外科和介入治疗仅限于解除胆道梗阻和消化道梗阻，以改善患者生活质量和延长生存时间。

2.非手术治疗

近年来，许多临床研究从胆囊癌的辅助化疗、一线化疗，再到二线化疗方面进行了探索，改变了胆囊癌的治疗现状。同时，胆囊癌的分子靶向治疗、免疫治疗也取得了令人鼓舞的结果。未来胆囊癌的化疗结合靶向治疗及免疫治疗有望为胆囊癌患者带来更大生存获益。

(1)化疗。

术前新辅助化疗：目的是经过化疗后降期，提高 R_0 切除率，同时可以筛选病例，排除肿瘤进展过快的患者。适应证：①术后诊断的胆囊癌，当胆囊管淋巴结阳性时，二次术前建议行新辅助化疗。②对于局部进展期胆囊癌[侵犯肝脏和(或)淋巴转移]，可考虑行新辅助化疗。目前胆囊癌新辅助化疗仍为探索性研究，用于确定标准方案或明确获益的临床数据有限。

术后辅助化疗：T_2 期以上、淋巴结阳性或 R_1 切除的患者可以从辅助化疗中获益。推荐的方案有卡培他滨单药、吉西他滨联合奥沙利铂、吉西他滨联合替吉奥等。治疗性化疗：多项前瞻性随机对照临床研究结果均证实，治疗性化疗可延长不可切除胆囊癌的生存期。目前吉西他滨联合顺铂方案是不可切除胆囊癌的标准一线化疗方案；吉西他滨联合替吉奥方案对晚期胆囊癌的总有效率为30%，肿瘤控制率为70%，疗效与吉西他滨联合顺铂方案相似，但可减轻患者恶心、呕吐及骨髓抑制等不良反应；对于有腹腔及腹壁转移者，行腹腔热灌注化疗对控制肿瘤广泛转移及癌性腹水有一定效果。

(2)放疗。

术前放疗：适用于肿瘤部位深在、瘤体较大、单纯手术切除有困难的患者；或肿瘤虽然不大，但对周围组织浸润粘连明显、有局部淋巴结转移而单纯手术很难根治性切除的患者。

术中放疗：可以很好地保护正常组织，直视下隔离正常器官，只针对根治性胆囊癌切除的术野进行放疗，以达到根治效果。

术后放疗：适用于 T_2 期及以上的胆囊癌根治性切除术后、R_1 切除或淋巴结阳性等高危复发人群；胆囊癌姑息性外科治疗后和肿瘤复发的患者。

姑息性放疗：适用于胆囊癌范围较大，无法做到根治切除、病期较晚、治愈可能性较小的患者，达到缓解症状、延长生存期的目的，部分患者也能达到治疗效果。

胆囊癌放疗前应对患者的一般状态作出评价，若 Karnofsky 活动状态评分＜70%，患者往往难以耐受放疗反应；若患者肝功能差或有大量腹水，也不宜进行放疗。由于缺乏大量的前瞻性随机对照研究，外放疗与术中放疗或放、化疗联合治疗等综合治疗模式均未达成共识，仍有待进一步研究。在找到最佳综合治疗模式之前，适形放疗和质子放疗等新技术是提高局部控制率、改善疗效的主要发展方向。

(3)免疫治疗和靶向治疗：在不可切除或复发的胆囊癌患者中，如出现高度微卫星不稳定或细胞错配修复机制缺失，使用免疫检查点抑制剂卡瑞利珠单抗或纳武单抗治疗可能使患者获益。国内一项研究纳入了胆管癌和胆囊癌患者，接受 GEMOX 化疗联合卡瑞利珠单抗超过

2 个月后，12 例获得部分缓解，12 例疾病稳定，2 例疾病进展。另一项纳入 60 例不可切除或复发的胆道癌患者的一期非随机临床对照研究中(胆囊癌占 33%)，85%的患者微卫星稳定，30 例患者在吉西他滨联合顺铂化疗基础上联合纳武单抗治疗，与 30 例接受单抗单药治疗患者相比，中位生存时间明显延长(15.4 个月比 5.2 个月)。在一项单臂二期临床试验中，共纳入 27 例进展期胆道癌患者(胆囊癌比例为 44%)，使用依维莫司单药治疗(10 mg 口服，1 次/天)，12 周的疾病控制率为 48%。

(六)随访

应建立胆囊癌患者完整的病历资料数据库，详细记录流行病学、临床分期、病理学类型、手术方式、化疗、靶向治疗、免疫治疗、放疗、肿瘤复发、随访终止时间及原因等，以便于开展多中心临床研究。$T_1N_0M_0$ 期胆囊癌患者根治性切除术后建议 1 年内每 3 个月复查一次，1 年后每 6 个月复查一次；胆囊癌根治性术后需辅助治疗或胆囊癌姑息治疗的患者，应按治疗周期接受治疗和随访。

(张　祁)

第七章　周围血管疾病

第一节　腹主动脉瘤

腹主动脉瘤(AAA)是腹主动脉壁的扩张膨出。腹主动脉瘤发病率占所有动脉瘤的第一位,主要发生于60岁以上的老年人,男女之比为10∶3。常伴有高血压和心脏疾病,但年轻人也偶尔可见。腹主动脉瘤发生后可逐渐增大,一旦破裂出血可导致患者死亡。

一、分类

腹主动脉瘤的分类有多种方法。根据有无腹痛、周围脏器压迫等症状可分为症状性腹主动脉瘤和无症状性腹主动脉瘤;根据发病部位可分为肾周腹主动脉瘤、肾上腹主动脉瘤、肾下腹主动脉瘤等;根据瘤壁结构可分为真性动脉瘤(指瘤壁包括动脉壁的三层结构)、假性动脉瘤(指瘤壁为机化的纤维组织)、夹层动脉瘤(指瘤壁仅存动脉外膜);根据动脉瘤的形态可分为梭形动脉瘤和囊状动脉瘤;根据腹主动脉瘤的发病原因可分为炎性腹主动脉瘤、粥样硬化性腹主动脉瘤等。

1.与开放手术相关的分类

根据开放手术的需要,将腹主动脉瘤分为肾下、肾上和肾周三型。

腹主动脉瘤因累及内脏动脉的不同,可分为肾动脉水平以下的腹主动脉瘤和胸腹主动脉瘤,前者占95%以上。胸腹主动脉瘤累及胸腔至腹腔的主动脉,按其累及的范围,分为肾动脉水平以上的胸腹主动脉瘤、累及全胸腹主动脉瘤、下胸腹主动脉瘤、膈下胸腹主动脉瘤等类型。

2.与腔内手术有关的分类

根据腔内修复术的要求,Schumacher等根据动脉瘤形态和瘤体对临床决策的影响,将AAA主要分为三种类型,其中,Ⅱ型根据AAA累及分支不同又分成ⅡA、ⅡB和ⅡC型。Ⅰ型:近端瘤颈长度≥1.5 cm,远端瘤颈长度≥1.0 cm;ⅡA型:近端瘤颈长度≥1.5 cm,AAA累及主动脉分叉;ⅡB型:近端瘤颈长度≥1.5 cm,AAA远端累及髂总动脉;ⅡC型:近端瘤颈长度≥1.5 cm,AAA远端累及髂总动脉分叉;Ⅲ型:近端瘤颈长度<1.5 cm。

在该分型方式的基础上,Ⅰ型AAA患者适合用直型血管支架修复;Ⅱ型AAA患者可用分叉型血管支架修复,且ⅡC型AAA患者在行腔内修复术的同时,需要重建一侧髂内动脉,以提供盆腔脏器和臀部肌肉的血供;Ⅲ型AAA患者由于AAA离肾动脉距离较短,支架血管会影响肾动脉血供,因此是常规腔内修复术的禁忌证。随着腔内治疗的不断发展,目前认为

Ⅰ型AAA 患者也需使用分叉型移植物来修复以防止术后移植物移位，而原先不能通过腔内修复来治疗的Ⅲ型 AAA 患者可以通过杂交手术(去分支技术)、开窗技术或者平行支架技术来实施 EVAR。

二、病因与病理

动脉粥样硬化是引起腹主动脉瘤的最常见病因，其他原因为损伤、感染、先天性动脉中层囊性变及梅毒等。当代研究认为，腹主动脉瘤的发生和发展是一个多因素的致病过程，是环境学、遗传学和生物化学等多种因素相互影响和共同作用的结果。

1.组织学研究所揭示的问题

正常腹主动脉壁的中膜，由排列有序的弹力薄层组成。每一薄层中由弹性蛋白相互交叉形成网状结构，胶原纤维纤插其中，相邻两薄层间为一层平滑肌细胞(SMC)。中膜在维持成人腹主动脉的弹性和承受压力负载方面起主要的作用。弹性蛋白为正常动脉提供弹性牵引力。胶原的抗张强度为弹性蛋白的 20 倍，绝大部分作为储备力量而存在，仅有 1%参与动脉壁的抗张强度。平滑肌细胞是主动脉壁中层的主要细胞成分，与外膜的成纤维细胞一起合成主动脉壁细胞外基质(ECM)。对 AAA 壁的组织学研究发现，瘤壁的内膜和外膜增厚，中膜相对变薄。瘤壁弹性蛋白的百分含量明显减少，由同龄正常腹主动脉的 15%～33%下降至 5%～8%。但由于瘤壁的增厚，弹性蛋白的绝对量并未降低，反而增加。胶原的百分含量和绝对量都明显增加，且 AAA 的大小与胶原的含量呈正相关。平滑肌细胞数明显减少，而炎性细胞浸润明显增加，瘤壁呈慢性炎症改变。组织学研究揭示，维持主动脉弹性的中膜弹性蛋白百分含量的减少，造成弹性蛋白与胶原比例失衡，主动脉弹性下降可能是形成 AAA 的基础。AAA 瘤壁中平滑肌细胞减少和炎性细胞浸润明显增加可能也与 AAA 形成有关，因此，研究主动脉中层 ECM 及 SMC 代谢，了解 AAA 形成过程中 ECM 数量和功能的变化及炎症所起的作用，对解释 AAA 的形成有重要意义。

2.主动脉中层 ECM 和 SMC 代谢与 AAA 形成的关系

(1)主动脉中层 ECM 代谢的影响：AAA 的形成是 ECM 代谢平衡被诸多因素破坏后造成的病理性腹主动脉再塑形过程。ECM 的降解过程受许多种蛋白水解酶及其抑制剂调控。选择性降解主动脉壁 ECM 的酶系称为基质金属蛋白酶类(MMPs)。MMPs 因其作用底物不同而分为三大类：胶原酶类、弹性蛋白酶类(也称明胶酶类)、基质分解素类。MMPs 的抑制剂为金属蛋白酶组织抑制剂(TIMP)。

MMP-1，胶原酶类，分子质量 52 kDa，TIMP-1(分子质量 29 kDa)为其自然抑制体。AAA 组织中 MMP-1 增多，TIMP-1 减少。

MMP-2，对弹性蛋白和胶原均有降解作用，分子质量 72 kDa，由中膜 SMC 和外膜成纤维细胞合成。MMP-2 活性在 AAA 和动脉阻塞性疾病(AOD)组织中均增高，但在小动脉瘤中比 AOD 高，并且 MMP-2 mRNA 表达在 AAA 组织中高于 AOD 组织。

MMP-3，分子质量 57 kDa，基质分解素类，可以直接或通过增强 MMP-1、MMP-9 的活性间接降解 ECM。AAA 组织中 MMP-3 的含量及活性均增加。

MMP-9 在 AAA 组织中较正常动脉中明显增高，是 AAA 组织中最主要的弹性蛋白酶，其分子质量 92 kDa，MMP-9 不仅具有降解弹性蛋白的作用，也可降解胶原故又称明胶酶，MMP-9 被认为在 AAA 形成中发挥了中心作用。

MMP-12，分子质量 22 kDa，与正常主动脉比较，MMP-12 在 AAA 中表达明显增加，免疫组化分析发现其活性酶在降解的主动脉中膜中与弹性蛋白碎片联在一起，这种酶与底物独特的结合是 MMP-12 参与 AAA 中弹性蛋白降解的有力证据。

主动脉中膜 ECM 主要由 SMC 和外膜成纤维细胞合成。蛋白质水平的研究发现，AAA 组织中弹性蛋白的百分含量下降，绝对量增加，胶原的百分含量和绝对量均增加。mRNA 水平的研究发现，AAA 组织中弹性蛋白基因表达没有改变，而 α_1-前胶原的基因表达增加。

对主动脉中膜 ECM 代谢系统的研究表明，MMPs 活性增强及弹性蛋白和胶原基因表达的不一致可能是造成主动脉中膜弹性蛋白百分含量下降，主动脉壁弹性下降，AAA 形成的原因，而影响 MMPs 活性及 ECM 基因表达的因素又是多方面的。

(2)炎症对 ECM 代谢的影响：组织学研究发现，AAA 组织全层均有不同程度的慢性炎症反应，且炎性细胞浸润的程度与弹性蛋白的破坏呈正相关，因而认为炎症可影响 ECM 代谢。炎性细胞主要聚集在主动脉壁外膜，$CD3^+$ T 淋巴细胞围绕着 $CD19^+$ B 淋巴细胞成团地分布在动脉外膜的滋养血管周围，$CD14^+$ 巨噬细胞散在分布于细胞团内。炎性细胞浸润的途径主要通过动脉壁的滋养血管由动脉壁外膜进入。

炎症对 ECM 代谢的影响主要表现在以下几个方面。

第一，炎性细胞自身可产生 MMPs。Newman 等用特异性单克隆抗体对 MMPs 的细胞来源进行免疫组织化学方法研究，发现炎性细胞，尤其 $CD14^+$ 巨噬细胞可产生 MMP-3、MMP-9，直接降解 ECM，但这一作用弱于 SMC 及成纤维细胞产生的 MMPs。

第二，巨噬细胞和淋巴细胞可通过细胞因子在转录、翻译水平上影响血管壁自身细胞 MMPs 的表达和 ECM 的合成。IL-1β 由 B 淋巴细胞、巨噬细胞等炎性细胞分泌，促进血管间质细胞合成胶原，IL-1β 与 SMC 胶原基因表达有剂量依赖关系，这可能与 AAA 组织中胶原增多有关。TNF-α 是主要由活性巨噬细胞分泌的 17 kDa 的一种蛋白质，它具有刺激血管增生的作用。IL-1β 和 TNF-α 可刺激 SMC 分泌 MMP-1、MMP-2、MMP-3、MMP-9，而 TIMP-1 和 TIMP-2 在蛋白质和 mRNA 水平均没有增加，因此可促进 ECM 降解。

(3)中膜 SMC 凋亡对 ECM 代谢的影响：组织学研究发现，AAA 组织中 SMC 减少，主动脉中膜的弹性蛋白主要由 SMC 合成，因而认为 SMC 有修复 AAA 组织中 ECM 损伤的功能。SMC 的减少导致的修复能力减弱与 AAA 形成有关。人体 AAA 组织中 SMC 的减少可能是由 SMC 的凋亡过程引起的。电镜下观察 SMC 超微结构发现，SMC 内有 DNA 碎片以 P53 和 P21 蛋白聚积。尽管在动脉粥样硬化斑块和实验损伤的血管内膜中，SMC 凋亡也占优势，但 AAA 壁中膜凋亡的 SMC 分布更为广泛。起动 SMC 凋亡的因素尚不清楚，可能与一氧化氮(NO)、TNF-α、IL-1β、TNF-γ 等 AAA 组织中明显增加的信号分子有关。另外，SMC 凋亡也可能由细胞免疫反应通过 Fas/Fas 配体系统介导，因为表达 Fas 的 SMC 非常易与 Fas 配体阳性的 T 淋巴细胞及在金属蛋白酶作用下释放到周围环境中的游离 Fas 配体结合。

(4)遗传学因素对 ECM 代谢的影响：流行病学研究表明，AAA 可能是一种家族性疾病，对于 AAA 的遗传方式尚不十分清楚。目前比较清楚的是部分 AAA 患者 16 号染色体长臂上编码结合珠蛋白 α_1 链的 α_1 等位基因较正常对照增加，其表现型 HP1-1、HP2-1 增多。结合珠蛋白本身并无蛋白水解活性，但HP1-1、HP2-1 有剂量依赖性促进弹性蛋白酶水解弹性蛋白的作用，与此相对应的为位于 14 号染色体上的 α_1-AT(α_1 抗胰蛋白酶原)的表达。α_1 抗胰蛋白酶水平下降，对弹性蛋白酶抑制也下降。上述结合珠蛋白和 α_1 抗胰蛋白酶在不同基因缺陷影响下，共同作用于弹性蛋白酶，使其活性明显升高，增加 ECM 降解。

3.促进 AAA 形成的其他因素

(1)入肾下腹主动脉的解剖学缺陷和局部血流动力学特点：与腹主动脉相比，入肾下腹主动脉弹性蛋白含量低且缺乏滋养血管。这决定了肾下腹主动脉弹性差，易于损伤而修复机制差。而相应的是肾下腹主动脉的压力负载增大，这是由主动脉逐渐变细，顺应性逐渐降低，以及血流脉冲波在主动脉分叉处被反射性地放大等特点决定的。三者共同作用使肾下腹主动脉成为最易发生动脉瘤的部位。

(2)动脉粥样硬化和高血压：动脉粥样硬化在 AAA 形成中发挥了促进作用。肾下腹主动脉的营养部分来自腔内血液，硬化斑块使内膜增厚，断绝了主动脉壁从管腔内摄取营养的通路。另外，动脉硬化使主动脉弹性下降，减小血流脉冲对 SMC 震荡刺激，使其合成 ECM 修复管壁损伤的能力减弱。高血压可能通过促进动脉粥样硬化和血流动力学因素起作用。

三、临床表现与诊断

(一)临床表现

腹主动脉瘤在早期常无临床症状，多在体检时腹部触诊或 B 超发现腹部包块，进而经彩超、CT 等检查确诊。腹主动脉瘤增大后可出现下列症状：

1.腹部搏动性包块

这是腹主动脉瘤最常见、最重要的体征，肿块多位于脐周或偏于左上腹，肿块上界与肋弓之间可容纳二横指者常提示动脉瘤位于肾动脉以下。

2.压迫症状

常见的有肠道压迫症状，如腹部不适、饱胀、食欲缺乏等；泌尿系压迫症状，如肾盂积水等；胆道压迫症状，如肝区不适、黄疸等。

3.疼痛

多见于腰背部，突然加剧的疼痛通常是腹主动脉瘤破裂的先兆。

多数患者无任何自觉症状，偶尔患者自己或被医师检查发现位于脐周或中上腹部有搏动性肿块。有的患者仅感腹部有搏动感、轻度不适。少数患者诉有腹痛或胀痛不适。当腹痛明显并涉及腰背部时，提示动脉瘤已压迫或侵蚀邻近组织，如腰椎体或瘤后壁破裂渗血形成血肿。如腹痛突然加剧，常是动脉瘤破裂的先兆或已破裂。

腹主动脉瘤破裂是一种极其凶险的外科急腹症，死亡率高达 50%～80%。根据 Laplace 定律，管壁的负载压力与瘤体的半径成正比。瘤体的直径越大，则其破裂的危险性越大。资料表明，未经治疗的腹主动脉瘤 5 年内破裂率：瘤体直径＜4 cm 者占 10%～15%，4～5 cm 者占

20%，6～7 cm 者占 33%，7 cm 以上者占 75%～95%。根据腹主动脉瘤的破裂率与瘤体直径的曲线关系，把直径在 6 cm 以上者称为危险性动脉瘤。但近年来大量的影像学观察表明，当腹主动脉瘤的直径达 5 cm 时，其破裂的危险性即明显增加，这一观点已得到血管外科界的共识。

Gronenwett 等的研究发现，在伴有慢性阻塞性肺疾病及收缩期高血压的患者，腹主动脉瘤破裂的危险性明显增加。尽管小动脉瘤的扩张速度尚不能很好预测，但用血管超声及 CT 的追踪结果表明，脉压增大的患者，动脉瘤的扩张速度也明显增加。年平均扩大率为前后径 0.4 cm，横径 0.5 cm。而在普通患者中，前后径仅为 0.19 cm，横径仅为 0.22 cm。多数动脉瘤破裂入腹腔或腹膜后间隙，可导致大出血伴休克。极少数动脉瘤破入十二指肠或空肠并发上消化道大出血。如破入下腔静脉或髂静脉，则形成主动脉-下腔静脉瘘。瘤体向前增大使位于其前侧的十二指肠及空肠上段受压或移位，可发生部分肠梗阻。有的还可压迫输尿管，尤其是左侧输尿管引起肾盂积水。压迫胆管呈现梗阻性黄疸。动脉瘤内硬化斑块碎屑或附壁血栓脱落，能引起下肢动脉栓塞，出现下肢急性或慢性缺血症状。

体格检查时，在腹部脐周常能扪及膨胀搏动性肿块，大小不等。一般无压痛，有时有触痛感并可听到收缩期杂音。检查动脉瘤的上界与肋缘之间的距离，如间隙能容纳 2 横指，通常提示为肾动脉水平以下的腹主动脉瘤。两侧下肢股、腘、足背和胫后动脉搏动可减弱或消失。

（二）影像学检查

1.X 线平片

少数腹主动脉瘤，在腹部正、侧位 X 线平片能显示动脉瘤壁呈蛋壳状钙化影。有时还可见到瘤体的软组织阴影、腰大肌阴影消失、椎体破坏征象等。

2.B 超

是一种简便和无损伤检查方法，所显示的扫描图像能帮助了解腹主动脉瘤的直径大小、瘤腔内有无附壁血栓或瘤壁内有无夹层血肿存在，并可作为术前和术后的定期随诊检查。

3.电子计算机体层扫描（CT）

是一种应用广泛的检查方法，对诊断腹主动脉瘤及其是否累及髂总动脉很有帮助，同时也可了解瘤体上界有无累及肾动脉，并可作为定期随诊检查观察动脉瘤的发展，以拟定治疗方案的参考依据。近年来，螺旋 CT 的问世，可准确、清晰和形象地显示腹主动脉瘤及其分支血管的三维影像（CTA），几乎可替代动脉造影或 DSA，并为腔内修复术的实施提供可靠的几何参数依据。

4.磁共振成像（MRI）

可全面了解腹主动脉病变，显示动脉瘤的大小、范围、腔内血栓和粥样斑块。由于磁共振不受肠道气体重叠的影响，因此在显示腹主动脉瘤与肾动脉关系时，优于超声显像。此外，MRI 对检测主动脉夹层动脉瘤具有独特的价值，但对体内有金属异物者不适用。

5.主动脉造影术

自从广泛应用 CTA 或 MRA 诊断腹主动脉瘤以来，腹主动脉造影已不作为术前常规检查的方法，而仅在下列情况需考虑：①拟诊胸腹主动脉瘤者。②疑有多发性动脉瘤者。③疑伴有马蹄肾者。④了解肾动脉狭窄的程度和范围。⑤腔内修复术中。⑥了解主动脉夹层的破口。

(三)诊断和鉴别诊断

近年来广泛应用B超和CT检查,可发现较多临床上无任何症状,而瘤体直径又小于3 cm以下的腹主动脉瘤患者。再结合临床症状和体征,腹主动脉瘤的诊断并不困难。但腹主动脉瘤有时需与胰腺肿瘤、后腹膜肿瘤、肠系膜淋巴结结核及腹主动脉伸长迂曲等相鉴别。胰腺肿瘤或后腹膜肿瘤可有矢状方向传导的搏动感,而腹主动脉瘤则有膨胀性搏动感;伸长迂曲的腹主动脉常位于腹中线的左侧,易推动,而腹主动脉瘤位于脐周中线并向两侧扩张,瘤体较固定。B超、CT和MRI等检查均有助于鉴别。

四、治疗

对于较大的腹主动脉瘤(一般认为动脉瘤直径接近或大于5.5 cm),主要治疗方法是外科手术治疗和血管腔内修复,两种技术各有特点和适应证。外科手术是一个成熟的技术,但手术创伤较大,手术死亡率为3%~5%。血管腔内修复术创伤较小,是近年发展起来的新技术。研究证实,外科手术或腔内修复对于腹主动脉瘤患者的远期死亡率无明显差异,其远期死亡率的主要死亡原因为冠心病、脑血管事件等。

(一)腹主动脉瘤切除人工血管重建

1.手术指征

不能绝对以瘤体直径大小作为手术指征,手术指征须因人而异。患者的年龄和伴随疾病不是手术的绝对禁忌证。

国内较多学者认为,国人直径<4 cm的腹主动脉瘤可定期随访,如果增长较快,每半年瘤体最大直径增长超过0.5 cm,应考虑手术。直径>5 cm的腹主动脉瘤破裂概率显著增加,应尽早手术。患者有较剧烈的腰腹疼痛等动脉瘤趋于破裂的征象时应立即手术。已证实为腹主动脉瘤破裂者必须急诊手术以挽救生命。如果发生远端肢体动脉栓塞,无论瘤体大小均应手术治疗。

2012年的美国血管外科协会和欧洲血管外科协会指南认为直径≥5.5 cm的肾下或肾周腹主动脉瘤患者应行手术治疗,以消除破裂风险。直径4.0~5.4 cm的肾下或肾周腹主动脉瘤患者,每6~12个月应行超声或CT检查监测有无扩张(A级)。

2.腹主动脉瘤术前准备

手术前要详细了解病史,并进行相关检查以对脏器功能进行评估,围术期的监护和全身整体治疗尤为重要。重视对患者重要脏器功能的评估和处理。心肌梗死、心功能不全、心律失常、阻塞性肺疾病、肾功能不全和高龄是影响腹主动脉瘤手术的主要危险因素。

如果腹主动脉瘤患者伴有较为严重的冠状动脉粥样硬化性心脏病、严重的心律失常和严重高血压等心血管疾病,患者对手术的耐受力差,死亡率高。术前除一般实验室和心电图检查外,心脏超声检查、动态心电图及核素心肌血池扫描对了解心脏的状况有重要价值,必要时还可以进行冠状动脉造影来评估心脏供血情况。如果检查发现患者有严重的冠状动脉病变,应该先施行冠动状脉支架成形或冠动状脉搭桥术,待心脏供血改善后再进行腹主动脉瘤手术。如果动脉瘤濒临破裂或破裂抢救时,应同时注意心血管活性药物的应用,密切注意和处理心脏事件。

对于可能合并脑血管病的患者，要注意询问相关病史或表现，术前根据情况行颈动脉、椎动脉多普勒超声检查，了解颅外颈、椎动脉有无狭窄或闭塞；必要时还可以进行CT或磁共振成像检查。

在动脉瘤手术麻醉时，应建立血流动力学监测，监护仪连续示波检测心率、心律、血压及血氧饱和度；中心静脉置管用于输液和中心静脉压监测；桡动脉插管，监测动脉血压；留置导尿管等。术中尽可能减少出血，维持血压和有效血容量，尽量缩短手术时间，减少副损伤。充分的术前评估和准备、熟练的手术技术及严格的术后管理，是保证手术成功的关键要素。

3.腹主动脉瘤开腹手术治疗要点

腹主动脉瘤切除并非真正意义上的完全切除，实际上是在阻断动脉瘤近远端血流后，打开瘤壁缝合返血的腰动脉后，在腹主动脉管腔内做人工血管移植或跨过病变部位做旁路移植以恢复动脉血流的通畅，最后再把原有瘤壁修整后包裹在移植血管外。常用人工血管主要有涤纶和聚四氟乙烯膨体两种。人工血管通常为分叉形，即人工血管近端与腹主动脉作吻合，远端与双侧髂或股动脉作吻合，少数患者仅需要直形人工血管。

腹主动脉瘤手术有两种入路：腹部正中切口经腹入路及左侧腹膜外切口的腹膜外入路。近年来，使用腹腔镜行腹主动脉瘤切除也有报道，但对于较大的腹主动脉瘤或累及双侧髂动脉的病例，腹腔镜手术有一定的难度，目前不作为临床主要方法。

(1)腹主动脉瘤切除术中要点。

1)防止松钳休克。人工血管重建完成后缓慢松开或部分松开主动脉阻断钳。术者与麻醉师紧密配合以减少各脏器的损害和术中松钳性休克的发生，在缓慢松放腹主动脉阻断钳前，通知麻醉师输血补液、提升血压、纠酸扩容和维持血流动力学稳定。应当注意的是，腹主动脉瘤破裂患者发生的再灌注损伤也与主动脉夹闭后休克程度、主动脉阻断时间、松钳速度及心血管反应有关。因此，术中血容量的补充极为重要。

2)减少在十二指肠部位的游离，必要时可结扎肠系膜下静脉以利于显露，如左肾静脉影响瘤颈显露，可自腔静脉分出部位切断。

3)解剖髂总动脉时注意避免损伤并行的髂静脉；尽量不在髂总动脉起始部做过多游离，因盆腔神经丛损伤可致勃起障碍；在解剖髂动脉时，须注意避免损伤输尿管。

4)肾动脉一般位于左肾静脉水平或稍低。在这个水平阻断主动脉，有可能同时钳闭肾动脉而不被察觉进而导致急性肾衰竭。

5)注意肠道及内脏血供。在内脏动脉重建方面，肠系膜下动脉一般可以结扎或缝扎，但要注意结肠的血供情况，必要时需要行肠系膜下动脉重建。尤其患者术前伴有肠系膜上动脉狭窄或闭塞时，术中必需重建肠系膜下动脉，以防肠缺血。如果两侧髂内动脉同时受累，至少应当重建一侧髂内动脉。重建髂内动脉可以避免盆腔及臀部缺血，减少男性勃起功能障碍等并发症。

(2)腹主动脉瘤破裂的急诊手术处理要点：腹主动脉瘤破裂急诊手术成功的关键，首先是迅速止血，在维持有效血容量的同时，适度低血压有利于减少出血。

1)近端的主动脉阻断时控制动脉瘤破裂口近端的主动脉。腹主动脉瘤破裂患者腹膜后或腹腔巨大血肿常使腹主动脉的显露变得极为困难,应在近端主动脉阻断后再游离动脉瘤,以避免难以控制的大出血。如术前估计破口较高或位于肾动脉以上,腹腔内难以阻断主动脉,也可考虑先经胸控制胸主动脉,再行腹主动脉瘤切除术。如果具有复合手术室,也可先行介入实现近端主动脉球囊阻断,然后再开腹行腹主动脉瘤切除。也可应用带膜支架做破裂腹主动脉瘤的腔内修复术,在技术成熟、条件具备的医院带膜支架可作为破裂腹主动脉瘤的首选治疗。目前国外大量病例的 Meta 分析发现破裂腹主动脉瘤腔内手术与开放手术相比,具有出血少、抢救成功率高、围术期死亡率低等显著优势,腔内修复已经成为动脉瘤治疗的主要方法。

2)远端出血的控制。动脉硬化和瘤样变常使双侧髂动脉纡曲变形,有时术中操作困难。如手术室有血管造影、数字减影血管造影等设备,可经皮从股动脉插入球囊导管阻断双侧髂总动脉。有经验的外科医师也可以纵行切开动脉瘤,经血管腔内向远端髂总动脉插入 Foley 导尿管以控制出血。切开动脉瘤前应尽可能补充全血和晶、胶体,手术台上需准备大量纱垫以备压迫止血用,应用血液回输可部分解决术中大量失血的问题。应当强调的是,球囊导管或 Foley 导尿管应当阻断双髂总动脉,如果置于髂外动脉,仍将有大量难于控制的髂内动脉的回血。

4.腹主动脉瘤开腹手术并发症

腹主动脉瘤开腹手术后并发症发生率较高,应通过准确术前评价、细致手术操作和围术期处理,尽量减少并发症的发生。一般常见并发症有心脏意外、肺功能异常、肾衰竭、继发出血、严重感染、下肢缺血和多器官功能衰竭等。术后应将患者置于 ICU,严密监测心功能、肺功能、肾功能、凝血状态和移植血管的情况。

(1)心血管并发症:腹主动脉瘤术后最常见的并发症和死亡原因来源于心脏,包括急性心肌梗死、心力衰竭、严重心律失常等。因此,术前应完善心脏功能检查,及时改善心肌缺血,控制高血压等危险因素。术中、术后心电监护有助于及时发现和处理心脏异常情况。

(2)肠道并发症:术后肠粘连和肾盂积水是常见并发症,术中仔细操作,避免损伤输尿管和肠管等,移植血管要避免造成输尿管受压。

(3)假性动脉瘤:吻合口假性动脉瘤常是由于血管吻合不完全或吻合处薄弱、移植物张力过高造成吻合口撕裂、吻合口出血、吻合口感染等。吻合口部分或全部裂开后的急性出血常需要二次开腹手术,而血液外渗,逐渐被周围纤维组织包裹形成的假性动脉瘤,再手术时常常因为粘连等分离困难,术中需要再行补片或人工血管移植,手术危险较大。近年来,对于吻合口假性动脉瘤,多首先考虑是否可以行腔内介入治疗,避免二次手术创伤。主要视患者的具体情况而定,准确的判断和恰当的处理是救治的关键。

(4)移植物血栓形成和闭塞:近期移植物血栓形成和闭塞常与吻合口狭窄、人工血管髂支折扭、动脉瘤附壁血栓脱落栓塞、血液高凝状态等因素有关,而移植物远期阻塞常与吻合口新生内膜增生致再狭窄、动脉硬化进展等因素有关。处理上需要取栓或动脉旁路手术,如选用耻骨上股动脉-股动脉人工血管转流术等。

(5)人工血管感染:腹主动脉瘤术后人工血管感染是一种少见的灾难性并发症,处理起来非常困难,因人工血管感染造成吻合口破裂大出血而危及生命。因此,人工血管发生感染后的处理方法主要围绕控制感染,挽救生命来进行。由于人工血管是异物,感染后常规应用抗生素难以控制，一般处理原则是切除感染的血管和组织，采用解剖外的腋股旁路作血管重建。除以上处理外，应全身使用抗生素以防止感染扩散。

(6)主动脉肠瘘：主动脉肠瘘发生率低，常累及主动脉与人工血管吻合口附近的十二指肠，小肠和结肠很少被累及。术中避免损伤十二指肠、避免人工血管吻合口与十二指肠直接接触、避免假性动脉瘤和局部感染等可减少此并发症。明确诊断有一定的难度，高度可疑者可做十二指肠镜或直接手术探查。

(7)肾衰竭：择期腹主动脉瘤切除术后急性肾衰竭发生率约2.5%，其中部分急性肾衰竭患者需要血液透析。

(8)腹腔内出血：腹腔内出血最常见，出血部位主要来自主动脉近端吻合口和周围创面的渗血。患者术后若出现大出血征象，应立即剖腹探查，找出原因并予以纠正。

(9)男性性功能不全：由于术中解剖分离主动脉分叉周围的神经丛所致。术中尽量避免分离影响到主动脉分叉周围的神经丛，注意对盆腔主要神经的保护，以及在重建手术时保留髂内动脉和盆腔的血液供应，可减少勃起功能障碍的发生率。

(二)腹主动脉瘤腔内修复术

1.背景

腹主动脉瘤腔内修复术(EVAR)是腹主动脉瘤外科治疗具有里程碑意义的技术，近年来发展迅速，成为腹主动脉瘤外科治疗的主要方法。随着腔内治疗材料的更新和发展，已经可以实现“全腔内”概念，不需要任何手术切口，直接经皮穿刺来实现主动脉瘤的腔内修复术。

腹主动脉瘤腔内修复术成功的关键，除了术者的操作技术以外，最重要的是解剖形态的评估和移植物的选择。EVAR常用的移植物主要是分叉型移植物，有组合式和一体式两种，其中组合式覆膜支架是临床较为普遍使用的移植物产品。此外，还有直型和腹主-单支髂动脉型(单边型支架)，其中直管型由于适应证较为狭窄和继发内漏较多，目前应用逐渐减少，而腹主-单支髂动脉型(单边型)移植物需要加做股-股动脉耻骨上转流，一般仅用于一侧髂动脉有严重狭窄或闭塞的患者，或者在腹主动脉瘤破裂救急时选用，腹主-单支髂动脉型(单边型支架)操作简便，可以迅速止血和缩短手术时间。主动脉覆膜支架的生产厂家很多，有进口和国产产品。虽然产品各具特点，但是基本结构是由金属支架和人工血管材料构成。多个厂家的产品已经在近几年内发展到第三、第四代产品，在支架的柔顺性、通过性、外径尺寸及锚定方式等方面均有显著进步。国产腹主动脉覆膜支架也已经广泛应用于临床。

不同的覆膜支架(也称支架型人工血管)的设计各有特点。Zenith(COOK公司生产)支架采用不锈钢支架体系，有较好的支撑性，同时在近端裸区使用倒钩设计，可以减少远期移位的发生。Excluder(GORE公司生产)支架采用拉线式释放，定位准确，不易移位，Excluder支架也有倒钩，有利于贴合和锚定，没有裸区设计，避免了对肾动脉的干扰。Endurant(Medtronic公司生产)支架结合了多种支架的先进理念，比如裸区、倒钩、后释放等。Aegis一体分叉型支架(上海微创)，避免了瘤腔内连接的问题，可以用于实际管腔较小的动脉瘤、假性动脉瘤等。

EVAR产品和型号的选择主要依赖于瘤体形态学，近端瘤颈的长度、角度、形态和钙化等因素最为重要。一般认为，近端瘤颈长度应当在15 mm以上，随着新产品的出现，近端瘤颈长度<15 mm不是EVAR绝对禁忌，如开窗支架，可以要求近端瘤颈4 mm。近端瘤颈钙化和

附壁血栓与EVAR的疗效及术后内漏、支架移位等并发症密切相关。但是，对于近端瘤颈钙化和附壁血栓严重程度的评估只能依靠医师的临床经验来判断，目前还缺少公认的客观评估指标。近端瘤颈与腹主动脉瘤体的夹角一般应<60°，但并非绝对手术禁忌。有时夹角>90°，结合各种技术也可完成腔内修复。角度过大会增加手术的难度及术后内漏、支架移位的发生率。对于行腔内治疗经验不足者，还应该从严掌握EVAR适应证，以减少手术并发症及意外情况。

准确测量腹主动脉瘤各项解剖学数据是EVAR成功的必要条件。目前最常用的术前测量依据是CT血管成像。如果测量有误，则可能发生内漏、支架移位或覆膜支架无法通过髂股动脉等并发症，从而导致腔内手术失败。瘤体解剖数据的测量主要包括近端瘤颈长度、角度和直径、瘤体长度、肾动脉至腹主动脉分叉的距离及髂动脉锚定区的直径、长度和扭曲程度、髂内动脉开口位置和受累情况、髂股动脉入路情况等，这些数据对于选择合适的腔内移植物至关重要。

2.腹主动脉瘤腔内修复术(EVAR)的技术要点

成功的EVAR治疗主要包括以下几个环节。

(1)术前合理的评估。

1)解剖形态的评估。一般情况下，适合行EVAR的理想解剖条件有：近段瘤颈长度>1.5 cm；瘤颈没有严重的钙化和附壁血栓；瘤颈成角不大，一般建议<60°；瘤体内有足够的瘤腔以利于支架的主体展开，一般要求>20 mm；髂动脉没有严重的狭窄、扭曲性病变，适宜输送系统通过；双侧髂内动脉至少有一侧未受累及；完全满足上述条件的腹主动脉瘤可能不足70%。无法满足理想解剖形态的病例并非一定不能行EVAR，但需要结合一些其他技术来进行改进和完成。

2)患者全身情况的评估。因腹主动脉瘤患者大多为高龄患者，合并有全身性动脉硬化，甚至伴有较为严重的心、脑、肺、肾等重要脏器并发症，因此，EVAR术前的全身情况评价需要按照全身麻醉的血管外科手术的要求来进行，尤其要注意评价心脏功能情况，对于合并有明显心肌缺血、不稳定心绞痛的患者，应进行冠状动脉的影像学评价，必要时先行冠状动脉重建；对于心律失常患者，尤其是重度房室传导阻滞者，应给予起搏器治疗；由于EVAR术中需要使用对比剂，故对于术前存在肾功能不全的病例应注意围术期的充分水化，同时做好术后血滤的准备。肺部感染或急性呼吸窘迫综合征在全身麻醉后并不罕见，故对于慢性阻塞性肺部疾病患者或长期吸烟者，应给予常规术前雾化、戒烟，并进行血气分析检查，注意肺部并发症。动脉硬化常常合并有多血管病变，因此，术前要注意全身血管伴随疾病的检查，对于合并重度症状性颈动脉狭窄患者，在EVAR之前先行相应处理，对于无症状性颈动脉狭窄性病变可以考虑在EVAR术后再处理，但要注意围术期预防低血压。

(2)手术材料的准备：EVAR所需要的治疗条件，无论是造影机设备还是造影器材均较一般的外周介入手术要求更高，EVAR所需要的覆膜支架系统也大多需要在术前经过仔细测量后选择。

1)介入室的硬件设备：需要有路图功能的大型平板DSA设备，配备有高压注射器。同时介入室的清洁程度也需要高于一般的导管室，多要求百级手术室，故目前在手术室系统内建立有介入条件的复合手术室逐渐成为趋势。

2)介入器材的准备：除了常用的导丝和导管等造影介入器材外，EVAR 有一些特殊的器材需要准备。Lunderquist 超硬导丝可以保证支架系统更好的通过；带刻度的标记造影导管可以使得术中测量更加准确方便；血管缝合器使得完全经皮 EVAR 成为可能；各种角度的造影短导管可以方便髂支的选择；有时还需要备一些弹簧圈用栓塞髂内动脉或内漏的栓塞补救等。总之，充分的器材准备，是 EVAR 手术成功率的必备条件。

3)覆膜支架的准备：术前多根据 CT 血管成像的影像结果来制订手术方案和选备覆膜支架，基本的原则是根据近端瘤颈的直径增加 10%～20%作为支架的直径要求；根据髂总动脉或髂外动脉的直径增加 10%作为支架髂支的直径要求；根据肾动脉至腹主动脉分叉的长度和髂动脉长度来决定支架的主体和髂支的长度等。究竟何种支架系统更好，主要取决于解剖形态和术者的经验，因为各种支架有各自的特点，只有术者充分地掌握各型支架的特点后才能最大程度地保证手术的成功。

(3)术前和术中各种预案准备：良好的解剖条件是 EVAR 成功的一个重要条件，但对于解剖条件不佳、预期 EVAR 较为困难的特殊病例，需要准备一些预案来保证手术成功。

1)近端瘤颈较短：近端瘤颈的长度是一个重要条件。如果近端瘤颈长度不足 1 cm，通常需要采取开窗技术或采用烟囱支架技术的方法，以确保手术成功。术中有时需要备主动脉延长支以备急需；近端瘤颈长度可以烟囱技术、开窗支架技术来解决。

2)瘤颈成角过大：可以采用加硬导丝拉直瘤颈角，同时准备好主体延长支作为内漏后补救手段，也有使用球扩裸支架来改善瘤颈成角和增强近端锚钉。一般认为近端瘤颈角度应当＜60°，但这不是一个绝对指标，有时近 90°仍然可以很好完成 EVAR，有时瘤颈的长度、角度等也是一个相对的条件，有赖于术者的经验和技术水平。

3)髂动脉严重扭曲、狭窄或闭塞：髂动脉严重扭曲、狭窄或闭塞都会导致输送系统的导入困难。一般可以采用超硬导丝拉伸、髂动脉球囊扩张等，通常可以得到解决。而对于髂外动脉入路严重钙化狭窄或闭塞性病变，上述方法难以成功，可以先经覆膜后行人工血管髂动脉端-侧吻合，建立一条通路，再通过人工血管插入支架输送系统完成 EVAR 操作，或行腹主-单支髂动脉型(单边型支架)支架置入＋股动脉人工血管旁路术等。

4)合并髂动脉瘤：双侧髂动脉瘤是早年 EVAR 的禁忌证。但近年来，随着材料的进步和技术的提高，即使合并双侧髂总动脉瘤也是可以进行 EVAR 的，基本的原则是至少保留或重建一侧髂内动脉，可以采用带分支的髂支进行一侧或双侧髂内动脉重建，或采用双支架并行的“三明治”法，或者术中直接行腹膜后入路的髂内动脉重建。

(4)腹主动脉瘤腔内修复术后管理。

1)首先应当密切监测生命体征情况，尤其术前有心血管合并症的患者，通常需要心率、血压和心电监测等。

2)呼吸管理：全身麻醉后的老年患者，需要密切注意呼吸道通畅情况，尤其在麻醉恢复早期要特别注意排痰，保持呼吸道通畅，避免误吸。

3)注意肾功能情况：因术中使用对比剂，对肾功能有一定影响，术后要注意监测肾功能变化情况。术前充分水化可以降低对比剂肾病的发生率。

4)注意观察腹部动脉瘤的搏动情况和临床症状:一般 EVAR 术后,腹部触诊可以发现原动脉瘤的搏动会减弱或消失。如果动脉瘤仍然有较强的搏动或伴有腹部疼痛症状,应考虑有Ⅰ型或Ⅲ型内漏的可能,必要时应急诊彩色超声或 CT 血管成像检查。

5)注意肢体血供:检查股动脉、足背动脉和胫后动脉的搏动情况,有助于判断覆膜支架髂支的通畅情况、是否有肢体动脉栓塞等。

6)EVAR 术后凝血功能障碍:很少见,可能与瘤腔内血栓形成消耗血小板和凝血因子有关。目前认为,主要是因为有少量内漏存在,导致持续不断的血小板和凝血因子的消耗,甚至可以导致弥散性血管内凝血。术后观察血小板和凝血功能变化,有助于及早发现和处理这一严重并发症。

(5)腹主动脉瘤腔内治疗术后并发症的防治:腹主动脉瘤腔内修复术后同样会引起与传统手术相类似的全身并发症,但发生率较低。

1)内漏:内漏是 EVAR 术后的常见并发症,临床根据内漏发生的不同分为以下几种类型。

Ⅰ型内漏是血液经支架两端锚定部位直接进入瘤腔的内漏,往往比较危险,需要及时处理。发生Ⅰ型内漏往往预示着 EVAR 没有成功;Ⅰ型内漏常常术中造影发现或随访中通过 CT 血管成像可以诊断。Ⅰ型内漏可以导致瘤腔内压力持续增大,有导致动脉瘤增大甚至破裂的危险,因此需要及时处理。近段Ⅰ型内漏(Ⅰa 型)的主要处理方法如下。①术中大球囊扩张贴合,需要防止球囊扩张时导致大支架移位。②大的球囊扩张裸支架支撑贴合,但国内市场尚缺少该类球囊扩张裸支架。③覆膜支架延长支贴合。④连接支架延长支＋肾动脉(或肠系膜上动脉)烟囱技术。⑤栓塞技术等。支架远端反流的Ⅰ型内漏(Ⅰb 型)的处理方法,除了以上方法外,远端连接延长髂支或球囊扩张支架等可以帮助解决。避免发生近端Ⅰ型内漏的关键是掌握好解剖适应证,目前大多数覆膜支架的要求是近端瘤颈的角度应当$<60°$,长度应当至少 1.5 cm,若瘤颈长度<1.5 cm 的病例,可以考虑选择开窗支架。

Ⅱ型内漏是肠系膜下动脉或腰动脉反流入瘤腔的内漏,通常可以观察,随访中如果瘤腔没有增大,可以不需要处理。Ⅱ型内漏不代表手术失败。一般Ⅱ型内漏不需要处理,大多数可以自行愈合。只有很少的Ⅱ型内漏会引起瘤腔内压力增高,在随访时会发现瘤体增大,多是由于肠系膜下动脉或粗大腰动脉反流血引起,可以采用微导管栓塞技术,或者经皮 CT 或超声引导穿刺注射凝血酶等技术,多数可以解决。也有采用腔镜技术夹闭反流血管的报道。

Ⅲ型内漏通常是通过支架连接处或支架覆膜破损直接漏入瘤腔,与Ⅰ型内漏一样,很容易造成瘤腔高压,是一种较为危险的并发症,发生Ⅲ型内漏同样标志手术失败,需要及时处理。主要处理方法是球囊扩张贴合、裸支架支撑、延长覆膜支架髂腿支等。

Ⅳ型内漏是通过支架覆膜的弥散性渗漏,通常压力不高,常可以在 1 个月或数月内自愈。

Ⅴ型内漏是在临床上发现 EVAR 后瘤腔仍然逐渐增大但没有内漏存在。事实上可能是因为目前的各种检查方法还很难发现小内漏的存在,或者是经覆膜的渗出造成,此型可能与Ⅳ型内漏有关。

总之,内漏的处理主要是根据类型和严重程度、血管解剖条件、患者具体情况等采取观察、再次腔内修复和外科手术等。随着腔内技术的不断提高,内漏的处理更多采用全腔内技术,很少需要再开腹手术。

目前，在EVAR治疗领域，具有挑战性的技术应当是利用开窗支架、分支支架进行动脉瘤腔内修复。这一技术目前在国内也只有少数临床中心可以开展，尚属初期阶段，临床经验和并发症、远期效果等都有待观察和随访。

2)移位：支架移位是由于支架固定不牢固、支架脱离、支架倒钩断开、脱落，以及支架锚定区血管口径增大使支架的一部分离开原来位置。移位的后果是产生内漏，使瘤腔持续扩大，最终破裂，一般通过腔内技术可以治疗，必要时需要开腹手术。

3)肢体远端动脉栓塞：多是由于瘤腔内附壁血栓或动脉粥样硬化斑块脱落造成，轻度可以引起远端小动脉栓塞，形成蓝趾综合征，严重者造成下肢股动脉、腘动脉、胫动脉栓塞，可以引起肢体严重缺血，甚至坏死。预防的关键是EVAR术中要操作轻柔，对于动脉壁粥样硬化或附壁血栓严重，尤其动脉瘤伴有肢体远端栓塞病史患者，在导管、导丝超选时要防止发生血栓的脱落，术中动脉造影可以及时动脉栓塞。

4)移植物血栓形成：多是由于髂动脉过于扭曲或成角，导致EVAR后髂支血流不畅，或者由于髂动脉硬化严重，术中髂股动脉内膜夹层，影响了髂支血流，导致术后髂支内血栓形成。可以是急性发病造成急性下肢缺血，也可以术后一段时间继发血栓形成。术中评估髂支扭曲成角情况，判断血流情况有助于预防，对于流出道条件不好的，要适当抗凝或抗血小板治疗，术后注意随访。

5)慢性缺血性肠病：常见于左结肠动脉、乙状结肠动脉供血不足引起，常发生于同时封闭了左髂内动脉的患者。因为EVAR术后肠系膜下动脉封闭，加之肠系膜血管或左髂内动脉的交通不好，导致肠缺血，严重时可以引起肠黏膜坏死、肠麻痹、肠梗阻等。术中注意评价肠血流或髂内动脉血流情况，术后及时发现肠道症状。术后抗凝有助于缓解肠缺血，必要时手术治疗。

6)肾动脉闭塞：临床比较少见，一般多与动脉硬化疾病进展、动脉炎性疾病等导致肾动脉开口闭塞。主动脉覆膜支架的裸区往往覆盖于肾动脉水平，但是裸区不会影响肾动脉血流，当动脉硬化严重、伴有动脉炎性疾病时，裸区的间接刺激会加速疾病的进程，术后容易发生肾动脉狭窄或闭塞。因此，对于合并有炎性或免疫性疾病的患者，尽量选用不带裸区的肾下锚定的覆膜支架，尽量避免对肾动脉刺激。但是肾下锚定的支架往往对瘤颈长度的要求较高，至少1.5 cm。目前临床上，多数覆膜支架是带有裸区的。同时免疫治疗和密切随访有助于预防这一并发症。

7)对比剂肾病：对比剂具有肾毒性，如果患者术前合并糖尿病伴有蛋白尿、肾功能不全、高龄、心功能不全、高胆固醇血症等，或者术中造影剂需用量较大，就有可能发生对比剂肾病，严重者会发生急性肾功能不全。术前充分水化、应用预防性药物及他汀类药物等，可以减少这一并发症的发生概率，必要时需要预防性血滤或透析。

除上述几种并发症外，腹主动脉瘤介入治疗还有一些其他并发症，如局部动脉损伤破裂、伤口血肿感染、导管导丝相关并发症、术后发热、术后血小板降低、弥散性血管内凝血等，极少数患者可能并发截瘫。

五、预后

腹主动脉瘤最大风险在于一旦破裂，死亡率极高。腹主动脉瘤破裂患者腹膜后或腹腔巨大血肿常使腹主动脉显露变得极为困难，难以控制的出血是其死亡的重要原因。Kazmers 等报道破裂腹主动脉瘤患者手术死亡率高达 46%(196/427)。而 Goldstein 等报道的破裂腹主动脉瘤围术期病死率也为 39%。

腹主动脉瘤另一严重危害在于远端动脉栓塞。动脉瘤壁常有附壁血栓，在血流冲击下，栓子脱落随血流流动并停留在口径与栓子大小相似的动脉腔内，造成远端动脉栓塞，引起下肢急性缺血的临床表现。特点是起病急骤，症状明显，进展迅速，预后较差，常需积极处理。

随着术前诊断评估、麻醉、手术器械、血管替代品、术后监护等一系列技术的完善和发展，腹主动脉瘤择期手术的死亡率已从早期的 9%～39%下降至近年来的 5%以下。腹主动脉瘤切除术后 5 年生存率已从早年的 50%上升至 70%以上。手术不仅安全，而且改善了患者的生活质量，腹主动脉瘤切除人工血管移植术患者基本上享有同年龄人的寿命。

腹主动脉瘤患者手术死亡，与疾病本身的严重性有关。在处理动脉硬化性动脉瘤时，切记动脉硬化是全身性病变，在术前了解动脉瘤的大小、范围等因素的同时，必须明确是否存在颈动脉、冠状动脉、肾动脉的狭窄或闭塞性疾病，了解各重要脏器功能情况，术后心、脑、肾、肺的并发症是主动脉围术期死亡的主要原因。术前腹主动脉瘤患者可用 APACHE 或 APACHE Ⅱ评分系统作预后和死亡概率判断。

关于 EVAR 的临床研究报道很多，包括前瞻性研究和注册研究等(如 EVAR-1、EVAR-2、DREAM 和 EuroSTAR 等)，总的研究结果是 EVAR 的临床治疗效果肯定，系统并发症和死亡率低，但是二次再干预率较传统手术明显增加。再干预的原因主要是因为 EVAR 术后的内漏，偶有支架移位的报道。

应用 EVAR 进行腹主动脉瘤治疗，具有创伤小、失血少、恢复快及术后并发症发生率和病死率低等特点。由于以上特点，EVAR 使许多因高龄、术前并存病多等不能耐受大手术的动脉瘤患者获得了外科治疗的机会。术前严格掌握适应证、加强围术期监护、积极预防和处理术后并发症是改善治疗结局的重要环节。

(吴科敏　何　欣)

第二节　下肢深静脉血栓形成

下肢深静脉血栓(DVT)是指血液在深静脉管腔内由液态转化为固态，阻塞管腔，导致静脉回流障碍，同时引起静脉壁的炎性改变。最常见于下肢。

一、病因

1856 年 Virchow 提出的静脉内膜损伤、静脉血流缓慢和血液高凝状态，目前被公认为是导致深静脉血栓形成的三大因素。

1.静脉内膜损伤

静脉内膜具有良好的抗凝和抑制血小板黏附及聚集功能，内膜损伤导致内膜下的胶原裸露，血小板聚集、黏附，形成血栓。常见于静脉内注射各种刺激性及高渗性药物、手术、创伤、感染等。

2.静脉血流缓慢

静脉血流缓慢是血栓形成的首要因素。血流淤滞增加了血小板和凝血因子与静脉壁接触的时间；在瓣膜窦内形成涡流，使瓣膜局部缺氧引起白细胞黏附，促使血栓形成。常见于久病卧床、术中术后、肢体固定及久坐不动等。

3.血液高凝状态

各种因素导致血小板数量增高，凝血因子含量增加而抗凝血因子活性降低，导致血栓形成。常见于各种大中型手术、烧伤、创伤、产后、长期口服避孕药物、肿瘤等。

二、临床表现

（一）症状

1.肢体肿胀和张力升高

肢体肿胀是DVT常见的症状之一。肿胀同时可以伴有患肢张力升高。双侧肢体不对称性肿胀可提示肿胀侧肢体DVT可能。但是下腔静脉内血栓形成也可以引起双下肢对称性水肿。同理，上腔静脉内血栓形成也可以引起双上肢对称性水肿。根据下肢肢体肿胀的平面可大致估计静脉血栓的上界：①小腿中部以下水肿为腘静脉。②膝以下水肿可能为股浅静脉。③大腿中部以下水肿为股总静脉。④臀部以下水肿为髂总静脉。⑤双侧下肢水肿为下腔静脉。如果治疗不及时，随着血栓的进展，静脉内血栓的上界可以逐渐上升，导致下肢肿胀程度加重、肿胀范围增加。卧床或抬高患肢可以使肿胀得到明显缓解。

2.肢体疼痛

DVT引起的肢体疼痛多数不严重，主要为肢体沉重感或钝痛，可以通过卧床或抬高患肢得到缓解。当肢体高度水肿、张力升高明显时，疼痛较为剧烈。尤其是由于张力极度升高影响到动脉血流时（股青肿、股白肿），肢体远端可表现为缺血，疼痛尤为剧烈。

（二）体征

1.皮肤颜色、温度变化

DVT时由于肢体静脉血液回流受阻，患肢皮肤多呈现紫红色，患肢皮肤温度略升高。当患肢张力极度升高影响动脉血流时，肢体远端皮肤可出现颜色苍白、发绀，甚至花斑，同时伴有患侧肢体皮肤温度降低。

2.肢体压痛

沿深静脉走行深压痛阳性；腓肠肌挤压痛（Neuhof征）；患侧足背屈时小腿后侧肌群处疼痛（Homan征）。

3.浅静脉怒张

深静脉回流受阻，浅静脉系统回流压力增加，会导致浅静脉怒张，或者皮下网状的小静脉扩张。如果深静脉长期回流受阻，浅静脉系统会出现代偿性浅静脉增多、曲张。

4.血栓性浅静脉炎

浅静脉代偿性扩张、纡曲后，可出现曲张静脉内的血栓形成，伴静脉周围无菌性炎症。主要表现为曲张静脉部位红、肿、热、痛。在该部位可触及痛性索状硬条或串珠样硬性结节。

5.血栓后综合征

下肢深静脉血栓形成后，由于长期深静脉梗阻所造成的血液回流障碍，以及血栓再通后由于瓣膜功能破坏导致的静脉血液反流，均可导致下肢静脉高压的相应症状及表现，统称为血栓后综合征(PTS)。主要表现为肢体沉重不适、肿胀，久站或活动多后加重；可伴有间歇性静脉性跛行；浅静脉曲张、皮肤色素沉着、增厚、粗糙、瘙痒、湿疹样皮炎，可形成经久不愈或反复发生的慢性溃疡。

三、分类

急性下肢深静脉血栓形成好发于腓肠肌静脉丛，称周围型；其次为髂-股静脉，称中央型；两者向近、远侧扩展而累及全肢时，称为混合型。当病变转为后遗症时，即相应地称为腹股沟韧带上型、下型和上下联合型。这种以病理解剖部位的分类法，具有一定的代表性，自20世纪60～70年代沿用至今。上海某医院血管外科通过大量临床病例观察及造影资料分析，根据血栓闭塞的部位、范围和再通的情况，以及血流动力学改变，对下肢深静脉血栓形成后遗症提出了新的分类方法。①全肢型：病变累及整个下肢深静脉主干。依再通程度不同分为：Ⅰ型，深静脉主干完全闭塞；Ⅱ型，深静脉主干部分再通，又分为两个亚型，ⅡA型，部分再通以闭塞为主，仅表现为节段性再通；ⅡB型，部分再通以再通为主，深静脉已呈连续通道，但管径粗细不均，再通不完全。Ⅰ、Ⅱ型的血流动力学以深静脉血液回流障碍为主。Ⅲ型，深静脉主干完全再通，但瓣膜悉遭破坏，管壁外形僵直，或者扩张迂曲，其血流动力学已由回流障碍转为血液倒流。②局段型：病变只限于部分静脉主干，如髂静脉、髂-股静脉、股浅静脉、股-腘静脉、腘静脉、胫腓干静脉、腓肠肌静脉丛或小腿深静脉血栓后遗症等。这种分类较客观地反映了疾病的演变，对指导治疗有重要价值。

四、检查和诊断

由于不少深静脉血栓形成患者常无明显症状，根据病史和临床表现，确诊深静脉血栓形成的准确率在50%以下。对临床可疑病例，必须进一步通过一些特殊检查来确诊。

1.肢体容积描记

最常用的是阻抗容积描记(IPG)，其原理是使下肢静脉达到最大充盈后，观察静脉最大流出率。该方法适用于诊断腘静脉近侧的深静脉主干的静脉血栓形成，对检测腓肠肌静脉丛血栓或已形成侧支的陈旧性血栓敏感性较差。

2.多普勒超声

利用多普勒信号观察血流频谱，以及超声成像系统对血管不同方向的扫描，可相当可靠地判断主干静脉内是否有血栓，是一种简便有效的无创性检查方法。近年来，推出的双功彩超血管显像仪，对血栓的检测有较高的敏感性和特异性，可在相当程度上替代静脉造影检查。

3.静脉压力测定

穿刺足背静脉，与压力传感器和记录仪连接，以测量静脉压。正常人站立时，静息静脉压为患者心脏至地面的距离；当下肢运动后，静脉压下降率将超过 60%；停止活动后，压力回升至原来水平的时间超过 20 秒。主干静脉因血栓出现闭塞时，无论静息或活动后静脉压均明显升高，静脉压恢复时间缩短，一般在 10 秒左右。

4.^{125}I 纤维蛋白原摄入检查

利用放射性核素^{125}I 的人体纤维蛋白原能被正在形成的血栓所摄取，每克血栓中的含量要比等量血液多 5 倍以上，因而形成放射显像。通过对下肢的固定位置进行扫描，观察放射量有无骤增现象，来判断有无血栓形成。

5.静脉造影检查

被认为是诊断的金标准，其缺点是侵入性和需使用造影剂，碘过敏和肾功能不全者不能施行此项检查。虽然这是一种创伤性检查，但能使静脉直接显像，可以有效地判断有无血栓，血栓的位置、范围、形态和侧支循环的情况。当血栓近侧端的平面不能确定时，可经健肢做股静脉顺行造影，如果下腔静脉被累及，可经肱静脉向下腔静脉插管造影检测。

6.可溶性 P 选择素、D-二聚体和高敏感性 C 反应蛋白的变化

据文献报道，下肢急性深静脉血栓形成后，可溶性 P 选择素、D-二聚体和 C 反应蛋白，在急性 DVT 后表达上调，可以作为复发性血栓的风险预测指标。但是这些指标在 DVT 后的时间表达曲线，文献中并未有报道。在 DVT 确诊初期，可溶性 P 选择素和 C 反应蛋白均明显高于健康对照组。1 个月后，两参数均显著下降。在口服抗凝药物治疗 6 个月的患者中，停药后可溶性 P 选择素即显著上升，而 C 反应蛋白没有显著变化。D-二聚体变化与 P 选择素相似，但在 DVT 确诊后 1 个月时，有残余血栓的患者中，D-二聚体明显增高。在其余时点，在有血栓残余和无血栓残余组间，可溶性 P 选择素和 D-二聚体都无明显差异。可溶性 P 选择素和 D-二聚体的变化明显受维生素 K 拮抗剂（华法林）影响，停药后指标会再次回升，可反映血栓前状态，而高敏感性 C 反应蛋白的变化，则反映 DVT 急性期状态。

五、预防

各种手术是导致下肢深静脉血栓形成的主要原因，术后鼓励患者抬高下肢和早期下床活动，是预防下肢深静脉血栓形成的可靠措施，但对血栓形成的高危患者，无显著临床意义。手术时应彻底止血，术后常规使用止血药物以预防术后出血的错误观念，可能促使血栓形成。目前常用的预防措施包括药物和机械方法两大类。

1.药物预防

常用的包括一些口服抗凝和抗血小板药物，以及低分子右旋糖酐等。主要的为小剂量肝素（LDH）和低分子量肝素（LMWH）。

口服抗凝药物虽有较好的预防效果，但其缺点是有导致出血的可能，因而在服药期间必须做血凝机制的监测。华法林在美国应用较广，多在骨科大手术后给患者服用；在欧洲则很少在

临床采用。抗血小板药物的作用较小，所以在临床应用较少。低分子右旋糖酐能有效地降低术后深静脉血栓的发病率，但不良反应较多，如过敏反应、血容量增多引起心力衰竭等，现已较少采用。LDH 具有抗血栓形成的功能，但无抗凝的作用，一般以 5 000 U 做皮下注射。由于 LDH 不能完全防止深静脉血栓形成，并且每日剂量超过 5 000 U 即增加并发出血的发生率。近年推荐使用的低分子量肝素，相对分子量为 3 000～8 000，因制备方法不同而略有差异，与传统肝素相比，低分子量肝素的主要特点是抑制凝血因子Ⅹa 的作用增强，抑制凝血因子Ⅱa 和抗血小板的活性降低，临床抗凝效果增强，出血并发症和肝素诱导的血小板减少症的发生率明显下降，用药过程中无须监测，每日 1 次皮下给药，可获得有效的血浓度。

2.机械预防

包括循序减压弹力袜（GEC）和患肢间断气囊压迫（IPC）等。其作用机制是阻止深静脉扩张，从而保护静脉内膜不致损伤，此外，还可防止足和股部的静脉血流滞缓，促使血液回流，增加静脉血的流速。常用的 IPC 在小腿腓肠肌部位有两个气囊，在大腿部有 1 个气囊；从远侧气囊开始向近侧气囊顺序充气，近侧气囊内的压力应低于远侧气囊；各气囊顺序充气 11 秒后，将气体全部排出，并持续 60 秒，然后做第二轮充气压迫患肢。近来文献报道指出，GEC 的预防效果与 IPC 相同，但使用简便。

联合应用药物和机械性预防措施，可进一步降低术后下肢深静脉血栓形成的发生率。目前一些学者推荐的方法为：①低危患者（40 岁以下、30 分钟以内的小手术，或者年龄超过 40 岁但无其他危险因素）：单独采用 GEC。②中危患者（40 岁以下做大手术者、口服避孕药物者、40 岁以上做任何手术者）：可联合采用 GEC＋LDH 或 LMWH，或者选用 GEC＋IPC（特别适用于禁用肝素的患者，如手术范围广泛、血小板降低、肝素诱发的血小板减少症等）。③高危患者（60 岁以上做任何手术者、有深静脉血栓形成史或肺梗死史者、有其他有关危险因素者）：可联合采用 GEC＋IPC＋LDH 或 LMWH，有深静脉血栓或肺梗死史者，应同时采用 LMWH＋GEC＋IPC。

六、治疗

（一）急性深静脉血栓形成

对于急性深静脉血栓形成的治疗，传统的方法是卧床休息，抬高患肢，抗凝治疗，但很难防止罕见的肺梗死或静脉坏疽的发生，且 60％的患者在远期终将出现中度或重度下肢静脉淤积性病变。因此，急性深静脉血栓形成可采用溶栓治疗或手术取栓，但首选何种方法目前尚存在争议。一般认为，对于症状较轻的、周围型深静脉血栓形成，或者病程超过两周者拟溶栓治疗；而对症状严重，甚至出现股青肿的患者多需手术治疗。

1.溶栓治疗

它是经静脉灌注溶栓药物，最大限度溶解血栓，恢复深静脉通畅的方法。正规的溶栓治疗包括溶栓、抗凝和祛聚三部分。

（1）溶栓疗法：主要是激活纤溶酶原（特别是在血栓内的纤溶酶原），转变为纤溶酶而溶解纤维蛋白，从而使血栓溶解。临床上使用的溶栓药物主要为链激酶和尿激酶，而以尿激酶应用最广泛，其剂量通常为6万～40万U/d。一般认为，在发病1周内，溶栓治疗的效果最佳，病程超过1个月者，疗效明显降低。另一些新的溶栓制剂如基因重组组织型纤溶酶原激活物(rt-PA)、乙酰化纤溶酶原-链激酶激活物(APSAC)及单链尿激酶原激活物(SCUPA)已初步在临床应用。这类药物对纤维蛋白有高亲和力，从而增加了血凝块局部的纤溶作用，减少了全身性出血并发症。随着介入技术的普遍开展，经皮穿刺插管局部灌注溶栓药物，提高了溶栓的效果。

(2)抗凝疗法：主要是抑制体内凝血过程中的一些环节，制止血栓形成和蔓延，但对已形成的血栓不起治疗作用。常用的药物是肝素和双香豆素类。一般先用前者，然后改用后者。抗凝疗法通常维持2个月左右。近年在临床使用的LMWH，剂量为每次5 000 U，每日1～2次，皮下注射。其抗凝效果更强，并发症减少，受到普遍重视。

(3)祛聚疗法：是溶栓和抗凝的辅助治疗。可由静脉滴注低分子右旋糖酐，250～500 mL/d，能够增加血容量、降低血液黏度和防止血小板聚集。此外，口服双嘧达莫、肠溶阿司匹林或丹参，均有祛聚作用。溶栓治疗禁忌证：①使用抗凝剂、造影剂和溶栓药物有禁忌或过敏者。②活动性内出血，包括严重的颅内、胃肠和泌尿道出血。③最近有脑血管意外史。④最近接受过大手术。⑤最近有严重的外伤。⑥妊娠。⑦严重高血压。⑧心脏内血栓。⑨细菌性心内膜炎。

临床普遍使用的是经外周静脉灌注溶栓药物。Comerota综合13家临床研究单位的报道，外周静脉溶栓治疗后平均通畅率可达50%，治疗效果明显高于单独抗凝治疗者，并在溶栓成功后能较好地保护远侧静脉瓣膜。Jeffery应用链激酶完全溶解血栓后，随访5年，仅有9%的腘静脉倒流，而不完全溶解则有77%的腘静脉倒流发生率。由于外周静脉溶栓治疗仅有50%的通畅率，以及出血等较严重的并发症，因此临床需寻求一种更安全、更有效的溶栓治疗。近年来，随着介入技术的发展，经溶栓导管直接灌注溶栓药物处理深静脉血栓形成，是迅速发展起来的新技术，可使高浓度的溶栓药物经溶栓导管直接灌注进入血栓中，达到最佳溶栓效果，并降低了全身出血的并发症。如果溶栓时机选择恰当，85%～90%的病例血栓将达到完全溶解，进而最大限度地降低深静脉血栓后遗症的发生。1994年，Semba等首先报道应用这项技术处理21例27条深静脉血栓形成肢体的初步经验，并认为是治疗有症状的髂股静脉血栓形成的安全、有效的方法。1999年，Mewissen等系统总结了美国63个研究中心，应用经溶栓导管直接灌注溶栓药物，处理473例急性深静脉血栓形成的前瞻性、多中心研究结果，从而使该技术的临床应用趋于完善。

2.经溶栓导管直接灌注溶栓治疗

(1)插管途径：穿刺插管部位主要有患侧腘静脉、患侧股静脉、健侧股静脉、右或左颈内静脉、足背静脉，而以同侧腘静脉为最常用。因为从颈内静脉或健侧股静脉途径，由于静脉瓣膜的阻挡而影响导管及导丝的正常操作，且易致闭塞的股浅静脉穿透及瓣膜损伤。但Centeno认为，直接或在超声引导下穿刺腘静脉、胫后静脉及分支，具有一定的盲目性。经颈内静脉或对侧股静脉等逆行途径，有时很难通过髂静脉已经机化的血栓。由于小隐静脉起始于外踝，在小腿后侧皮下潜行，约于腘窝下3～5 cm处穿入深筋膜而汇入腘静脉。因此，他主张在超声引导下，手术直接显露小腿的小隐静脉，并经小隐静脉置管行溶栓导管直接灌注溶栓，是一个简便、安全、可靠进入深静脉的途径。Semba 等则多采用颈内静脉途径，因为：①颈内静脉置管后，患者可在床上适当活动，极少引起导管断裂或穿刺部位血肿。②静脉置管过程中常导致静脉管壁损伤，继发静脉血栓形成，而颈静脉血栓形成常无临床症状，远期也不会出现血栓后遗症的表现。③经颈内静脉途径相对较健侧股静脉途径更易将导管置入髂总静脉，特别是血栓蔓延至腔静脉分叉部位时。此外，血栓再通的髂-股静脉段，无论采用患侧或健侧股静脉途径，均可能误入大量开放的侧支静脉，使置管失败。

(2)溶栓方法：以穿刺腘静脉为例，患者取俯卧位，为了避免误穿腘动脉，可使用超声引导的穿刺针。穿刺腘静脉成功后，置入 5F 短导管鞘，以利于此后导管能够导入和交换。经腘静脉鞘置入导管并做静脉造影。然后使用 5F 导管和 0.035 超滑导丝越过闭塞静脉段，重复静脉造影确定导管在静脉腔内的位置。根据患者情况、穿刺部位和操作者的习惯，选择不同口径和长度的溶栓导管。溶栓导管有两种，一种是由端孔灌注的溶栓导管和溶栓导丝组成的 5F 同轴灌注系统，另一种是多侧孔的溶栓导管。将溶栓导管直接置入血栓闭塞的静脉腔后，经溶栓导管灌注溶栓药物，使闭塞部位纤溶酶原最大限度地激活，从而达到溶解血栓的作用。为了防止肺栓塞发生，必要时部分患者在溶栓开始时，可置入下腔静脉滤器。使用时，可根据病情特点和实际需要，选用永久性或可回收性滤器。

(3)溶栓药物与剂量：溶栓药物最常用的是链激酶和尿激酶，而以尿激酶应用最为普遍。除链激酶的溶栓效果略逊于尿激酶外，链激酶价格也更昂贵，易产生抗体而影响药效，发生过敏反应等而限制了其在临床广泛应用。一般情况下，将尿激酶溶解稀释于 250 mL 生理盐水中，使用压力泵以 150 000～200 000 U/h 速度经溶栓导管直接灌注。临床实践中，尚未发现以 200 000 U/h 灌注尿激酶时存在过量情况。文献报道，溶栓治疗终止时，尿激酶总剂量可达 7 000 000 U 左右(500 000～44 000 000 U)。此外，溶栓同时必须应用肝素，首剂负荷量为 5 000 U，并以 500～1 000 U/h 的速度维持。

(4)监测：由于整个治疗过程常超过 48 小时，患者宜置于 ICU 内监护。患者无须频繁监测溶栓效果，一般每 12 小时重复静脉造影观察，并与前次静脉造影相比较。如果血栓已经溶解，则可将溶栓导管往前移，尽量置入仍然存在的血栓内，溶栓治疗持续到血栓完全溶解为止。对较陈旧的血栓，特别在髂静脉、股浅静脉常发现管腔狭窄，多提示为血栓机化，使用 6 mm 球囊成形导管做球囊扩张血管成形可能有帮助。如果有并发症出现，或者经静脉造影检查发现溶栓治疗 12 小时后无进步，应终止溶栓。在血栓完全溶解后，可能遗留部分静脉管腔狭窄，尤以髂静脉狭窄多见。溶栓结束后可使用血管内支架治疗，因为遗留的静脉狭窄段未经治疗，显然与深静脉血栓再发有关。去血栓后，髂静脉支架和股/腘静脉 PTA 有利于恢复连续性血流；Husmann 等研究发现，支架 22 个月的通畅率为 82%，提示支架治疗髂静脉阻塞是安全、有效的手术方式。但血管内支架置放的远期效果尚无系统的客观评判。

溶栓前后须做实验室监测，包括出、凝血时间，凝血酶时间、活化部分凝血活酶生成时间。溶栓结束后仍应使用肝素抗凝，出院前开始口服华法林，至 6 个月为止。

(5)静脉通畅度评估及疗效评价：为了相对客观评价溶栓效果，根据静脉造影将下肢静脉分为 7 段：下腔静脉、髂总静脉、髂外静脉、股总静脉、股浅静脉近侧段、股浅静脉远侧段、腘静脉。静脉完全通畅为 0 分，部分闭塞为 1 分，完全闭塞为 2 分。溶栓百分率＝(溶栓前得分－

溶栓后得分)/溶栓前得分。根据溶栓百分率不同分为3组:1级溶解<50%;2级溶解50%~99%;3级完全溶解。Mewissen报道473例经溶栓导管直接灌注溶栓者中,Ⅲ级溶解率为31%,Ⅱ级溶解率为57%。1年后维持通畅者,Ⅲ级通畅率为79%,Ⅱ级通畅率为58%,Ⅰ级通畅率仅为32%;而累及静脉段远期出现倒流者,Ⅲ级溶解率为30%;Ⅱ级溶解者45%出现倒流:而Ⅰ级溶解者出现倒流可达60%以上。一些"慢性"病例(病程2周~1年)达显著溶解者,约半数遗留髂静脉狭窄,并应用血管支架做成形术。其中17例患者经随访平均13.5个月,早期通畅率88%,远期通畅率94%,12%的患者在1年内再次血栓形成。综合各家经验:髂-股静脉较股-腘静脉溶解效果好;急性血栓形成(<10天)较亚急性或慢性溶解效果好;首次发生血栓较反复发作血栓溶解效果好。置管途径首选患侧腘静脉,而以足背静脉效果最差。

(6)手术并发症:经溶栓导管直接灌注溶栓的并发症,一般仅为穿刺部位轻度出血或血肿,以及药物反应所致的发热、恶心和呕吐等,通常对症处理即可,无须终止溶栓。严重的出血或巨大血肿,则需要输血处理;有症状的肺梗死和颅内出血发生率较低,但后果严重,甚至可引起死亡。Mewissen等报道的473例患者中,没有因大出血而死亡的病例,但需输血处理者为11%(54/473)。出血部位:21例为静脉穿刺点;7例为后腹膜血肿;15例为骨骼肌、胃肠、泌尿系统等;此外,尚有11例出血部位不详。轻度出血为16%(77/473),大多数均发生在静脉穿刺部位。神经系统并发症(0.4%)包括1例颅内出血导致死亡和1例硬膜下血肿,需要手术做血肿清除。肺梗死6例(1%),其中1例在溶栓16小时后死亡,经尸检证实为肺梗死。整个研究组中2例死亡,死亡率为0.4%。

(7)临床证据:药物机械性导管溶栓(PCDT)是通过导管将纤溶药物置于血栓,结合吸栓或导管植入,行去栓治疗,目的是低剂量的溶栓药物达到去血栓负荷的效果,从而降低出血风险和血栓形成后综合征(PTS)发生。CaVenT随机对照研究纳入了209例髂股静脉血栓患者,随机分为2组:对照组108例常规抗凝、实验组101例行导管溶栓(CDT)治疗,随访两年,PTS发生率分别为:实验组37%、对照组55%;髂股静脉再通率:实验组65.9%、对照组47.4%;随访5年,临床疗效与随访2年一致,PTS较对照组发生率降低28%,因此CDT可使DVT患者长期临床获益。虽然结果尚未显示CDT可改善患者生活质量,但是PTS患者生活质量较无PTS者差,同时,从卫生经济学分析,CDT仍是DVT可选的治疗手段。

2017年Attract实验在《新英格兰医学杂志》刊登了药物机械性导管溶栓的疗效研究,随机纳入692例中央型DVT患者,单纯抗凝为对照组,抗凝+药物导管溶栓或机械性吸栓(植入或非植入支架)为实验组,研究随访6~24个月,发现血栓形成后遗症的发生率在两组差异无统计学意义;实验组10天内出血风险升高,但是血栓再发率在两组间差异无统计学意义;中度-重度PTS,实验组低于对照组(18% *vs.* 24%),但是生活质量评分在两组间差异无统计学意义;尽管如此,该项研究仍存在随访时间短、随访丢失等限制。DVT早期再通的重要性理论,仍有待更加优化的腔内溶栓治疗的研究设计加以论证。

3.经皮机械-药物血栓清除术

最近,经皮机械-药物血栓清除术(PMT)已在临床试用,并取得初步疗效。这是将CDT与经皮穿刺腔内机械去栓术联合应用的新方法。主要内容:①于血栓近、远侧置入气囊导管,阻断血流并固定血栓。②经导管向血栓段注入高浓度的溶栓药物。③利用不同的物理方法去除血栓，然后清除残屑恢复患肢血液回流的通道。在临床采用的经皮机械去栓的器械已有10余种之多，可配合溶栓药物应用，也可单独应用。目前经美国FDA批准上市的主要器械：①Amplatz器械，利用高速旋转的叶片，切除血栓并吸出体外，初步报道，能将血栓全部清除者占75%～83%；术后6个月仍保持通畅者占77%。②Arrow. Trerotala器械，利用电流驱动导管顶端4片螺旋形排列的金属丝，切除腔内的血栓，据报道去栓成功率可达100%，术后16个月仍保持通畅者占92%。③Angiojet器械，利用高速生理盐水喷射器，于导管顶端周围形成1个低压区(－760 mmHg)，做机械去栓。④Trellis导管：为结合药物和机械动力取栓器械，是1个具有双腔的导管。操作时先用气囊在血栓两端阻断循环，先向血栓段注入高浓度溶栓药物，然后再插入旋切探头，切削血栓15～20分钟，最后将碎屑取出。造影显示血栓已取净后，再依次处理其他病变段。本器械应用时间不长，有待作出其疗效的评估。

采用这些新方法，治疗DVT的目的：①防止血栓扩展和脱落。②防止血栓复发。③恢复管腔通畅。④保全瓣膜功能。疗效的评定标准：①完全消融，90%以上的血栓消失。②部分消融，50%～90%的血栓消失。③不完全消融，小于50%的血栓消失。Gasparis等指出，治疗后即使有少量血栓残留，但只要彩超检测，表明静脉回流较通畅，无明显血液倒流，可望获得长期良好的效果。

近年来，学者们多认为，治疗DVT最佳的选择是CDT和PMT，可根据具体病情，在两者中选用一项，或者两者联合应用，同时特别强调，去栓必须完全、彻底，才能防止DVT复发，避免发生PTS。

4.深静脉血栓摘除术

(1)手术适应证：传统的观点认为，手术取栓的适应证是原发于髂-股静脉，病期不超过48小时者。经过多年的临床观察，趋于一致的意见是严重髂-股静脉血栓溶栓治疗无效或禁忌，特别是合并股青肿可能出现患肢坏疽者。此外，因介入手术或静脉感染导致的脓毒性深静脉血栓也必须列为手术适应证。取栓时机越早越好，即使病期已达10天以内，仍应积极取栓。其价值在于，尽管术后静脉再血栓的发生率较高，而且并不能降低血栓后遗症的发生率，但能一次性取出大量血栓，迅速降低静脉腔内压力，从而迅速缓解肢体的水肿，促进盆腔静脉侧支的建立，尽可能保存深静脉瓣膜功能，有积极的治疗意义。

(2)手术方法。

1)血栓形成始发于髂-股静脉，而后延及其远侧者，可用Fogarty导管经股总静脉向近侧取尽血栓，然后，用橡皮驱血带及手法按摩等，自足部开始，向股总静脉的切开处，排尽其远侧深静脉主干中的新鲜血凝块，以恢复回流通畅并保持正常的瓣膜功能。近端静脉回血较好并不是成功取栓的标志，因为髂总静脉闭塞时，髂内静脉及分支仍有较多回血，这可能是国内静脉取栓后再血栓形成居高不下的主要原因之一。因此，应强调取栓后，术中造影或血管镜检查的重要性。假如髂总静脉回流仍有阻碍时，可做血管成形术，并根据具体情况考虑是否放置血管内支架，或做大隐静脉交叉转流术(Palma术)。倘若髂内静脉有血栓，则插入1根球囊导管阻断髂总静脉，另1根负压吸引导管插入髂内外静脉分叉平面，取尽髂内静脉的残余血栓。

2)若髂-股静脉血栓是由其远侧(多数为腓肠肌静脉丛血栓形成)蔓延而来者，病期和症状期常不一致，在施行髂-股段取栓时，股浅静脉及其远侧静脉中的血栓过于陈旧，并与管壁紧密粘连，因此，已无法使其中的瓣膜免遭损坏。股浅静脉血栓不能取尽时，应显露股深静脉并以小号 Fogarty 导管取栓。Eklof 等主张，在取尽髂-股静脉内血栓后，做股浅静脉近侧段结扎术，以免股-腘静脉再通后，因瓣膜损坏引起血液倒流性病变。有学者认为，在这种情况下，不必结扎股浅静脉，待其再通后若有较重的血液倒流时，再做深静脉瓣膜重建术，如自体带瓣静脉段股浅静脉或腘静脉移植术，或者做腘静脉外肌袢形成术等。

3）如果下腔静脉也被累及，则需先检查肺部是否有栓塞病灶，然后扩大手术范围，直接解剖并控制下腔静脉，以取尽下腔-髂-股静脉中的血栓。手术时做气管插管、全身麻醉，尽量防止细小血凝块进入肺内。对不能耐受较大手术时，应放置下腔静脉滤器，预防肺栓塞发生。髂-股静脉取栓后，应于术中加做暂时性动静脉瘘，以提高术后远期通畅率。暂时性动静脉瘘的手术操作简便，即在大腿中、上段将大隐静脉切断，远侧断端结扎，近侧断端与股浅动脉做端侧吻合。术后短期可用肝素，并于术后口服华法林，持续 6 个月；6 周后将暂时性动静脉瘘的瘘管结扎，结扎前可通过动脉造影，检查下腔-髂静脉通畅情况。

5.下腔静脉阻断与下腔静脉滤器

早在 19 世纪末，人们试图通过下腔静脉结扎来预防肺梗死发生，但由于手术死亡率高，术后肺梗死再发生率高，以及出现严重下肢静脉回流障碍，该方法被临床废弃。此后，有应用下腔静脉折叠缝合，或特制的塑料夹钳夹下腔静脉，Mobin-Ubbin 静脉过滤伞等方法来部分阻断下腔静脉血流，终因手术创伤大，并发症高而未能在临床广泛应用。至 20 世纪 80 年代，Greenfield 腔静脉滤器，特别是经皮血管穿刺植入 Greenfield 滤器的问世，因其操作简便、安全、微创等特点被迅速推广使用。

（1）下腔静脉滤器植入的手术指征。按照 Greenfield 所介绍的标准，目前普遍认同的下腔静脉滤器植入的手术指征为：①深静脉血栓形成或肺梗死抗凝治疗有禁忌者。②尽管施以足量抗凝药物仍然出现肺梗死再发者。③深静脉血栓形成或肺梗死抗凝治疗过程，因出血并发症需终止者。④其他的下腔静脉阻断手术失败，肺梗死再发者。对于下列情况，可列为相对适应证：①髂-股静脉血栓伴有 5 cm 以上漂浮血栓者。②肺梗死肺动脉取栓术后者。③脓毒性肺梗死。④慢性肺梗死伴有心肺功能不全。⑤有严重心肺血管疾病或肺血管床闭塞超过 50%以上的高危患者，不能耐受进一步的肺梗死（表 7-1）。

表 7-1　下腔静脉滤器植入的指征

绝对指征
抗凝治疗绝对禁忌
中枢神经系统出血性疾病
胃肠道出血性疾病
后腹膜血肿
严重咯血
脑转移性肿瘤
严重脑血管意外
中枢神经系统损伤
重症血小板减少（<50 000/dL）

续表

抗凝治疗时出现严重出血并发症
抗凝治疗失败
相对指征
严重创伤患者肺梗死的预防
癌症患者静脉血栓栓塞性疾病的治疗
高危骨科患者肺梗死的预防
肺动脉取栓术前或术后
巨大髂股静脉漂浮血栓患者肺梗死的预防
慢性阻塞性肺疾病合并深静脉血栓形成时肺梗死的预防
心肺转流后合并深静脉血栓形成患者肺梗死的预防
妊娠合并静脉血栓栓塞性疾病的治疗
器官移植合并静脉血栓栓塞性疾病的治疗

就既往下腔静脉滤器使用资料来看，约 3/4 的滤器应用于抗凝治疗禁忌或抗凝治疗失败的患者。但在过去的 10 年里，预防性使用下腔静脉滤器的比例逐年增高。①严重肢体创伤：特别是挤压伤时，因为血管内膜损伤、血液高凝状态、制动等，32%～58%的患者可能导致静脉血栓栓塞症。因为这类患者处于血栓高危状态，肢体创伤时出血，或需手术治疗，在这种情况下，抗凝当属禁忌，因此不少学者建议创伤发生后 48 小时内植入下腔静脉滤器。②恶性肿瘤：是深静脉血栓形成和肺梗死的高危因素，已是不争的事实。深静脉血栓形成中 10%、肺梗死中 20%的患者为恶性肿瘤患者。这类患者，特别是肿瘤Ⅲ期或Ⅵ期患者，常需预防性植入下腔静脉滤器。③妊娠期女性：妊娠合并深静脉血栓或肺梗死进行抗凝治疗时，华法林可经胎盘进入胎儿体内，引起胎儿畸形，特别是中枢神经系统畸形，甚至胎儿死亡；使用肝素虽不会发生胎儿遗传学问题，但长期应用肝素，易导致分娩时大出血，或者脱发、骨质疏松、神经系统并发症等。现多主张预防性使用下腔静脉滤器，以代替抗凝治疗。④深静脉手术取栓或介入治疗前：下肢深静脉血栓形成患者在外科手术取栓或介入溶栓等治疗前，为预防肺梗死发生，是否使用下腔静脉滤器尚存在争议。

(2)下腔静脉滤器植入的方法。

1)下腔静脉滤器的选择：现阶段医学界对于腔静脉滤器的使用选择是没有明确成文的规定，但 30 多年的腔静脉滤器体内留置临床随访经验已经发现在静脉血栓病变的急性期(腔静脉滤器拦截血栓、预防肺动脉栓塞)滤器起到保护作用之后，永久留置的腔静脉滤器对人体的不良反应逐渐显现。主要包括滤器穿破腔静脉、滤器诱发腔静脉内血栓形成、下肢深静脉血栓形成复发率升高等。虽然这些不良事件的发生率只有 10%～20%，但出现这类问题的患者会遭受很大的痛苦和医疗风险。因此，目前普遍观点认为应以可回收性腔静脉滤器和临时性腔静脉滤器作为主要的选择对象。

非永久性滤器可降低血栓性并发症的发病风险，逐渐引起医生们的青睐。一些队列研究证实了可回收滤器在相对短暂的随访期间防止 PE 的有效性。目前尚无有关可回收性与永久性滤器对比的前瞻性研究，仅有一项比较永久性滤器与可回收性滤器的回顾性研究。该研究显示上述两种滤器在安全性及有效性方面并无显著差异，但多数可回收性滤器尽管称作“可回收”，但由于其允许留置体内的时间窗很短，往往在2～3周，在此期间，很多患者的静脉血栓栓塞风险或抗凝禁忌原因还没有完全消除，不得不延长滤器留置时间，而一旦超过了这个时间窗，往往因血栓形成及内膜化等问题导致滤器难以取出（尽管再定位及再植入可试图解决此类问题），从而变成永久性滤器留置于体内，又面临永久性滤器置入后所要面临的一系列问题。国际介入放射学协会推荐可回收滤器仅仅用于短期内有发生PE的风险及有抗凝禁忌，同时预计滤器在2～3周可正常拔除的患者。

由于临时滤器没有固定的倒钩，因此可延长滤器留置体内的时间，如Tempo FilterⅡ滤器可留置体内长达3个月之久，使其足以覆盖大部分暂时抗凝禁忌或静脉血栓栓塞风险的患者。因此在重度创伤及大型手术患者，由于静脉血栓栓塞风险是暂时性的，因此最适合置入临时性滤器，在这些危险因素去除后，取出临时性滤器，即达到了防止PE风险，同时又避免了永久性滤器置入后的长期抗凝、血栓形成及腔静脉阻塞的风险。目前对于临时滤器的使用仍存在较大争议，其焦点主要集中在拔除滤器前滤器上有血栓的处理、延长植入伴随的内膜化危险，以及滤器移位等问题。故在选择临时滤器时，应该对血栓脱落的机会进行判断，如果脱落概率较大或抗凝禁忌时间较长，如右侧中心型不稳定血栓或外伤后合并血栓等，在抗凝效果不佳时，应首选可回收性滤器；而如果判断其脱落概率尚可时，则可行单纯的临时型滤器植入。

2）下腔静脉滤器植入的方法：患者置于有荧光屏监测的DSA室，先行患肢的静脉造影检查，以确定深静脉血栓形成的诊断。根据深静脉血栓累及的范围选择适当的腔静脉滤器植入部位。滤器最常用的植入途径是健侧股静脉，当下腔静脉出现血栓时，可选用颈内静脉。其他可供选择的途径有肘静脉和颈外静脉。以股静脉途径为例，穿刺部位常规消毒铺巾后，采用Seldinger技术行股静脉穿刺置管。经导管行下腔静脉造影，了解下腔静脉血栓累及情况，测量下腔静脉管径。所有滤器均适合下腔静脉管径＜28 mm者，若管径＞28 mm时，应选择特殊类型的下腔静脉滤器。Bird's nest鸟巢滤器可适用于下腔静脉管径35 mm者。

下腔静脉滤器植入的部位，应于肾静脉与髂总静脉分叉的下腔静脉段，约为第2、第3腰椎水平。为了避免滤器植入不当，将滤器置于肾静脉水平而造成肾功能变化，术前应常规行下腔静脉造影和选择性肾静脉造影，以便了解下腔静脉和肾静脉的解剖学信息，精确定位和植入腔静脉滤器。

（3）下腔静脉滤器植入的并发症：因使用的腔静脉滤器种类、病例数不同，而且缺乏随机对照的前瞻性研究，各家报道的下腔静脉滤器植入的并发症发生率存在很大差异。根据并发症发生时间可分为两大类。近期并发症：这类并发症发生在下腔静脉滤器植入的过程中，主要为穿刺部位血肿、穿刺部位深静脉血栓形成、滤器位置植入不当、滤器植入时张开不全；远期并发症：主要包括再发肺梗死、下腔静脉血栓形成、下腔静脉滤器穿通、下腔静脉滤器移位等。

1）穿刺部位血肿：这是最常见的并发症，但多不需要外科手术清除，也不需要输血。随着滤器导入系统的改进、操作技术的不断完善，这类并发症明显减少。

2）深静脉血栓形成：穿刺部位深静脉血栓形成是较常见的并发症，为6%～42%。在早期经验中，由于穿刺置管及导入装置口径较粗、术后压迫时间相对较长，Pais等报道24例患者应用24F Greenfield滤器（29.5F外鞘），超声检查发现股总静脉穿刺部位血栓形成占33%，但有症状者不到1/3。在另1篇报道中，17例患者下腔静脉滤器植入5～8天后做静脉造影，41%的患者发现股总静脉血栓形成，其中一半患者有症状。1999年，Blebea等超声随访35例下腔静脉滤器植入后60天内患者，发现下肢深静脉血栓形成者14例，其中大多数(10例)位于股总静脉，3例位于股浅静脉，1例位于髂外静脉。随着滤器导入系统的改进、操作技术的不断完善，有症状的深静脉血栓形成并发症已降为2%。

3)滤器位置不当：这类并发症少见，但文献报道有将滤器误植入右心房的病例，或者将滤器植入下腔静脉的肾静脉处而使肾功能发生改变。因此，术前应常规行下腔静脉造影和选择性肾静脉造影，以便了解下腔静脉和肾静脉的解剖学信息，精确定位和植入腔静脉滤器。为了避免腔静脉滤器对肾静脉的影响，下腔静脉滤器植入的最佳位置是第2、第3腰椎之间，若下腔静脉有血栓或妊娠期女性，则可将下腔静脉滤器植于肾上(肾静脉与右心房之间)下腔静脉段。

4)滤器张开不全：下腔静脉滤器植入过程中，可能发生滤器的基底部，或者说是固定于静脉壁的滤器支撑脚张开不全，发生率为2%～6%。滤器张开不全的直接后果是捕捉血栓的功能降低，滤器移位的概率明显增加。一旦发生这类并发症，应使用血管介入技术使之张开完全，或在近侧另植入腔静脉滤器。

5)再发肺梗死：下腔静脉滤器植入后再发肺梗死为2.6%～5.8%，其中1%为致死性肺梗死。Athanasoulis等总结下腔静脉滤器植入26年的经验，1 731例患者中，再发肺梗死5.6%，其中Greenfield不锈钢滤器占8.4%、Greenfield钛滤器占4.5%、Bird's nest鸟巢滤器占7.0%、Vena Tech滤器占5.9%、Simon镍钛记忆合金滤器占3.0%。尽管滤器能捕捉绝大多数血栓，预防肺梗死，但目前为止还没有任何一种腔静脉滤器能完全避免肺梗死的发生，包括致死性肺梗死的发生。

6)远期下腔静脉血栓形成：下腔静脉血栓形成可来自远侧血栓的蔓延、下腔静脉滤器捕捉的血栓或者下腔静脉滤器本身作为人体内异物诱发，终至累及整个下腔静脉管腔，造成下腔静脉闭塞，发生率为3.6%～11.2%。大部分患者可无深静脉血液回流障碍的临床表现，仅在术后影像学随访时发现。一旦诊断下腔静脉血栓形成，可立即进行溶栓治疗，有学者主张在肾静脉以上下腔静脉段，另植入腔静脉滤器。

7)下腔静脉壁穿通：腔静脉滤器支撑脚将下腔静脉壁穿通罕见，多在CT随访时发现。对不穿透静脉壁者，常无临床表现。个别患者因穿通引起后腹膜血肿，而导致严重的后腰背疼痛；也可因滤器的支撑脚将腰动脉撕裂引起致命性大出血。如果穿透肠壁可引起下腔静脉肠瘘。Guillem等查阅英文文献，共报道下腔静脉-十二指肠瘘37例，因腔静脉滤器造成者10例(27%)，其中1例死亡。

8)滤器移位：腔静脉滤器移位发生率为1.2%～3.5%。滤器向近心端移位发生率为0.1%～1.2%，一般情况下，滤器移位常无症状，仅在影像学随访时发现。严重移位时可能进入右心房，甚至肺动脉，导致严重心肺并发症，甚至死亡。滤器向远心端移位罕见，通常无临床意义，仅在滤器移位至一侧髂静脉时，应于下腔静脉近侧另植入滤器。为了防止腔静脉滤器移位，几乎所有植入的滤器要求下腔静脉内径在28 mm以内，否则易导致下腔静脉滤器移位。倘若测得下腔静脉管径较大，应选择Bird's nest等大口径滤器，或者在双侧髂静脉分别植入滤器。

9)中心静脉导管陷迫:麻醉、重症监护和血管介入手术使中心静脉导管应用越来越普遍,如操作前对患者下腔静脉滤器植入的病史不了解,或没有充分的认识,置入的静脉导管极易陷迫、卡压在滤器中。

(二)下肢深静脉血栓后遗症

深静脉血栓形成后遗症的处理,有非手术疗法和手术疗法两种。各种治疗方法的选择,应根据病变类型的具体情况而定。主要处理原则:①对于局段型病变,如果仅累及周围深静脉,以非手术疗法为主,宜少站立,经常抬高患肢,并使用弹力支持;如果髂-股静脉受累,最好在病变已经稳定但尚未酿成踝部交通支静脉瓣膜破坏前,做大隐静脉移植转流术,使患肢远侧的高压静脉血,可以通过大隐静脉而向健侧转流。②对于全肢病变,属于Ⅰ型、Ⅱa型者以非手术治疗为主。对于Ⅱb型病变,可根据闭塞部位不同,采取相应的手术,如局限于股浅静脉,可考虑做原位大隐静脉转流术。而Ⅲ型病变者,深静脉已完全再通,为矫正血液倒流,可试用腘静脉外肌袢形成术、带瓣静脉段移植术等手术方法。凡是足靴区出现明显营养性病变者,说明踝交通支静脉功能不全,浅静脉已成为瘀血池,都适应做大隐静脉高位结扎术、小腿浅静脉剥脱,特别是交通静脉结扎术。

各种疗法的内容,分述如下。

1.非手术疗法

(1)抬高患肢为主的适当休息:对各种类型都适用。这是一个平常、有效、容易实行,但是难以持之以恒的治疗方法,涉及对患者进行教育的过程。应该使患者清楚地知道,深静脉血栓形成后综合征是难以根治,但是可以控制的后遗症。控制方法至少应做到两点:①抬高患肢,高于心脏平面,每天至少4次,每次不少于20分钟。②养成清晨起床前就穿循序减压弹力袜或包扎弹性绷带(或其他支持物)的良好习惯。如果能够严格执行,就能明显延迟或预防足靴区营养障碍性变化的发生。

(2)弹力支持:使用弹力袜、弹性绷带或其他有压迫作用的支持物,其作用是控制浅静脉高压,能延迟水肿出现的时间,推迟足靴区皮肤和皮下组织发生营养性变化,预防溃疡形成。对既已形成溃疡者,也是一种卓有成效的处理方法。一般认为弹力袜或弹性绷带包扎到膝部即可,压力要求达40 mmHg,踝部压力应大于小腿压力。

弹力支持应于每天早晨起床前使用,晚上卧床后拆除。此外,使用时掌握下列原则:①必须从趾、足跟起到膝下为止,压迫整个小腿和足的浅静脉。②压迫的强度以能压瘪浅静脉而又不至于影响动脉供血和深静脉血液回流为标准。③足靴区应保证稳妥和坚实的压迫。④弹性绷带或弹力袜都应及时更新,以保证充分的弹性压迫作用。

2.手术疗法

(1)改善血液回流障碍。

1)旁路转流术:目的是在闭塞近、远段静脉之间搭桥,使远段的高压静脉血液可以经此而回流,达到减压作用。综合多数学者经验,确可取得一定成效。①大隐静脉交叉转流术:1958年Palma首先倡用,1968年起Dale对此加以推广,因而故称Palma-Dale手术,又称大隐静脉交叉转流术。适应证:手术原理是利用健侧大隐静脉,通过耻骨上腹壁隧道,与闭塞远段的髂-股静脉吻合。对深静脉血栓形成后综合征来说,适用于局段型中央病变,也可应用于一部分全肢型病变。手术的适应证必须严格掌握，要求通过静脉造影证实：单侧性局限于髂股静脉阻塞；远段股浅静脉通畅；健侧的髂-股静脉，包括腔静脉系统在内，都必须处于通畅状态；健侧的大隐静脉通畅且无扭曲病变，大隐静脉内径大于 3～4 mm。手术方法：先进行患侧手术。在腹股沟韧带下，纵行切开，显露股总静脉，找到闭塞段，向远端追踪，直至充分显露通畅段为止。暂用消毒巾覆盖，然后在健侧腹股沟韧带下切开，显露隐-股静脉连接处，仔细解剖大隐静脉，结扎分支。用手指在耻骨上区形成皮下隧道。用悬带或橡皮导管测定健侧隐-股静脉连接点到患侧闭塞远段通畅静脉间的距离，用来指导解剖大隐静脉所需长度，其分支均需结扎切断。所有出血点均妥善结扎止血后，静脉注射肝素溶液达到肝素化。用无损伤钳在隐-股静脉连接处阻断大隐静脉，小心地将大隐静脉穿过皮下隧道，切勿发生旋转或扭曲。用肝素溶液注满大隐静脉，在距离断端 4 cm 处暂用弹性血管夹阻断。用无损伤钳部分阻断患侧闭塞段远段通畅静脉，在前外侧切除椭圆形一小片静脉壁，形成的开口约相当于大隐静脉断端。然后用 7-0 无损伤血管缝线做大隐静脉和股静脉的端侧吻合。于其远端可做暂时性股动静脉瘘，以保障吻合口通畅，术后 6～8 周将动静脉瘘结扎。术后处理：包扎小腿弹性绷带，鼓励早期活动，抗凝治疗 1～2 周。综合 Smith 和 Husni 等所报道的 156 例，手术疗效满意者占 80%左右。依据作者经验，手术的疗效与患者血栓后综合征的血流动力学密切相关，病程越长、侧支静脉代偿越好，则手术疗效和转流静脉通畅率越差；由于抗凝的进步、血管吻合技术提高，是否加做暂时性动静脉瘘不是提高远期通畅率的决定因素。如健侧大隐静脉条件不好，可采用有加强环的 PTFE 人造血管，代替健侧的大隐静脉段，做患侧股静脉和健侧髂静脉间的转流。笔者应用 PTFE 人造血管共手术 5 例，近期效果良好。尽管远期随访时仅 1 例通畅，但所有患者肿胀程度均有不同程度改善。②原位大隐静脉-腘静脉转流术：1968 年，Husni 提出对下肢深静脉血栓形成后，股-腘静脉功能不全或阻塞的患者，施行原位大隐静脉-腘静脉转流术，又称 Husni 手术。适应证：施行 Husni 手术的患者，必须在静脉造影中证实下述几项。a.病变仅局限于大腿的股-腘静脉。b.近端从隐-股连接处开始，股总静脉、髂静脉和下腔静脉系统通畅。c.远端腘静脉和小腿的胫、腓静脉也完全通畅。d.同侧大隐静脉通畅，没有曲张性病变，瓣膜功能健全，内径 3～4 mm 以上。手术方法：取膝内侧切口，显露远段腘静脉及其胫、腓静脉分支，在通畅段选定吻合处，用悬带或导管穿过。从切口中解剖游离出 1 段大隐静脉，远端结扎，近端必须留有充分长度，使它能和腘静脉做端侧吻合。然后，在两个切口之间做斜行皮下隧道。最后，将大隐静脉和腘静脉做端侧吻合。必要时，可在吻合口远侧建立暂时性动静脉瘘，既保证吻合口不易发生血栓形成，又可使大隐静脉的管径扩大，增加血液回流量。术后处理：小腿用弹性绷带包扎，鼓励早期活动，常规抗凝治疗。综合文献报道，手术成功率约为 80%。

2）暂时性动静脉瘘：闭塞静脉远侧段暂时性动静脉瘘的机制，在于高压动脉血进入静脉后，可使向近心端回流的静脉侧支开放、扩张，增加回流量，降低患肢的静脉高压，使病情缓解。1985 年，Edwards 观察到一种现象，即在治疗髂静脉闭塞症时，以聚四氟乙烯（PTFE）人造血管做 Palma-Dale 手术，又在吻合口的远心端建立动静脉瘘，术后不久 PTFE 血管虽因血栓形成而闭塞，但病情却有好转，静脉造影显示盆腔内出现不少粗大的侧支。1987 年，Sawchuk 等通过大白鼠动物实验证实，在制成髂-股静脉闭塞模型后，于其远心端做动静脉瘘，数周后闭塞段近、远侧段之间形成丰富的侧支，从而大幅度增加患肢静脉的回流量，发挥有效的治疗作用。

适应证：自体大隐静脉为多支型或口径细小，无法施行 Palma-Dale 手术；大隐静脉自身病变，或已经切除者；双侧髂-股静脉闭塞者。

手术方法：在大腿根部，沿缝匠肌内侧肌间沟做纵行切口，解剖和游离各 1 段股动静脉，选择组织结构正常或接近正常血管处，以建立吻合口转流。取同侧或对侧大隐静脉 1 段，长约 4～6 cm，内径应大于 3 mm。如大隐静脉条件有限，则可取其他相应的静脉替代。然后，阻断股浅动静脉，在两者之间搭桥，形成动静脉瘘。最后在近动脉瘘口处，将 1 根 1 号尼龙线，宽松绕移植桥两圈，两线头共置于切口皮下。4～6 个月后，打开创口将尼龙线抽紧打结，关闭动静脉瘘。

3)髂-股静脉支架成形术：这是近年来随血管腔内技术发展而出现的新技术。手术目的是针对髂-股静脉血栓再通，但不完全的情况下，特别是合并髂静脉受压综合征时，应用血管腔内技术，做闭塞段髂-股静脉开通、支架成形术，以期改善下肢静脉回流。

手术方法：患者于数字减影血管造影技术（DSA）导向下，采用 Seldinger 技术穿刺患肢股静脉；或者在腹股沟区解剖一段股静脉，直视下穿刺股静脉。向髂静脉方向置入超滑导丝，透视下向上前进直至出现阻力感时，经导丝导入 5F 直头导管，并注射造影剂。观察髂-股静脉段血栓范围、血管狭窄程度和侧支开放情况。将导丝配合导管逐渐往上探索直至进入下腔静脉。沿导丝将球囊导管和支架先后输送至血管狭窄部位，进行球囊扩张和支架成形。再次造影观察髂静脉通畅情况。有学者认为如果导丝不能通过狭窄闭塞部位，可配合应用直视下做阻塞部位髂静脉切开，血管补片成形术。

该方法即时和近期效果良好，术后是否会再血栓形成存在争议，远期效果有待于进一步随访观察。

(2)纠正血液倒流：这类手术的适应证是深静脉血栓形成后，静脉管腔完全再通，但瓣膜功能破坏，血液倒流。手术前需行静脉造影证实。手术方法有以下两种。

1)腘静脉外肌袢成形术：本手术早在 20 世纪 60 年代由 Psathakis 所提倡使用，并称为“腘静脉瓣膜替代术”。手术原理是在腘窝部选用内侧和外侧各 1 条大腿屈肌肌腱，形成“U”形肌袢，置于腘动静脉之间，当腓肠肌收缩时，肌袢则放松，使腘静脉完全开放，以利于深静脉血液向心回流；当前者放松时，肌袢则收缩，从而因肌袢收缩所产生的向后上方的悬吊作用，使腘静脉受压而闭合，以阻挡血液倒流，发挥瓣膜样作用。

2)自体带瓣静脉段移植术：自 20 世纪 60 年代以后，不少学者即开始对采用自体带瓣静脉段移植术治疗深静脉血栓形成后综合征，进行过多方面的探索。1982 年，Taheri 等首先在人体采用自体带瓣臂静脉段移植治疗下肢深静脉血栓后综合征，术后近期效果令人满意。手术原理是将 1 段含有功能完好瓣膜的自体静脉段移植于股浅静脉第 1 对瓣膜下方，以制止血液倒流。

近年来，学者们对瓣膜替代物做了大量探索性研究。主要包括：①将静脉壁的全部或部分向腔内翻转形成一个瓣膜样结构。②利用不锈钢、铂等，制造人工瓣膜。③移植冷冻保存的静脉或心脏瓣膜。④设计在管壁外规律性压迫静脉的装置，模拟静脉瓣膜功能。⑤利用组织工程技术构建瓣膜支架，置入培养的静脉内皮细胞。⑥带瓣膜静脉段支架移植。这些方法目前都还处于实验阶段。

3.缓解浅静脉高压

凡是足靴区出现明显营养性病变者，说明踝交通支静脉功能不全，浅静脉已成为瘀血池，都适应做大隐静脉高位结扎术、小腿浅静脉剥脱和交通静脉结扎术。

交通静脉结扎术：凡是足靴区出现明显的营养障碍性病变，说明踝部交通支静脉功能不全，浅静脉已成为淤池，都适合做浅静脉切除和交通支结扎术。结扎交通支有下述不同的看法。首先提出结扎交通支的 Linton，主张做比较广泛的结扎。1971 年，Halliday 又提出广泛性结扎，包括自足踝部到腹股沟部的全部交通支，如果大隐静脉功能不全，形如最大的交通支，亦应予以剥脱。但综合 Cockett 和 Heager 意见，都主张做踝部的交通支的局限性结扎，其优点是手术范围小、创伤少，组织反应轻、疗效好，而且能早日恢复工作。在 Cockett 的介绍中，凡是大隐静脉或小隐静脉功能不全者，可行切除手术。

交通支的定位：足靴区有 4 组具有重要临床意义的交通支，是受病变连累的常见部位。这 4 组交通支分别是内侧的内踝上交通支、内踝中交通支，外侧的小腿中交通支和外踝交通支。定位方法可依据：①解剖位置定位，如内踝上交通支的位置是在小腿 1/2 和 1/3 交界处，小腿内侧面的胫骨后缘；内踝中交通支位于内踝上方一横手掌宽胫骨后缘 1.25～2.5 cm 处。外踝交通支位于外躁上方 10 cm 左右，跟腱的外侧缘；小腿中交通支处于比它高一横手掌邻近后面的中线位置。②扪按定位：功能不全的交通支扩大而在皮下筋膜上造成的缺陷，可在检查时扪及，并予以标记。③手术时定位：根据 Tumer、Warwick 的回血试验，切断交通支，瓣膜功能健全者无出血；功能不全者即有深静脉血液流出。如果挤压邻近腓肠肌，便可看到血液涌出，借此可以协助定位。

交通支的显露和结扎：结扎交通支有筋膜外和筋膜下两种方法。一般认为，如果皮肤和皮下组织相对较好，淤积性皮炎的程度较轻，无溃疡或溃疡几近愈合，容易在平常的解剖位置找到血管者。可取筋膜外途径，结扎交通支。如果淤积性皮炎的程度较重，皮下组织广泛纤维化，溃疡创面较大且深，可取筋膜下途径。不必解剖皮下组织，且勿潜入切口边缘，否则极易并发创面坏死。可直接切开筋膜层，找到交通支，并予以结扎切断。

4.足靴区溃疡处理

溃疡创面的处理，主要是消除感染，保持创面的清洁。事实上，抬高患肢适当休息，弹性绷带包扎、交通支结扎等，都是治疗瘀血性溃疡的有效措施。大多数溃疡都能因此而愈合。只有少数慢性纤维化的顽固性溃疡，不是缺血所造成，而是充满高压静脉血的病灶，常需要辅以植皮术治疗。

对这种溃疡的植皮，如欲取得成效，必须掌握下列要点：①术前采用抬高患肢的卧床休息，至少 1 周，以减轻局部水肿充血。②溃疡创面细菌培养和药物敏感试验，针对细菌菌种局部施以敏感的抗生素，直至细菌培养阴性。如溃疡周围组织急性炎症，可全身应用抗生素控制感染。③清洁创面换药，待有肉芽组织形成后，用断层皮片覆盖创面。外用凡士林油纱布垫敷料，加用弹性绷带包扎。也可于患肢后方置一长的石膏托，保持制动 2 周有利于植皮区成活。④溃疡植皮成活后，仍需应用弹性绷带或穿戴循序减压弹力袜。极少数经植皮后溃疡仍反复发作者，可试用带血管蒂游离皮瓣移植消除创面。

近年来，对 PTS 的演进和治疗都取得一些新的认识和进展。过去通过下肢深静脉造影检查发现，在血栓形成后的长期内，患肢的深静脉（主要是髂静脉和股静脉）并不显影，因此认为血栓形成后的再通，是一个相当漫长的过程。近几年来，应用彩超等先进仪器检查的结果表明，虽然就在血栓形成时再通的进程已开始，但是由于管腔内还残留一些瘢痕组织，使通过再通段的血量很少，流速很慢，不能显影，从而被误认为是病变段尚处于完全闭塞的状态。2003年，Markel等对一组下肢深静脉血栓患者110例，共126条患肢跟踪随访5年。全组中完全闭塞者110条患肢（87%），部分闭塞者16条患肢（13%）。他们发现最早在发病的第1天再通已开始；发病1个月再通率为36%，发病6个月再通率为67%，发病3年后再通率为100%。在发病后第1周完全闭塞率为88%，3个月后闭塞率为34%，1年后闭塞率为17%，3年后闭塞率为0。再通而无血栓残留者，3个月后为16%，2年后为39%，3年后为50%。节段性闭塞者的再通进程更快，发病3个月后，股总静脉再通率为93%；近侧股总静脉、腘静脉、胫后静脉再通率分别为79%、84%和72%；髂外静脉6个月后再通率为90%，2年后再通率为100%。

学者们发现，下肢深静脉血栓形成后不久，在盆腔内有丰富的侧支形成，并且血栓很快进入再通的进程，此时患肢的血流动力学病变以倒流为主。同时，在血栓再通的过程中，静脉管腔内壁和管腔内的瘢痕组织，均为正常的内皮细胞所覆盖。1999年，Raju等指出，虽然深静脉顺行造影显示髂-股静脉段闭塞（不显影），但是彩超检查常测出在髂-股段静脉中已有血流的信号。他们对这类患者，采用静脉腔内修整术，即切开再通的静脉段，将腔内瘢痕组织切除后，于血液明显倒流的部位做自体带瓣静脉段移植术，可以改善或消除血栓后遗症的临床症状。他们共报道了81例患者（83条患肢），共做带瓣静脉移植102段，术后10年通畅率达83%。2004年，Puggioni和Kistner等报道，将再通的髂-股-腘静脉做长切口纵行切开，切除腔内所有瘢痕组织，形成扩大的单腔管道，并增加由各个分支进入静脉主干的血流量，然后根据各静脉段的具体情况，做各种相应的瓣膜重建术，包括支架置放、自体带瓣静脉段移植、静脉移位、瓣膜管壁外修复术等，必要时做浅静脉和交通静脉阻断术。有学者报道了13例，共在深静脉主干做腔内修整术23段，重建术14次。平均随访近1年后，疗效满意者占70%。他们又称这种手术为“再管化”。这些手术方法为治疗深静脉血栓后遗症探索了一条新的途径。

（三）弹性压迫预防下肢深静脉血栓形成

住院患者的DVT多发生于下肢，大多在手术中和手术后数日内起病，术后5～9天发病者仅占10%左右。由于DVT发病初期可并发肺梗死，长期后又可演变为血栓后遗症，即使再通后，又能造成深静脉瓣膜功能不全，出现一系列临床症状和体征，严重影响患者的生活质量和工作能力。因此，DVT一直受到学者们的关注，是目前国内外外科领域中的难题之一。

1.一般概况

欧美各国术后DVT的发病率较高，但近几年来我国患者也有逐步增多的趋势。据20世纪80年代后期国外文献报道，在围手术期未采取任何预防措施者中，普外科和某些骨科手术后DVT的发病率为25%～30%和70%。1996年，Nevesteen等报道，普外科和骨科未做预防者，大手术后DVT发病率各为25%和50%。1966年，Rameswami等报道，英国每10万人中，每年有DVT患者160人，其中60人并发肺梗死；下肢DVT多始发于腓肠肌静脉丛；腘静脉及其近侧段的DVT多并发肺梗死，其发病率可高达50%，其中1/4死亡。英国每年因静脉疾病支出的医疗费约20亿英镑，其中DVT占据相当的比例。

近10余年来，因各种预防措施在临床广泛应用，DVT的发病率和并发症均持续有显著的下降。许多学者认为，长期以来临床采用的术后抬高患肢和早期起床活动等方法，对预防DVT的作用不大，尤其对DVT的高危患者更无明显的价值。目前预防DVT的方法主要包括药物和机械性压迫两种。后者为GEC和患肢IPC等，其中GEC因使用方便，疗效可靠并与IPC不相上下而最受欢迎。

2.作用机制和GEC的规格

一般认为GEC抗血栓形成的作用是多方面的。1999年，Agu等指出，GEC对抗血栓形成的三大原因，即血流滞缓、内膜损伤和高凝状态，其中以外界弹性压迫缩小下肢深静脉的管径为主要因素。Comerota等指出，静脉管腔扩张增大20%时，DVT的发病率显著增高。文献报道指出，下肢受外界弹性压迫后，肢体的横截面积缩小并增加静脉中的血流速度；下肢承受2.00 kPa(15 mmHg)压力时，其中静脉的横截面积可减少20%，浅静脉和深静脉系统的血流速度显著增加。学者们发现，术中用GEC可使腓肠肌静脉的内径平均缩小48%。血流增快后，使静脉血液不致滞留，又能减轻或防止静脉管壁扩张，从而使一些导致血栓形成因子的血浓度和与内膜接触的时间都显著减少，并且还有利于瓣窝中血液的排空。最近文献报道指出，GEC可增加血液中的组织因子通道抑制物(TFPI)的浓度，以对抗血液的高凝状态。

GEC不同于一般的弹力袜，后者只具有一种相同的压力，而前者是在不同的部位施加不同的压力，以踝部压力最高，然后从远侧向近侧段压力逐步减小，以促使静脉血液回流。学者们都认为，GEC能显著增加股静脉中的血流速度。其功能远优于只有一种压力的弹力袜。

早期设计的GEC，从踝部到大腿段压力分别为2.40 kPa、1.87 kPa、1.07 kPa、1.33 kPa、1.07 kPa(18 mmHg、14 mmHg、8 mmHg、10 mmHg、8 mmHg)。临床观察发现，当踝部的压力为4.00 kPa(30 mmHg)时，虽然静脉血液回流的速度明显大于2.40 kPa(18 mmHg)者，但却可使踝部皮下组织中的供血量锐减，而造成不良后果。近来学者们提出，踝部、腓肠肌部和大腿的压力，以2.25 kPa、1.93 kPa和0.85 kPa(16.8 mmHg、14.5 mmHg和6.4 mmHg)为最佳。

近年来，学者们通过临床研究指出，定制的GEC并不优于非定制品。因此，患者不必按患肢的尺寸定制。此外，学者们还认为，长筒GEC(由踝至大腿根部)的价格较贵，常造成患肢不适感，其预防血栓形成的效果也不优于短筒GEC(由踝至膝部)。

3.GEC的适应证与并发症

1996年，Ramaswami等报道，目前国外将可能发生DVT的患者，分为低危、中危和高危三类。①低危患者：40岁以下，30分钟以内的小手术，或者年龄超过40岁但无危险因素。②中危患者：40岁以下做大手术者，口服避孕药物者，40岁以上做任何手术者。③高危患者：60岁以上做任何手术者，有深静脉血栓形成史或肺梗死史者，有其他危险因素者。其中低危患者只需采用GEC预防，而中危和高危患者的预防则包括机械和药物等措施。对抗血栓药物有禁忌者，也应采用GEC。应用GEC者应从手术前至少2小时起，包括术中直至术后起床恢复正常活动时为止。用长筒GEC者，若术后早期起床，但行走活动较少而较长期处于坐位时，则因膝关节处于90°屈曲位，可使腘静脉过度受压反而造成不良后果。

GEC所引起的并发症，主要是能使受压部位的血供发生障碍，虽然在临床并不多见，但必须在使用时给予足够的重视。当 GEC 的压力增高 1.33 kPa(10 mmHg)时，皮下的动脉血供即减少 10%；压力为 4.00 kPa(30 mmHg)时，血供减少 25%；压力为 8.00 kPa(60 mmHg)时，血供减少 84%。因此，有周围动脉硬化闭塞性病变，或者糖尿病性患足神经营养障碍者，GEC 使用不当时，有可能造成局部坏死，甚至需要截肢。穿戴 GEC 时，尤其是患肢有较明显的肿胀者，需注意挑选或随时更换合适尺寸的 GEC；应避免较松的 GEC 向踝部滑落，而使局部过度受压。一般认为，凡踝肱指数小于 0.7 者，不能使用 GEC。

4.GEC 的疗效

学者们对 GEC 预防 DVT 的作用，都一致持肯定态度。综合文献报道，DVT 的发病率在未采用 GEC 的 525 例中达 22.5%；采用 GEC 的 541 例中仅为 8.2%。Ramaswami 等综合文献报道指出，采用 GEC 预防组的术后 DVT 发病率为 6.8%，而对照组术后 DVT 发病率为 26%，采用 GEC 使术后 DVT 发病率显著下降。GEC 在外科各专业学科中，预防 DVT 的效果各有差异，具体情况如下。

(1)普外科(腹部手术)：文献报道，未采用 GEC 的 757 例中，有 144 例发生 DVT(19%)；在采用 GEC 的 748 例中，发生 DVT 者仅 51 例(7%)。此外，术后长期使用 GEC，对防止 DVT 复发、减轻 DVT 后遗症等均有显著效果。

(2)骨科：一般认为，GEC(和抗血栓药物)预防术后并发 DVT 的效果均差于其他各专业学科，主要表现在髋关节和膝关节置换手术。1999 年，Agu 等综合 4 篇文献报道发现，未采用 GEC 的 111 例中，发生 DVT 者为 61 例(55%)；而采用 GEC 的 125 例中仅 32 例(26%)，有些骨科专家主张单独采用 GEC 来预防 DVT，他们认为，抗血栓药物可能引起创口内血肿、感染和移植物的失败。但是近年来不少学者都认为，GEC 和 LMWH 联合应用，对预防髋关节置换术后 DVT 的效果远优于单独使用 LMWH。膝关节置换术常易并发 DVT，这主要因为手术操作范围涉及深静脉主干，并且术中大腿用止血带(450～500 mmHg)，容易使静脉回流障碍、损伤血管内膜，促使 DVT 的形成。1996 年，Hui 等报道一组膝关节置换术的患者，其中采用短筒 GEC 和未使用 GEC 者的 DVT 发病率，分别为 32%和 66%。学者们发现，施行关节置换术的患者，最迟可在手术 5 周后发生 DVT，因此主张在术后较长期内使用 GEC。

(3)妇产科和泌尿科：以恶性肿瘤患者术后 DVT 的发病率最高；妊娠期女性的发病率较同年龄组的未妊娠女性高出 4 倍。Turner 等报道 196 例妇科手术的患者中，使用 GEC 者均未发生 DVT，未使用者的发病率为 4%。Hobel 等发现，弹力袜还可降低体内儿茶酚胺的释出量，而有利于孕妇的血液循环。Hansberry 等将一组 74 例泌尿系统癌肿做手术治疗的患者，分为单独使用 GEC、单独使用 IPC 和单独使用肝素 3 组，发现每组 DVT 的降低率均无明显差异。

(4)神经内科和外科：DVT 主要并发于脊柱损伤、脑肿瘤、颅部外伤、脑卒中和神经外科术后。据 Hamilton 等统计，神经外科术后 DVT 的发病率为 19%～50%。不少学者认为，单独采用 GEC，可避免用药物预防所能造成的颅内和脊髓出血。Nurmohamed 等综合文献报道发现，GEC 和 LMWH 联合应用与单独采用 GEC 相比较，能使 DVT 的发病率从 21%下降为 14%。

(5)内科：DVT 也常并发于某些内科疾病，如心力衰竭、心肌梗死和肺部感染等。

Keiekegaard 等报道，在一组 80 例年龄 70 岁以上心肌梗死的患者中，使用 GEC 者，无 1 例发生 DVT，而未使用者，则有 8 例发生 DVT。

(6)复发性 DVT：GEC 对防止 DVT 的复发也有显著的效果。Belcaro 等对 244 例 DVT 患者随访 3 年，发现未采用 GEC 者 DVT 的复发率为 46%；而单独采用 GEC、单独采用 LMWH 和联合应用 GEC 和 LMWH 者，则 DVT 的复发率分别为 9%、5%和 2%。

5.GEC 与抗血栓药物联合应用的效果

Agu 等综合大量文献报道指出，在普外科手术中 GEC 与小剂量肝素(LDH)联合应用的疗效为：①单独应用 LDH，DVT 发病率为 15%。②单独使用 GEC 时，DVT 发病率为 21%。③联合应用 GEC 和 LDH，DVT 发病率则为 4%。该学者又分析文献中骨科和神经外科手术的患者发现，单独应用 GEC 者，DVT 的发病率为 38.25%；采用 GEC 和 LMWH 者，DVT 发病率为 25%。Imperiale 等综合大量髋关节置换术的文献报道指出，采用 GEC、LMWH 和 LDH 的 DVT 发病率，分别为 21%、16%和 24%。因此，无论从使用方便、安全、可靠，还是从疗效等方面来考虑，联合应用 GEC 和 LMWH 是防止 DVT 的最佳方法。近年来，学者们认为 GEC 对下肢深静脉倒流性病变，也有令人满意的对症治疗效果。

压力治疗在预防 PTS 中的作用尚存争议。之前的两项随机对照研究提出，佩戴弹力袜治疗 2 年，PTS 发生率可降低 50%。然而，后来的研究提出了相反的观点。2014 年 Lancet 一项随机对照研究：弹力袜组 410 人、对照组 396 人，两组 PTS 发病率分别为 14.2%和 12.7%，差异无统计学意义，提出弹力袜并不能预防 PTS 发生。

近年来，研究提出个性化、适时终止弹力袜治疗的观点。OCTAVIA 研究指出弹力袜治疗 1 年预防 PTS 的效果不劣于 2 年；2017 年，刊登在 Lancet Haematology 的 IDEAL 研究，是关于弹力袜预防 PTS 的多中心、随机对照研究，所有研究对象佩戴弹力袜(30～40 mmHg) 6 个月，之后根据症状评分，实验组采用个性化的弹力袜治疗时长(适时终止弹力袜)、对照组统一采用弹力袜治疗 2 年，结果显示个性化弹力袜预防 PTS 不劣于标准化治疗 2 年，并能缩短治疗时间和提供患者舒适度，是一种预防 PTS 的有效方法。

(吴科敏　何　欣)

第三节　下肢浅静脉曲张

一、流行病学

下肢浅静脉曲张是血管外科的常见疾病，在西方国家中发病率超过 20%。据统计，美国 40～80 岁人群中，男性静脉曲张患者达 1 100 万人，女性患者更是达到 2 200 万人。在我国，下肢静脉曲张尚无系统性流行病学统计资料，在上海、安徽、山东 15 岁以上人群中下肢静脉曲张发病率为 9.26%，40 岁以上人群中发病率为 16.38%。高龄、女性、久站或久坐、吸烟、肥胖、较高的身高均为下肢静脉曲张的危险因素。

二、解剖学

下肢的浅静脉系统主要包括足背静脉弓、大隐静脉和小隐静脉。

1.足背静脉弓

每个足趾的内、外侧各有一条趾背静脉，向后行至足背互相吻合形成足背静脉弓，其内侧端移行为大隐静脉，外侧端移行为小隐静脉。

2.大隐静脉

大隐静脉为全身最长的静脉，起自足背静脉弓内侧，沿小腿内侧上行，逐渐偏向小腿后方。经胫骨与股骨内侧髁的后部至大腿内侧，逐渐向上，最后在耻骨结节外下方 3～4 cm 处，穿隐静脉裂孔汇入股静脉。大隐静脉在隐静脉裂孔处有 5 条属支：旋髂浅静脉、腹壁浅静脉、阴部外静脉、股内侧静脉和股外侧静脉。进行大隐静脉高位结扎术时，应将其一一辨认、结扎、切断，否则容易复发。

3.小隐静脉

小隐静脉起自足背静脉弓的外侧缘，经外踝后方上行自小腿的后方，在腘窝下角处，穿入深筋膜，经腓肠肌的两头间上行，最终汇入腘静脉。小隐静脉主要收集足外侧部和小腿后部浅层结构的静脉血。

三、病因与病理

先天性静脉壁薄弱和静脉瓣膜功能不全是发病的重要原因。静脉曲张患者常有周身或局限性的静脉壁缺陷，主要表现为静脉壁中层肌纤维、胶原纤维及弹性纤维的缺乏，造成静脉壁的强度减弱，以致管腔扩大，加上静脉瓣膜的功能受损，防止血液反流的机制遭到破坏，大量血液从深静脉或近端静脉反流，即造成静脉纡曲扩张。静脉曲张发生的部位与下肢浅静脉解剖学的差异也具有明显关系。在大隐静脉主干、静脉壁中层肌肉纤维较发达，并且静脉壁周围有大量的纤维结缔组织支持，并与深筋膜相连，故很少发生静脉曲张，而其各属支位于皮下浅层脂肪内，周围少结缔组织，管壁肌肉层较薄，则常发生静脉曲张。此外，血柱的重力，以及任何增加重力的行为，比如长时间站立、重体力劳动、慢性咳嗽、习惯性便秘等都可使瓣膜承受过度的应力，导致静脉曲张的出现。

在静脉曲张的区域，同时有大量毛细血管增生，其内皮细胞间孔径增大，导致渗透活性粒子，尤其是纤维蛋白原的大量漏出，而此时静脉的纤维蛋白溶解能力下降，于是大量纤维蛋白在毛细血管周围堆积成鞘，阻碍了毛细血管与周围正常组织间氧气与养分的交换，于是在皮肤和皮下组织出现营养性变化。

四、临床表现

下肢浅静脉曲张患者的临床表现主要是浅静脉曲张，其次为患肢肿胀、胀痛、酸胀或沉重感，小腿下段和踝部皮肤营养障碍性病变，包括皮肤抓痒、湿疹、皮炎、色素沉着和溃疡形成等。由于下肢浅静脉曲张的病因是多方面的，所以其临床表现的病情和程度也各有不同。最轻者只有程度较轻、范围较小的大隐静脉曲张，而无其他症状和体征；重者可出现患肢明显肿胀，以及踝部严重的皮肤营养障碍性病变，以致危害患者的生活质量和工作能力。一般认为，只有大隐静脉曲张而无深静脉病变者的临床症状和体征较轻，有的甚至仅表现为浅静脉曲张，而没有肿胀、皮炎和皮肤营养障碍性病变；如果深静脉有病变，并且是造成浅静脉曲张的病因时，患肢才会出现较重甚至是非常严重的临床表现。

1.浅静脉曲张

主要为大隐静脉及其属支发生曲张性病变。扩张、屈曲的程度和病变的范围，随病情的轻重而不同。一般在小腿部静脉曲张的病变较为广泛和明显。部分患者的小隐静脉也发生曲张，可单独存在或与大隐静脉曲张同时存在。一般认为，小隐静脉曲张多继发于深静脉的病变。近年来，DePalma 等提出，浅静脉曲张的标准为其管径大于 4 mm。

一般认为，GSV 主干的扩张程度与病情严重的程度呈正相关，最新的文献报道发现，静脉临床严重度分级（VCSS）与生活质量（QOL）之间仅有较弱的相关性。因此，以 GSV 直径作为治疗 GSV 反流的医疗唯一标准并不合适。

2.患肢肿胀、疼痛、酸胀和沉重感

一般认为，这些是较重的症状和体征，多发生于深静脉有病变的患者。肿胀多发生在小腿，特别是踝关节平面，呈凹陷性肿胀，其程度和范围随病情的轻重而有很大的不同。通常在晨起时，肿胀消失或减轻，在午后或较长时间站立、行走后，肿胀出现或加重。疼痛、酸胀和沉重感多发生于直立或行走时。

3.小腿下段皮肤营养障碍性病变

解剖学资料说明，在足靴区，尤其是踝部内侧，由于静脉网丰富，静脉压力高，静脉管壁薄，容易发生扩张，加之踝部皮肤和皮下组织纤薄，因此，皮肤抓痒、湿疹、皮炎、色素沉着和溃疡形成等病变，多局限于内踝附近。随病情的轻重，皮炎、湿疹和色素沉着的程度和范围也有很大的差异，严重时可遍及小腿下段，甚至包括整个小腿。最严重的表现是溃疡形成，一般称为静脉性溃疡或静脉瘀血性溃疡。可为单发或多发性，大小各异，愈合后可以复发，重者可为经久不愈的溃疡，持续数年甚至数十年不愈合，少数可发生癌变。Comwall 等在伦敦的一个地区调查结果显示，于总人口 198 900 人中，共有踝部静脉性溃疡患者 357 例，共累及 424 条下肢，占 0.18%；在 40 岁以上的人群中，其患病率增为 0.38%。自 1981—1998 年，于某医院，施行腘静脉外肌袢形成术和股浅静脉瓣膜包窄术的患者 1 690 例，共 2 044 条下肢中，除全有浅静脉曲张外，有肿胀、胀痛或沉重感者占 80%；皮炎或色素沉着占 60%；溃疡形成占 40%。

静脉性溃疡的致病原因，学者们已提出许多不同的解释和理论，但至今尚存争议。综合文献资料，可归纳为下列几项。

(1)下肢静脉系统瘀血和高压：Burnand 等在下肢不同程度静脉病变患者的足部测量浅静脉压力，发现多有压力升高的改变。Wood 等发现，血液透析患者做腕部动静脉瘘手术后，可并发类似踝部的静脉性溃疡，一旦将瘘口结扎，溃疡即迅速愈合，因此他们认为，静脉高压是引起溃疡的原因。Negus 指出，在正常情况下，当小腿肌肉松弛时，足部的静脉血液大都经内踝上静脉，通过交通静脉流入小腿深部的静脉窦内；在小腿肌肉收缩时，可对静脉系统施加高达 33.25 kPa(250 mmHg)的压力，从而使交通静脉瓣膜关闭，并迫使深静脉和静脉窦中的血液向心回流。小腿静脉窦多位于腓肠肌内(腓肠肌静脉丛),总容量约140 mL,接近于心脏的容量,因此,他将小腿肌肉舒缩所产生泵的作用,称为“第二心脏”。在下肢深静脉和交通静脉功能不全时,每当小腿肌肉收缩,深静脉中的部分血液(可多达60 mL)即经交通静脉反流入踝上的静脉网中,使局部静脉系统发生瘀血和高压,从而引起足靴区一系列营养障碍性病理变化。Sethia等检查和分析静脉性溃疡患者60例,其病因分别为深静脉血栓形成后遗症、原发性深静脉瓣膜功能不全、交通静脉和隐股静脉瓣功能不全和交通静脉瓣功能不全等,其中前两者占63.3%。

Burnand等利用1根外径为1.3 mm的聚乙烯导管,在管腔内灌满含肝素的生理盐水,导管一端衔接刺入足背浅静脉的穿刺针,另一端接通压力传感器和记录装置。在患者直立时,先测量静息静脉压,然后使患者足尖着地,抬起足跟做节拍性活动,并记录静脉压下降的最低值,计算压力的下降率;停止活动后,再记录压力回升到原来水平的时间。他们共检查119条患肢,并另取38条正常下肢作为对照。在38条正常下肢中,活动后静脉压平均下降68%;119条患肢在活动后平均下降30%左右。值得指出的是,在足靴区有溃疡形成的患肢中,活动后压力的下降率明显减小;各患肢在施行相应的手术治疗后,活动后压力的下降率都显著增加,并且足靴区的营养障碍性病变也相应地好转或消失。Cueral等报道,下肢深静脉瓣膜功能不全患者,施行相应的瓣膜重建术后,下肢静脉系统的高压消除,症状消失,溃疡愈合。Taheri等指出,正常的压力恢复时间应在20秒以上。

(2)毛细血管数目、形态和通透性改变:Landis早已指出,下肢静脉系统高压可使毛细血管网的腔内压力升高。Whimster等报道,深静脉功能不全患肢的内踝部真皮层内,毛细血管的数目显著增多,并且与小腿部肌肉所产生泵的作用成反比。他们还认为,毛细血管在增殖的同时,还可发生管腔扩张和通透性增加等改变。Jager等报道,在正常下肢的皮肤内,毛细血管的分布均匀,于每平方毫米范围内平均有50根;在深静脉功能不全的患肢中,皮肤内毛细血管的数目和形态都有很大的改变,位于功能不全交通静脉附近的皮肤或者色素沉着区内,毛细血管的数目可减少到每平方毫米10根以下。此外,毛细血管分布的密度越小,其形态的改变也越显著,主要表现为扩张和迂曲。有时甚至在直径数毫米的范围内,竟无毛细血管可以见到,称为“无血管区”,在其外缘毛细血管的管径可扩张到50 μm,并常迂曲而呈小球状。他们认为,Burnand和Whimster等发现毛细血管增多是由一种假象所造成,因为当时尚无法对毛细血管进行立体计数,所以在病变状态下发生延长、扩张、迂曲成团的毛细血管(尤其在“无血管区”的外缘者),可被误认为是毛细血管的数目增多。他们认为,由于在下肢深静脉功能不全时,足靴区皮肤内毛细血管的数目虽然减少,但是管径扩张和形态迂曲,并且每个内皮细胞之间的裂隙,又可比正常增加10倍以上,所以毛细血管的通透性必然明显增高。

(3)组织间隙纤维蛋白沉积:在正常情况下,白蛋白可自由地从毛细血管向外渗出,进入周围组织中,而纤维蛋白则受到严格的限制。动物实验证明,当下肢发生静脉系统高压时,毛细血管的通透性增加,使组织间隙内纤维蛋白的浓度增加2倍以上,而溶纤维蛋白的活力却无增强,并可发现有α_2抗纤维蛋白溶酶的存在。纤维蛋白沉积在毛细血管壁的周围,形成一层鞘状结构,在毛细血管和其邻近组织间筑成一道屏障,使物质交换明显减少、减慢或停顿,从而使组织细胞发生缺氧和坏死。Bumand等的实验证实,在无薄膜阻隔的情况下,氧的弥散能力均为 5.04×10^{-5} cm^3/(min·mmHg)，若要通过一层厚为 1 mm 的纤维蛋白膜，其弥散能力即降为 0.228×10^{-5} cm^3/(min·mmHg)；二氧化碳受薄膜的阻碍较小，一般均能较自由地渗过薄膜。Burnand 等在犬的实验中，通过股动静脉瘘的模型，造成后肢静脉系统高压后，用放射性核素^{24}Na、^{126}I 标记人体白蛋白和纤维蛋白原进行实验，发现纤维蛋白原由毛细血管中逸出的速度明显比前者快速。纤维蛋白原在毛细血管周围被血栓形成机制激活，形成不可溶性的纤维蛋白复合物，阻碍毛细血管和组织间进行正常的物质交换，从而使细胞的新陈代谢过程遭到严重破坏。Leach 等在正常肢体及静脉高压患肢的皮下，注射^{126}I 标记纤维蛋白原和凝血酶，使其在皮下组织中形成凝块，然后观察蛋白凝块清除的时间，发现患肢需历时 10 天，而正常肢体只需 3 天，即能将凝块完全清除。这说明，在静脉系统高压时，组织清除纤维蛋白的能力显著下降，从而导致皮肤增厚、硬结形成等营养障碍性病变。

(4)淋巴回流障碍：组织间过量的液体和小分子物质，均由淋巴管引流，所以淋巴管的通畅在维持组织间体液平衡，以及正常的细胞内环境等方面，起着十分重要的作用。在肢体静脉高压时，淋巴管的回流量显著减少。Jager 等在深静脉功能不全患肢的踝部皮下，注射荧光右旋异硫氰酸盐 0.1 mL 后，利用荧光微淋巴照相技术，研究皮肤微淋巴管的情况，发现有溃疡形成者的淋巴网受损，而不能被染料完全充盈，病情严重者淋巴管的渗透性增加，染料积聚在组织间隙内；在正常肢体中，可见到连接浅层淋巴网和深层主干淋巴管的前收集管者占 70%，而在深静脉高压的患肢中仅为 38%。他们认为，当淋巴回流量减少 20%后，即可造成组织间隙内体液积聚。

(5)动静脉瘘：Haimovici 提出，毛细血管前动静脉瘘的存在，可能是引起下肢浅静脉曲张的病因之一。他的依据是：①股动脉造影时静脉相呈现的时间，正常为 17～21 秒，而在有浅静脉曲张的患肢中，则缩短为 2～11 秒。②多普勒超声检查，发现 80%曲张的浅静脉中有搏动性血流。③利用手术显微镜观察，多可见到管径为 1 mm 左右的动静脉瘘支，进入曲张的浅静脉或隐静脉干中。④用热像仪能找出这些动静脉瘘的位置。但是这些动静脉瘘的存在，究竟是下肢浅静脉曲张的病因，还是其后果，至今文献中未有报道。

(6)白细胞嵌陷：血液通过微循环，由动脉侧流向静脉侧，依赖于动静脉压差、血管阻力和血液黏度等因素。值得注意的是，白细胞虽然在血液中为数甚少，它的大小与红细胞相似，但其僵硬度(包括其内部的黏度和变形的时间)比红细胞高出 2 000 倍。由于受流变学作用，白细胞被排出血流的中心轴，而处于血流的边缘带。白细胞紧靠内皮细胞翻转流动，其流速显著低于血流中心的有形成分。近来学者们发现，在静脉高压的患肢中，白细胞发生嵌陷或丢失现象。在正常人的下肢中，大约有 5%的白细胞嵌陷或"丢失"于毛细血管后的微小静脉内，而患静脉高压的下肢，站立 1 小时后，于患肢远侧嵌陷或丢失的白细胞，增加到 30%左右。当患肢抬高后，绝大部分嵌陷或丢失的白细胞，又回到血液循环中。他们还发现，在白细胞嵌陷或丢失的同时，血小板也发生相应的现象。学者们又发现，嵌陷的白细胞能释出一些酶，损坏毛细血管后微小静脉的管壁。而毛细血管后微小静脉的数量远多于毛细血管前的微小动脉，所以前者的表面面积显著大于后者，因此，前者在液体和溶质的交换中，发挥十分重要的作用。白细胞嵌陷于毛细血管后，可引起微循环内的炎性反应，使纤维蛋白聚集，并由纤溶酶和白细胞弹性蛋白酶释出血管活性物质，使局部血管扩张和炎性充血，造成静脉性溃疡形成。

近年来学者们指出，患者踝部溃疡形成的病因，远较局部缺氧的传统说法复杂得多。他们认为，人体白细胞在组织缺氧的条件下，可释出各种酶和氧自由基，对组织产生损害作用。下肢静脉高压时，大量白细胞黏附于毛细血管后微小静脉的内膜上并被激活释出一些炎性中介物质。学者们发现，下肢静脉病变患者于平卧时，抽取股静脉和上肢静脉血液，然后使患足下垂45°，然后平卧30分钟再同样抽血，结果表明，在患足下垂时，白细胞计数下降27%，血浆中血栓烷 B_2 增加158%；同时在血液中还可检出白细胞的碎屑如弹性蛋白酶和乳铁蛋白等。此外还发现，单核细胞的功能减退，以及患者血液中单核细胞-血小板复合物增多（对照人群为8%，患者为29%），同样白细胞-血小板复合物也由对照人群的3.6%，增为患者的7.2%，这些都表明体内有炎症反应的病变存在。在踝部皮肤病变处乳头状真皮的毛细血管内，细胞间黏附分子-1（ICAM-1）表达上调，并且在其周围有T淋巴细胞和巨噬细胞等浸润。近年还发现，在踝部皮肤病变有显著纤维化改变的部位，$TGF\text{-}\beta_1$ 的基因表达和生成量显著增高。学者们认为，被激活的白细胞从毛细血管进入这些病变的皮肤后，刺激成纤维细胞生长，造成炎症的组织纤维化，进而减少踝部血液灌注，终于导致溃疡形成。近年来还发现，这些患者血浆中内皮细胞生长因子（VEGF）的含量，于直立位较平卧时显著升高，此外，血浆中表面黏附分子、可溶性ICAM-1和VCAM-1均显著增多，这可能与溃疡形成也有一定的关系。

传统的观念多认为，踝部溃疡多与深静脉和小腿交通静脉病变有关，而单纯浅静脉曲张不易引起溃疡；但近年来不少学者们认为，单纯性大隐静脉曲张（或伴有交通静脉功能不全）肯定会导致踝部溃疡形成，综合文献报道在全部静脉性溃疡者中约占10%。某医院血管外科曾对静脉性溃疡的200条下肢做各种检查后发现：①站立活动时，静脉压平均下降率为26.5%，停止活动后，压力回升时间平均为10.4秒。②足靴区阻抗血流图的波幅较健肢或者较正常人平均下降46%。③内踝皮肤硬变区，经皮氧分压平均值为4.123 kPa（31 mmHg），明显低于正常值。④小腿下段近溃疡部位，以激光多普勒进行检测，在膝部加压阻断血流再解除压迫，以及在局部加温44 ℃后，波幅上升不显著，与正常人比较减低50%以上。同时，在临床实践中发现，凡是病程较短、面积较小的溃疡患者，只要卧床休息抬高患肢，并经过一般处理2～3周后，溃疡多能自行愈合。本组资料说明，静脉性溃疡与下肢静脉系统的高压状态有密切关系，而组织间纤维蛋白沉积、局部毛细血管的改变等，可能都是静脉高压所引起的后果。

五、病因分析

学者们通过下肢静脉造影（特别是深静脉顺行造影）发现，下肢静脉病变多种多样，浅静脉曲张只是绝大多数下肢静脉病变所共有的临床表现。下肢静脉血液倒流性病变，主要为瓣膜功能不全失去单向开放的生理功能，或者因为先天性瓣膜发育不良或缺失，而不能制止静脉中的血液倒流。在病变初期，可能瓣膜的损害只发生于浅静脉或深静脉，但如不及时给予诊治，最终将导致患肢的深静脉、浅静脉和交通静脉3个系统均处于瘀血和高压状态，造成静脉扩张和其中瓣膜的损害，酿成程度不同的临床表现，严重者可致残。下肢静脉血液回流障碍性病变主要为静脉腔内堵塞或受外界压迫，使静脉的回流受阻，包括深静脉血栓形成及其后遗症，以及其他一些阻碍血液回流的病变。

自1981年10月至2012年11月，共对下肢浅静脉曲张患者17 726例，共19 270条下肢做了下肢深静脉顺行造影检查资料的分析。全组17 726例中，男性11 751例，占66.29%；女性5 975例，占33.71%。年龄最小者5岁，年龄最大者88岁。在19 270条患肢中，病变于左下肢共10 430条，占54.13%；病变于右下肢6 784条，占35.20%；双下肢共2 056条，占10.67%。全组共19 270条患肢，均有较明显的临床表现，如浅静脉曲张、肢体肿胀、皮肤营养障碍等病变，这些都是做下肢深静脉造影检查的适应证。

检查结果发现，下肢静脉最常见的三大病变分别为：原发性深静脉瓣膜功能不全，共11 413条下肢，占59.23%；深静脉血栓形成后遗症，共4 364条下肢，占22.65%；单纯性大隐静脉曲张2 383条，占12.37%。其他为先天性静脉畸形骨肥大综合征(KTS)、先天性深静脉无瓣膜症、小腿深静脉缺如、髂静脉回流障碍综合征、下腔静脉阻塞等。KTS分为5种类型，即单纯外侧静脉曲张型，占35%；股浅静脉狭窄或闭塞型，占23%；腘静脉狭窄或闭塞型，占24%；无深静脉型，占17%；髂-股静脉狭窄或闭塞型，占1%。

下肢静脉倒流性病变主要包括原发性下肢深静脉瓣膜功能不全、单纯性大隐静脉曲张(伴有或无小隐静脉曲张)、先天性下肢深静脉无瓣膜症(包括先天性瓣膜发育不全)、下肢深静脉血栓形成后遗症Ⅲ型等。下肢静脉回流障碍性病变主要包括深静脉血栓形成后遗症、KTS、髂静脉回流障碍综合征等。血栓形成后遗症分为全肢静脉主干和局段主干闭塞两种类型。全肢型者按再通程度的不同，又分为完全闭塞型(Ⅰ型)；以闭塞为主的再通型(ⅡA型)；以已再通为主的再通型(ⅡB型)和完全再通型(Ⅲ型)。Ⅲ型者由于完全再通后其中的瓣膜均遭破坏，所以属血液倒流性病变的范畴。本资料说明，在下肢静脉病变的患肢中，属倒流性病变者占73.30%；回流障碍性病变者占26.70%(表7-2、表7-3)。

表7-2　19 270条下肢(17 726例)造影结果

疾病	患肢数	百分比(%)
原发性深静脉瓣膜功能不全	11 413	59.23
深静脉血栓形成后遗症	4 364	22.65
单纯性大隐静脉曲张	2 383	12.37
KTS	551	2.86
先天性深静脉无瓣膜症	102	0.53
小腿深静脉缺如	42	0.22
髂静脉回流障碍综合征	551	2.86
下腔静脉阻塞	34	0.18

表7-3　4 364条下肢深静脉血栓形成后遗症的类别

闭塞类型	患肢数	百分比(%)
Ⅰ型	720	16.50
ⅡA型	749	17.20
ⅡB型	381	8.73
Ⅲ型	227	6.35
髂-股静脉	832	19.07

续表

闭塞类型	患肢数	百分比(%)
股浅静脉	321	7.36
股-腘静脉	244	5.59
腘静脉	156	3.58
胫腓干静脉	64	1.50
小腿深静脉	217	4.97
腓肠肌静脉丛	457	10.47

本组资料说明,虽然下肢浅静脉曲张的病因多种多样,各不相同,但是它们所造成的病理生理变化却很相似。血液倒流性病变者,因瓣膜关闭不全使血液倒流,造成静脉系统瘀血和高压,引起相应的临床表现;回流障碍性病变者,因静脉血液回流受阻,同样也酿成静脉系统瘀血和高压,在临床也出现与倒流性病变相似的临床表现。这两种下肢静脉病变类型,虽然它们的病因、血流动力学变化和病理改变截然不同,但是因此而酿成的病理生理变化却十分相似,都是静脉高压的状态。所以,学者们认为,下肢浅静脉曲张等是各种静脉病变所共有的症状和体征。发现有这些临床表现的患者,都应当做相应的检查,以提供正确的诊断和治疗依据。这是下肢静脉系统病变的特点。

根据本组资料,占下肢静脉系统疾病前三位患病率者,依次为原发性深静脉瓣膜功能不全、深静脉血栓形成后遗症和单纯性大隐静脉曲张。但必须指出,很多属于单纯性大隐静脉曲张的患者,由于浅静脉曲张不十分显著,或者没有其他的症状和体征,因而不来院就诊,也可因在门诊做无创性检查提示深静脉无异常等,而未做下肢深静脉造影。因此,实际上单纯性大隐静脉曲张的患病率,一定高于本组资料中的数据。

六、分类

1994 年,美国静脉学会为下肢慢性静脉疾病制定出分类法,并为欧美各国学者所接受。这个方法称为 CEAP 分类法,由临床表现、病因学、解剖分布和病理生理学组成。C——有症状或无症状,以“s/a”表示,共分为 1～6 级:0 级,无可见或触及的静脉疾病体征;1 级,有毛细血管扩张、网状静脉、踝部潮红;2 级,有静脉曲张;3 级,有水肿但无静脉疾病引起的皮肤改变;4 级,有静脉疾病引起的皮肤改变,如色素沉着、湿疹和皮肤硬化等;5 级,有静脉疾病引起的皮肤改变和已愈合的溃疡;6 级,有静脉疾病引起的皮肤改变和正发作的溃疡。E——原发性、继发性或先天性,以“p、s 或 c”表示。A——浅静脉、交通静脉或深静脉,以“s、p 或 d”表示。P——静脉血液倒流、回流障碍或两者均同时存在,以“r、o 或 r/o”表示。

七、检测方法

传统应用于检测下肢浅静脉曲张的方法,包括屈氏试验和潘氏试验。屈氏试验主要用于检测隐股静脉瓣膜的功能,还可观察交通静脉瓣膜的功能。但是这种试验并不能判断隐股静脉瓣膜和交通静脉瓣膜功能不全,是否继发于深静脉病变,更不能鉴别深静脉功能不全的类型。潘氏试验用以检测下肢浅静脉曲张患肢的深静脉主干是否通畅，以决定有无大隐静脉剥脱术的适应证。旧的观念认为，血栓形成后遗症是下肢深静脉功能不全的病因，深静脉主干被血栓堵塞，而继发下肢浅静脉代偿性曲张。因此试验呈阳性结果者，表示深静脉主干闭塞，如果做大隐静脉高位结扎加剥脱术，必然加重静脉血液回流障碍的病情，所以是大隐静脉手术的反指征；试验为阴性者，才可做大隐静脉剥脱手术。目前新的观点已认识到，下肢深静脉血栓形成后完全再通者，尤其是原发性深静脉瓣膜功能不全和先天性下肢深静脉无瓣膜者，试验结果均为阴性，如果采用只涉及浅静脉系统的大隐静脉剥脱术，手术后必然由于深静脉系统病变所造成的高压和瘀血并未解决，甚至还不断加重，从而导致病情无改善或迅速复发而遭到失败。因此，屈氏试验和潘氏试验因不能全面、正确评估下肢浅静脉曲张的病因和病情，已不再被认为是必不可少的检测方法。

近年来，无创性检测仪器已广泛应用于临床，在大多数情况下可替代有创检查，但是于某些情况时仍需做造影检查。下肢静脉造影术包括深静脉顺行造影、深静脉逆行造影、经皮腘静脉插管造影（瓣膜功能定位检测）和浅静脉造影等，其中下肢深静脉顺行造影术是检查下肢静脉病变的首选方法，即对可疑有静脉病变的下肢，一般都首先采用顺行造影检查，了解病变的性质、范围和程度等情况，然后根据需要再做其他的造影检查，以及有关的各种检测。其目的在于明确诊断，并且为治疗方法的选择提供可靠的依据。

下肢深静脉顺行造影能够提供整个患肢静脉系统的清晰图像，包括深静脉主干的通畅情况、畸形、显影中断和闭塞、管径大小、瓣膜分布和形态、狭窄或受压、管壁光滑度、侧支形成等。在大多数情况下，顺行造影可基本显示患肢静脉系统病变的全貌，有助于临床医师选用进一步检查的方法。例如，在顺行造影X线片中呈典型原发性深静脉瓣膜功能不全者，虽然诊断基本明确，但还需进一步做逆行或经皮腘静脉造影（瓣膜功能定位检测），测试瓣膜功能损坏的程度和范围，以确定有无手术指征并作为选用合适瓣膜重建术式的依据。顺行造影显示髂-股静脉血栓后遗闭塞者，即使在盆腔已有大量侧支形成，但仍需做动态压力检测，根据静息直立位压力、活动患肢后压力下降率和停止活动后压力恢复的时间等，来判断已形成的侧支循环是否起到完全分流的作用；闭塞段远侧深静脉主干的压力是否已升高到需要做大隐静脉交叉转流术的程度；也可经患侧股总或腘静脉向闭塞段远端插管，同时经健侧深静脉或上肢深静脉，向患侧深静脉段的近端插管，测定闭塞段近、远侧的静脉压差是否大于0.49 kPa（5 cmH_2O），必要时还需做经皮腘静脉造影，以明确股-腘静脉段中的瓣膜，是否已因其近侧髂-股段闭塞后，逆向压力增高而遭破坏，引起股-腘静脉段的血液倒流性病变，从而有可能在施行大隐静脉交叉转流后，再做股浅静脉自体带瓣静脉段移植术，或者腘静脉外肌袢形成术。下肢深静脉血栓形成后遗症的患肢，经应变容积描记（SPG）检测表明回流通畅者，仍有必要做深静脉顺行造影检查，以明确患肢的静脉血液是由已经再通的深静脉回流，还是通过深部和浅部的丰富侧支分流，发挥减压的效果。

在目前采用的各种无创性检测手段中，近年来双功彩超特别受到重视，并已在临床越来越广泛地应用。它不但可以提供血管的解剖信息，而且能够提示血管的功能状态，已越来越多地替代静脉造影，作为检测下肢静脉系统病变的可靠手段之一。近来，又有腔内彩超扫描检查（IVUS）问世，只需将带探头的导管经髂-股血管穿刺，送至要检测的血管段，即可观察血管腔内、管壁和管腔外的病变，并可检出管腔闭塞的程度，从而显著提高血管病变诊断的准确率。

八、治疗原则

下肢浅静脉曲张是由许多不同病因所酿成的一种共同的临床表现。因此，对下肢浅静脉曲张的患者，特别是临床表现较严重者，都不能贸然诊断为单纯性大隐静脉曲张，而必须通过新的、相应的检查，明确病因、确定诊断，然后针对发病原因采取适当、有效的治疗方法。

下肢浅静脉曲张者大多能通过手术治疗，达到明显减轻病症或治愈的目的。手术方法可概括分为两大类：①矫正血液倒流的手术，主要包括大隐静脉高位结扎＋剥脱术＋分段结扎术，以及各种下肢深静脉瓣膜重建术。②纠正血液回流障碍的手术，如采用自体静脉或人造血管所做的各种深静脉搭桥转流术，静脉曲张的激光治疗，射频治疗，硬化剂注射治疗等。

（吴科敏　何　欣）

第四节　主动脉夹层

主动脉夹层又称主动脉夹层动脉瘤（AD），是指在多种或一种因素作用下，主动脉内膜完整性遭到破坏，主动脉腔内的血液经过破裂的内膜破口进入主动脉壁中膜，并沿主动脉长轴撕裂，导致内膜片形成并将主动脉分割成真、假双腔样结构。属心血管疾病中的危重急症，发病急、进展快、病死率高，病情复杂、多样，易被误诊和漏诊。

目前临床常用 De Bakey 分型对 AD 进行分型：De Bakey Ⅰ型：内膜破口位于升主动脉，范围累及胸主动脉各部甚至腹主动脉，此型最为常见；De Bakey Ⅱ型：内膜破口位于升主动脉，扩展范围局限于升主动脉或主动脉弓；De Bakey Ⅲ型：内膜破口位于降主动脉，扩展范围累及降主动脉或腹主动脉。Ⅰ、Ⅱ型又称近端型，Ⅲ型又称远端型。Daily 和 Millei 分类法将 AD 分成两型，即 Stanford A 型：所有累及升主动脉的夹层（包括 Debakey Ⅰ型和Ⅱ型）；Stanford B 型：局限于降主动脉的夹层。急性主动脉夹层一般指发病两周之内，而治疗前发病已超出两周者属慢性。也有将 AD 归入急性主动脉综合征（AAS）。

主动脉夹层的常见严重并发症包括：夹层破裂、心包积液和（或）填塞、急性心肌梗死、腹腔脏器缺血坏死，其他还有胸腔积液、假性动脉瘤形成等。

本病男多于女，发病高峰年龄在 40～70 岁。

一、病因和发病机制

病因尚不明，常见相关因素有下列几项。

（一）高血压

高血压病史与 AD 发生关系密切，机制有：①血流动力学的改变，引起血管内膜胶原纤维及弹性纤维增生，管壁僵硬度及应力相应增加，最终导致内膜撕裂而诱发 AD。②组织学方面，当血压增加时，血管平滑肌细胞在斑联蛋白的作用下，通过增生、肥大等自身重建来适应血压增高这一变化。③分子学方面，在多种外界因素作用下，主动脉细胞外基质的结构、功能发生改变，导致 AD 的形成。

（二）主动脉粥样硬化

动脉粥样硬化是常见的动脉硬化的血管病。其病变特点是脂质和复合糖类在动脉内膜中积累导致的内膜纤维性加厚，深部成分坏死、崩解而产生粥样物，进而导致动脉壁硬化。久而久之，动脉管壁顺应性下降，能承受的最大应力下降，导致发生 AD 的概率上升。

（三）遗传因素

马方综合征（MFS）是一种遗传性结缔组织疾病，为常染色体显性遗传疾病，是 AD 发病危险因素之一。

Loeys-Dietz 综合征（LDS）是一种遗传性结缔组织疾病，为常染色体显性遗传。此症涉及全身多个系统，主要累及血管、骨骼、颅脑以及皮肤，最典型心血管系统的异常表现包括主动脉迂曲、主动脉瘤、主动脉夹层（AD）。

Ehlers-Danlos 综合征（EDS）表现为先天性结缔组织发育不全。国际注册共有 11 种 EDS 类型，其中Ⅳ型是一种罕见的常染色体显性遗传疾病，通常有皮肤及血管脆弱，皮肤弹性过强，关节活动过大三大主征。约 40%在 40 岁之前出现不同动脉的夹层形成及破裂。

Turners 综合征（TS）是一种伴 X 染色体异常的遗传性疾病，临床表现为身矮、生殖器与第二性征不发育和一组躯体的发育异常，近年来其与 AD 的关系逐渐被人们所认识。

遗传性胸主动脉瘤和夹层综合征（TAAD）患者中约有 1/5 有阳性主动脉瘤家族史，TAAD 患者即使没有任何临床症状，病理学检查也可发现其主动脉中层大部区域变性、平滑肌细胞显著减少。

（四）先天性心血管畸形

主动脉缩窄（CoA）是比较常见的先天性血管畸形，多见于男性。在患者中可发生局限性狭窄，缩窄部位绝大多数位于主动脉弓左锁骨下动脉开口的远端，部分患者可合并其他血管畸形，严重时主动脉缩窄还可使主动脉腔完全阻塞。目前其病因尚不明确，有学者认为与来源于胎儿血流方式异常有关，也有学者认为与动脉导管闭合时的收缩和纤维化影响主动脉有关。其引起 AD 的机制被认为可能与 CoA 造成的主动脉近端高血压，导致主动脉壁压力增高引起内膜撕裂有关。然而，病理学研究亦发现缩窄近端的主动脉中层也同样存在着退行性病变。

二叶式主动脉瓣（BAV）在先天性主动脉瓣狭窄畸形中最为常见，约占 50%～60%。患者除了常合并主动脉狭窄或主动脉瓣关闭不全以外，还易并发感染性心内膜炎。

右位主动脉弓（RAA）和迷走右锁骨下动脉（ARSA）比较少见。大多数 RAA 和 ARSA 患者无临床症状，偶有气管、食管受压，表现为呼吸困难、吞咽困难。通过影像学检查，可以明确气管、食管受压的程度。AD 患者伴有 RAA 和 ARSA 的发病率分别为 3‰和 5‰。病理学检查可发现 RAA 和 ARSA 患者的主动脉组织结构比较脆弱，中层弹性纤维减少，并有退行性改变；这些结构性病变是诱发 AD 形成的主要原因。

（五）炎症性血管疾病

多发性大动脉炎（TA）是指主动脉及其分支的慢性、进行性，且常为闭塞性的炎症，亦称为缩窄性大动脉炎。本病多发于年轻女性，病因迄今未明。TA 为多发性节段性分布的非特异性全层动脉炎，好发于主动脉弓及其分支、降主动脉、腹主动脉以及肾动脉等。早期病理表现为大动脉壁肉芽肿性炎，随着病情进展，晚期出血内、外膜广泛性纤维增厚，内膜不断向腔内增生，引起动脉狭窄、闭塞。少部分病例可最终导致动脉瘤和 AD 形成，这被认为是与动脉壁弹性纤维和平滑肌破坏，中层组织坏死相关。

巨细胞动脉炎（GCA）是一种系统性血管炎，主要累及 50 岁以上患者颈动脉的颅外分支。GCA 病因目前尚不明确，目前认为可能与高龄、地域、种族和遗传等因素有关。病理学观察表明，患者主动脉内膜弹力减退，大量免疫球蛋白沉积于颞动脉壁层；受累动脉病变呈节段性跳跃分布，病灶呈斑片状增生性肉芽肿。

Behcet 病是一种全身性免疫系统疾病，病变可以累及多个系统，主要临床表现除了口腔和生殖器反复溃疡以外，还有眼部、皮肤、关节病变等，小部分患者表现为血管受累。Behcet 病血管炎性病程可以影响全身任何动脉和静脉血管，患者主动脉的组织病理学表现为中膜和外膜的血管滋养管周围可见淋巴细胞、组织细胞、嗜酸性粒细胞的浸润，中层的破坏引起主动脉瘤和 AD 形成。与女性相比，男性病情更为严重，常累及心血管并出现严重并发症，处理困难，死亡率极高。

单纯性梅毒性主动脉炎由梅毒螺旋体侵入人体心血管系统后引起，常因临床症状不明显而被忽略。其病理改变包括大量淋巴细胞、浆细胞在主动脉血管周围浸润，主动脉中层的正常组织纤维化，主动脉中、外膜滋养血管壁的显著增厚、狭窄。

（六）外伤

外伤也是引起 AD 的危险因素之一，主要包括车祸时急剧减速或扭转造成的损伤和摔伤、高空坠落、举重或做 Valsalva 动作造成的损伤等。其产生的原因是钝力作用下主动脉在发生扭曲，导致主动脉管壁应力增高，使内膜撕裂。撕裂内膜通常很局限，多在主动脉峡部，很少造成广泛的 AD。由于内膜和中层环状脱垂造成动脉阻塞，因此除了会引起破裂以外，外伤还会引起假性狭窄。主动脉钝性损伤破裂位置有 20% 在升主动脉，但幸存者较少，通常死于心脏压塞。

（七）服用可卡因或其他兴奋剂

可卡因滥用史与 AD 发生有明显相关性，可卡因摄入后，血液中儿茶酚胺水平反应性增高，使血压在短时间内急剧升高且呈现大幅度波动，可以使管壁应力异常增加进而导致主动脉内膜撕裂形成 AD。

（八）其他

1.多囊性肾病

多囊性肾病有两种类型，一种是（婴儿型）多囊肾，临床较罕见，为常染色体隐性遗传；第二种是（成年型）多囊肾（ADPKD），常发病于青中年时期，为常染色体显性遗传。国外文献报道白种人 AD 患者多伴有成年型多囊肾，Kim 等也发现单纯性肾囊肿与 AD 有关。

2.妊娠

妊娠期间，孕妇机体会发生一系列内分泌激素的变化。雌激素升高，导致主动脉壁上弹性纤维和胶原蛋白的沉积减慢；孕激素升高，导致主动脉壁上非胶原蛋白的沉积加快，两者共同作用使血管壁顺应性下降，促进 AD 形成。同时，雌激素、孕激素和醛固酮等分泌增加引起水钠潴留，泌乳素、孕激素刺激红细胞生成而使红细胞量增加，总循环血量增多导致血管应力增加。因此，高血容量、高心输出量和不正常的激素环境增加了妊娠期夹层的发生率，最常见部位为近端主动脉。

3.医源性损伤

医源性损伤导致主动脉夹层的可能原因包括:一是心脏手术患者本身存在先天性缺陷,如主动脉囊性中层坏死;二是手术操作本身可能对主动脉血管壁造成外来损伤。

4.不良嗜好

长期大量吸烟可导致血管内皮细胞损伤,血液中高浓度的一氧化碳和碳氧血红蛋白,可以促进血管内皮细胞生长因子的释放,使中膜平滑肌细胞向内膜迁移增生致动脉硬化。吸烟亦可导致血压升高,使主动脉壁处于应力状态,进一步诱发内膜撕裂导致 AD 发生。

长期大量饮酒可导致动脉硬化和内膜损伤,易导致 AD 形成。由此可见,吸烟和饮酒均是 AD 发病的独立危险因素。

5.长期使用免疫抑制剂或糖皮质激素,感染

长期使用糖皮质激素或免疫抑制剂,菌血症或邻近的感染灶延伸引起主动脉壁的感染等,都可能引发 AD。

二、诊断要点

(一)疼痛

突发剧烈疼痛是发病开始最常见的症状,并具有以下特点。

1.疼痛强度比其部位更具有特征性

疼痛从一开始即极为剧烈,难以忍受;疼痛性质呈搏动样、撕裂样、刀割样,并常伴有血管迷走神经兴奋表现,如大汗淋漓、恶心、呕吐和晕厥等。

2.疼痛开始部位有助于提示分离起始部位

前胸部剧烈疼痛,多发生于近端夹层,而肩胛间区最剧烈的疼痛更多见于起始远端的夹层;颈部、咽部、额或牙齿疼痛常提示夹层累及升主动脉或主动脉弓部。

3.疼痛部位呈游走性提示主动脉夹层的范围在扩大

疼痛可由起始处移向其他部位,往往是沿着分离的路径和方向走行,引起头颈、腹部、腰部或下肢疼痛,并因夹层血肿范围的扩大而引起主动脉各分支的邻近器官功能障碍。

4.疼痛常为持续性

有的患者疼痛自发生后一直持续到死亡,止痛剂如吗啡等难以缓解;有的因夹层远端内膜破裂使夹层血肿中的血液重新回到主动脉管腔内而使疼痛消失;若疼痛消失后又反复出现,应警惕主动脉夹层又继续扩展并有向外破裂的危险;少数无疼痛的患者多因发病早期出现晕厥或昏迷而掩盖了疼痛症状。

(二)低血压或高血压

患者中 70%~90%有高血压。在 AD 的发生过程中,也常出现低血压甚至休克,多见于 A 型 AD,常是夹层分离导致心脏压塞、胸膜腔或腹膜腔破裂的结果,而当夹层累及头臂血管使肢体动脉损害或闭塞时,则不能准确测定血压而出现假性低血压。

有血压与休克症状不平行,此时血压正常甚至高血压,即多见于 B 型 AD,这是由于 AD

的发生中合并交感神经的过度兴奋导致血压处于较高水平；也有时系肾动脉受累导致血压难以控制。

（三）神经系统症状

主动脉夹层可沿着无名动脉或颈动脉向上扩展，使管腔狭窄或突然阻塞，导致颈动脉搏动消失，致使头昏、神志模糊、定向力丧失、嗜睡甚至昏迷。如通过椎动脉到基底动脉环的侧支循环不充分，则发生对侧偏瘫、同侧失明等。夹层动脉瘤压迫喉返神经可出现声音嘶哑。压迫交感神经节可引起 Horner 综合征。病变影响肋间动脉或腰动脉，发生阻塞即引起截瘫。夹层动脉瘤扩展到两侧髂动脉，即引起下肢动脉搏动消失，影响周围神经的供血，引起周围神经坏死。

（四）心血管系统症状

可出现急性主动脉瓣关闭不全的舒张期杂音，常呈音乐样，沿胸骨左缘更清晰，可随血压高低而呈强弱变化，此体征对主动脉夹层具有诊断意义。动脉搏动消失或两侧肢体强弱不等，两臂血压出现明显差别。主动脉走行部位可出现异常血管杂音或搏动性肿块。其他心血管受损表现：夹层累及冠状动脉时，可出现心绞痛或心肌梗死；血肿压迫上腔静脉，可出现上腔静脉综合征；夹层血肿破裂到心包腔时，可迅速引起心包积血，导致急性心脏压塞而死亡。

（五）其他症状

主动脉夹层破裂到胸腔引起胸腔积血，可出现呼吸困难和咳嗽、咯血等。

病变在腹主动脉及其大分支，影响腹部器官的供血，可出现类似急腹症的表现，疼痛的同时常伴有恶心、呕吐等类似急腹症的表现；夹层血肿压迫食管，则出现吞咽障碍，破入食管可引起大呕血；血肿压迫肠系膜上动脉，可致小肠缺血性坏死而发生便血。

累及肾动脉可出现腰部或脊肋角处疼痛或肾区能触及肿块，可引起腰痛及血尿。肾脏急性缺血，可引起急性肾衰竭或肾性高血压等。

慢性 AD 可出现长程中低热、夜汗、体重下降、胸腔积液、胸痛缺如或轻微，偶有动脉反复栓塞（假腔内血栓脱落所致）。

（六）超声心动图

超声心动图的特点为操作简便、迅速、无创。其诊断 AD 的方法主要有两种，即经胸超声心动图（TTE）、经食管超声心动图（TEE）。TTE 可显示夹层部位、真假腔，并可发现随心动周期摆动的内膜片，但其图像显示受到多种因素的影响，如慢性阻塞性肺疾病、胸廓畸形、肥胖等；另外，其对横断面、降主动脉显像不佳，所以其敏感度及特异度较低，因此也较少用于 AD 的临床诊断。TEE 用于诊断 AD 较 TTE 更为优越，因食管靠近主动脉根部，因此 TEE 可更清楚地显示真腔、假腔、内膜瓣，其敏感性及特异性较高，但 TEE 过分依赖操作者经验，因此应用也较为局限。但其缺点是操作复杂，对远端降主动脉瘤的敏感性低，仅为 40%左右。

血管内超声（IVUS）可以直接从主动脉腔内观察血管壁结构，尤其适用于腹主动脉远端血管，对疑诊为主动脉夹层且血管造影结果正常的患者，IVUS 可以弥补血管造影的不足。

（七）X 线

后前位及侧位胸片可观察到上纵隔影增宽、主动脉增宽延长、主动脉外形不规则，有局部隆起，在主动脉内膜可见钙化影，此时可准确测量主动脉壁的厚度，正常在 2～3 mm，增加

1 cm时则提示本病的可能性，超过 1 cm 即可肯定为本病。特别是发病前已有摄片条件相似的胸片与发病后情况相比较，或发病后有一系列胸片追踪观察主动脉宽度，则更具有意义。胸片虽然特异性、敏感性较低，但结合病史、体征仍有一定诊断价值，其确诊有赖于其他影像学诊断技术。

（八）计算机 X 线断层扫描（CT）

系无创检查方法，高质量的增强 CT 或三维重建，能很快肯定或排除此病。CT 可显示病变的主动脉扩张，发现主动脉内膜钙化优于 X 线平片，如果钙化内膜向中央移位提示主动脉夹层，如果向外围移位提示单纯主动脉瘤。由于它的扫描垂直于主动脉纵轴，故比动脉造影更易检测撕裂的内膜垂直片。后者呈一极薄的低密度线，将主动脉夹层分为真、假两腔，假腔内的新鲜血栓在平扫时表现为密度增高影，这均是诊断主动脉夹层最特异性的征象之一。CT 对降主动脉夹层准确性高，但对主动脉弓升段夹层，由于动脉扭曲，可产生假阳性或假阴性；另外，它不能诊断主动脉瓣闭锁不全，也不能了解主动脉夹层的破口位置及主动脉分支血管情况。

（九）磁共振显像（MRI）

MRI 与 CT 效果类似，但与 CT 相比，它可横轴位、矢状位、冠状位及左前斜位等多方位、多参数成像，且不需使用造影剂即可全面观察病变类型和范围及解剖形态变化，其诊断价值优于多普勒超声和 CT，诊断主动脉夹层的特异性和敏感性均达 90%以上，尤其是当主动脉夹层呈螺旋状撕裂达腹主动脉时，仍能直接显示主动脉夹层真假腔，更清楚地显示内膜撕裂的位置以及病变与主动脉分支的关系。其缺点是费用高，不能用于装有起搏器和带有节、钢针等金属物的患者，不能满意显示冠状动脉及主动脉瓣情况。

（十）主动脉造影及数字减影血管造影（DSA）

1.主动脉造影

对肯定诊断及了解主动脉夹层及分支累及范围和供血情况、明确内膜破口部位及并发主动脉瓣关闭不全等均有重要价值，但是这种检查方法较为复杂，特别是用于急性期极危重的患者时常有较大的危险。

2.数字减影血管造影（DSA）

少创性的静脉注射 DSA，对 B 型主动脉夹层的诊断基本上可取代普通动脉造影。可正确发现主动脉夹层的位置与范围，主动脉血流动力学和主要分支的灌注情况，部分患者在 DSA 可清楚见到撕裂的内膜片，易于发现主动脉造影不能检测的钙化。但对 A 型或 Marfan 综合征升主动脉夹层，静脉 DSA 有其局限性，分辨力较差，常规动脉造影能发现的内膜撕裂等细微结构可能被漏诊。

（十一）心电图

主动脉夹层本身无特异性心电图改变。既往有高血压者，可有左心室肥大及劳损；冠状动脉受累时，可出现心肌缺血或心肌梗死心电图改变；心包积血时，可出现急性心包炎的心电图改变。

（十二）实验室检查

可溶性弹性蛋白片段、D-二聚体以及平滑肌凝蛋白重链单克隆抗体等为其重要的血清学标记物。据报道，平滑肌凝蛋白重链单克隆抗体其诊断 AD 的敏感性可达 91%，特异性为 98%。更为重要的是，此方法可用于鉴别心肌梗死和 AD。

（十三）基因诊断

基因诊断主要与主动脉夹层诱因密切相关，如 *FBN*1、*TGFBR* 等马方综合征致病基因，*COL*3*A*1 等 Ehlers-Danlos 综合征致病基因。

三、鉴别诊断

1.急性心肌梗死

胸痛多超过 30 分钟，呈压榨样，逐渐加重，多有典型心电图演变及心肌标记物变化，多有心绞痛史或冠心病病史。冠状动脉造影及主动脉造影检查可明确诊断。

2.非主动脉夹层引起的主动脉瓣关闭不全、心包炎、主动脉瘤

多有相应病史、杂音或心包摩擦音、心电图与 X 线改变等相应表现，但无主动脉夹层之剧烈胸痛，亦无夹层之相应影像改变。心脏超声及主动脉造影检查等可明确诊断。

3.大面积肺栓塞

剧烈胸痛、咳嗽、咯血、虚脱，两肺哮鸣音，胸部 X 线可见肺梗死阴影，$PaO_2<80$ mmHg。心电图可呈急性肺源性心脏病改变。胸部 CT 或肺动脉造影可明确诊断。

4.急腹症

夹层动脉瘤侵及腹主动脉及其大分支时可产生各种急腹症的表现，有时误诊为肠系膜动脉栓塞、急性胰腺炎、急性胆囊炎及阑尾炎等。必要时行 MR 或主动脉造影以资鉴别。

四、病情判断

剧烈胸痛后出现心包磨擦音、心包压塞、休克等表现，为主动脉夹层在升主动脉根部破入心包，可迅速致死。剧烈胸痛后发生重度急性主动脉瓣关闭不全，可导致急性心功能衰竭致死。右上肢脉搏在胸痛后突然减弱或消失，或头臂动脉受累致脑血管意外，肾动脉受累致肾功能不全，肠系膜动脉受累致血便均为严重并发症。

动脉夹层的发展与最初的动脉夹层直径有密切关系。如果动脉夹层≥5 cm，增长速率高达 0.79 cm/年，未经治疗者约 3%可立即死亡，21%可在发病 24 小时内死亡，2 周内死亡者达 60%，3 个月内 90%死亡。32%～47%的死亡是由于夹层破裂。但预后视病变部位、范围及程度而异。远端型、范围较小者预后较好。如能早期诊断，经正确的内科强化药物治疗或外科手术，可望达 70%～80%的成功率。

五、治疗

治疗原则：①对症治疗，有效止痛，严密监护。②内科强化药物治疗，迅速降压，减低心肌收缩力。③外科手术治疗。

（一）一般治疗

（1）一般治疗：凡疑及或初诊主动脉夹层应立即收住院并监护血压、呼吸、心率、血流动力

学及尿量，进行紧急救治。

(2)鼻管吸氧。

(3)镇静：地西泮 10 mg 肌内注射或静脉注射。

(4)有效止痛：可用吗啡 3 mg 静脉注射，或 5～10 mg 皮下注射，或用哌替啶 50 mg 肌内注射。

(5)禁用：本病忌用抗凝及溶栓治疗。

(6)通便。

(7)加强心理护理。

(二)内科强化药物治疗

急性主动脉夹层最初的内科治疗为：稳定血压，缓解疼痛，监测出入量。进一步采取的治疗应根据病变的部位及范围而定。另外两种情况也可考虑行内科治疗：①假腔中血液凝固。②急性期症状不明确或不典型。但如夹层再继续扩展，则应立即手术。

(1)迅速降低血压以减低血肿之进展，并止痛。应使收缩压快速降至 100～110 mmHg。可予硝普钠静脉滴注(起始 25～50 μg/min)，可直接松弛血管平滑肌，扩张周围血管，降压迅速有效。亦可给钙拮抗剂如硝苯地平、非洛地平，或血管紧张素转换酶抑制剂(ACEI)如卡托普利、贝那普利以降压。一般急性期给硝普钠，待病情稳定改用口服降压药。

(2)减低心肌收缩力，减慢心率，降低心肌排血量。可给予β受体阻滞剂，协同降压。急性期可予美托洛尔 5 mg 缓慢静脉注射，间隔 5 分钟后重复 1～2 次，使心率减慢。也可给予普萘洛尔口服 10～40 mg，每日 2～4 次，或阿替洛尔 25 mg，每日 2 次，或美托洛尔 25～50 mg，每日 2 次。

(3)纠正休克，如患者处于休克状态，血压明显低于正常，可静脉输全血或血浆或液体，可用升压药间羟胺、多巴胺等，同时应注意防止增加心肌应激性。

(三)AD 腔内介入治疗

覆膜支架植入术治 AD 的原理是用覆膜支架封堵夹层内膜破口，压迫假腔，扩张真腔并阻断异常血流，且促使假腔内无血流通过，最终形成血栓。

介入治疗具有创伤小、术后恢复快、并发症发生率低等优点，尤其适用于高龄以及全身情况差无法耐受传统手术者，可有效改善 AD 患者的预后，主要适用于 B 型夹层。

凡是左锁骨下动脉以远的真性或假性动脉瘤，只要近端和远端有相对正常的动脉，可供人类血管覆盖支架固定都适宜该项技术。

(四)外科手术治疗

外科治疗的指征如下。

(1)急性近侧夹层分离即 DeBakey Ⅰ、Ⅱ型或 Stanford A 型，因病变累及主动脉瓣、冠状动脉或主动脉弓各分支，出现严重心脑并发症，或因夹层动脉瘤破裂而死亡，其手术治疗的效果好于药物治疗，对这类患者应果断施行急诊手术。

(2)DebakeyⅢ型或 Stanford B 型 AD 多见于年龄较大合并高血压患者。多伴有严重动脉粥样硬化、周围血管疾病和其他器官功能不良，且内科治疗效果较好，而手术治疗其死亡率和术后并发症发生率很高，因此多主张对无并发症的 DebakeyⅢ型 AD 进行非手术治疗。出现下列情况应手术治疗：①夹层导致重要器官缺血。②动脉破裂，或将要破裂，如形成梭状动脉瘤。③夹层逆行延展累及了升主动脉。

（五）联合治疗

主动脉夹层的治疗无论是外科手术还是介入方案均需要以内科辅助治疗为前提，需要积极控制患者围术期的血压、心率、疼痛等的影响因素，对于不同类型的主动脉夹层选用的方法各有不同，适应证及患者方面的因素也是影响治疗方案的重要因素，宜选择和确定个性化治疗方案。

对广泛累及胸、腹主动脉的 DeBakeyⅠ型 AD 的治疗：此型夹层最为凶险，死亡率最高，常规术式为升主动脉置换＋全弓分支血管吻合＋象鼻手术，手术耗时、并发症多。现有的常规术式包括：David 术（保留主动脉瓣的主动脉根部替换术）＋全弓置换＋支架象鼻术、Bentall＋全弓置换＋支架象鼻术、Cabrol 术＋全弓置换＋支架象鼻术等。

六、常见误区

（一）诊断误区

认为 AD 是少见病，缺乏对 AD 的全面的认识。典型症状者易诊断，不典型或合并心肌梗死时及表现为消化系统等症状时应警惕 AD 的可能。任何可疑病例均应进一步检查明确诊断。

（二）治疗误区

忽视对 AD 的预防，对高危患者宜早期进行降压、调脂等。

发现 AD 即往大医院或专科医院转送，过分依赖专科治疗及先进的治疗手段，而忽视常规的内科保守治疗。

（吴科敏　何　欣）

第五节　下肢动脉闭塞性疾病

下肢动脉粥样硬化病变进展相当缓慢，很多患者多年不出现症状，即使出现症状，由于侧支循环的建立，症状可减轻或缓解。70％患者在 5～10 年症状可保持不变甚至减轻，30％的患者病变发展需进行介入治疗，10％患者需进行截肢。并发糖尿病者病变发展较快，易于发生严重肢体缺血、坏疽，需进行截肢者也明显多于非糖尿病患者。

一、临床表现

下肢动脉缺血可分为功能性肢体缺血和重症肢体缺血（CLI）。

1.功能性肢体缺血

在休息状态下能保证肢体血流供应，但随着肢体运动，血流不能增加。临床上表现为间歇性跛行。其主要表现特点有：在做功的肌肉群表现疼痛；一定的运动量可能使疼痛重复出现；运动停止后可使疼痛迅速解除。

2.慢性 CLI

诊断标准需具备以下几点:反复发作的静息痛超过 2 周,需定期服用止痛药,伴踝部动脉收缩压≤50 mmHg(1 mmHg=0.133 kPa),趾端收缩压≤30 mmHg;足或足趾溃疡及坏疽,伴踝部动脉压≤50 mmHg,或趾端收缩压≤30 mmHg。与跛行疼痛的方式不同,缺血性静息痛不表现在肌肉群而是在足部特别是足趾和跖骨头。

查体可发现,近侧动脉可能闻及收缩期血流性杂音。髂动脉严重狭窄在其近侧可闻及血流性杂音,而股浅动脉搏动往往消失,体检可能对 PAD 作出定位诊断,对疑有下肢动脉硬化患者应仔细触诊股浅动脉、腘动脉、胫后动脉和足背动脉,并与对侧相应动脉和桡动脉进行比较,同时在脉搏消失的近侧部位听诊注意有无血流性杂音。4.0%~32.5%的人足背动脉可因正常变异而不易触及,但胫后动脉搏动消失肯定为病理性,胫后动脉搏动消失诊断 PAD 的特异性为 91.3%,但敏感性仅为 71.2%。下肢皮肤及趾甲的检查:当动脉严重狭窄导致下肢缺血时,可出现皮肤苍白、温度降低、皮肤变薄、脱屑、汗毛脱落、肌肉萎缩、趾甲变厚变形;缺血进一步加重时皮肤可出现溃疡、坏死等。

二、诊断

1.踝-肱指数(ABI)

一旦怀疑存在周围血管疾病,应该测量患者单侧或双侧肢体的 ABI。ABI 测定为诊断 PAD 的重要方法,与动脉造影有很好的相关性,正常人下肢血压略高于上肢,踝动脉血压略高于肱动脉血压,将测定的踝动脉收缩压除以肱动脉收缩压(踝动脉收缩压/肱动脉收缩压)即为 ABI。PAD 患者下肢动脉硬化闭塞,远侧血流明显减少,故收缩压明显降低,正常人 ABI 为 1.0~1.3,低于 0.90 即有诊断价值,轻度 PAD 患者 ABI 0.70~0.90;中度 PAD 0.40~0.70;重度 PAD<0.40。与动脉造影结果相比,ABI 诊断 PAD 的敏感性为 95%,特异性为 100%。ABI 不仅可作为 PAD 的重要诊断依据,也可用于观察病变发展的程度。ABI 升高反映侧支循环改善,ABI 降低则反映病情恶化。ABI 也与心血管病病死率/病残率有很好的相关性。

2.双功超声

双功超声为超声血管成像系统与超声多普勒方向性血流仪的有机组合,它的显示方式为:血管壁成像系统通常用灰阶显示,而血流则用多普勒模拟曲线法或彩色编码法,它集中了以上各仪器的优点,是目前超声血管诊断仪中较高级的一种。双功超声诊断髂动脉到腘动脉狭窄程度在 50%以上的敏感性和特异性都是 90%~95%,如果在第一个狭窄的下游有多处狭窄,检测下游狭窄的敏感性较低,为 60%~65%。

3.计算机断层扫描血管成像(CTA)

即先向血管中注入对比剂,再进行 CT 扫描。CTA 检测闭塞病变准确性很好,敏感性和特异性分别达到 94%和 100%。CTA 与常规血管造影相比各有其优缺点,但 CTA 不需要经动脉插管,从而也就避免了插管所能造成的血管痉挛、动脉硬化斑块脱落等情况,更易被无明显症状的患者所接受。CTA 因为扫描厚度的问题会漏掉局限狭窄。CTA 的缺点是造影剂对氮质血症患者有肾毒性,而且还受到 X 线辐射,尽管其辐射剂量比经导管血管造影少。

4.磁共振血管显像(MRA)

是血管成像的MRI技术,一般无需注射对比剂即可使血管显影,安全无创,但对显示小血管仍不够满意,还不能完全替代血管造影。和双功超声类似,四肢MRA可用于诊断外周动脉病变确切的解剖位置和狭窄程度。但MRA有其特有的局限性,因为血液湍流形成的影像,MRA会高估狭窄的程度。金属夹会引起类似血管闭塞的假象。

5.血管造影

血管造影是诊断下肢动脉疾病的"金标准"。但血管造影具有有创检查的危险性及造影剂所导致的肾毒性作用,且费用较高,不适用于健康筛查。

三、治疗

近年来四肢动脉病变的介入治疗有很大进展,包括PTA和经皮血管内支架置入术。支架置入可防止再狭窄,明显提高PTA的疗效。据报道,支架置入可使4年血管畅通失败相对危险降低39%。目前的观点认为介入治疗不仅适用于狭窄段相对较短者,对狭窄段相对较长(>10 cm)者仍然有效;介入治疗不仅适用于管腔狭窄者,对管腔内血栓形成导致血管闭塞者,在使用链激酶基础上仍可奏效;对新发生的血管闭塞(<1个月)进行介入治疗前,先通过导管注入链激酶溶解已形成的血栓。有学者主张对慢性血管闭塞也可采用溶栓治疗,由于病变部位和程度不同,介入治疗的效果也不一致。对于锁骨下动脉狭窄或闭塞病变,介入治疗已成为首选的方法,局限性髂总动脉和髂动脉病变,介入治疗使症状完全缓解临床疗效达3年者分别为90%和95%,髂外动脉病变则分别为85%和95%,而腹股沟以下多水平病变者为60%。

对于下肢动脉闭塞病变,选择手术适应证要遵守以下原则:严重的间歇性跛行、静息痛、缺血性坏疽以及长期不愈合的缺血性溃疡,无论是否并发糖尿病,都应争取手术,挽救肢体。间歇性跛行时进行动脉重建或者腔内治疗的手术适应证是相对的,即严重的、距离100 m以内的间歇性跛行,严重影响生活和工作质量者可考虑手术治疗。

由Fontaine提出的临床分期对确立治疗方案有重要意义。

Ⅰ期:缺乏症状但可客观上诊断的周围动脉疾病。

Ⅱ期:间歇性跛行。

Ⅲ期:静息痛。

Ⅳ期:坏疽。

Ⅱ期常常被划分为Ⅱa期(绝对跛行距离>200 m)和Ⅱb期(绝对跛行距离≤200 m)。与临床更为相关的区别是"跛行距离主观满意/耐受性较好"和"跛行距离主观不满意/耐受性较差"。由于损伤(压疮、手足病治疗等)和(或)伴随的疾病(例如,慢性静脉功能不全),坏疽和溃疡也会出现在Ⅰ期和Ⅱ期。但是,鉴于这些情况的预后良好,必须将这些损伤与Ⅳ期坏疽相区分,可以相应地称为"复杂性Ⅰ期"和"复杂性Ⅱ期"。

真正的Ⅲ期和Ⅳ期("严重肢体缺血")是以静息痛持续至少2周和(或)出现自发性坏疽为特征,伴随有收缩期外周动脉压<50 mmHg。

对轻度的间歇跛行患者，可根据患者的意愿及流出道的情况考虑是否行手术治疗。足部静息病、坏疽和溃疡预示患者将丧失肢体，手术以挽救肢体为目的，所以手术指征是绝对的，主要术式包括动脉内膜剥脱和成形术、各种血管移植和重建手术。

（吴科敏　何　欣）

第六节　颈动脉狭窄

有关于颈动脉狭窄的流行病学资料显示，在 65 岁以上的老年人中，有 5%～10%的患者颈动脉狭窄度>50%。在发生缺血性卒中的患者中，有 10%～16%是由于颈动脉狭窄所致。

由于颈动脉狭窄所致颅外颈动脉硬化闭塞性疾病好发部位为颈总动脉分叉处，尤其是颈内动脉膨大部，是引起脑缺血性疾病的重要因素。对于颈动脉狭窄，区分症状性和非症状性至关重要。当颈动脉狭窄的患者出现与同侧半球或视网膜有关的一过性或持续性的局部缺血表现时，称其为症状性颈动脉狭窄。其症状包括同侧的一过性视物模糊（黑矇、弱视）、对侧肢体或面部无力、麻木感、视野缺如，构音困难，甚至如果累及优势半球（通常是左侧）时会造成失语。

一、影像学诊断

多普勒超声，简单易行而且无创，通常是筛查颈动脉狭窄的首选。但是它很大程度上取决于操作斑块者的经验和技巧。与血管造影相比，它对中、重度颈动脉狭窄的敏感性是 86%，特异性 87%。

血管造影是判定狭窄程度和斑块的金标准。然而考虑到其有创和花费，并不适合操作或推荐给每个患者。CTA 和 MRA 常可取代血管造影，应用越来越广泛。对于超声检查可疑颈动脉狭窄的患者应行 CTA 或 MRA 检查来确诊。

二、治疗

对狭窄超过 50%的症状性患者或狭窄超过 70%的无症状性患者，可考虑进行有创治疗。经皮腔内血管成形术（PTA）是近年来开展的治疗颅外颈动脉狭窄性病变的新方法。Mathias 于 1977 年经动物实验后于 1979 年首次为颈动脉肌纤维发育不良患者行颈动脉 PTA 术；1989 年世界首例颈内动脉 PTA 成功，此后支架置入及脑保护装置的应用降低了术后再狭窄以及术中粥样斑块脱落而致脑栓塞的危险。颈动脉支架置入术（CAS）日渐成为治疗颈动脉狭窄、预防缺血性卒中的一种微创、有效方法。CAS 治疗脑血管病的益处在于可减少局部血管神经损伤，极大降低动脉血流阻断时间，每次球囊扩张阻断血流 5～20 秒，同时具有创伤小、术后恢复较快、极大缩短患者住院时间等优点。CAVATAS 是第一个比较颈动脉内膜剥脱术（CEA）和 CAS 治疗症状性和无症状性颈动脉狭窄疗效的随机对照试验，该项研究排除了新发心肌梗死、严重肾病和难以达到的狭窄等高危患者。研究结果显示，手术和血管介入两组患者 30 天卒中发生率和病死率无明显差异，但是术后 1 年的再狭窄发生率血管介入组明显高于外科手术组，不过该项研究中进行血管介入治疗的患者仅占26%，且均未放置保护装置。

SAPPHIRE研究是第一个进行有保护装置的CAS与CEA疗效比较的随机对照试验，其选择高危颈动脉狭窄患者334例，随机分为CAS和CEA组，前者加用保护装置，以阻挡术中脱落栓子流向脑血管内，研究结果显示，术后30天脑卒中发生率及病死率，CAS组为3.6%和1.2%，CEA组则为3.1%和2.5%，两组无明显差异；而术后1年总体不良事件发生率(包括30天内死亡、卒中、心肌梗死)CAS组与CEA组分别为12.2%和20.1%，两者无明显差异。2010年公布的CREST研究是一个包含2 500例患者的多中心随机对照试验，其通过严格的设计及操作者资格认证，重新对CAS及CEA进行比较研究，结果显示，CAS和CEA围术期30天内卒中发生率及病死率相当，主要终点事件(包括死亡、卒中、心肌梗死)发生率两组亦无显著差异，CAS和CEA组在中位随访2.5年内的主要终点事件(围术期卒中、心肌梗死和围术期同侧卒中)发生率分别为7.2%和6.8%。正是该项研究结果，使得CAS在2011年美国卒中二级预防指南中明确了地位。目前公认的介入指征为：对于颈总动脉起始段或近段病变、对侧颈动脉闭塞、合并严重心肾疾病、颈部放疗史及既往有颈动脉内膜剥脱史者适于行介入治疗。由于脑保护装置的应用使得颈动脉狭窄的介入治疗效果与颈动脉内膜剥脱术(CEA)相似，但对于严重纡曲及粥样硬化的主动脉弓、病变内及周围严重钙化、存在抗血小板治疗的禁忌证，仍应行CEA。

(吴科敏　何　欣)

第八章　普通外科疾病护理技术

第一节　甲状腺肿瘤的护理

甲状腺肿瘤分良性肿瘤与恶性肿瘤两类，良性肿瘤多为腺瘤，恶性肿瘤以癌为主。甲状腺腺瘤是最常见的甲状腺良性肿瘤，腺瘤周围有完整包膜。其按形态学可分为：滤泡状腺瘤和乳头状腺瘤（世界卫生组织将其改名为乳头型滤泡性腺瘤），临床上以前者多见。甲状腺腺瘤可以发生在各个年龄段，以 15～40 岁最多见，女性多于男性，男女之比约为 1∶6。甲状腺癌是头颈部较常见的恶性肿瘤，约占全身恶性肿瘤的 1%，女性的发病率高于男性的。除髓样癌外，多数甲状腺癌起源于滤泡上皮细胞。

一、护理评估

（一）健康史

注意患者的年龄、性别，了解有无结节性甲状腺肿等甲状腺疾病史，有无相关疾病的家族史，是否有碘治疗史。

（二）身体评估

1.甲状腺腺瘤

本病以 40 岁以下女性多见，且多数患者无不适症状，常在无意间或体检时发现颈部有圆形或椭圆形结节，多为单发。结节表面光滑，边界清楚、包膜完整，无压痛，随吞咽上下移动；质地依瘤体性质而异，腺瘤质地较软，而囊性者质韧。腺瘤一般生长缓慢，但乳头状囊性腺瘤因囊壁血管破裂所致囊内出血时，瘤体在短期内可迅速增大并伴局部胀痛。

2.甲状腺癌

早期多无症状，偶尔发现甲状腺肿块，质硬，不光滑，吞咽时活动度低。分化高的甲状腺癌发展缓慢，分化低的甲状腺癌常迅速增大而有压迫症状，如吞咽困难、呼吸不畅、声音嘶哑，Horner 综合征。颈淋巴结转移率高，有时转移灶可大于原发灶。

（三）心理社会状况

1.心理状态

患者常在无意中发现颈部肿块，病史短且突然，或因已存在多年的颈部肿块在短期内迅速增大，因而担忧肿块的性质和预后，表现为惶恐、焦虑和不安，故需正确了解和评估患者患病后的情绪、心情和心理变化状况。

2.认知程度

患者和家属对疾病、手术和预后的不同认知程度会影响患者对手术和治疗的依从性及疗效。护士对患者及其家属应分别做好评估：①对甲状腺疾病的认知态度。②对手术的接受程度。③对术后康复知识的了解程度。

（四）辅助检查

1.实验室检查

除血生化和尿常规检查外，测定甲状腺功能和血清降钙素有助于髓样癌的诊断。

2.影像学检查

（1）B超检查：测定甲状腺大小，探测结节的位置、大小、数目及与邻近组织的关系。结节若为实质性且呈不规则反射，则恶性可能性大。

（2）X线检查：颈部X线摄片可了解有无气管移位、狭窄。胸部及骨骼摄片有助于排除肺和骨转移的诊断。

3.细针穿刺细胞学检查

这是明确甲状腺结节性质的有效方法，准确率可达80%以上。

4.放射性核素扫描

甲状腺癌的放射性^{131}I或^{99m}Tc扫描多提示为冷结节且边缘较模糊。

（五）治疗措施

甲状腺腺瘤可诱发甲亢（20%）和恶变（10%），故应早期行腺瘤侧甲状腺大部或部分（小腺瘤）切除；切除标本须即刻行病理学检查，以明确肿块病变性质。若为恶性病变需按甲状腺癌治疗。

甲状腺腺瘤手术切除是各型甲状腺癌的基本治疗方式，并辅助应用核素、甲状腺激素和放射外照射等治疗。

二、护理诊断及合作性问题

1.焦虑

与颈部肿块性质不明、环境改变、担心手术及预后有关。

2.潜在并发症

呼吸困难和窒息、喉返和（或）喉上神经损伤、手足抽搐等。

3.清理呼吸道无效

与咽喉部及气管受刺激、分泌物增多及切口疼痛有关。

三、护理目标

（1）患者情绪稳定，焦虑程度减轻。

（2）患者生命体征平稳，未发生并发症，或已发生的并发症得到及时诊治。

（3）患者有效清除呼吸道分泌物，保持呼吸道通畅。

四、护理措施

甲状腺肿瘤患者的护理与甲亢患者的护理措施基本相同，如无甲亢，则不需术前应用碘剂等药物。甲状腺癌全切后需终身依赖外源性甲状腺激素。注意加强肿瘤患者心理护理；颈淋巴清扫术后，注意颈部及肩关节的功能训练，教会患者颈部检查方法，并定期复查。

五、护理评价

(1)患者情绪是否平稳，能否安静休息。患者及其家属对甲状腺手术的接受程度和治疗护理配合情况。

(2)患者术后生命体征是否稳定，有无呼吸困难、出血、喉返和喉上神经损伤、手足抽搐等并发症出现。防治措施是否恰当及时，术后恢复是否顺利。

(3)患者术后能否有效咳嗽，及时清除呼吸道分泌物，保持呼吸道通畅。

六、健康教育

1.心理调适

甲状腺癌患者术后存在不同程度的心理问题，指导患者调整心态，积极治疗。

2.功能锻炼

术后切口愈合以后可以进行颈部活动，直至出院后 3 个月。颈部淋巴结清扫术因斜方肌受损，功能锻炼尤为重要，故需要在切口愈合后立即开始肩关节和颈部的功能锻炼。

3.治疗

甲状腺全切者应终身服用甲状腺制剂，以防肿瘤复发。

4.随访

教会患者颈部自行检查的方法；患者出院后定期随访，复诊颈部、肺部和甲状腺功能等。发现结节、肿块异常及时就诊。

（陈　璜）

第二节　甲状腺功能亢进症的护理

一、概述

甲状腺功能亢进症（简称甲亢），是指由于多种原因导致正常甲状腺素分泌的反馈控制机制功能丧失，引起循环中甲状腺素分泌过多而出现的以全身代谢亢进为主要特征的疾病。

按引起甲亢的原因可分为 3 类。①原发性甲亢：最常见，主要指弥散性毒性甲状腺肿(GD)，患者在甲状腺肿大的同时出现功能亢进症状。以 20～40 岁女性多见，腺体多呈弥散性肿大，两侧对称，常伴有眼球突出，故又称“突眼性甲状腺肿”。②继发性甲亢：较少见，常在结节性甲状腺肿基础上发生甲亢。年龄多在40岁以上，腺体呈结节状肿大，两侧不对称，无眼球突出，容易发生心肌损害。③高功能腺瘤：少见，甲状腺内有单个的自主性高功能结节，结节周围的甲状腺组织呈萎缩改变，无眼球突出。放射性碘扫描显示结节的聚碘量增加，呈现“热结节”。

甲亢的病因迄今未明。目前公认本病的发生与遗传和自身免疫有关，属于器官特异性自身免疫病。其淋巴细胞产生的两类G类免疫球蛋白分别为“长效甲状腺激素”和“甲状腺刺激免疫球蛋白”，都能抑制腺垂体分泌TSH，并与TSH受体结合，导致甲状腺素的大量分泌。继发性甲亢和高功能腺瘤的病因尚未明确，可能与结节本身自主性分泌紊乱有关。

二、护理评估

（一）健康史

（1）除评估患者的一般资料，如年龄、性别等外，还应询问其是否曾患有结节性甲状腺肿或伴有其他自身免疫性疾病。

（2）了解其既往健康状况及有无手术史和相关疾病的家族史。

（3）发病前有无精神刺激、感染、创伤或其他强烈应激等情况。

（二）身体状况

1.局部

（1）甲状腺呈弥散性、对称性肿大，随吞咽上下移动，质软、无压痛，有震颤及杂音，为本病主要体征。

（2）突眼症：不到半数的甲亢患者有突眼，突眼为眼征中重要且较特异的体征之一。典型突眼双侧眼球突出、睑裂增宽。严重者眼球向前突出、瞬目减少、上眼睑挛缩、睑裂宽；向前平视时，角膜上缘外露；向上看物时，前额皮肤不能皱起；看近物时，眼球聚合不良；甚至伴眼睑肿胀肥厚、结膜充血水肿。

2.全身

（1）高代谢综合征：由于T_3、T_4分泌过多，促进营养物质代谢，患者产热与散热明显增多，出现怕热、多汗，皮肤温暖湿润，低热等，多食善饥，体重下降。

（2）神经及精神系统症状：神经过敏，多言好动，易激动、紧张焦虑、注意力不集中、记忆力减退、失眠。腱反射亢进，伸舌和双手前伸有细震颤。

（3）心血管系统症状：心悸，脉快有力，脉搏常在100次/分以上，休息和睡眠时间仍快是其特征性表现，脉压增大。

（4）消化系统症状：食欲亢进、消瘦；过多甲状腺激素刺激肠蠕动增加，大便次数增多等。

（5）其他：肌无力、肌萎缩，甚至甲亢性肌病等；女性患者月经量减少、闭经不孕；男性患者阳痿、乳房发育和生育能力下降等。

3.术后并发症评估

（1）呼吸困难和窒息：手术后最危急的并发症，多发生在术后48小时以内，表现为进行性呼吸困难、烦躁、发绀甚至窒息，可有颈部肿胀，切口可渗出鲜血。出现呼吸困难和窒息的主要原因：①手术区内出血压迫气管。②喉头水肿。③气管受压软化塌陷。④气管内痰液阻塞。⑤双侧喉返神经损伤。

(2)甲状腺危象：甲亢术后危及生命的严重并发症之一，表现为术后12～36小时出现高热(>39℃)、脉搏细速(>120次/分)、烦躁不安、谵妄甚至昏迷、呕吐、水样便等，多发生于术后36小时以内，病情凶险。主要原因：术后出现的甲状腺危象主要与术前准备不充分、甲亢症状未能很好控制、手术创伤致甲状腺素过量释放及手术应急有关。

(3)喉返神经损伤：单侧喉返神经损伤可致声音嘶哑，双侧喉返神经损伤可发生两侧声带麻痹导致失音、呼吸困难甚至窒息。原因主要为手术切断、缝扎、挫夹或牵拉过度引起，少数由于血肿压迫或瘢痕组织的牵拉而发生。

(4)喉上神经损伤：外支损伤，会使环甲肌瘫痪，引起声带松弛、音调降低。内支损伤，则使喉部黏膜感觉丧失，容易发生误咽和饮水呛咳。原因多为结扎、切断甲状腺上动静脉时，离甲状腺腺体上极较远，未加仔细分离，连同周围组织大束结扎所引起。

(5)手足抽搐：多数患者仅有面部或手足的强直麻木感；重者每日多次面肌及手足疼痛性痉挛，甚至喉、膈肌痉挛、窒息。主要为甲状旁腺被误切或血供不足所致，导致具有升高和维持血钙水平的甲状旁腺激素不能正常分泌，血钙浓度下降至2.0 mmol/L以下。

(三)心理-社会状况

1.心理状态

患者的情绪因内分泌紊乱而受到不同程度的影响，从轻微的欣快至谵妄程度不等；纷乱的情绪状态使患者人际关系恶化，更加重了患者的情绪障碍。此外，外形的改变，如突眼、颈部粗大可造成患者自我形象紊乱。因此，需评估患者有无情绪不稳定、坐卧不安、遇事易急躁、难以克制自己情绪或对自己的疾病顾虑重重等。

2.社会支持状况

评估患者及亲属对疾病和手术治疗的了解程度；了解患者及家庭的经济状况，评估有无因长期治疗造成经济负担加重而影响家庭生活的现象；了解患者所在社区的医疗保健服务情况等。

(四)辅助检查

1.基础代谢率测定(BMR)

基础代谢率是指人体在清醒而又极端安静的状态下，不受肌肉活动、环境温度、食物及精神紧张等影响时的能量代谢率。可根据脉压和脉率计算或用基础代谢率测定器测定，前者较简便，后者可靠。常用计算公式为：基础代谢率％＝(脉率＋脉压)－111，以±10％为正常，＋20％～＋30％为轻度甲亢，＋30％～＋60％为中度甲亢，＋60％以上为重度甲亢。测定必须在清晨、空腹和静卧时进行。

2.甲状腺摄^{131}I率测定

正常甲状腺24小时内摄取的^{131}I量为总入量的30％～40％，若2小时内甲状腺摄^{131}I量超过25％或24小时内超过50％，且^{131}I高峰提前出现，都表示有甲亢，但不反映甲亢的严重程度。

3.血清 T_3、T_4 含量测定

甲亢时 T_3 值的上升较早，且速度快，约可高于正常值的 4 倍；T_4 上升较迟缓，仅高于正常的 2.5 倍，故测定 T_3 对甲亢的诊断具有较高的敏感性。诊断困难时，可作促甲状腺激素释放激素（TRH）兴奋试验，即静脉注射 TRH 后，TSH 不增高（阴性）则更有诊断意义。

4.TSH

血清 TSH 浓度变化是反映甲状腺功能最敏感的指标，先于 TT_3、TT_4、FT_3、FT_4 出现异常。甲亢时 TSH 降低。

5.TRH

甲亢时 T_3、T_4 增高，反馈性抑制 TSH，故 TSH 不受 TRH 兴奋，TRH 给药后 TSH 增高可排除甲亢。本实验安全，可用于老人及心脏病患者。

（五）治疗要点

甲状腺大部切除术仍是目前治疗中度甲亢的一种常用而有效的方法，能使 90%～90%的患者获得痊愈，手术死亡率低于 1%。主要缺点是有一定的并发症，4%～5%的患者术后甲亢复发。

手术适应证：①继发性甲亢或高功能腺瘤。②中度以上的原发性甲亢。③腺体较大，伴有压迫症状或胸骨后甲状腺肿等类型的甲亢。④抗甲状腺药物或碘治疗后复发或坚持长期用药有困难者。鉴于甲亢对妊娠可造成不良影响（流产和早产等），而妊娠又可能加重甲亢，因此，妊娠早、中期的甲亢患者凡具有上述指征者，仍应考虑手术治疗。

手术禁忌证：①青少年患者。②症状较轻者。③老年患者或有严重器质性疾病不能耐受手术治疗者。

三、护理诊断及合作性问题

1.营养不良：低于机体需要量

与甲亢时基础代谢率显著增高所致代谢需求量大于摄入量有关。

2.焦虑

与神经系统功能改变、甲亢所致全身不适等因素有关。

3.潜在并发症

甲状腺危象、呼吸困难和窒息、喉返神经损伤、喉上神经损伤或手足抽搐。

4.自我形象紊乱

与突眼和甲状腺肿大引起的身体外观改变有关。

5.组织完整性受损

与浸润性突眼有关。

四、护理目标

（1）患者能积极配合和遵医嘱做好手术前药物控制甲亢的准备，未发生甲亢危象或发生后能得到及时救治和护理。

(2)患者术后生命体征平稳。未发生呼吸困难和窒息、喉返神经损伤、喉上神经损伤及手足抽搐等并发症。

(3)情绪稳定,焦虑减轻,营养状况稳定,表现为体重恢复正常。

五、护理措施

(一)术前护理

1.一般护理

(1)提供安静轻松的环境:将患者安置在通风、安静的病室。室温稍低,色调和谐,避免患者精神刺激或过度兴奋,使患者得到充分的休息和睡眠。向同病室室友解释甲亢相关症状,取得同病室患者的体谅与理解,限制来访,减少外来刺激。必要时可给患者提供单人病室,以防患者间的互相干扰,避免情绪波动。

(2)患者因代谢率高,常感饥饿,为满足机体代谢亢进的需要,每天需供给患者5～6餐,鼓励其进食高热量、高蛋白质和富含维生素的均衡饮食。主食应足量,可适当增加奶类、蛋类、瘦肉类等优质蛋白以纠正负氮平衡,两餐之间增加点心。每日饮水2 000～3 000 mL以补充出汗、腹泻、呼吸加快等所丢失的水分。但有心脏疾病的患者应避免大量摄水,以防水肿和心力衰竭。禁用对中枢神经有兴奋作用的浓茶、咖啡等刺激性饮料,戒烟酒。勿进食增加肠蠕动及易导致腹泻的富含纤维的食物。忌食海带、紫菜等含碘丰富的食物。

(3)卧位:睡眠时可采取侧卧颈部微曲位,以减轻肿大甲状腺对气管的压迫。

2.药物准备

术前通过药物降低基础代谢率是甲亢患者手术准备的重要环节。术前药物准备方法通常是开始即用碘剂,2～3周后待甲亢症状得到基本控制,表现为:患者情绪稳定,睡眠好转,体重增加;脉率<90次/分以下;基础代谢率<+20%后;腺体缩小变硬,便可进行手术。碘剂的作用在于抑制甲状腺素的释放,减少甲状腺血流,使甲状腺缩小变硬,有助避免术后甲状腺危象的发生。但因碘剂只能抑制甲状腺素的释放,而不能抑制甲状腺素的合成,停服后会导致储存于甲状腺滤泡内的甲状球蛋白大量分解,使原有甲亢症状再现,甚至加重。故碘剂不能单独治疗甲亢,仅用于手术前准备,凡不拟行手术治疗的甲亢患者均不宜服用碘剂。常用的碘剂是复方碘化钾溶液,每日3次口服,第1日每次3滴,第2日每次4滴,依此逐日递增至每次16滴止,然后维持此剂量至术日晨。由于碘剂可刺激口腔和胃黏膜,引起恶心、呕吐、食欲缺乏等不良反应,因此,护士可指导患者于饭后用冷开水稀释后服用或在用餐时将碘剂滴在馒头或饼干上一同服用。

对于单用碘剂效果不佳的患者可先用硫脲类药物,待甲亢症状基本控制后停药,再单独服用碘剂1～2周,再行手术。因硫脲类药物能使甲状腺肿大充血,手术时极易发生出血,增加手术风险;而碘剂能减少甲状腺的血流量,减少腺体充血,使腺体缩小变硬,因此服用硫脲类药物后必须服用碘剂。

3.突眼护理

对眼睑不能闭合者必须注意保护角膜和结膜,经常点眼药水,防止干燥、外伤及感染,外出戴墨镜或使用眼罩以避免强光、风沙及灰尘的刺激。若患者不易或无法闭合眼睛时，应涂抗生素眼膏，并覆盖纱布或使用眼罩，预防结膜炎和角膜炎。

（二）术后护理

1.一般护理

(1)卧位：血压平稳后半卧位。

(2)饮食：对于清醒患者，可给予少量温水或凉水，若无呛咳、误咽等不适，可逐步给予微温流质饮食，注意过热可使手术部位血管扩张，加重创口渗血。以后逐渐过渡到半流质及高热量、高蛋白质和富含维生素的软食，以利切口早期愈合。

(3)严密病情观察：术后早期加强巡视和观察病情，每30分钟测量脉搏、呼吸、血压一次。保持呼吸道通畅，加强对甲状腺术后患者的呼吸节律、频率和发音状况的评估，以利早期发现并发症，一旦出现，立即通知医生，并配合急救。

2.术后并发症的护理

(1)呼吸困难和窒息：需急救处理。

1)急救准备：床边必须常规准备气管切开包、拆线包、氧气筒、吸痰设备及急救物品，以备急用。

2)急救配合：对因血肿压迫所致呼吸困难或窒息者，须立即配合医生进行床边抢救，即剪开缝线，敞开伤口，迅速除去血肿，结扎出血的血管。若患者呼吸仍无改善则需行气管切开、吸氧；待病情好转，再送手术室作进一步检查、止血和其他处理。对喉头水肿所致呼吸困难或窒息者，应立即遵医嘱应用大剂量激素，如地塞米松30 mg静脉滴入。若呼吸困难无好转，可行环甲膜穿刺或气管切开。

(2)甲状腺危象：具体护理措施如下。

1)避免诱因：①做好充分的术前准备是避免术后甲状腺危象的最主要措施。②注意避免出现应激状态(感染、手术、放射性碘治疗等)。③严重的躯体疾病(心力衰竭、脑血管意外、急腹症、重症创伤、败血症、低血糖等)及精神创伤。④口服过量甲状腺激素制剂。⑤手术中避免过度挤压甲状腺。

2)提供安静轻松的环境：保持病室安静，室温稍低，色调和谐，避免患者精神刺激或过度兴奋，使患者得到充分的休息和睡眠。必要时可给患者提供单人病室，以防患者间的互相干扰。

3)加强观察：术后早期加强巡视和观察病情，一旦出现甲状腺危象的征象，立即通知医生，并配合急救。

4)急救护理：具体如下。①碘剂：口服复方碘化钾溶液3～5 mL，紧急时将10%碘化钠5～10 mL加入10%葡萄糖注射液500 mL中静脉滴注，以降低循环血液中甲状腺素水平或抑制外周T_4转化为T_3。②氢化可的松：每日200～400 mg，分次静脉滴注，以拮抗应激反应。③肾上腺素能阻滞剂：利舍平1～2 mg，肌内注射；或普萘洛尔5 mg，加入葡萄糖注射液100 mL中静脉滴注，以降低周围组织对儿茶酚胺的反应。④降温：使用物理降温、药物降温和冬眠治疗等综合措施，使患者体温尽量维持在37 ℃左右。常用苯巴比妥钠100 mg或冬眠合剂Ⅱ号半量肌内注射，6～8小时1次。

(3)喉返和喉上神经损伤：具体护理措施如下。

1)喉返神经损伤：一侧喉返神经损伤所引起的声嘶，可由健侧声带过度地向患侧内收而好转；两侧喉返神经损伤导致的失音或严重的呼吸困难，需做气管切开。

2)喉上神经损伤：一般经理疗后可自行恢复。

3)术后鼓励患者发音，注意有无声调降低或声音嘶哑，以早期发现神经损伤的征象并对症护理。喉上神经内支受损者，因喉部黏膜感觉丧失致反射性咳嗽消失，患者在进食，尤其饮水时，易发生误咽和呛咳，故要加强对该类患者在饮食过程中的观察和护理，吞咽不可过快，并鼓励其多进食固体类食物。

(4)手足抽搐：症状轻者可口服葡萄糖酸钙或乳酸钙 2～4 g。重者发作时静脉注射 10%葡萄糖酸钙 10～20 mL 或氯化钙 10～20 mL；症状较重者，可加服维生素 D_3，以促进钙在肠道的吸收；口服二氢速变固醇可迅速提高血钙含量，降低神经肌肉的兴奋性，效果较好。日常生活中适当限制肉类、乳品和蛋类等含磷较高食品的摄入，以减少钙的排出。

(三)心理护理

对患者和蔼、热情，介绍手术的必要性和方法，及手术前后配合的事项，消除患者的紧张心理。解释保持情绪稳定的必要性，帮助患者尽快适应环境。鼓励家属给予心理支持，保持愉快的生活氛围。护士在完善患者各项治疗、提供各项生活护理的同时，更要做好对患者的心理安慰，鼓励其树立起战胜疾病的勇气和信心，以良好的心态积极配合各项治疗和护理措施的顺利实施。

六、护理评价

(1)患者是否出现甲状腺危象或已发生的甲状腺危象是否得到及时发现和治疗。

(2)患者术后生命体征是否稳定，有无呼吸困难和窒息、喉返和喉上神经损伤、手足抽搐等并发症出现，防治措施是否恰当及时；术后恢复是否顺利。

(3)患者的营养需求是否得到满足，体重是否维持在标准体重的(100±10)%。

(4)患者眼结膜有无发生溃疡和感染，是否得到有效防治。

七、健康指导

1.休息

劳逸结合，适当休息和活动，以促进各器官功能的恢复。

2.饮食

选用高热量、高蛋白质和富含维生素的软食，以利切口愈合和维持机体代谢需求。

3.心理调适

引导患者正确面对疾病、症状和治疗，合理控制自我情绪，保持精神愉快和心境平和。

4.用药指导

使患者了解甲亢术后继续服药的重要性、方法并督促执行。

5.随访患者

出院后应定期门诊复查甲状腺功能，若出现心悸、手足震颤、抽搐等症状时及时就诊。

（陈　璜）

第三节　急性乳腺炎的护理

急性乳腺炎是乳腺的急性化脓性感染，患者多是产后哺乳期的初产妇，往往发生在产后3～4周。

一、病因与发病机制

（一）乳汁淤积

乳头发育不良、乳汁过多或婴儿吸乳过少、乳管不通畅等原因都可引起乳汁的淤积。

（二）细菌侵入

致病菌主要为金黄色葡萄球菌。乳头破损或皲裂是使细菌沿淋巴管入侵感染的主要途径。细菌还可直接侵入乳管而致感染。6个月以后的婴儿牙齿已萌出，易致乳头损伤而感染。

二、护理评估

（一）健康史

评估患者是否为初产妇，有无乳头发育异常的情况，哺乳是否正常。

（二）身体状况

1.局部表现

患侧乳房体积增大，局部红、肿、热、痛，触及压痛性包块。数天后形成脓肿，脓肿可以是单房或者多房，脓肿向外破溃，可见脓液自乳头或皮肤排出，深部脓肿可穿至乳房与胸肌间的疏松结缔组织中，形成乳房后脓肿。患侧腋窝淋巴结肿大、压痛。

2.全身表现

患者可有寒战、高热、脉率加快、食欲下降等症状。感染严重者可并发脓毒症。

（三）心理-社会状况

在发病期间因不能正常进行母乳喂养、疼痛、担心乳房的功能或形态的改变而产生焦虑、紧张的心理变化。

（四）辅助检查

1.实验室检查

血常规检查示白细胞计数及中性粒细胞比例升高。

2.诊断性穿刺

在乳房肿块压痛最明显的或波动最明显的部位穿刺，抽出脓液表示脓肿已形成，并将脓液做细菌培养及药物敏感试验。

（五）治疗与反应

1.非手术治疗

脓肿未形成时应用抗生素，患侧乳房暂停哺乳并排空乳汁，局部理疗，药物外敷或热敷等。

2.手术治疗

乳房脓肿形成后及时行切开引流术。切口的选择因脓肿所在的部位不同而不同，乳房浅脓肿选放射状切口,乳晕脓肿沿乳晕周围弧形切口,乳房深部及乳房后脓肿乳房下缘弧形切口。脓肿切开后分离脓肿的多房间隔膜以利引流,为保证引流充分,引流条应放在脓腔最低部位,必要时切口可做对口引流。

三、护理诊断及合作性问题

1.体温过高

与乳房炎症反应有关。

2.急性疼痛

与乳房炎症、肿胀、脓肿切开引流有关。

3.知识缺乏

缺乏围产期乳房保健的有关知识。

四、护理目标

感染得到控制,体温降至正常;疼痛缓解或消失;了解围产期乳房保健的有关知识。

五、护理措施

1.一般护理

给予患者高蛋白、高维生素、高热量、低脂肪、易消化的食物,保证充足水分的摄入,注意休息,适当运动。加强哺乳期乳房的清洁护理。

2.病情观察

观察局部肿块有无变化,定时检测生命体征,并定时查血常规,了解白细胞计数及中性粒细胞比例的变化情况。

3.防止乳汁淤积

患侧乳房停止哺乳,用吸乳器吸净乳汁;健侧乳房不停止哺乳,应注意保持乳头清洁,观察乳汁的颜色。

4.促进局部血液循环

用宽松的乳罩托起乳房,局部热敷或理疗减轻疼痛,局部水肿明显者,用50%硫酸镁溶液外敷。

5.用药护理

按医嘱早期、足量应用抗菌药;局部金黄散或鱼石脂软膏外敷。

6.对症护理

高热者给予物理降温,必要时按医嘱用解热镇痛药。

7.切口护理

脓肿切开引流后,每天换药,保持引流通畅。

8.心理护理

解释不能进行母乳喂养和疼痛的原因,让患者了解,炎症消退后,乳房的功能及形态均不会受到明显影响,消除患者的思想顾虑,保持心情舒畅。

六、健康教育

1.预防乳头破损

妊娠后期每日用温水擦洗并按摩乳头，然后用75%乙醇擦拭乳头。

2.矫正乳头内陷

在分娩前3～4个月开始矫正，可用手指在乳晕处向下按压乳房组织同时将乳头向外牵拉，每日做4～5次。乳头稍突出后，改用手指捏住乳头根部轻轻向外牵拉并揉捏数分钟，也可用吸奶器吸引，每日1～2次。

3.防止乳汁淤积

指导产妇按时哺乳，每次哺乳尽量排空乳房。

4.防止细菌侵入

哺乳前后清洁乳头，注意婴儿口腔卫生，乳头破损时暂停哺乳，局部涂抗生素软膏。

（童　艳）

第四节　乳腺癌的护理

乳腺癌是女性常见的恶性肿瘤之一，发病率占全身各种恶性肿瘤的7%～10%，40～60岁妇女发病率较高。在发达地区乳腺癌已成为女性发病首位的恶性肿瘤。淋巴转移是乳腺癌主要的转移方式，癌细胞可以直接侵入血循环转移至肺、骨、肝等器官。

一、概述

（一）病因

病因尚不清楚，一般认为有以下危险因素。

1.性激素变化

女性更年期卵巢功能逐渐减退，以至垂体前叶功能增强，促使肾上腺皮质产生雌激素，研究发现雌酮有明显的致癌作用。60岁以后，肾上腺皮质又可分泌较多的雄激素。这些激素变化使乳腺腺体上皮细胞过度增生，进而可能导致乳腺癌的发生。临床发现绝经后长期应用外源性雌激素会导致乳腺癌发生。

2.饮食习惯

流行病学调查发现低纤维素饮食、高热量饮食、肥胖者发病多，研究也发现饮酒者乳腺癌的危险性增加。

3.遗传因素

流行病学调查发现乳腺癌有家族聚集现象，5%～10%患者有明显的遗传倾向。母女关系患病率比一般女性高10倍，姐妹关系患病率比一般女性高2～3倍。

4.癌前期病变

病理学研究发现乳腺某些良性疾病与乳腺癌发生也有关系。在增生性病变中，有小叶或导管不典型增生者危险性更高。因此有些学者认为上述疾病为乳腺癌的癌前病变。

5.其他

临床流行病学研究发现有胸部X线多次、大剂量照射史者患病率较高。长期精神紧张、压力大也会增加患病概率。未育、未哺乳者会增加患病概率。

(二)病理

乳腺癌多起源于乳腺导管上皮,少数起源于腺泡上皮,有以下几种类型。

1.非浸润性癌

癌细胞生长仅局限于上皮基底层,无间质浸润,也称原位癌。例如,导管内癌,该类型为早期癌,预后较好。

2.早期浸润癌

癌细胞生成突破上皮基底层,开始向间质浸润。例如,早期浸润性导管癌,该类仍然属于早期癌肿。

3.浸润性特殊癌

乳头状癌、黏液腺癌、髓样癌等均属此类。该类型一般细胞分化较高,预后尚好。

4.浸润性非特殊癌

包括浸润性小叶癌、浸润性导管癌等。此类型是乳腺癌常见类型,大部分癌肿分化较低,预后较差。

(三)转移途径

1.局部转移

癌细胞沿导管或筋膜间隙蔓延,侵及皮肤、胸肌。

2.淋巴转移

淋巴转移最常见。乳房外侧的癌肿,易向同侧腋窝淋巴结转移。

3.血行转移

癌细胞可以直接侵入血循环,经血循环向远处转移,远处转移的顺序依次为肺、骨、肝等器官。

二、护理评估

(一)健康史

了解患者月经史、生育史、妊娠史。了解乳腺疾病家族史。研究发现乳腺癌的危险性与某些乳腺良性疾病有关,如乳腺小叶上皮高度增生或不典型增生,患乳腺癌的危险性明显增高。了解应用外源性激素的情况。

(二)身体状况

1.症状

(1)乳房肿物:早期表现为无痛、单发、质硬,表面不光滑,与周围组织分界不清,不易推动。最多见于外上象限,其次是乳头、乳晕和内上象限。一般无自觉症状,常于洗澡、更衣或查体时发现。

(2)皮肤改变:癌肿块侵及 Cooper 韧带,可使韧带收缩而失去弹性,导致皮肤凹陷,称为“酒窝征”。当皮内、皮下淋巴管被癌细胞堵塞时,可出现皮肤淋巴管水肿,在毛囊处形成许多点状凹陷,使皮肤呈“橘皮样”改变。乳房小,而肿块大,肿块可隆起于乳房表面。肿块还可向浅表生长,使皮肤破溃形成菜花样溃疡。若癌肿侵犯近乳头的大乳管,可使乳头偏移、内陷或抬高,造成两侧乳头位置不对称。部分患者的乳头会溢出血性液体。

(3)淋巴转移症状:常见患侧腋窝淋巴结肿大,早期肿大淋巴结为散在、质硬、无压痛、尚可推动的结节。后期淋巴结肿大相互粘连、融合,与皮肤和深部组织粘连,不易推动。大量癌细胞堵塞腋窝主要淋巴管时,则可发生上肢水肿。晚期锁骨上淋巴结增大。

(4)血行转移表现:常最先出现肺转移的症状,即胸痛、咯血、咳嗽、气急等症状。其次可出现腰背痛、病理性骨折骨转移症状,肝转移时出现肝大、黄疸。

2.临床分期

乳腺癌的临床分期根据癌肿的大小、与皮肤或胸肌粘连程度、腋窝淋巴结转移情况,将乳腺癌病程分为 4 期。

(1)Ⅰ期:肿瘤直径不超过 3 cm,与皮肤无粘连,无腋窝淋巴结肿大。

(2)Ⅱ期:肿瘤直径不超过 5 cm,与皮肤粘连,尚能推动,同侧腋窝有数个散在、活动的淋巴结。

(3)Ⅲ期:肿瘤直径超过 5 cm,与皮肤或胸肌粘连,同侧腋窝淋巴结已融合成团,但尚可推动。

(4)Ⅳ期:肿瘤广泛扩散至皮肤,或与胸肌、胸壁粘连固定。

(三)心理-社会状况

了解患者的心理反应,评估患者对乳腺癌疾病的认知程度。了解患者家庭经济、工作、角色、关系等情况。患者多为无意中发现乳房内肿块来就诊,一旦怀疑乳腺癌,常表现为焦虑、恐惧。手术切除乳房,就意味着患者失去了女性第二性征和哺乳的功能,会加重其精神上的困扰。

(四)辅助检查

1.乳房 X 线摄影检查

(1)钼靶 X 线:可显示乳房软组织结构,乳腺癌的肿块呈现密度增高阴影,边缘呈针状、蟹状改变,肿块内或肿块旁出现微小钙化灶,局部皮肤增厚。

(2)乳腺腺管造影术:主要用于检查乳管内疾病,用于鉴别诊断。

2.B 型超声波检查

能够发现直径在 1 cm 以上的肿瘤。观察肿物的变化,可鉴别肿块是囊性还是实质性。

3.病理细胞学检查

取乳头溢液或细针穿刺肿块吸取组织细胞,涂片做病理学及细胞学检查,用于术前诊断。

4.活体组织检查

将肿瘤及周围部分乳腺组织一并完整切除,送冷冻切片检查,根据病理结果来决定手术方式。

（五）治疗要点

1.手术治疗

乳腺癌是一种以局部表现为主的全身系统性疾病。手术是乳腺癌的主要治疗手段。早期（一、二期）乳腺癌以根治性手术为主，同时辅以化疗、放疗、内分泌治疗、免疫疗法等综合措施。晚期乳腺癌则以化疗、内分泌治疗为主，必要时做姑息性手术。目前常见的手术方式有以下几种。

（1）乳腺癌根治术：切除整个乳房、胸大肌、胸小肌及腋窝和锁骨下脂肪组织及淋巴结。

（2）改良乳腺癌根治术：切除整个乳房，同时做腋窝淋巴结清扫，保留胸肌。该术式对胸部外观影响较小。

（3）乳房单纯切除术：切除全部乳腺组织，包括乳头-乳晕复合体，以及适当的皮肤以便缝合切口。

2.放射治疗

它是局部治疗的重要手段之一，可减少局部复发率，根据情况可在手术前后进行。晚期乳腺癌可以先在化疗的基础上加做放疗。

3.化学治疗

它是一种必要的全身性辅助治疗手段，可提高手术治疗的效果和患者的生存率。常见的化学治疗包括术前化疗、术后辅助化疗及晚期癌化疗。化疗前需以病理学诊断为依据。一般需 4～8 个周期，3～6 个月。

4.内分泌治疗

适用于对激素依赖的乳腺癌，可采用的方法如下所述。

（1）去势治疗：绝经前患者可药物去势、手术切除卵巢或用放射线照射卵巢，以消除体内雌激素的来源。

（2）抗雌激素治疗：根据绝经前后患者体内雌激素的来源不同，选用雌激素拮抗剂或芳香化酶抑制剂，如他莫昔芬（TAM）、来曲唑等，有较好的抑癌作用。需连续使用 5～10 年。

乳腺癌手术后患者要重点评估了解术式、术中、伤口包扎、引流、患侧肢体功能等情况。了解患者康复的需求。

三、护理问题

1.恐惧/焦虑

与对乳腺癌的恐惧或担心失去乳房有关。

2.形象紊乱

与术后身体外观改变、化疗后脱发等有关。

3.躯体移动障碍

与手术后疼痛、手术损伤有关。

4.潜在并发症

皮瓣坏死、患侧上肢肿胀、感染等。

5.知识缺乏

缺乏有关疾病及术后康复的知识。

四、护理措施

(一)术前护理

同一般外科患者的术前准备,对高龄患者做好心、肺、肝、肾功能检查,提高手术的耐受性。妊娠期、哺乳期的患者,性激素变化会加速癌肿生长,应立即终止妊娠和哺乳。术前一日按要求的范围做好皮肤准备。如需植皮者,做好供皮区的皮肤准备。对晚期乳腺癌有皮肤破溃的患者要保持局部清洁,防止感染。

(二)术后护理

在充分评估患者术后情况的基础上,重点做好以下内容的护理。

1.体位

患者术后取平卧位,患侧上肢稍抬高。待血压平稳后,可取半卧位,有利于患者的引流和呼吸。

2.加强病情观察

(1)密切观察生命体征的变化,观察伤口敷料渗血、渗液的情况。观察并记录皮瓣的颜色,有无皮下积液。

(2)胸骨旁淋巴结清除的患者有损伤胸膜的可能,重点观察有无胸闷、呼吸困难的症状。

(3)观察手术侧上肢皮肤颜色和温度、感觉、运动、有无肿胀等,若皮肤发绀,肢端肿胀、皮温降低、脉搏不清或肢端麻木,应协助医生及时调整绷带的松紧度。

3.伤口引流护理

(1)伤口加压包扎:乳腺癌手术后伤口用多层敷料和胸带加压包扎1～7天,包扎松紧度要适当。防止皮瓣下积血、积液,使胸壁与皮瓣紧密贴合。

(2)维持有效引流:伤口皮瓣下常规放置引流管,保持持续性负压吸引。及时有效地吸出残腔内的积血、积液,有利于皮瓣的愈合。密切观察引流液的颜色和量,一般术后1～2天,每日引流血性液50～200 mL,以后伤口引流液会逐渐减少。术后4～5天渗出基本停止,可拔除引流管,继续加压包扎伤口。

4.并发症防治与护理

(1)皮下积液:该并发症较常见。术后要保持伤口引流通畅,胸带包扎松紧适度,术侧上肢避免过早外展。加强观察,及时发现积液并处理。

(2)皮瓣坏死:手术皮瓣缝合张力较大,是皮瓣坏死的主要原因。术后要防止胸带包扎过紧,及时处理皮瓣下积液。

(3)上肢肿胀:抬高患侧上肢,按摩患侧上肢或适当运动,勿在患侧上肢测血压、抽血、做静脉或皮下注射等。

5.患肢功能锻炼

无特殊情况要早期活动,术后24小时内开始活动手指及腕部,可做伸指、握拳、屈腕等锻炼。术后48小时吊带扶托患肢可下床活动。术后3天内肩关节制动。术后第4天可进行屈肘、伸臂等锻炼。术后7天活动肩部，可用患侧手洗脸、刷牙、进食等，注意做患侧手触摸对侧肩部及同侧耳朵的锻炼。同时避免上臂外展。术后14天进行全范围的肩关节活动，如手指爬墙运动、转绳运动、拉绳运动等。

（三）心理护理

关心体谅患者，观察患者的心理反应。针对患者提出的问题做好有关的解释和说明，取得患者的配合。帮助患者克服对癌症的恐惧，克服因手术切除乳房所造成的失落感。指导康复训练，提高患者康复的信心。

五、健康指导

（1）宣传、指导、普及乳房自检技能。30岁以后的妇女每月应同一时期施行乳房自检。乳房自检在月经期来潮后9～11天进行为宜。乳房自检时首先镜前望诊，两侧对比，观察乳房皮肤颜色、是否对称、有无乳头内陷和歪斜、外形是否改变，再上肢用力叉腰观察有无肿物。然后，双上肢抱头再观察。触诊时取直立或卧位两种姿势，手指掌面平放于乳房上，从乳房的外周开始，以圆圈状触诊方式，向内移动，直至乳头处。用拇指和示指挤捏乳头观察有无溢液。进行触诊两手交叉轻柔触诊对侧乳房。两手交叉触摸腋窝淋巴结。

（2）出院后近期避免患侧上肢持重，避免静脉穿刺、测血压，坚持上肢的康复训练。

（3）手术后5年内避免妊娠，定期复查。

（4）介绍义乳或假体的作用和使用方法。

（童　艳）

第五节　胃十二指肠溃疡的护理

胃十二指肠溃疡患者经内科治疗可以痊愈，外科手术治疗主要针对胃十二指肠溃疡的严重并发症进行治疗。

一、护理评估

（一）健康史

大多数患者有慢性和反复发作病史，引起胃十二指肠溃疡的常见病因有：胃酸分泌过多，胃酶的消化作用，幽门螺杆菌（Hp）感染，非甾体类抗炎药与胃黏膜屏障损害等其他因素。常有暴食、进刺激性食物、情绪激动、过度疲劳等诱发因素。

（二）身体状况

1.临床表现

胃十二指肠溃疡主要有慢性病程、周期性发作和节律性上腹部疼痛三大特点。十二指肠溃疡主要表现为餐后延迟痛、饥饿痛或夜间痛，进食后腹痛可暂时缓解，服用抗酸药物能止痛。胃溃疡特点为进餐后上腹部疼痛，持续1～2小时，服用抗酸药物疗效不明显。十二指肠溃疡几乎不发生癌变，胃溃疡约有5%癌变。

2.并发症

(1)急性穿孔：急性穿孔是胃十二指肠溃疡常见的严重并发症。多数患者穿孔前溃疡症状加重。患者突然出现上腹部刀割样剧痛，并迅速波及全腹，甚至出现休克症状。6～8小时后，由于腹膜大量渗出，强酸或强碱性胃十二指肠内容物被稀释，腹痛稍减，继发细菌感染后腹痛可再次加重。全腹有压痛、反跳痛，以上腹部明显，腹肌紧张呈板状强直。约75%的患者肝浊音界不清楚或消失，移动性浊音可阳性。立位腹部X线检查约80%的患者见膈下游离气体。腹腔穿刺抽出液可含胆汁或食物残渣。

(2)急性大出血：出血部位常为胃小弯或十二指肠后壁，主要病变是胃酸和胃蛋白酶腐蚀消化胃壁和十二指肠壁，使营养血管破裂，血液进入胃肠道。主要表现为急性呕血，当出血量达50～80 mL即可出现柏油样便。呕血前常有恶心，便血前突感便意，出血后软弱无力、头晕，甚至昏厥或休克。失血量超过400 mL时，多有休克前期症状；出血量超过800 mL则有明显的休克表现。

(3)瘢痕性幽门梗阻：瘢痕性幽门梗阻是幽门附近的溃疡反复发作，愈合后形成的瘢痕挛缩所致。患者有上腹胀满与沉重感，进食后加重。呕吐为突出症状，呕吐量较大，一次可达1 000～2 000 mL，多为不含胆汁带有酸臭味的宿食。上腹膨隆，可见胃型及胃蠕动波，有振水音。患者多有不同程度的营养不良及水、电解质紊乱和酸碱平衡失调，可发生低氯低钾性碱中毒。

(三)心理-社会状况

患者溃疡可反复发作，若四处求医无效，发生并发症，患者表现出极度焦虑、紧张，因惧怕癌变产生担忧心理。

(四)辅助检查

1.X线检查

钡餐龛影可提示有溃疡。急性穿孔患者，站立位X线检查时，80%可见膈下新月状游离气体。

2.胃镜检查

这是确诊胃、十二指肠溃疡的首选检查方法。可直接观察到溃疡的位置及大小，必要时取活组织作病理学检查，是鉴别胃溃疡良恶性的可靠方法。

3.大便潜血试验

可辅助诊断，潜血试验阳性提示溃疡有活动性。

4.胃液分析

胃酸测定前必须停服抗酸药。迷走神经切断术前后测定胃酸对评估迷走神经切断是否完整有帮助。

(五)治疗要点

胃十二指肠溃疡以制酸、保护胃黏膜、抗炎等内科治疗为主。内科治疗无效的顽固性溃疡或出现严重并发症采取外科治疗。

1.外科治疗手术方式

(1)胃大部切除术：这是治疗胃十二指肠溃疡的首选术式。切除范围是：胃远侧2/3～3/4，包括胃体的远侧部分、胃窦部、幽门和十二指肠球部的近胃部分。胃大部切除术治疗溃疡的原理：①切除了溃疡本身及溃疡的好发部位。②切除大部分胃体，减少了分泌胃酸、胃蛋白酶的壁细胞和主细胞数量。③切除胃窦部，减少G细胞分泌的胃泌素所引起的体液性胃酸分泌。

胃大部切除术分两种术式。①毕Ⅰ式胃大部切除术：在胃大部切除后将残胃与十二指肠吻合。优点是重建后的胃肠道接近正常解剖生理状态，多适用于胃溃疡。②毕Ⅱ式胃大部切除术：胃大部切除后残胃与空肠吻合，十二指肠残端关闭。其优点是即使胃切除较多，胃空肠吻合也不致张力过大，术后溃疡复发率低，适用于各种胃十二指肠溃疡，尤其是十二指肠溃疡。

(2)胃迷走神经切断术：主要用于治疗十二指肠溃疡。其理论根据是切断了迷走神经，消除了神经性胃酸分泌，消除了迷走神经引起的胃泌素分泌，减少体液性胃酸的分泌。此手术方法临床少用。胃迷走神经切断术有3种类型：①迷走神经切断术。②选择性迷走神经切断术。③高选择性迷走神经切断术。

2.并发症的治疗

(1)急性穿孔：对于症状轻、一般情况良好的空腹较小穿孔可施行非手术疗法。主要措施：取半卧位、禁食、胃肠减压、输液、抗生素治疗等。非手术治疗6～8小时后不见好转、饱食后穿孔、顽固性溃疡穿孔和伴有幽门梗阻、大出血、恶变等并发症者施行胃大部切除术。

(2)急性大出血：大多数患者可用非手术疗法止血，包括卧床休息、补液输血、遵医嘱用止血药物或给予冰盐水洗胃；在胃镜直视下，局部注射去甲肾上腺素、电凝等可取得满意疗效。但对年龄在60岁以上，或有动脉硬化、反复出血及输血后血压仍不稳定者，及早施行包含出血病灶在内的胃大部切除术。

(3)瘢痕性幽门梗阻：手术治疗为主。经充分术前准备后行胃大部切除术。

二、护理诊断及合作性问题

1.急性疼痛

与穿孔胃肠内容物刺激及手术创伤有关。

2.体液不足

与急性大出血及急性穿孔后大量腹腔渗出液有关。

3.营养失调：低于机体需要量

与幽门梗阻致摄入不足、消化液丢失有关。

4.潜在并发症

出血、感染、吻合口破裂或瘘、术后梗阻、倾倒综合征等。

三、护理目标

使患者疼痛缓解或减轻；体液不足得到补充；营养不良得到纠正；并发症得到有效预防。

四、护理措施

(一)术前护理

1.心理护理

消除紧张、恐惧情绪，解释手术方式及有关注意事项，安慰患者，使之保持良好的心理状态，增强患者对手术的了解和信心。

2.择期手术前护理

等待手术期间继续内科药物治疗，以缓解疼痛。改善营养状况，采用高热量、高蛋白、高维生素、易消化、无刺激性饮食。拟行迷走神经切断术的患者，术前应做基础胃酸分泌量和最大胃酸分泌量的测定。其他同腹部外科手术前护理。

3.急性穿孔患者的术前护理

取半卧位，休克患者取平卧位，禁食、胃肠减压、输液、应用抗菌药物、观察病情变化。做好急症手术前的准备。

4.急性大出血患者的术前护理

患者取平卧位，暂禁食，情绪紧张者给予镇静剂，补液、输血，使用止血药物。严密观察血压、脉搏、呕血、便血和周围循环情况，并记录每小时尿量。血压宜维持在稍低于正常水平，有利于减轻局部出血。同时，做好急症手术的准备。

5.瘢痕性幽门梗阻患者的术前护理

静脉补液纠正脱水、低氯低钾性碱中毒。根据病情给予流质饮食或暂禁食，同时由静脉补给营养以改善营养状况，提高手术耐受力。术前 3 天，每晚用温生理盐水洗胃，以减轻胃黏膜水肿，避免术后愈合不良。

（二）术后护理

1.一般护理

（1）体位与活动：患者回病房后，取平卧位，血压平稳后取半卧位。除年老体弱或病情较重者，鼓励并协助患者术后第 1 日坐起轻微活动，第 2 日协助患者于床边活动，第 3 日可在病室内活动。患者活动量根据个体差异而定，早期活动可促进肠蠕动恢复，预防术后肠粘连和下肢深静脉血栓等并发症的发生。

（2）饮食护理：胃肠减压期间禁食，胃管必须在肛门排气后才可拔除。拔胃管后当日可饮少量水或米汤，每次 4～5 汤匙，1～2 小时一次；如无不适，第 2 日进半量流质饮食，每次 50～80 mL；第 3 日进全量流质，每次 100～150 mL；进食后无不适，第 4 日可进半流质饮食。食物宜温、软、易于消化，忌生、冷、硬和刺激性食物，少量多餐。开始时每日 6 餐，逐渐减少进餐次数并增加每次进餐量，逐步恢复正常饮食。

2.病情观察

观察生命体征，尤其是脉搏、呼吸、血压。观察神志、尿量、切口、胃管引流液的情况等。如有异常发现，立即报告医生。

3.配合治疗

（1）补液：遵医嘱静脉输液，维持水、电解质及酸碱平衡，给予营养支持。

（2）引流管的护理：妥善固定各种引流管（如胃肠减压管、腹腔引流管），并保持各种管道的通畅。观察并记录引流液的颜色、性状和量。

（3）其他护理：遵医嘱应用抗菌药物控制感染。术后疼痛排除并发症者，遵医嘱使用止痛剂。

（三）术后并发症护理

1.吻合口出血

手术后 24 小时内可以从胃管内流出少量黯红色或咖啡色胃液，一般不超过 300 mL，量逐渐减少，颜色变淡，这是手术后正常的现象。吻合口出血表现为术后短期内从胃管内流出大量鲜血，甚至呕血或黑便。采取禁食、应用止血剂、输新鲜血等措施，出血多可停止；经非手术处理效果不佳，甚至血压逐渐下降，或发生出血休克者，立即再次手术止血。

2.十二指肠残端瘘

这是毕Ⅱ式术后早期最严重的并发症，多发生于术后 3～6 日。它是由于十二指肠内压力过高或残端缺血坏死，引起残端破裂，十二指肠液进入腹腔，引起腹膜炎。主要表现为右上腹突然发生剧烈疼痛和腹膜刺激征，腹腔穿刺可有胆汁样液体。一旦发生，须立即进行手术。通常做十二指肠残端造口和腹腔引流。

3.术后梗阻

根据梗阻部位可分为吻合口梗阻、输入段肠袢梗阻、输出段肠袢梗阻，后两者见于毕Ⅱ式胃大部切除后。

（1）吻合口梗阻：多为吻合口水肿或手术缝合过多，引起吻合口狭窄。表现为进食后上腹部饱胀和呕吐，呕吐物为食物且不含胆汁。一般经禁食、胃肠减压、补液等处理后，可使梗阻缓解。

（2）输入端梗阻：分为急、慢性两类。慢性不全性输入段梗阻，食后数分钟至 30 分钟即发生上腹胀痛和绞痛，伴呕吐，呕吐物主要为胆汁，多数可用非手术疗法使症状改善和消失，少数需再次手术。急性完全性梗阻，突发剧烈腹痛，呕吐频繁，呕吐物量少，不含胆汁，上腹偏右有压痛及包块，严重时出现烦躁、脉速和血压下降，及早手术治疗。

（3）输出端梗阻：表现为进食后上腹饱胀、呕吐食物和胆汁，非手术疗法如不能自行缓解应立即手术。

4.倾倒综合征

胃大部切除后，吻合口过大，失去对胃排空的控制，胃排空过速所产生的一系列综合征。表现为进食后，特别是进甜的流质饮食后 10～20 分钟，患者感到上腹胀痛不适、心悸、乏力、出汗、头晕、恶心、呕吐甚至虚脱，并有腹泻等，平卧几分钟后可缓解。术后早期指导患者少量多餐，饭后平卧 20～30 分钟，饮食避免过甜、过热的流质，1 年内多能自愈。如经长期治疗护理未能改善者，应手术治疗，可将毕Ⅱ式改为毕Ⅰ式吻合。

五、护理评价

患者的疼痛是否缓解或减轻；失液和失血是否得到纠正；营养是否得到支持；并发症是否得到预防。

六、健康指导

保持心情舒畅，劳逸结合，戒烟酒。6 周内不能负重。多进高蛋白、高热量饮食，有利于伤口愈合。行胃大部切除的患者应少量多餐，避免刺激性食物，餐后平卧片刻。定期门诊复查，如出现剑突下持续性疼痛、呕吐、腹泻、贫血等，及时到医院诊治。

（刘阳琪）

第六节　胃癌的护理

胃癌是起源于胃黏膜上皮细胞的恶性肿瘤，是最常见的消化道肿瘤。胃癌好发于50岁以上人群，男女发病率为2∶1。胃癌常见于胃窦部，其次为贲门部，胃体少见。普遍认为与地域环境、饮食生活（如长期食用熏烤、腌制食品等）、遗传因素有关，幽门螺杆菌感染是引发胃癌的主要原因之一。此外，萎缩性胃炎、胃溃疡、胃息肉、残胃炎可能发生癌变。

胃癌按大体形态分为早期胃癌和进展期胃癌。早期胃癌指胃癌仅限于黏膜或黏膜下层，不论病灶大小或有无淋巴结转移，分为隆起型、浅表型、凹陷型。进展期胃癌又称中、晚期胃癌，癌组织超出黏膜下层侵入胃壁肌层或浆膜层，分为肿块型、溃疡型、弥漫型。胃癌转移途径有直接浸润、淋巴转移、血行转移、腹腔种植，其中淋巴转移是主要转移途径，最早转移到胃周围淋巴结，最后汇集到腹腔淋巴结；恶性程度高或较晚期的胃癌，可通过胸导管转移到左锁骨上淋巴结；血行转移是晚期转移方式。

一、护理评估

（一）健康史

询问患者的年龄、性别、饮食习惯、烟酒嗜好等一般情况；有无慢性萎缩性胃炎、胃溃疡等慢性胃部疾病史；有无胃癌或其他肿瘤家族史。

（二）身体状况

1.症状

早期胃癌临床症状多不明显，缺乏典型特征，可出现上腹不适或隐痛、嗳气、反酸、食欲减退、轻度贫血等类似于胃十二指肠溃疡或慢性胃炎的症状。随着病程进展症状逐渐加重，可出现上腹疼痛、食欲缺乏、消瘦、体重减轻等症状。胃窦部癌引起幽门梗阻时发生呕吐，呕吐物多为宿食和胃液。

2.体征

早期常不明显。进展期可有上腹部质硬、固定的肿块，体重进行性下降、贫血、营养不良甚至恶病质等。癌肿转移时可有锁骨上淋巴结肿大、肝大、腹水等。

（三）心理-社会状况

评估患者对疾病的心理反应，是否存在焦虑、恐惧及其程度；了解患者和家属的心理承受能力，家庭经济状况，对疾病治疗及预后的了解程度。

（四）辅助检查

1.内镜检查

可直接观察病变部位和范围，并可取病变组织做病理学检查，是诊断早期胃癌的有效方法。

2.影像学检查

X线钡餐检查可见充盈性缺损或腔内壁龛影。

3.实验室检查

粪便潜血试验常呈持续阳性。

(五)治疗要点

早期发现、早期诊断和早期治疗是提高胃癌疗效的关键。目前胃癌的治疗仍采取以手术治疗为主的综合治疗方法。

1.手术治疗

(1)根治性手术:如果患者全身情况允许又无明显远处转移时,可根据术中探查结果,决定手术方式。根治切除术按癌肿位置完整地切除全胃或胃的大部,全部大、小网膜和局部淋巴结,并重建胃肠道,是胃癌特别是早期胃癌的有效治疗方法。近年来,胃癌的微创手术已渐趋成熟,包括胃镜下的胃黏膜病灶切除和腹腔镜下的胃楔形切除、胃部分切除甚至全胃切除。

(2)姑息性切除:适用于癌肿远处转移,无根治可能,但原发肿瘤尚可切除者,可行包括原发肿瘤在内的胃远端部分切除。

(3)捷径吻合术:如肿瘤导致幽门梗阻又难以切除时,可行胃空肠吻合术,以解决梗阻问题。

2.化疗

是最主要的辅助治疗方法,以联合用药为主。常用药物有氟尿嘧啶、丝裂霉素、多柔比星(阿霉素)、替加氟(呋喃氟尿嘧啶)等。

3.其他治疗

包括放疗、免疫治疗、中医中药治疗。

二、护理问题

1.焦虑/恐惧

与对疾病的发展及预后缺乏了解,对治疗缺乏信心等因素有关。

2.营养失调:低于机体需要量

与营养摄入不足、肿瘤消耗过多等因素有关。

3.疼痛

与疾病和手术有关。

4.潜在并发症

出血、穿孔、梗阻等。

三、护理措施

胃癌患者的手术护理与胃溃疡胃大部切除术的护理基本相同。此外,应注意如下问题。

(一)非手术治疗护理及手术前护理

1.心理护理

护理人员应关注患者的情绪变化,根据患者的需要程度和接受能力做针对性的解释工作,消除患者的顾虑和消极心理，增强对治疗的信心，使患者能积极配合治疗和护理。

2.营养护理

加强患者的营养护理，纠正负氮平衡，提高手术耐受力和术后恢复的效果。能进食者给予高热量、高蛋白、高维生素饮食。对不能进食或禁食患者，应静脉补充高营养及水、电解质、维生素，必要时可实施全胃肠外营养（TPN）。对化疗患者应适当减少脂肪及蛋白质摄入，多食蔬菜、水果，以利于消化和吸收。

（二）术后护理

（1）全胃切除者除按胃大部切除术后护理措施外，应注意肺部并发症的预防及营养支持。对于做经胸部全胃切除者，要做好胸腔闭式引流的护理。

（2）观察术后化疗期间出现的不良反应，如恶心、呕吐等消化道症状；有的患者可能出现脱发、口腔溃疡等毒性反应，应给予对症处理；同时还应注意患者的血常规变化，如果白细胞总数低于 3×10^9/L，血小板计数低于 80×10^9/L 时，应酌情停药，并给予相应的处理；有的患者可能出现腹泻、便血，如果患者出现持续腹泻、便血时，则应高度重视，并及时处理。

（三）心理护理

及时做好解释和安慰工作，讲解手术的必要性、术前准备和术后注意事项的相关知识，减轻患者的焦虑，使患者和家属积极配合治疗及护理。

四、健康教育

（1）让患者及家属了解胃癌发生的相关因素，讲解术后饮食方法及应注意的问题；同时讲解术后并发症的表现及预防措施。

（2）定期门诊随访，发现问题，及早诊治。

（刘阳琪）

第七节　肠梗阻的护理

一、解剖生理概要

小肠分为十二指肠、空肠、回肠三部分。小肠的血液供应来自肠系膜上、下动脉。静脉的分布与动脉相似，最后集合成肠系膜上静脉，与脾静脉汇合成门静脉干。小肠是食物消化和吸收的主要部位。

二、病因与发病机制

肠内容物运行和通过障碍统称为肠梗阻，是常见的外科急腹症之一。按发病原因分为机械性肠梗阻、动力性肠梗阻、血运性肠梗阻。机械性肠梗阻最为常见，主要由肠道异物堵塞、肠管受压、肿瘤、肠套叠等肠壁疾病引起；动力性肠梗阻又可分为麻痹性肠梗阻和痉挛性肠梗阻两类；血运性肠梗阻是由于肠管血供障碍，发生缺血、坏死。按梗阻处肠管有无血运障碍分为单纯性肠梗阻和绞窄性肠梗阻。按梗阻部位分为高位(如空肠上段)和低位(如回肠末段和结肠)两种。根据梗阻的程度,又分为完全性肠梗阻和不完全性肠梗阻。按病程分为急性肠梗阻和慢性肠梗阻。

梗阻部位以上肠段蠕动增强、肠腔扩张、肠腔内积气和积液、肠壁充血水肿、血供受阻,发生坏死、穿孔。由于频繁呕吐和肠腔积液,血管通透性增强使血浆外渗,导致水分和电解质大量丢失,造成体液失衡。肠腔内细菌大量繁殖并产生大量毒素以及肠壁血运障碍致通透性增加,细菌和毒素可以透过肠壁引起腹腔内感染,经腹膜吸收引起全身性感染和中毒,甚至发生感染性休克。

三、护理评估

(一)健康史

评估患者的一般情况,发病前有无体位及饮食不当、饱餐后剧烈运动等诱因;有无腹部手术或外伤史,有无各种急慢性肠道疾病病史及个人卫生史等。

(二)身体状况

1.症状

肠梗阻的四大典型症状是腹痛,呕吐,腹胀和肛门排气、排便停止。

(1)腹痛:单纯性机械性肠梗阻表现为阵发性腹部绞痛;绞窄性肠梗阻表现为持续性疼痛,阵发性加剧;麻痹性肠梗阻腹痛特点为全腹持续性胀痛;肠扭转所致闭袢性肠梗阻多为突发性持续性腹部绞痛伴阵发性加剧。

(2)呕吐:呕吐与肠梗阻的部位、类型有关。肠梗阻早期,呕吐多为反射性,呕吐物以胃液及食物为主。高位肠梗阻呕吐出现早而频繁,呕吐物为胃及十二指肠内容物、胆汁等;低位肠梗阻呕吐出现晚,呕吐物为粪样物;绞窄性肠梗阻呕吐物为血性或棕褐色液体;麻痹性肠梗阻呕吐呈溢出性。

(3)腹胀:腹胀程度与梗阻部位有关,症状发生时间较腹痛和呕吐略迟。高位肠梗阻腹胀程度轻,低位肠梗阻腹胀明显。

(4)肛门排气、排便停止:完全性肠梗阻出现肛门停止排气、排便。但高位完全性肠梗阻早期,可因梗阻部位以下肠内有粪便和气体残存,仍存在排气、排便。绞窄性肠梗阻如肠套叠、肠系膜血管栓塞或血栓形成可排出血性黏液样便。

2.体征

(1)腹部体征。

1)视诊:腹式呼吸减弱或消失。单纯机械性肠梗阻常可见肠型及肠蠕动波,腹痛发作时更明显。肠扭转可见不对称性腹胀;麻痹性肠梗阻腹胀明显,呈全腹部均匀性膨胀。

2)触诊:单纯性肠梗阻腹壁软,可有轻度压痛;绞窄性肠梗阻有腹膜刺激征、压痛性包块(绞窄的肠袢);蛔虫性肠梗阻常在腹中部扪及条索状团块。

3)叩诊:呈鼓音。绞窄性肠梗阻腹腔有渗液时,叩诊有移动性浊音;麻痹性肠梗阻全腹呈鼓音。

4)听诊:机械性肠梗阻时肠鸣音亢进,有气过水声或金属音。麻痹性肠梗阻肠鸣音减弱或消失。

(2)全身表现:单纯性肠梗阻早期可无全身表现,梗阻晚期或绞窄性肠梗阻者,可有脱水、代谢性酸中毒体征,甚至体温升高、呼吸浅快、脉搏细速、血压下降等中毒和休克征象。

(三)心理-社会状况

评估患者对疾病的认知程度,有无接受手术治疗的心理准备。了解患者的家庭、社会支持情况。

(四)辅助检查

1.X线检查

机械性肠梗阻,腹部立位或侧卧透视、摄片可见多个气液平面及胀气肠袢;绞窄性肠梗阻可见孤立的胀气肠袢。

2.实验室检查

(1)血常规:肠梗阻患者出现脱水、血液浓缩时可出现血红蛋白含量、红细胞比容及尿比重升高。绞窄性肠梗阻多有白细胞计数及中性粒细胞比例的升高。

(2)血气分析及血生化检查:血气分析、血清电解质检查,有助于水、电解质及酸碱平衡失调的判断。

(五)治疗要点

肠梗阻的治疗原则是尽快解除梗阻,纠正全身生理紊乱,防止感染,预防并发症。

1.非手术治疗

禁食、胃肠减压;纠正水、电解质和酸碱平衡失调,必要时可输血浆或全血;及时使用抗生素防治感染;解痉、止痛。

2.手术治疗

适用于各种绞窄性肠梗阻、肿瘤及先天性肠道畸形引起的肠梗阻及非手术疗法不能缓解的肠梗阻。常用的手术方式有肠粘连松解术、肠套叠或肠扭转复位术、肠切除吻合术、肠短路吻合术、肠造口或肠外置术等。

(六)几种常见的机械性肠梗阻

1.粘连性肠梗阻

粘连性肠梗阻是肠粘连或肠管被粘连带压迫所致的肠梗阻,较为常见,多为单纯性不完全性肠梗阻,主要是由于腹部手术、炎症、创伤、出血、异物等所致。多数患者采用非手术疗法可缓解,如非手术治疗无效或发生绞窄性肠梗阻时,应及时手术治疗。

2.蛔虫性肠梗阻

由于蛔虫聚集成团并刺激肠管痉挛致肠腔堵塞,多见于2～10岁儿童,常见诱因为驱虫不当。主要表现为阵发性脐周疼痛,伴呕吐,腹胀不明显。腹部可扪及条索状团块。单纯性蛔虫堵塞多采取非手术治疗,如无效或并发肠扭转、腹膜炎,应行手术治疗。

3.肠扭转

肠扭转是指一段肠管沿其系膜长轴旋转而形成的闭袢性肠梗阻,常发生在小肠,其次是乙状结肠。①小肠扭转:多见于青壮年,常在饱餐后立即进行剧烈运动时发病,主要表现为突发腹部绞痛，呈持续性伴阵发性加剧，呕吐频繁，腹胀不明显。②乙状结肠扭转：多见于老年人，常有便秘史，主要表现为腹部绞痛，明显腹胀，呕吐不明显，X 线钡剂灌肠可见“鸟嘴状”阴影。肠扭转可在短时间内发生绞窄、坏死，一经诊断，急诊手术治疗。

4.肠套叠

肠套叠是指一段肠管套入与其相连的肠管内，好发于 2 岁以下的婴幼儿，以回结肠型最多见。典型表现为阵发性腹痛、果酱样血便和腊肠样肿块(多位于右上腹)。X 线空气或钡剂灌肠可见“杯口状”或“弹簧状”阴影。早期肠套叠可试行空气灌肠复位。无效者或病程超过 48 小时，疑有肠坏死或肠穿孔者，行手术治疗。

四、护理问题

1.疼痛

与肠内容物不能正常运行或通过障碍有关。

2.体液不足

与呕吐、禁食、胃肠减压和肠腔积液有关。

3.组织灌注量改变

与肠梗阻致体液丧失有关。

4.潜在并发症

肠坏死，腹腔感染、休克。

5.营养失调：低于机体需要量

与呕吐、禁食有关。

五、护理措施

(一)非手术治疗护理及术前护理

1.饮食护理

肠梗阻患者应禁食，梗阻缓解，患者排气排便，腹痛、腹胀消失后可进流质饮食。若无不适，可逐渐改为半流质饮食和软食。忌食易产气的甜食和牛奶等。

2.胃肠减压

是治疗肠梗阻的重要措施之一，通过胃肠减压吸出胃肠道内的积气、积液，以减轻腹胀，降低肠腔内压力，改善肠壁血液循环，减少肠内的细菌和毒素，有利于改善局部和全身情况。胃肠减压时，应保持胃管的通畅，注意观察和记录引流液的颜色、性质和引流量等。

3.纠正水、电解质代谢和酸碱平衡失调

输液所需的种类和量，要根据呕吐情况、胃肠减压量、脱水体征、尿量，并结合血清电解质和血气分析结果而定。

4.缓解疼痛

在确定无肠绞窄的情况下，可使用抗胆碱类药物，如阿托品、山莨菪碱等，以解除胃肠道平滑肌痉挛，缓解疼痛。但不可随意使用吗啡类镇痛药，以免掩盖病情，影响病情观察。

5.缓解腹胀

患者血压平稳，应取半卧位；保持胃肠减压通畅有效；热敷或按摩腹部；针刺双侧足三里穴；如无肠绞窄亦可从胃肠减压管注入液状石蜡，每次 20～30 mL，促进肠蠕动，以缓解疼痛。

6.呕吐护理

呕吐时应坐起或头侧向一边，及时清除口腔内呕吐物，以免误吸引起肺部感染或窒息。呕吐后要漱口，保持口腔清洁，同时要注意观察和记录呕吐物的颜色、性状和量。

7.预防感染

对单纯性肠梗阻晚期，绞窄性肠梗阻和术后患者，均宜及时使用抗生素以防治感染，减少毒素产生。

8.严密观察病情变化

定时测量记录体温、脉搏、呼吸、血压、呕吐物、尿量、胃肠减压液体量等。同时要严密观察腹痛及腹部体征情况。若出现下列表现，应考虑有肠绞窄的可能：①腹痛发作急骤，开始即为持续性剧烈疼痛或表现为持续性疼痛阵发性加剧。②肠鸣音减弱或消失。③呕吐出现得早而频繁。④病情发展迅速，早期出现休克，抗休克治疗改善不明显。⑤有明显腹膜刺激征表现，体温升高，白细胞计数增高。⑥腹胀不对称，腹部有局限性隆起或触及有压痛的包块。⑦呕吐物、胃肠减压液、肛门排出物为血性或腹腔穿刺抽出血性液体。⑧经积极的非手术治疗而症状、体征无明显改善。⑨腹部 X 线检查符合绞窄性肠梗阻的表现特点。此类患者病情危重，多处于休克状态，需紧急手术治疗，因此在抗休克、抗感染的同时，要积极做好术前准备。

（二）术后护理

1.体位

血压平稳后取半卧位。

2.饮食及活动

术后禁食，禁食期间应补液。肠功能恢复后可开始进流质饮食，无不适时，可逐渐过渡到半流质饮食和软食。肠切除肠吻合术后，进食时间应适当推迟。鼓励患者术后早期活动，如病情平稳，术后即可开始床上活动，争取尽早下床活动，以促进机体和胃肠道功能的恢复。

3.观察病情变化

重点是观察生命体征变化及腹痛、腹胀、呕吐及肛门排气等。同时要注意观察和记录胃肠减压、腹腔引流液的颜色、性质和量。

4.术后并发症的观察及护理

术后尤其是绞窄性肠梗阻术后，如出现持续发热、腹胀、白细胞计数增高和中性粒细胞增高，腹壁切口处红肿，流出较多带有粪臭味液体，应考虑腹腔内感染和肠瘘的可能，要积极处理。

（三）心理护理

及时做好解释和安慰工作，讲解手术的必要性、术前准备和术后注意事项的相关知识，减轻患者的焦虑，使患者和家属积极配合治疗及护理。

六、健康教育

(1)告诫患者及家属,认识胃肠减压对治疗疾病的重要意义,争取其配合,及时反映病情变化。

(2)鼓励患者术后早期活动,如病情平稳,术后即可开始床上活动,争取尽早下床活动,以促进机体和胃肠道功能的恢复。

(3)出院后应注意饮食卫生,避免暴饮暴食。

(4)避免饭后立即剧烈活动和体力劳动。

(5)保持大便通畅,养成每日按时排便习惯。

(6)如有腹痛、腹胀等不适应及时就诊。

(刘阳琪)

第八节　急性阑尾炎的护理

急性阑尾炎是指阑尾发生的急性炎症反应,是外科最常见的急腹症。多发生于青壮年,以20～30岁多见,男性的发病率高于女性。早期确诊、早期手术效果良好。

一、概述

(一)病因

1.阑尾管腔阻塞

是急性阑尾炎最常见的病因。

(1)解剖因素:阑尾管腔狭小细长,开口较小,容易被食物残渣、粪石、寄生虫等阻塞而引起管腔梗阻。

(2)胃肠功能紊乱:肠道炎症性疾病引起炎症性痉挛时,同时致阑尾腔痉挛,而使阑尾腔梗阻、血运障碍而致炎症。

2.细菌入侵

因阑尾腔开口于盲肠,腔内存在大量的大肠杆菌和厌氧菌。当阑尾腔阻塞后,腔内的致病菌繁殖并分泌毒素,损伤黏膜上皮,产生溃疡,细菌穿过溃疡面侵入阑尾肌层而引起感染。

(二)病理

根据急性阑尾炎的病理生理改变及临床过程,将急性阑尾炎分为急性单纯性阑尾炎、急性化脓性阑尾炎、坏疽性及穿孔性阑尾炎和阑尾周围脓肿四种类型。

(三)转归

急性阑尾炎的转归主要取决于机体免疫力,其结局有3种情况。①炎症消退:炎症完全消退,不遗留病理改变;或瘢痕愈合,留下阑尾腔狭窄,与周围组织粘连,易复发;或迁延成慢性阑尾炎。②炎症局限:形成阑尾周围脓肿。③炎症扩散:阑尾坏疽穿孔形成弥散性腹膜炎;炎症扩散到肝门静脉系统,引起肝门静脉炎、肝脓肿;病情恶化可致感染性休克。

二、护理评估

（一）健康史

患者既往有无类似发作史；发病前有无急性肠炎等诱因；成年女性患者应了解有无停经、月经过期、妊娠等。

（二）身体状况

1.常见症状

（1）腹痛：典型症状为转移性右下腹痛。腹痛多开始于上腹部或脐周，数小时后转移并固定于右下腹，70%～80%的急性阑尾炎患者具有此典型症状；少部分患者发病开始即表现为右下腹痛。不同类型的阑尾炎其腹痛特点也有差异。如单纯性阑尾炎表现为轻度隐痛；化脓性阑尾炎呈阵发性胀痛和剧痛；坏疽性阑尾炎呈持续性剧烈腹痛；穿孔性阑尾炎因阑尾腔内压力骤减，腹痛可暂时减轻，但出现腹膜炎后，腹痛又会持续加剧。

（2）胃肠道症状：早期有反射性恶心、呕吐，部分患者有便秘或腹泻。例如，盆位阑尾炎时，炎症刺激直肠和膀胱，引起排便次数增多、里急后重及尿痛。

（3）全身表现：多数患者早期仅有乏力、低热。炎症加重可有全身中毒症状，如寒战、高热、脉搏快、烦躁不安或反应迟钝等。若发生化脓性门静脉炎，则出现寒战、高热和轻度黄疸。

2.体征

（1）右下腹固定压痛：是急性阑尾炎的重要体征。压痛点通常位于麦氏点，也可随阑尾位置变异而改变，但始终表现为一个固定位置的压痛。压痛的程度与炎症程度相关，若阑尾炎症扩散，压痛范围亦随之扩大，但压痛点仍以阑尾所在部位最明显。

（2）腹膜刺激征：提示阑尾已化脓、坏疽或穿孔等。但在特殊年龄阶段、体质较弱及阑尾位置变化的患者，如小儿、老人、孕妇、肥胖、虚弱者及盲肠后位阑尾炎等，腹膜刺激征可不明显。

（3）右下腹肿块：查体如发现右下腹饱满，可触及一个压痛性肿块，固定、边界不清，应考虑阑尾炎性肿块或阑尾周围脓肿的诊断。

（4）其他体征：①结肠充气试验：患者仰卧位，检查者右手压迫左下腹，再用左手挤压近侧结肠，结肠内气体可传至盲肠和阑尾，引起右下腹疼痛者为阳性。②腰大肌试验：患者左侧卧位，右大腿后伸，引起右下腹疼痛为阳性，提示阑尾位于盲肠后位或腰大肌前方。③闭孔内肌试验：患者仰卧位，将右髋和右膝均屈曲90°，然后被动向内旋转，引起右下腹疼痛者为阳性，提示阑尾位置靠近闭孔内肌。④直肠指诊：盆位阑尾炎或阑尾炎症波及盆腔时可有直肠右前方触痛；若形成盆腔脓肿可触及痛性包块。

（三）心理-社会状况

了解患者及家属对阑尾炎及手术的认知程度；妊娠期患者及其家属对胎儿风险的认知程度、心理承受能力。

（四）辅助检查

实验室检查：血常规检查可见白细胞计数和中性粒细胞比例增高。

（五）治疗要点

绝大多数急性阑尾炎一旦确诊，应及时行阑尾切除术。非手术治疗适用于诊断不甚明确且症状比较轻者，如早期单纯性阑尾炎。阑尾周围脓肿先行非手术治疗，待肿块缩小局限，体温正常，3 个月后，再行手术切除阑尾。

三、护理诊断及合作性问题

1.急性疼痛

与阑尾炎症、手术创伤有关。

2.体温过高

与化脓感染有关。

3.潜在并发症

急性腹膜炎、门静脉炎、术后内出血、术后切口感染、术后粘连性肠梗阻、术后粪瘘等。

四、护理目标

患者的腹痛得到缓解；体温恢复正常；并发症得到预防。

五、护理措施

（一）非手术疗法的护理

1.一般护理

（1）卧位患者宜取半卧位。

（2）饮食和输液酌情禁食或流质饮食，并做好静脉输液护理。

2.病情观察

观察患者的神志、生命体征、腹部症状和体征及血白细胞计数的变化。如体温明显增高，脉搏、呼吸加快，或血白细胞计数持续上升，或腹痛加剧且范围扩大，或出现腹膜刺激征，说明病情加重。应注意病程中腹痛突然减轻，可能是阑尾腔梗阻解除、病情好转的表现，但也可能是阑尾坏疽穿孔，使腔内压力骤减而腹痛有所缓解，但这种腹痛缓解是暂时的，并且体征和全身中毒症状迅速恶化。同时，应注意各种并发症的发生。

3.治疗配合

（1）抗感染：遵医嘱应用有效的抗生素，常用庆大霉素、氨苄西林、甲硝唑等静脉滴注。

（2）对症护理：有明显发热者，可给予物理降温；便秘者可用开塞露；观察期间慎用或禁用止痛剂。

（二）手术前后护理

术前护理按急诊腹部手术前常规护理，手术后护理要点如下。

1.一般护理

（1）卧位：患者回病房后，先按不同的麻醉安置体位。血压平稳后改为半卧位。

（2）饮食：术后 1～2 日胃肠功能恢复，肛门排气后可给流食，如无不适渐改半流食。术后 4～6 日给软质普食，但 1 周内忌牛奶或豆制品，以免腹胀。同时 1 周内忌灌肠及泻剂。

（3）早期活动：轻症患者于手术当日即可下床活动，重症患者应在床上多翻身、活动四肢，待病情稳定后，及早起床活动，以促进肠蠕动恢复，防止肠粘连发生。

2.配合治疗

遵医嘱使用抗生素，并做好静脉输液护理。

3.术后并发症的护理

(1)腹腔内出血：常发生在术后24小时内，故手术后当天应严密观察血压、脉搏。如出现面色苍白、脉速、血压下降等内出血表现，或腹腔引流管有血液流出，应立即将患者平卧，静脉快速输液，报告医生并做好术前准备。

(2)切口感染：是术后最常见的并发症。表现为术后3～5日体温升高，切口局部有红肿、压痛及波动感。应给予抗生素、理疗等治疗，如已化脓应拆线引流。

(3)腹腔脓肿：术后5～7日体温升高，或下降后又上升，并有腹痛、腹胀、腹部包块或排便排尿改变等，应及时和医生取得联系进行处理。

(4)粘连性肠梗阻：常为慢性不完全性肠梗阻。

(5)粪瘘：因炎症已局限，一般不致引起腹膜炎。属于结肠瘘。一般多可自行闭合，如经久不愈时考虑手术。

(三)心理护理

向患者及其家属讲解手术目的、方法、注意事项，使患者能积极配合治疗。

六、护理评价

患者的腹痛是否得到缓解；体温是否恢复正常；并发症是否得到预防。

七、健康指导

保持良好的饮食、卫生及生活习惯，餐后不做剧烈运动。及时治疗胃肠道炎症或其他疾病，预防慢性阑尾炎急性发作。术后早期下床活动，防止肠粘连甚至粘连性肠梗阻。阑尾周围脓肿者，告知患者3个月后再次住院行阑尾切除术。如发生腹痛或不适时及时就诊。

(刘阳琪)

第九节　腹外疝的护理

一、概述

体内某个脏器或组织离开其正常解剖部位，通过先天或后天形成的薄弱点、缺损或孔隙，进入另一部位，即称为疝。全身各部位均可出现疝，但以腹外疝最为多见。腹外疝是由腹腔内的脏器或组织连同腹膜壁层，经腹壁薄弱点或孔隙，向体表突出所形成的。根据其发生部位不同，分为腹股沟疝(斜疝和直疝)、股疝、脐疝、切口疝等。腹股沟疝发生于男性者占大多数，男、女发病率之比约为15∶1。腹股沟斜疝最多见，占全部腹外疝的75%～90%。

（一）病因及分类

腹壁强度降低和腹内压力增高是腹外疝发病的两个主要原因。

1.腹壁强度降低

(1)先天性因素：某些组织穿过腹壁的部位，如精索或子宫圆韧带穿过腹股沟管、股动静脉穿过股管、脐血管穿过脐环，以及腹股沟三角区均为腹壁薄弱区。

(2)后天性因素：腹部手术切口愈合不良，腹壁外伤或感染，老年体弱和过度肥胖致肌肉萎缩等，均导致腹壁强度降低。

2.腹内压力增高

腹内压力增高既可引起腹壁解剖结构的改变，有利于疝的形成，也可促进腹腔内脏器经薄弱处突出形成疝。腹内压力增高的常见原因有慢性咳嗽、慢性便秘、排尿困难(如前列腺增生)、腹水、妊娠、举重、婴儿经常啼哭等。

（二）病理解剖

典型的腹外疝由疝环、疝囊、疝内容物和疝外被盖等组成。疝囊是壁腹膜的憩室样的突出部，由疝囊颈、疝囊体和疝囊底组成。疝囊颈是疝囊较狭窄的部分，其位置为疝环所在。疝环，又称疝门，是疝突向体表的门户，即腹壁薄弱区或缺损所在。各种疝通常以发生部位作为命名依据，如腹股沟疝、股疝、脐疝、切口疝等。疝内容物是进入疝囊的腹内脏器或组织，以小肠为最多见，大网膜次之。较少见的，如盲肠、阑尾、乙状结肠、膀胱等也可作为疝内容物进入疝囊。疝外被盖指疝囊以外的各层组织。

（三）临床分型

腹外疝有易复性、难复性、嵌顿性、绞窄性等临床类型。

1.易复性疝

凡腹外疝在患者站立、行走或腹内压增高时突出，半卧、休息或用手向腹腔推送时疝内容很容易回纳入腹腔的，称为易复性疝。

2.难复性疝

疝内容不能或不能完全回纳入腹腔内者，称难复性疝。常见原因是疝内容物反复突出，致疝囊颈受摩擦而损伤，并产生粘连，导致内容物不能回纳，内容物多数是大网膜。

3.嵌顿性疝

疝门较小而腹内压突然增高时，疝内容物可强行扩张疝环而向外突出，随后因疝环的弹性收缩，又将内容物卡住，使其不能回纳，称为嵌顿性疝。疝发生嵌顿后，如其内容物肠壁及系膜在疝门处受压，先使静脉回流受阻，导致肠壁淤血和水肿，疝囊内肠壁及系膜渐增厚，颜色由正常的淡红逐渐转为深红，囊内可有淡黄色渗液积聚。肠管受压情况加重，更难回纳。肠管嵌顿后，可导致急性机械性肠梗阻。

4.绞窄性疝

嵌顿如不能及时解除，疝内容物受压情况不断加重可使动脉血流减少，最终导致完全阻断，即为绞窄性疝。如疝内容物为肠管，此时肠系膜动脉搏动消失，肠壁逐渐失去光泽、弹性和蠕动能力，终于坏死变黑。疝囊内渗液变为淡红色或黯红色。如继发感染，疝囊内的渗液则为脓性。感染严重时，可引起疝外被盖组织的蜂窝织炎。

二、护理评估

（一）健康史

了解患者的年龄、职业等信息，女性患者询问生育史；询问病史，如有无慢性咳嗽、习惯性便秘、排尿困难、多次妊娠、大量腹水、从事重体力劳动或婴儿经常性啼哭。

（二）身体状况

1.腹股沟斜疝

是最常见的腹外疝，腹内脏器从腹壁下动脉外侧的深环突出，经腹股沟管，再由腹股沟外环穿出，可进入阴囊，多见于儿童和青少年，右侧多于左侧，嵌顿机会较多。患者起初症状不明显，仅在站立、行走或剧烈咳嗽等腹内压力增高时出现腹股沟区肿胀和轻微疼痛，以后在腹股沟区或阴囊内出现包块，平卧或用手推后肿块消失。回纳后按住内环口，嘱患者咳嗽以增加腹压，包块不再出现。

2.腹股沟直疝

腹股沟三角是由腹壁下动脉、腹直肌外侧缘和腹股沟韧带内侧缘围成的三角形区域，该处腹壁缺乏完整的腹肌覆盖，是腹股沟部的最薄弱区。腹股沟直疝是腹内脏器从腹壁下动脉内侧的直疝三角直接由后向前突出，不经过内环，不进入阴囊，多见于老年人，极少嵌顿。主要表现为患者站立时在腹股沟内侧端、耻骨结节外上方出现一半球形肿块。

3.股疝

是最容易嵌顿的腹外疝，腹内脏器经股环、股管向股部卵圆窝突出，常见于已婚妇女。疝块一般不大，症状轻微，站立或腹压增加时，在卵圆窝处有半球状肿块，极易发生嵌顿和绞窄，若内容物为肠管，嵌顿后易引起肠梗阻、肠坏死，应及早手术治疗。

4.脐疝

疝囊经脐环向体表突出，多与婴儿脐带处理不良、啼哭和便秘有关。

5.切口疝

常发生于手术切口部位，与切口感染、切口裂开有关，切口一期愈合者发生率较小。

（三）心理-社会状况

了解患者对疾病的认识程度，有无因担心手术及预后而产生的焦虑、恐惧等不良的心理状态及其程度，了解家庭、社会对患者病情的影响等。

（四）辅助检查

1.透光试验

腹股沟斜疝透光试验（－），鞘膜积液为（＋）。

2.实验室检查

继发感染时白细胞计数和中性粒细胞比例升高。

3.X 线检查

嵌顿疝和绞窄性疝可见肠梗阻征象。

（五）治疗要点

1.非手术治疗

(1)1 岁以内婴幼儿的腹股沟疝可暂不手术，用棉线束带或绷带压迫腹股沟管深环，防止疝块突出，部分患儿随生长发育腹肌逐渐强壮，疝有自愈的可能。

(2)年老体弱或伴有严重器质性疾病不能耐受手术者，可在回纳疝块后，用疝带压迫深环，阻止疝块突出。

(3)小儿脐疝可采用胶布固定法治疗。

2.手术治疗

腹外疝原则上均应手术治疗，手术方式包括单纯疝囊高位结扎术和疝修补术。

(1)单纯疝囊高位结扎术：仅适用于婴幼儿及绞窄性斜疝致肠坏死、局部严重感染、暂不宜行疝修补术者。

(2)疝修补术：传统方法中常用的加强腹股沟前壁的方法有 Ferguson 法；修补或加强腹股沟后壁的方法有 Bassini 法、Halsted 法、McVay 法和 Shouldice 法 4 种。股疝常用 McVay 法。

无张力疝修补术：利用人工合成网片材料，在无张力的情况下进行疝修补术。其优点是创伤小、术后下床早、恢复快；缺点是排异和感染的危险。

经腹腔镜疝修补术：利用腹腔镜从腹腔内部用合成纤维网片加强腹壁缺损处，或用钉(缝线)使内环缩小。该法虽然有创伤小、痛苦少、恢复快、美观等优点，并可同时发现和处理并发疝、双侧疝，但对设备和技术要求较高，目前临床上开展较少。

(3)嵌顿性和绞窄性疝的处理：嵌顿性疝原则上需紧急手术治疗，以防疝内容物坏死，并解除肠梗阻。绞窄性疝的内容物已坏死，更需紧急手术。下列两种情况可先试行手法复位：①嵌顿时间在 3～4 小时，局部压痛不明显，也无腹膜刺激征者。②年老体弱或伴有其他较严重疾病而估计肠袢尚未绞窄坏死者。复位方法是让患者取头低足高卧位，注射吗啡或哌替啶，予以止痛和镇静，松弛腹肌，用一手托起阴囊，持续缓慢地将疝块推向腹腔，同时另一手轻轻按摩浅环以协助疝内容物回纳。手法复位后，必须严密观察腹部体征，一旦出现腹膜炎或肠梗阻的表现，应尽早手术探查。

三、护理问题

1.急性疼痛

与腹外疝嵌顿、绞窄及手术创伤有关。

2.体液不足

与嵌顿、绞窄疝引起的机械性肠梗阻有关。

3.知识缺乏

缺乏预防腹内压升高及术后康复的有关知识。

4.焦虑、恐惧

与疼痛、担心手术与预后有关。

5.潜在并发症

肠绞窄坏死、急性腹膜炎、阴囊血肿、切口感染。

四、护理措施

（一）术前护理

1.病情观察

密切观察患者局部包块和腹部情况，若发现疝嵌顿、绞窄、肠梗阻、腹膜炎的表现，应及时通知医生；嵌顿疝手法复位后应注意观察有无腹膜炎、肠梗阻表现。

2.消除腹内压增高的因素

吸烟者应戒烟；积极治疗咳嗽、便秘、排尿困难等引起腹内压升高的因素；疝块较大者减少活动，多卧床休息；离床活动时使用疝带压住疝环口，避免腹腔内容物脱出而造成疝嵌顿。

3.术前准备

除手术前常规准备外，应注意以下几点。

(1)术前严格备皮，尤其对会阴部、阴囊皮肤更应仔细，不可剃破皮肤，防止切口感染。术前嘱患者沐浴更衣。

(2)术前一日给予流质饮食，术前晚灌肠，清除肠内积粪，防止术后腹胀及排便困难。

(3)送患者进手术室前，嘱其排空膀胱或留置尿管，以防术中误伤膀胱。

4.嵌顿性或绞窄性疝的护理

除一般护理外，应予禁食、胃肠减压、静脉输液、抗感染，纠正水、电解质代谢及酸碱平衡失调，并验血、配血，做好紧急手术的准备。

5.心理护理

向患者讲解腹外疝的病因、治疗方法及手术治疗的必要性，减轻患者紧张、恐惧心理。对使用棉线束带或疝带的患者，应说明佩戴的意义，教会患者和家属正确佩戴的方法。

（二）术后护理

1.病情观察

密切监测患者生命体征的变化。观察伤口渗血情况，及时更换浸湿的敷料，估计并记录出血量。

2.生活护理

(1)卧位：术后取平卧位，膝下垫一软枕，髋、膝关节微屈，以降低切口的张力，减轻疼痛，利于切口愈合。

(2)饮食：一般术后 6～12 小时若无恶心、呕吐可进水及流食，次日可进半流食、软食或普食。行肠切除吻合术者术后应禁食，待肠道功能恢复后方可进食。饮食上注意少吃易引起便秘及腹内胀气的食物，如红薯、花生、豆类、碳酸饮料等，宜多吃谷物、水果、蔬菜等富含纤维素的食物，多饮水以防便秘。保持有规律的饮食习惯，讲究饮食卫生。

(3)活动：传统疝修补术后应卧床 4～7 天，术后次日可适当进行床上活动，1 周后下床活动。采用无张力疝修补术的患者术后 24～48 小时即可离床活动。年老体弱、复发性疝、巨大疝、绞窄性疝患者应延长卧床时间。

3.防治腹内压增高

注意保暖，以防受凉、咳嗽，如有咳嗽应及时治疗；患者在咳嗽时用手掌按压伤口，减少对伤口愈合的影响；注意保持大小便通畅，避免用力排便。

4.防治并发症

(1)预防阴囊血肿：可用丁字带将阴囊托起，以减少渗血、渗液积聚，防止阴囊血肿。用0.5 kg沙袋压迫切口部位24小时，密切观察切口渗血、渗液及阴囊是否肿大，出现异常及时通知医生。

(2)预防切口感染：切口感染是疝复发的主要原因之一。术后合理应用抗菌药物，注意保持敷料清洁、干燥，避免大小便污染；敷料污染或脱落应及时更换。留置胃肠减压管或其他引流管者，应注意保持引流通畅。注意观察患者体温和脉搏的变化及切口有无红肿、疼痛，一旦发现切口感染，应尽早处理。

(3)尿潴留的处理：手术后因麻醉或手术刺激引起尿潴留者，可肌内注射卡巴胆碱(氨甲酰胆碱)或针灸，以促进膀胱平滑肌的收缩，必要时留置导尿。

五、健康教育

(1)适当休息：应逐渐增加活动量，3个月内应避免重体力劳动或剧烈运动。

(2)避免腹内压升高：积极治疗引起腹内压增高的疾病；注意保暖，防止受凉、咳嗽；调节饮食，保持大便通畅，避免用力排便。

(3)定期复查。

（陈　璜）

第十节　原发性肝癌的护理

原发性肝癌是我国常见的恶性肿瘤之一，以原发性肝细胞癌(又称肝癌)最常见，高发于东南沿海地区，以40～50岁多见，男性多于女性。

一、病因及发病机制

原发性肝癌的病因和发病机制尚未阐明。一般认为病毒性肝炎、肝硬化是其主要原因，临床上肝癌患者常有急性肝炎→慢性肝炎→肝硬化→肝癌的病史；其他有黄曲霉素、亚硝胺类致癌物、水土等因素。

二、病理生理

(一)大体病理类型

可分为以下三类。

1.结节型

多见，常为单个或多个大小不等结节散分布于肝内，多伴有肝硬化，恶性程度高，预后较差。

2.巨块型

常为单发，也可由多个结节融合而成，癌块直径较大常有假被膜，易出血、坏死；肝硬化程度较轻，手术切除率高，预后较好。

3.弥漫型

少见，结节大小均等，呈灰白色散在分布于全肝，常伴有肝硬化，肉眼难与肝硬化区别，病情发展迅速，预后极差。

根据肿瘤直径大小，又可分为微小肝癌（≤2 cm）、小肝癌（2～5 cm，含 5 cm）、大肝癌（5～10 cm，含 10 cm）、巨大肝癌（>10 cm）。

（二）组织学类型

可分为肝细胞癌、肝内胆管细胞癌和二者同时出现的混合型肝癌三类；我国以肝细胞癌为主，约占 91.5%，男性多见。

（三）转移途径

常见的转移途径如下。

1.直接蔓延

癌肿直接侵犯邻近组织、脏器，如膈肌、胸腔等。

2.血行转移

门静脉系统内转移是最常见的途径，多为肝内转移，癌细胞在生长过程中极易侵犯门静脉分支，形成门静脉内癌栓，癌栓经门静脉系统在肝内直接播散，甚至阻塞静脉主干，导致门静脉高压；肝外血行转移常见于肺，其次为骨、脑等。

3.淋巴转移

主要累及肝门淋巴结，其次为胰腺周围、腹膜后及主动脉旁淋巴结，晚期可至锁骨上淋巴结。

4.种植转移

癌细胞脱落可发生腹腔、盆腔种植转移，引起血性腹水。

三、护理评估

（一）健康史

询问患者有无病毒性肝炎、肝硬化病史；饮食习惯及生活环境，有无进食含黄曲霉菌的食品、有无亚硝胺类致癌物的接触史等；注意有无家族病史。

（二）身体状况

原发性肝癌早期缺乏特异性表现，晚期可有局部和全身症状。

1.症状

（1）肝区疼痛：是最常见和最主要的症状，约半数以上患者以此为首发症状，多为胀痛、钝痛和刺痛，可为间歇性或为持续性。突发剧烈腹痛和腹膜刺激征为肝癌结节破裂出血所致。

（2）消化道和全身症状：常表现为食欲减退、腹胀、恶心、呕吐或腹泻等，易被忽视。可有不明原因的持续性低热或不规则发热，抗菌药物治疗无效。早期患者消瘦、乏力不明显；晚期患者体重呈进行性下降，可伴有贫血、出血、水肿等恶病质表现。

2.体征

肝脏进行性增大，呈结节性，质硬，边缘钝而不规则，为中、晚期肝癌的主要临床体征。晚期患者可出现黄疸和腹水。

3.其他

可有癌旁综合征(由癌组织产生某些内分泌激素物质所引起)的表现，如低血糖、红细胞增多症、高血钙、高血脂、血小板增多、异常纤维蛋白原等。发生肺、骨、脑等转移者可产生相应症状。此外，患者还可出现肝性脑病、上消化道出血、癌肿破裂出血及继发性感染等并发症。

(三)心理-社会状况

肝癌患者多伴有肝硬化或慢性肝炎病史，长期治疗效果不佳，患者丧失信心，经济负担较重，容易产生焦虑、恐惧、敏感、抑郁，甚至绝望等心理变化。

(四)辅助检查

1.实验室检查

(1)AFP：对诊断肝细胞癌有相对专一性，阳性率可达 70%，是目前诊断原发性肝癌最常用、最重要的方法。

(2)血清酶学及其他肿瘤标记物检查，肝功能检查等。

2.影像学检查

(1)B 超：能发现直径 2～3 cm 或更小的病变，诊断正确率可达 90%，是目前肝癌定位检查中首选的一种方法。

(2)CT 和 MRI 检查：可检出直径约 1.0 cm 的早期肝癌，诊断符合率达 90%以上。

(3)选择性腹腔动脉或肝动脉造影检查：适用于其他非侵入性定位诊断方法未能明确者，阳性率可达 90%，是目前小肝癌的定位诊断的各种检查方法中的最优者。

3.肝穿刺活组织检查

有确诊意义，目前多在 B 超引导下行细针穿刺，有助于提高阳性率，但可导致出血、肿瘤破裂和沿针道转移等，肝血管瘤者禁止采用该项检查。

(五)治疗要点

(1)手术治疗：肝切除术是目前治疗肝癌最有效的方法，主要术式有肝叶切除、半肝切除、肝三叶切除或局部肝切除等。

(2)对于难以手术切除的中、晚期肝癌，可视病情单独或联合应用肝动脉结扎、肝动脉栓塞化疗、冷冻、激光、微波、射频等方法，有一定的疗效。

(3)其他治疗：包括放射治疗、免疫治疗、中医中药治疗等。

四、护理诊断及合作性问题

1.预感性悲哀

与担忧疾病预后和生存期限有关。

2.疼痛

与肿瘤迅速生长导致肝包膜张力增加或手术、放疗、化疗后的不适有关。

3.营养失调:低于机体需要量

与厌食、化疗所致胃肠道反应及肿瘤消耗有关。

4.潜在并发症

出血、肝性脑病、膈下积液或脓肿等。

五、护理目标

(1)患者愿意表达出悲哀情绪,能正确面对疾病、手术和预后,并参与对治疗和护理的决策。

(2)患者疼痛减轻或缓解。

(3)患者能主动进食富含蛋白质、能量、维生素等营养均衡的食物或接受营养支持治疗。

(4)患者未出现出血、肝性脑病、膈下积液或脓肿等并发症;若出现,能被及时发现并处理。

六、护理措施

(一)加强心理支持

鼓励患者和家属说出有关对癌症诊断、预后的感觉。解释各种治疗、护理知识。告知患者手术切除可使早期肝癌患者获得根治的机会;肝癌的综合治疗有可能使以前不能切除的大肝癌转变为可以手术治疗,使不治之症转变为可治之症,患者有望获得较长的生存时间。通过各种心理护理措施,促进患者的适应性反应。

(二)减轻或有效缓解疼痛

对肝叶和肝局部切除术后疼痛剧烈者,应采取积极有效的镇痛措施,若患者有止痛泵则教会患者使用,并观察药物效果及不良反应。指导患者控制疼痛和分散注意力的方法。术后48小时,若病情允许,促进患者的适应性反应。

(三)改善营养状况

1.术前

原发性肝癌患者宜采用高蛋白质、高热量、高维生素饮食。选择患者喜爱的食物种类,安排舒适的环境,少量多餐。此外,还可给予营养支持、输血等,以纠正低蛋白血症,提高手术耐受力。

2.术后

术后禁食、胃肠减压,待肠蠕动恢复后逐步给予流质或半流质饮食,直至正常饮食。患者术后肝功能受影响,易发生低血糖,禁食期间应从静脉输入葡萄糖或进行营养支持。术后两周内适量补充白蛋白和血浆,以提高机体免疫力。

(四)并发症的预防和护理

1.出血

(1)术前:①改善凝血功能。术前3天给予维生素K肌内注射,以改善凝血功能,预防术中、术后出血。②癌肿破裂出血:这是原发性肝癌常见的并发症,最紧急。告诫患者尽量避免致肿瘤破裂的诱因,如剧烈咳嗽、用力排便等致腹内压骤升的动作。加强腹部体征的观察,若患者突然主诉腹痛,伴腹膜刺激征,应高度怀疑肿瘤破裂出血,应及时通知医生,积极配合抢救。少数出血可自行停止。

(2)术后:术后出血是肝切除术常见的并发症之一,因此术后应注意预防和控制出血。①严密观察患者病情变化。②体位与活动:手术后患者若血压平稳,可采取半卧位,为防止术后肝断面出血,一般不鼓励患者早期活动。术后 24 小时内卧床休息,避免剧烈咳嗽,以免引起术后出血。③引流液的观察:手术后当日可从肝旁引流管引流出血性液体 100～300 mL,若血性液体增多,应警惕腹腔内出血,做好再次手术止血的准备。

2.肝性脑病

(1)术前:术前 3 天进行肠道准备,口服肠道抗生素如新霉素等;术前晚用生理盐水清洁灌肠,注意禁用肥皂水。

(2)术后:①病情观察,注意有无肝性脑病早期症状。②吸氧,间歇吸氧 3～4 天,以提高氧的供给,保护肝功能。③避免肝性脑病的诱因,如上消化道出血、高蛋白饮食、感染、便秘等,若有便秘者可口服乳果糖,促使肠道内氨的排出。④遵医嘱给予支链氨基酸和降氨药如谷氨酸钠等。

3.膈下积液及脓肿

膈下积液及脓肿是肝切除术后的一种严重并发症。术后引流不畅或引流管拔除过早,使残肝旁积液、积血或肝断面坏死组织及渗漏胆汁积聚造成膈下积液,如果继发感染则形成膈下脓肿。护理应注意以下几项。

(1)保持引流通畅,对经胸手术放置胸腔引流管的患者,应按闭式胸腔引流的护理要求进行护理。

(2)加强观察:膈下积液及脓肿多发生在术后 1 周左右,若患者术后体温正常后再度升高或术后体温持续不降,应疑有膈下积液或膈下脓肿。

(3)脓肿引流的护理:若已形成膈下脓肿,应穿刺抽脓,对穿刺后置入引流管者,应加强冲洗和吸引护理。

(4)加强支持治疗和抗菌药物的应用护理。

(五)其他

1.维持体液平衡的护理

对肝功能不良伴腹水者,积极行保肝治疗,严格控制水和钠盐的摄入量,准确记录 24 小时出入液量,每天观察、记录体重及腹围变化。

2.介入治疗的护理

(1)术前:向患者解释治疗的目的及注意事项,检查凝血功能等,术前 6 小时禁食水。

(2)术后:嘱患者平卧位,穿刺处压迫止血 15 分钟,肢体制动 6 小时,观察有无出血现象;多数患者术后 1 周内有低热,若体温超过 38.5 ℃应及时降温;肝动脉栓塞化疗可造成肝细胞坏死,加重肝功能损害,应注意观察患者的意识状态、黄疸程度,注意补充高糖、高能量营养素,积极给予保肝治疗,防止肝功能衰竭。

七、护理评价

(1)患者能否正确面对疾病、手术和预后。

(2)患者疼痛是否减轻或缓解。

(3)患者营养状况是否改善,体重是否稳定或有所增加。

(4)患者神志是否清醒,生命体征是否平稳,循环血容量是否充足,尿量是否大于30 mL/h,有无腹痛、腹胀、体温升高、白细胞和中性粒细胞增高等表现。

八、健康指导

(1)注意防治肝炎,不吃霉变食物。有肝炎、肝硬化病史者和肝癌高发地区人群应定期做体格检查,做AFP测定、B超检查,以期早期发现、及时诊断。

(2)坚持后续治疗,应树立战胜疾病的信心,根据医嘱坚持治疗。

(3)注意营养,多吃富含能量、蛋白质和维生素的食物和新鲜蔬菜、水果,食物以清淡、易消化为宜。

(4)保持大便通畅,防止便秘,可适当应用缓泻剂,预防血氨升高。

(5)患者应注意休息,如体力许可,可做适当活动或参加部分工作。

(6)自我观察和定期复查。嘱患者及家属注意有无水肿、体重减轻、出血倾向、黄疸和疲倦等症状,必要时及时就诊,定期随访。

(7)给予肝癌晚期患者精神上的支持,鼓励患者和家属共同面对疾病。

(肖　云)

第十一节　胆结石的护理

胆石症包括发生在胆囊和胆管的结石,是常见的、多发的疾病。胆管结石按结石成分分为三种:①以胆固醇为主的胆固醇结石,80%分布在胆囊。②以胆红素为主的胆色素结石,75%分布在胆管。③由胆固醇、胆红素、胆盐组成的混合性结石,60%分布在胆囊,40%分布在胆管。由于饮食结构的变化,胆固醇结石多于胆色素结石,女性发病率高于男性。

胆管结石形成的原因十分复杂,可能与胆道感染、胆汁淤滞、胆固醇代谢异常有关。高脂食物、久坐、糖尿病、肥胖、妊娠等为胆囊结石的促发因素,而胆管蛔虫等引起的胆道感染则多为胆管结石形成的原因。

一、护理评估

(一)健康史

1.胆囊结石

多见于中年妇女,尤其是肥胖和多次妊娠者,多有反复发作的病史。进食油腻、高脂饮食往往是疾病发作的诱因。应注意询问是否出现过寒战、高热、黄疸及有无胰腺炎发作病史。了解患者有无暴饮暴食或进食油腻食物，有无胆道感染史等。

2.肝内胆管结石

多与肝内感染、胆汁淤积、胆管变异、胆道蛔虫等因素有关，肝外胆管结石可原发于胆道，也可由胆囊结石和肝内胆管结石排出至胆总管。另外，胆道蛔虫也可导致肝外胆管结石，应注意询问患者有无胆道感染、胆道蛔虫、胆囊结石病史。

（二）身体状况

1.胆囊结石

可无任何表现，也可表现为剧烈胆绞痛。起病常在饱餐、进油腻食物后，或夜间发作，表现为右上腹阵发性绞痛，疼痛常放射至右肩或右背部，伴恶心、呕吐等，可有畏寒和发热，部分患者可有轻度黄疸。右上腹有压痛、反跳痛和肌紧张，Murphy 征阳性，可在右上腹触及肿大的胆囊。如：大网膜粘连包裹形成胆囊周围炎性团块时，则右上腹肿块界限不清，活动度受限；胆囊壁发生坏死、穿孔，则出现弥散性腹膜炎的体征。

2.胆管结石

临床表现取决于胆道有无梗阻、感染及其程度。结石阻塞胆管并继发感染时可导致典型的胆管炎症状，即腹痛、寒战高热和黄疸，称为 Charcot 三联征。

（1）腹痛：位于剑突下或右上腹部，呈阵发性、刀割样绞痛，或持续性疼痛阵发性加剧，疼痛向右后肩背部放射，伴有恶心、呕吐。主要是结石嵌顿于胆总管下端或壶腹部，刺激胆管平滑肌，引起 Oddi 括约肌痉挛所致。

（2）寒战、高热：胆管梗阻并发感染后，脓性胆汁和细菌逆流引起的全身中毒症状，发生在腹痛后，体温可高达 39～40 ℃，呈弛张热。

（3）黄疸：胆管梗阻后胆红素逆流入血所致。黄疸的程度取决于梗阻的程度及是否并发感染。若结石梗阻不完全或有松动，则黄疸程度减轻，呈波动性。

（4）消化道症状：多数患者有恶心、腹胀、嗳气、厌油腻食物。

（5）单纯性肝内胆管结石梗阻或感染时症状无或较轻；范围较大与肝外胆管并存时可有肝外胆管结石的症状；引起脓肿时可出现慢性感染征象。

（三）心理-社会状况

（1）患者是否因症状的反复发作和并发症的出现而感到焦虑，当症状明显，或被告知手术时，患者是否感到恐惧。

（2）胆道结石患者可能多次手术治疗仍不能痊愈，而且经济负担加重，是否出现对治疗信心不足，甚至表现出不合作的态度。

（3）家庭成员能否提供足够的心理和经济支持。

（4）患者及家属对胆石症的治疗和预防知识的了解程度。

（四）辅助检查

1.实验室检查

并发感染时，白细胞计数及中性粒细胞比例明显升高；肝细胞损害时，血清转氨酶和碱性磷酸酶增高。血清胆红素、尿胆红素升高，尿胆原降低或消失，粪中尿胆原减少。

2.B 超检查

胆囊结石显示胆囊增大和结石影像。胆管结石显示胆管内有结石影,近段扩张。

3.其他检查

必要时可行 PTC、ERCP 检查,了解结石的部位、数量、大小和胆管梗阻的部位等。

(五)治疗要点

1.胆囊结石

(1)手术治疗:手术切除病变的胆囊,目前多采用腹腔镜胆囊切除术。手术时机最好在急性发作后缓解期为宜。

(2)非手术治疗:对症状较轻或不能耐受手术者,可采取溶石或排石等。

2.胆管结石

(1)急诊手术:积极抗炎利胆治疗 1～2 天后病情仍恶化,黄疸加深,胆囊肿大,明显压痛,出现腹膜刺激征或出现 Reynolds 五联征者应立即行胆总管切开取石及引流术。

(2)择期手术:适用于慢性患者。

胆管结石的治疗原则是清除结石及解决因反复胆道感染及因此引起的胆道狭窄及肝脏病变。手术方法如下:①胆囊切除并胆总管切开取石加 T 管引流术,适用于单纯胆总管结石。②Oddi括约肌成形术,适用胆总管下端结石嵌顿或开口狭窄者。③肝胆管与空肠 Roux-en-Y 吻合术,适用于肝内外胆管结石、复发或残留结石,肝内胆管狭窄者。④肝叶切除,适用于肝内结石造成某叶或段组织萎缩者。⑤胆总管十二指肠吻合术,目前少用。

(3)采用纤维胆道镜微创手术。

二、护理诊断及合作性问题

1.焦虑或恐惧

与下列因素有关:病情的反复或加重;担忧手术效果及预后;生活方式和环境的改变。

2.皮肤完整性受损

与胆汁淤积导致皮肤瘙痒抓挠以及术后留置 T 管有关。

3.体温过高

与胆道感染、手术后合并感染有关。

4.营养失调:低于机体需要量

低于机体需要量与肝功能损害、营养素摄入不足、消化吸收障碍有关。

5.疼痛

与结石突然嵌顿、胆汁排空受阻有关。

6.潜在并发症

肝功能障碍、体液平衡紊乱、肝脓肿、急性胰腺炎、胆管狭窄、残留结石、休克、出血、胆漏等。

7.知识缺乏

缺乏(保健及康复)胆道疾病以及手术的相关知识。

三、护理目标

(1)患者心理负担减轻,信心增强。

(2)患者腹痛、瘙痒等症状得到缓解。

(3)患者的体温恢复正常。

(4)患者的营养状况得到改善。

(5)保持T管引流正常。

(6)患者未发生并发症或并发症能得到及时发现和处理。

(7)患者能叙述胆石症的保健及康复知识。

四、护理措施

1.手术前护理

(1)心理护理:胆道疾病的检查方法复杂,治疗后也易复发,要鼓励患者说出自己的想法,消除其焦虑、恐惧及紧张心理,增强恢复健康的信心;向患者讲解医院的环境和病房的管理,及时与家属沟通,使患者能愉快地接受治疗;对危重患者及不合作者,要专人护理,关心体贴。

(2)病情观察:密切观察患者病情变化,若出现寒战、高热、腹痛加重、腹痛范围扩大等应考虑病情加重,要及时报告医生,积极进行处理。

1)生命体征及神志变化:胆道感染时,体温升高,呼吸、脉搏增快。此时应每4小时测量并记录体温、脉搏、呼吸、血压。如果血压下降,神志改变,说明病情危重,可能有休克发生。

2)腹部症状、体征变化:观察腹痛的部位、性质,有无诱因及持续的时间,注意黄疸及腹膜刺激征的变化,观察有无胰腺炎、腹膜炎、急性重症胆管炎的发生。

3)及时了解实验室检查结果。

(3)缓解疼痛。

1)针对患者疼痛的部位、性质、程度、诱因、缓解和加重的因素,有针对性地采取措施以缓解疼痛。先用非药物缓解疼痛的方法止痛,必要时遵医嘱应用镇痛药物,并评估其效果。

2)指导患者卧床休息,采取舒适卧位。

(4)改善和维持营养状态。

1)入院后即准备手术者,禁食、休息,并积极补充液体和电解质,以维持水、电解质及酸碱平衡。非手术治疗者根据病情决定饮食种类。

2)营养不良会影响术后伤口愈合,应给予高蛋白、高糖、高维生素、低脂的普通饮食或半流质饮食。不能经口饮食或进食不足者,可经胃肠外途径补充足够的热量、氨基酸、维生素、电解质,以维持患者良好的营养状态。

(5)对症护理。

1)黄疸患者皮肤瘙痒时,可外用炉甘石洗剂止痒,温水擦浴。

2)高热时物理降温。

3)胆绞痛发作时,按医嘱给予解痉、镇静和止痛药物,常用哌替啶50 mg、阿托品0.5 mg

肌内注射,但勿使用吗啡,以免胆道下端括约肌痉挛,使胆道梗阻加重。

4)有腹膜炎者,执行腹膜炎有关非手术疗法护理。

5)重症胆管炎者应加强休克的护理。

(6)并发症的预防。

1)拟行胆肠吻合术者,术前 3 日口服卡那霉素、甲硝唑等,术前 1 日晚行清洁灌肠,观察药物疗效及不良反应。

2)肌内注射维生素 K_1 10 mg,每日 2 次。纠正凝血功能障碍,应观察其疗效及有无不良反应。

2.术后护理

(1)病情观察。

1)生命体征:注意心率和心律的变化。术后患者意识恢复慢时,注意有无因肝功能损害、低血糖、脑缺氧、休克等所致的意识障碍。

2)观察、记录有无出血和胆汁渗漏:包括量、速度,有无休克征象。胆道手术后易发生出血,表现为引流管引流出鲜红色血性液体量大时,可导致出血性休克。若有发热和严重腹痛,可能为胆汁渗漏引起的胆汁性腹膜炎,需立即报告医生处理。

3)黄疸程度以及消退情况:观察和记录大便的颜色,检测胆红素的含量,了解胆汁是否流入十二指肠。

(2)T 形引流管护理:胆总管探查或切开取石术后,在胆总管切开处放置 T 形管做引流。其主要目的如下:①引流胆汁和减压,防止因胆汁排出受阻导致胆总管内压力增高、胆汁外漏而引起胆汁性腹膜炎。②引流残余结石,使胆道内残余结石,尤其是泥沙样结石通过 T 形管排出体外。③支撑胆道,防止胆总管切口处瘢痕性狭窄、管腔变小、粘连狭窄等。④经 T 形管溶石或造影等。

护理措施包括如下几项:

1)妥善固定,严格无菌操作:患者更换体位或活动时,以及帮患者更换床单、更换敷料时,应防止 T 形管牵拉脱落。每日更换一次外接的连接管和引流瓶,更换时应注意无菌操作。

2)保持引流管通畅:如观察到胆汁突然减少,应注意是否有泥沙样结石或蛔虫堵塞,是否引流管扭曲受压。如有阻塞可用手由引流管近出口处向引流管远出口处挤压引流管或用少量无菌生理盐水缓慢冲洗,切勿用力推注。

3)观察并记录胆汁的量及性状:正常成人每日分泌胆汁 800～1 200 mL,T 管引流胆汁在术后 24 小时内 300～500 mL,恢复饮食后可增至每日 600～700 mL,以后逐渐减少至每日 200 mL 左右。引流液呈黄绿色或棕黄色,较清亮无沉淀。量过少可能为 T 形管堵塞或肝功能衰竭所致;量过多可能是胆总管下端仍有梗阻;若胆汁颜色过淡、过于稀薄,表示肝功能不佳;若胆汁混浊,提示有感染;若有泥沙结石流出,提示有肝内胆管结石。

4)拔管:一般于术后 12～14 天,无特殊情况,可以拔管。拔管指征如下:黄疸消退,无腹痛、发热,大便颜色正常;胆汁引流量逐渐减少,颜色呈透明金黄色,无脓液、结石,无沉渣及絮状物,就可以考虑拔管。拔管前先在饭前、饭后各夹管 1 小时,拔管前 1～2 天全天夹管,如无腹痛、腹胀、发热及黄疸等症状,说明胆总管通畅,可拔管。拔管前还要在 X 线下经 T 形管胆道造影，造影后必须立即接好引流管，继续引流 2～3 天，以引流造影剂，减少造影后反应和继发感染，如胆道通畅、无结石或其他病变，再次夹闭 T 管 24～48 小时，患者无不适可予以拔管。拔管后局部伤口用凡士林纱布堵塞，1～2 天会自行封闭。一周内继续观察患者腹痛、体温及黄疸情况，警惕有无胆汁外漏甚至发生腹膜炎等。

五、护理评价

(1)患者焦虑情绪是否得到解除，能否积极配合治疗和护理。

(2)患者腹痛、瘙痒等症状是否得到缓解。

(3)患者的体温是否恢复正常。

(4)患者营养状况是否得到改善。

(5)T 形管引流是否正常。

(6)患者是否发生肝功能障碍、体液平衡紊乱、肝脓肿、急性胰腺炎、胆管狭窄、残留结石、休克、出血、胆漏等并发症；若发生上述情况，能否得到及时的治疗。

(7)患者对防治胆石症的知识是否了解。

六、健康指导

(1)胆道手术后患者应注意养成正确的饮食习惯，进低脂易消化食物，宜少量多餐、多饮水。平时宜低脂肪饮食。向患者及家属介绍有关胆道疾病的书籍，并能使他们初步掌握基本的卫生科普知识，对健康有正确的认识。

(2)告诫患者结石复发率高，出现腹痛、发热、黄疸时应及早来院治疗。

(3)进行 T 形管留置者的家庭护理指导。应避免举重物或过度活动，防止 T 形管脱出。尽量穿宽松柔软的衣服，避免盆浴。淋浴时可用塑料薄膜覆盖置管处。敷料一旦浸透应更换。保持置管周围皮肤及伤口清洁干燥。指导患者及家属每天同一时间倾倒引流液，观察记录引流液的量及性状。若有异常或 T 形管脱出或突然无液体流出时，应及时就医。

(4)对于肝内胆管结石、手术后残留结石或反复手术治疗的患者，教育家属配合治疗和护理工作，给患者最好的心理支持，鼓励患者树立战胜疾病的信心。

(肖　云)

第十二节　下肢静脉曲张的护理

下肢静脉曲张指下肢浅静脉伸长、迂曲和扩张而呈曲张状态的一种疾病。下肢静脉曲张多见于大隐静脉及其属支，常并发小腿慢性溃疡。下肢静脉曲张是下肢血管最常见的疾病之一。长时间负重及站立工作者多发该病。

一、解剖生理概要

下肢静脉由浅静脉、深静脉和交通静脉组成。

1.浅静脉

位于皮下，主要有大隐静脉和小隐静脉。大隐静脉起自足背静脉网的内侧，沿下肢内侧上行，在腹股沟韧带下穿过卵圆窝注入股总静脉。小隐静脉起自足背静脉网的外侧，沿小腿后外侧上行到腘窝处穿过深筋膜注入腘静脉。

2.深静脉

位于肌肉中间与同名动脉伴行，主要有胫前静脉和胫后静脉，汇合进腘窝称腘静脉，在大腿称股静脉，后经腹股沟韧带的深面移行为髂外静脉。

3.交通静脉

深浅静脉之间、大隐静脉和小隐静脉间有许多交通支。交通静脉常将浅静脉血引流向深静脉。

4.静脉瓣膜

下肢静脉管腔内有许多瓣膜，尤其是大隐静脉汇入股静脉处以及小隐静脉汇入腘静脉处都有较坚韧的瓣膜，可保证下肢静脉血由下向上、由浅入深地单向回流，对阻止静脉血逆流起重要作用。

5.下肢血流动力学

下肢静脉血液向心回流主要依赖于静脉瓣膜向心单向开放功能、下肢肌肉收缩对静脉的挤压作用、心脏的搏动和呼吸时胸腔内负压对周围静脉血的向心吸引作用。

二、病因与发病机制

静脉壁薄弱、静脉瓣膜缺陷和浅静脉内压力持续升高是引起下肢浅静脉曲张的主要原因。按其发病原因分为原发性和继发性两类。

1.原发性下肢静脉曲张

最多见。主要原因：①静脉壁薄弱和静脉瓣膜缺陷。②浅静脉内压力升高，如长期站立、重体力劳动、妊娠、慢性咳嗽、习惯性便秘等因素使静脉瓣膜承受过度的压力而关闭不全，静脉血就会由上向下、由深而浅逆流，最终导致浅静脉瘀血、伸长迂曲，形成下肢静脉曲张。

2.继发性下肢静脉曲张

常继发于下肢深静脉病变和深静脉外病变等，如深静脉阻塞、深静脉瓣膜功能不全、盆腔肿瘤和妊娠子宫等压迫髂静脉，引起下肢静脉曲张。

三、护理评估

（一）健康史

了解患者的职业及工作特点，是否为长期站立或重体力劳动者；询问患者是否妊娠、有无慢性咳嗽、习惯性便秘等腹内压增高病史。

（二）身体状况

以大隐静脉曲张多见，其次是大、小隐静脉曲张同时发生，单独的小隐静脉曲张比较少见，主要表现为患肢浅静脉曲张、蜿蜒扩张、迂曲。早期仅在久站后感患肢小腿沉重、酸胀、乏力和疼痛，至后期曲张静脉明显隆起，蜿蜒成团，可出现踝部轻度肿胀和足靴区皮肤营养不良的变化，如皮肤萎缩、脱屑、瘙痒、色素沉着，甚至湿疹和溃疡形成。

（三）心理-社会状况

了解下肢静脉曲张是否影响患者正常的生活与工作；慢性溃疡或创面经久不愈是否引起患者紧张不安和焦虑；患者对本病预防知识是否有一定的了解。

（四）辅助检查

1.深静脉通畅试验（Perthes 试验）

让患者站立，待曲张静脉充盈后，用止血带阻断大腿浅静脉主干，然后嘱患者连续用力踢腿或做下蹲活动 10 余次，观察曲张静脉变化。若曲张静脉消失或充盈程度减轻，表示深静脉通畅；若浅静脉曲张更明显，张力增高，甚至出现胀痛，提示深静脉不通畅。

2.大隐静脉及交通支瓣膜功能试验（Trendelenburg 试验）

患者平卧，抬高下肢使曲张静脉血液排空，在大腿根部扎止血带阻断大隐静脉的回流，然后让患者站立，迅速放开止血带，若出现曲张静脉自上而下的逆向充盈，提示大隐静脉进入股静脉处的瓣膜功能不全；若未放开止血带前，在 30 秒内曲张静脉迅速充盈，则表明交通支瓣膜功能不全。

3.下肢静脉造影

下肢静脉造影是检查下肢深静脉通畅情况和瓣膜功能，以及病变程度最可靠、最有效的方法。

4.血管超声检查

超声多普勒血流仪能观察静脉反流的部位和程度，超声多普勒显像仪可以观察瓣膜关闭活动及有无逆向血流。

（五）治疗要点

1.非手术治疗

（1）促进下肢静脉回流：避免久站和久坐，间歇性抬高患肢，穿弹力袜或用弹力绷带，使曲张静脉处于萎瘪状态以改善症状。适用于：①病变局限，症状较轻者。②妊娠期静脉曲张。③症状虽明显，但不能耐受手术者。

（2）注射硬化剂疗法：将硬化剂注入曲张的静脉内，造成静脉炎症反应使曲张静脉闭塞。适用于病变小而局限者、术后残留的病变以及术后复发者。常用的硬化剂有鱼肝油酸钠、酚甘油液等。

2.手术治疗

手术治疗是治疗下肢静脉曲张的根本方法，适用于深静脉通畅、无手术禁忌证者。常用的手术方法为大隐静脉高位结扎术、大隐静脉主干及曲张静脉剥脱术以及结扎功能不全的交通静脉。

3.并发症的治疗

（1）血栓性浅静脉炎：局部热敷、理疗及给予抗菌药物；禁止局部按摩。

（2）湿疹和溃疡：抬高患肢，保持创面清洁并给予湿敷。

（3）曲张静脉破裂出血：立即抬高患肢，局部加压包扎止血，必要时手术缝扎止血。

四、护理诊断及合作性问题

1.活动无耐力

与下肢静脉回流不畅有关。

2.皮肤完整性受损

与皮肤营养障碍有关。

3.潜在并发症

小腿曲张静脉破裂出血、术后深静脉血栓形成。

4.知识缺乏

缺乏预防下肢静脉曲张的有关知识。

五、护理目标

(1)患者的活动耐力逐渐增加。

(2)患者皮肤营养障碍性变化好转,溃疡创面无继发感染,逐渐愈合。

(3)并发症能得到预防、及时发现与处理。

(4)患者能正确描述预防下肢静脉曲张的有关知识。

六、护理措施

1.非手术治疗患者的护理

(1)穿弹力袜或缚扎弹力绷带:行走前抬高患肢排空曲张静脉内的血液后,自下而上包扎弹力绷带或穿弹力袜,以促进静脉回流。

(2)保持合适体位:坐时双膝勿交叉,以免压迫腘窝而影响静脉回流;卧床休息时抬高患肢30°～40°,以利于静脉回流。

(3)避免引起腹内压和静脉压增高的因素:保持大便通畅,防止便秘,避免久站,肥胖者减轻体重。

2.手术治疗患者的护理

(1)术前护理:具体如下。

1)一般护理:患肢水肿者,术前数日抬高患肢,有利于减轻患肢水肿。并发慢性溃疡者,加强换药,保持创面清洁,待溃疡愈合后或溃疡创面感染基本控制后方可手术,术前2～3日,用70%乙醇消毒创面周围皮肤后包扎,每日1～2次。

2)皮肤准备:应注意清洗肛门和会阴部,备皮范围包括腹股沟部、会阴部和整个患肢。若术中需植皮,还应做好供皮部位的皮肤准备。

(2)术后护理:具体如下。

1)卧床休息:抬高患肢30°,促进静脉回流。

2)应用弹力绷带:患肢用弹力绷带自足部向大腿方向加压包扎,注意保持合适的松紧度,以能扪及足背动脉搏动和保持足部正常皮肤温度为宜。弹力绷带一般需维持两周后方可拆除。

3)观察手术切口:观察有无切口或皮下渗血,局部有无感染征象。

4)早期活动:卧床期间指导并协助患者做足背伸屈运动;术后24～48小时鼓励患者下床活动,防止下肢深静脉血栓形成。

5)有小腿慢性溃疡者应继续加强换药,并使用弹力绷带护腿。

七、护理评价

(1)患者的活动耐力是否逐渐增加。

(2)患者皮肤营养障碍性变化是否好转,溃疡创面是否得到有效处理并愈合。

(3)并发症能否得到有效预防、及时发现和处理。

(4)患者能否正确描述预防下肢静脉曲张的有关知识。

八、健康指导

(1)指导患者进行适度的体育锻炼,增强血管壁的弹性。

(2)避免长时间站立、久坐,坐时双膝尽量勿交叉,休息时抬高患肢。

(3)指导患者正确使用弹力袜或弹力绷带,手术后宜继续使用1～3个月。

(4)保持大小便通畅,避免肥胖。

(童　艳)

第十三节　血栓闭塞性脉管炎的护理

血栓闭塞性脉管炎,又称Buerger病,是累及四肢中小动静脉的一种慢性非化脓性炎症,可导致血管阶段性狭窄闭塞,可呈周期性发作,尤其多发生在双下肢血管。我国北方多见,好发于有长期吸烟史的青壮年男性。

一、病因与发病机制

病因尚未明确,一般认为与多种因素有关。

1.外因

主要有长期吸烟、寒冷与潮湿的生活环境、外伤和感染。

2.内因

自身免疫功能紊乱,性激素与前列腺素失调及遗传因素。在各因素中,主动或被动吸烟是本病发生和发展的重要环节,烟碱能使血管收缩。病变呈节段性分布,两段之间血管比较正常。早期为血管全层非化脓性炎症,后期炎症消退,血栓机化,新生毛细血管形成,血管周围广泛纤维化并有侧支循环形成,以代偿血液供应。但随着病程发展,最终动脉血管完全闭塞,侧支循环失代偿,可造成肢体远端坏疽和溃疡。

二、护理评估

（一）健康史

详细询问患者有无长期大量吸烟史，有无长期在湿冷环境中工作生活史，有无感染和外伤史。了解患者有无自身免疫功能紊乱、性激素和前列腺素失调等。

（二）身体状况

起病隐匿，进展缓慢，常呈周期性发作。根据肢体缺血程度和表现，结合 Fontaine 分类法，将本病分为四期。

Ⅰ期：患肢动脉有局限性狭窄，患肢麻木、发凉、皮肤温度稍低，色泽苍白，足背动脉或胫后动脉搏动减弱。

Ⅱ期：患肢动脉狭窄，侧支循环代偿。患肢活动后出现间歇性跛行为突出症状，皮肤温度降低、苍白明显、干燥，趾（指）甲增厚变形，足背或胫后动脉搏动消失。

Ⅲ期：动脉严重、广泛狭窄，侧支循环失去了代偿能力。缺血性静息痛为主要症状，患肢出现持续性剧烈疼痛，夜间更甚，迫使患者屈膝抚足而坐或将患肢垂于床沿，以增加血供，缓解疼痛。并伴有趾（指）腹色泽暗红、肢体远端水肿。

Ⅳ期：患处动脉完全闭塞。趾（指）端发黑、干瘪、坏疽和溃疡为主要症状。继发感染后，干性坏疽转为湿性坏疽，常伴有全身感染中毒症状。

（三）心理-社会状况

因患肢持续剧烈的疼痛、肢端坏死及感染等常使患者异常痛苦、焦虑、悲观，对治疗和生活丧失信心。

（四）辅助检查

1.一般检查

（1）跛行距离和跛行时间的测定。

（2）测定皮肤温度：如果双侧肢体对应部位皮肤温度相差 2 ℃以上，提示皮肤温度降低侧肢体动脉血流量减少。

（3）肢体抬高试验（Buerger 试验）：患者平卧，患肢抬高 70°～80°，持续 60 秒后若出现麻木、疼痛、苍白或蜡黄色者为阳性，提示动脉供血不足。患者坐起，患肢自然下垂于床沿以下，如足部皮肤渐出现潮红或紫斑，进一步提示患肢严重血供不足。

2.特殊检查

肢体血流图、超声多普勒检查、动脉造影可了解动脉阻塞的部位、范围、程度及侧支循环建立的情况。

（五）治疗要点

本病应着重于防止病变进展，改善和促进下肢血液循环。

1.一般疗法

严格戒烟，防止受潮、外伤和感染，肢体保暖但不使用热疗，以免组织需氧量增加而加重症状。疼痛严重者，可用止痛剂和镇静剂。患肢功能锻炼，以促进侧支循环建立。

2.药物治疗

适用于早期、中期患者。血管扩张剂可改善患肢血供，缓解缺血性疼痛。低分子右旋糖酐能降低血黏度，对抗血小板聚集，改善微循环。并发感染者选用有效抗菌药物控制感染。中医中药可活血化瘀通络。

3.高压氧疗法

可提高血氧含量，改善组织的缺氧程度。

4.手术治疗

目的是重建动脉血流通道，增加肢体血供，改善缺血引起的不良后果。手术方法有动脉重建术，分期动、静脉转流术，大网膜移植术，腰交感神经切除术及截肢术。

三、护理诊断及合作性问题

1.疼痛

与患肢缺血、组织坏死有关。

2.焦虑

与患肢剧烈疼痛、久治不愈、对治疗缺乏信心有关。

3.皮肤完整性受损

与患肢远端供血不足，肢端坏疽、脱落有关。

4.活动无耐力

与患肢远端供血不足有关。

5.潜在并发症

感染与肢端坏疽。

四、护理目标

(1)患肢疼痛能有效控制或减轻。

(2)患者焦虑、悲观程度减轻，对治疗有信心。

(3)患肢皮肤完整、无破损。

(4)患者活动耐力逐渐增加。

(5)并发症得到预防或及时发现和处理。

五、护理措施

1.一般护理

(1)绝对戒烟，防止主动或被动吸烟，以消除烟碱对血管的收缩作用。

(2)注意肢体保暖，避免受寒冷刺激，但应避免用热水袋或热水给患肢直接加温。

(3)保持足部清洁、干燥，有足癣者及时治疗。每天用温水洗脚，告知患者先用手试水温，勿用足趾试水温，以免烫伤。

(4)皮肤破溃或组织坏死时应卧床休息，保持溃疡部位清洁，加强创面换药，并遵医嘱使用抗菌药物。

2.疼痛护理

早期轻症患者，可遵医嘱应用血管扩张剂及中医中药缓解疼痛。中、晚期患者疼痛剧烈常需使用麻醉性镇痛药，应注意成瘾性。如疼痛难以缓解，可采用连续硬膜外阻滞方法止痛。

3.术后护理

(1)体位：静脉手术后抬高患肢30°，制动1周，以利于静脉回流；动脉手术后患肢平放，制动2周。患者卧床制动期间应做足背屈伸运动，以促进局部血液循环。

(2)病情观察：①术后密切观察血压、脉搏及伤口渗血或血肿情况。②观察肢体远端血运情况，两侧足背动脉搏动、皮肤温度、色泽及感觉，并做好记录。若动脉搏动消失、皮温降低、苍白、麻木，提示有动脉栓塞；动脉重建术后，若出现肢体肿胀、皮肤颜色发紫、皮温降低，可能是血管重建部位发生痉挛或继发性血栓形成，应立即通知医生采取相应措施。

(3)预防或控制感染：密切观察患者体温变化和切口情况，如发现伤口红肿、渗出和体温升高，应及时报告医生配合处理，遵医嘱合理使用抗菌药物。

4.心理护理

关心体贴患者，耐心做好思想工作，消除其悲观情绪，帮助患者树立战胜疾病的信心，使其积极配合治疗和护理。

六、护理评价

(1)患肢疼痛程度是否减轻或是否得到及时、有效的控制。

(2)患者焦虑、悲观程度是否减轻，能否配合治疗及护理。

(3)皮肤是否完整，有无破损、溃疡或感染发生。

(4)患者活动耐力是否逐渐增加。

(5)并发症能否得到预防、及时发现和处理。

七、健康指导

(1)劝告患者坚持戒烟。

(2)告知患者避免久站或久坐以免影响血液循环。休息或睡觉时应头高脚低位，使血液容易灌流至下肢，坐时应避免将一腿搁在另一腿膝盖上，防止腘动、静脉受压和血流受阻。

(3)注意保护患肢，适当保暖，避免受寒、外伤和预防感染。

(4)指导患者进行Buerger运动，促进侧支循环的建立。患者取平卧位，抬高患肢45°以上，维持2～3分钟；然后坐起，双足自然下垂2～5分钟，做足背屈、跖屈和旋转运动；患肢平放，并盖被保暖，卧床休息2分钟。如此重复练习5次，每日数次。

（童　艳）

参考文献

[1]张洪义.肝胆外科腹腔镜手术并发症预防与处理策略[M].北京:人民卫生出版社,2015.
[2]池肇春.实用临床肝病学[M].2版.北京:人民军医出版社,2015.
[3]贾杰.肝病相关性疾病[M].北京:科学出版社,2016.
[4]卢秉久,张艳,郑佳连.王文彦肝病辨证思维经验集[M].北京:科学出版社,2015.
[5]范虹.肝病[M].北京:中国医药科技出版社,2015.
[6]陈立华.肝病中医临床实践[M].北京:人民卫生出版社,2015.
[7]常占杰,宋春荣.肝病[M].北京:中国医药科技出版社,2016.
[8]吴金术.肝胆胰外科案例分析[M].北京:科学出版社,2017.
[9]丛文铭.肝胆肿瘤外科病理学[M].北京:人民卫生出版社,2015.
[10]戴显伟.肝胆胰肿瘤外科[M].北京:人民卫生出版社,2013.
[11]林礼务,高上达,薛恩生.肝胆胰脾疑难疾病的超声诊断[M].北京:科学出版社,2012.
[12]于保法.肿瘤介入化学免疫治疗学[M].北京:军事医学科学出版社,2014.
[13]曹立瀛.肝胆外科急症与重症诊疗学[M].北京:科学技术文献出版社,2013.
[14]范建高.脂肪性肝病[M].2版.北京:人民卫生出版社,2013.
[15]王国斌.胃肠外科手术要点难点及对策[M].北京:科学出版社,2018.
[16]黄焰,张保宁.乳腺肿瘤实用外科学[M].北京:人民军医出版社,2015.
[17]赵玉沛,陈孝平.外科学[M].北京:人民卫生出版社,2015.
[18]姜军.现代乳腺外科学[M].北京:人民卫生出版社,2014.
[19]潘凯,杨雪菲.胃肠外科手术学[M].2版.北京:人民卫生出版社,2016.
[20]李荣祥,张志伟.腹部外科手术技巧[M].北京:人民卫生出版社,2015.
[21]房林,陈磊,黄毅祥.甲状腺疾病外科学[M].北京:军事医学科学出版社,2015.
[22]杜运生,周宁新.肝癌外科治疗新进展[M].北京:人民军医出版社,2012.
[23]卫洪波.胃肠外科手术并发症[M].北京:人民卫生出版社,2014.
[24]万赤丹,王国斌.原发性肝癌治疗进展[J].腹部外科,2019,32(1):1-6,22.
[25]杨婉婷,侯恩存.原发性肝癌治疗的研究进展[J].现代肿瘤医学,2016,24(21):3495-3499.
[26]中华人民共和国国家卫生健康委员会医政医管局.原发性肝癌诊疗规范(2019版)[J].传染病信息,2020,33(6):481-500.
[27]中国医师协会外科医师分会.中国结直肠癌肝转移诊断和综合治疗指南(2020版)[J].中国临床医学,2021,28(1):129-144.

[28]中华医学会外科学分会胆道外科学组,中国医师协会外科医师分会胆道外科专业委员会.胆囊癌诊断和治疗指南(2019版)[J].中华外科杂志,2020,58(4):243-251.

[29]中国抗癌协会乳腺癌诊治指南与规范(2019年版)[J].中国癌症杂志,2019,29(8):609-680.

[30]郭瑢,吴炅.乳腺癌乳房整形外科应用现状与进展[J].中国肿瘤外科杂志,2018,10(3):141-146.

[31]刘荫华,朱玮.乳腺癌术后乳房重建中国专家共识(2019版)[J].中国实用外科杂志,2019,39(11):1145-1147.